全国卫生专业技术资格考试（中初级）辅导用书

护理学（中级）单科一次过

（第1科）基础知识

HULIXUE（ZHONGJI）DANKE YICIGUO

（DI 1 KE）JICHU ZHISHI

主　编　赵　佳　李　影

副主编　陈凤敏　王思源

编　者（以姓氏笔画为序）

于　洋　王　健　王冬冬　王思源　邬丹丹

李　娜　李　影　陈　艳　陈凤敏　金志莉

赵　佳　姚红月　高　艳　高　晶　栾　宁

常　罡

秘　书　王天一　韩鲁鲁

中国科学技术出版社

·北　京·

图书在版编目（CIP）数据

护理学（中级）单科一次过（第1科）基础知识 / 赵佳，李影主编. —北京：中国科学技术出版社， 2017.11

ISBN 978-7-5046-7744-0

Ⅰ.①护… Ⅱ.①赵… ②李… Ⅲ.①护理学－资格考试－自学参考资料 Ⅳ.①R47

中国版本图书馆CIP数据核字（2017）第261689号

策划编辑　陈　娟
责任编辑　张　晶
装帧设计　石　猴
责任印制　马宇晨

出　　版　中国科学技术出版社
发　　行　中国科学技术出版社发行部
地　　址　北京市海淀区中关村南大街16号
邮　　编　100081
发行电话　010-62173865
传　　真　010-62173081
网　　址　http://www.cspbooks.com.cn

开　　本　787mm × 1092mm　1/16
字　　数　534千字
印　　张　22
版　　次　2017年11月第1版
印　　次　2017年11月第1次印刷
印　　刷　三河市春园印刷有限公司
书　　号　ISBN 978-7-5046-7744-0 / R · 2200
定　　价　59.00元

出版说明

为科学、客观、公正地评价卫生专业人员的技术水平和能力，目前，全国中初级卫生专业技术资格考试仍实行全国统一组织、统一考试时间、统一考试大纲、统一考试命题、统一合格标准的考试制度。

为帮助广大考生在繁忙的工作之余做好考前复习，我们组织了具有丰富卫生专业技术资格考试辅导经验的专家对近年考试的命题规律及考试特点进行了精心分析及研究，并按照相应专业最新考试大纲的要求及科学、严谨的命题要求编写了这套《全国卫生专业技术资格考试（中初级）辅导用书》。本套丛书共162个品种，涵盖了临床、护理、口腔、药学、检验等100多个专业，分为7个系列：《应试指南》系列、《模拟试卷（纸质版）》系列、《模拟试卷（网络版）》系列及针对护理和药学等考生人数较多的《考前冲刺》系列、《同步练习及解析》系列、《单科一次过》系列、《急救书/包》系列。

《应试指南》系列，共12本书，涵盖了临床、护理、药学、检验的近40个考试专业。全书根据应试需求，在总结了近年考试规律的基础上结合最新考试大纲的要求编写而成，内容精练，重点突出，对重要的知识点及考点予以提示并加以强调，便于考生在有限的时间内进行有针对性的复习。

《模拟试卷（纸质版）》系列，是针对专业人数较多的39个专业出版的，共有33个品种。这个系列的突出特点是编写贴近真实考试的出题思路及出题方向，试题质量高，题型全面，题量丰富。题后附有答案及解析，可使考生通过做题强化对重要知识点的理解及记忆。

《模拟试卷（网络版）》系列，共有100个品种，对应100个考试专业。其特点是专业齐全，可满足考生数量较少专业考生的需求。同时，针对有些专业采用人机对话考试形式的情况，采用了真实考试的人机对话界面，高度仿真，考生可提前感受与适应考试的真实环境，从而有助于提高考试通过率。

《考前冲刺》系列，在全面分析了历年考题的基础上精选了部分经典试题编写而成，作为考生考前冲刺练习使用。

《同步练习及解析》系列，与《应试指南》系列相对应，精选了部分经典试题，供考生进行针对性的巩固训练，目的是使考生在复习理论知识的同时，通过做同步练习题加深对易考知识点的理解。

《单科一次过》系列，是专为单科知识薄弱的考生及上一年度单科未通过的考生准备的。分为知识点串讲和试题精选两部分。

《急救书 / 包》系列，是专为参加护理学专业初级资格考试的考生准备的。本系列书紧紧围绕应试需求，准确把握考试精髓，覆盖面广，重点突出。精选试题的考点选择均紧扣最新考试的特点，针对性强；附赠网络学习卡，采用真实考试的人机对话界面，使考生复习更加便捷。

本套考试用书对考点的把握准确，试题的仿真度非常高。在编写过程中，编者进行了大量的研究、总结工作，并广泛查阅资料，感谢在本套丛书编写过程中付出大量心血的专家们！

由于编写及出版的时间紧、任务重，书中的不足之处，请读者批评指正。

中国科学技术出版社

内容提要

本书是全国卫生专业技术资格考试（中初级）辅导用书，专为在上一年度考试中单科（第 1 科）——基础知识未通过的考生而编写。全书分为 3 部分内容：知识点串讲、试题精选、模拟试卷。知识点串讲部分既考虑到知识点的全面性又突出重点，对需要重点记忆的知识点用波浪线的形式加以突出，重要的关键词以黑体字表示，以强化考生对考点的认识，方便考生理解和记忆。试题精选部分根据该部分内容的重要程度，酌情精选部分相关知识点的经典试题，以加强考生对该知识点的记忆。书末精选 3 套本科目的模拟试卷，每卷 100 题，供考生实战演练。本书紧扣考试大纲，内容全面，重点突出，准确把握考试的命题方向，有的放矢，是复习考试的必备辅导书。

目 录

第1部分

内科护理学

第1单元　呼吸系统疾病病人的护理

一、概论

1. 肺的呼吸功能　呼吸系统通过肺通气与肺换气两个过程完成。

（1）肺通气：指肺与外环境之间的气体交换。临床常用以下指标来衡量肺的通气功能。

①每分钟通气量：每分钟进入或排出呼吸器官的总气量称每分通气量（MV或VE），为潮气量（TV）与呼吸频率（f）的乘积，即MV/VE＝VT×f。

②**肺泡通气量**：肺泡通气量（VA）指每分钟进入肺泡进行气体交换的气量，又称**有效通气量**，即VA＝（VT–VD）×f。VD为生理无效腔（或死腔）气量（VD），是肺泡无效腔与解剖无效腔之和。正常的肺泡通气量是维持动脉血二氧化碳分压（$PaCO_2$）的基本条件。

（2）肺换气：是指肺泡与肺毛细血管血液之间通过呼吸膜以弥散的方式进行的气体交换。肺换气功能障碍是造成低氧血症的常见原因。肺弥散量、肺泡气－动脉血氧分压差等影响肺换气功能。

2. 咳嗽　是因咳嗽感受器受刺激引起的一种呈突然、爆发性的呼气运动以清除气道分泌物。咳嗽反射减弱或消失可引起肺不张和肺部感染，甚至因窒息而死亡。但过于频繁且剧烈的咳嗽会引起患者不适。突然出现的干性或刺激性咳嗽多是急性上、下呼吸道感染初期的表现或与异物吸入、过敏有关。较重的干咳常见于咳嗽变异型哮喘、咽炎、气管异物、胸膜炎、支气管肿瘤、服用血管紧张素转换酶抑制药和胃食管反流等。慢性肺间质病变，尤其是各种原因所致的肺间质纤维化常表现为持续性干咳。**犬吠样**咳嗽见于会厌、喉部疾病或异物吸入。**金属音调**咳嗽见于纵隔肿瘤、主动脉瘤或支气管肺癌压迫气管。**嘶哑性咳嗽**多见于喉炎、喉结核、喉癌和喉返神经麻痹等。**变异型哮喘**常在夜间咳嗽，慢性支气管炎、支气管扩张患者往往在清晨起床或夜间刚躺下时咳嗽加剧并咳出较多的痰液。

3. 咯血　指喉及喉以下呼吸道及肺组织的血管破裂导致的出血并经咳嗽动作从口腔排出。咯血主要由呼吸系统疾病引起，也见于循环系统及其他系统疾病。根据咯血量将咯血分为**痰中带血**、**少量咯血**（每天＜100ml）、**中等量咯血**（每天100～500ml）和**大量咯血**（每天＞500ml或1次＞300ml）。咯血的并发症有窒息、失血性休克、肺不张、肺部感染等。窒息是咯血直接致死的主要原因，应立刻识别并抢救。窒息发生时患者可表现为咯血突然减少或中止，表情紧张或惊恐，大汗淋漓，继而出现发绀、呼吸音减弱、全身抽搐甚至心跳呼吸停止而死亡。护士对咯血量较大的患者，尤其是易发生窒息者应保持高度警惕。

4. 呼吸的调节　机体可通过呼吸中枢、神经反射和化学反射完成对呼吸的调节。**基本呼吸节律产生于延髓**而**呼吸调整中枢位于脑桥**，发挥限制吸气，促使吸气向呼气转换的作用。

呼吸的神经反射调节主要包括肺牵张反射、呼吸肌本体反射及肺毛细血管旁（J·）感受器引起的呼吸反射。呼吸的化学性调节主要指动脉血或脑脊液中 O_2、CO_2 和 H^+ 对呼吸的调节作用。缺氧对呼吸的兴奋作用是通过外周化学感受器，尤其是颈动脉体来实现的。CO_2 对中枢和外周化学感受器都有作用。

试题精选

1. 患者，男性，38 岁。因“胸闷、气急、咳嗽 2 周”入院。检查发现前中纵隔巨大肿瘤，可能来自胸腺。分层片示气管明显受压，其咳嗽特点为

A. 嘶哑性咳嗽　B. 刺激性咳嗽　C. 嘶哑性咳嗽
D. 咯血　E. 咳粉红色泡沫痰

答案：A。

2. 大量咯血是指 24h 内咯血量超过

A. 200ml　B. 100ml　C. 300ml
D. 400ml　E. 500ml

答案：E。

3. 肺泡通气量是指

A. 肺与外环境之间的气体交换量
B. 静息状态下，每分钟吸入或呼出呼吸道的总气量
C. 吸气时进入肺泡进行气体交换的气量
D. 肺泡与肺毛细血管之间进行气体交换的气量
E. 每分钟经肺泡膜弥散的气量

答案：C。

4. 呼吸的调节中枢位于

A. 延髓　B. 脊髓　C. 大脑前角
D. 间脑　E. 脑桥

答案：E。

二、急性呼吸道感染

急性上呼吸道感染是鼻腔、咽或喉部急性炎症的总称。常见病原体为**病毒**，少数由细菌引起。

【病因与发病机制】急性上呼吸道感染有 **70% ～ 80%** 由病毒引起。其中主要包括鼻病毒、流感病毒（甲、乙、丙）、副流感病毒、呼吸道合胞病毒、腺病毒、埃可病毒、柯萨奇病毒、麻疹病毒、风疹病毒等。细菌感染占 20% ～ 30%，可直接或继发于病毒感染后发生，病原菌以口腔定植菌溶血性链球菌最为多见。

急性上呼吸道感染如未经及时有效治疗，部分患者可并发急性鼻窦炎、中耳炎、气管－支气管炎。以咽炎为表现的上呼吸道感染中部分患者可继发溶血性链球菌感染引起的**风湿热**、**肾小球肾炎**，少数患者可并发**病毒性心肌炎**。

试题精选

1. 链球菌引起的上呼吸道感染可诱发的疾病为

A. 急性肾炎　　B. 鼻炎　　C. 溃疡性结肠炎

D. 肠炎　　E. 泌尿系感染

答案：**A**。

2. 急性上呼吸道感染最常见的病原体是

A. 病毒　　B. 真菌　　C. 原虫

D. 衣原体　　E. 立克次体

答案：**A**。

三、慢性支气管炎、慢性阻塞性肺气肿

慢性支气管炎简称慢支，是气管、支气管黏膜及其周围组织的慢性非特异性炎症。临床上以咳嗽、咳痰为主要症状。每年发病持续 3 个月，连续 2 年或 2 年以上，排除具有咳嗽、咳痰、喘息症状的其他疾病即可诊断为慢性支气管炎。

【病因与发病机制】本病的病因尚不完全清楚，可能是多种因素长期相互作用的结果。

1. 有害气体和有害颗粒　香烟、粉尘、刺激性气体（二氧化硫、二氧化氮、氯气、臭氧等）。

2. 感染因素　病毒、支原体、细菌等感染。

3. 其他因素　免疫、年龄和气候等因素均与慢性支气管炎有关。

慢性阻塞性肺疾病（COPD）是一种具有气流受限特征的可以预防和治疗的疾病，气流受限不完全可逆，呈进行性发展。COPD 主要累及肺，也可引起肺外的不良效应。当慢性支气管炎和（或）肺气肿患者肺功能检查出现气流受限并且不能完全可逆时，则诊断为 COPD。COPD 患者给予低流量吸氧，一般吸入氧浓度为 25% ～ 29%，避免吸入氧浓度过高而引起二氧化碳麻醉现象，加重呼吸衰竭。缓解期指导患者进行呼吸功能锻炼：指导患者进行缩唇呼吸、膈式呼吸或腹式呼吸、吸气阻力器的使用等呼吸训练，加强胸呼吸肌、膈呼吸肌的肌力和耐力，改善呼吸功能。

试题精选

1. 一位患有慢性阻塞性肺气肿的患者，运动后突感呼吸困难伴胸痛，下列最佳的检查方法是

A. X 线胸片　　B. 血气分析　　C. 肺 CT

D. 纤维支气管镜检查　　E. 肺功能检查

答案：**A**。

2. 关于慢性支气管炎的内因，下列说法错误的是

A. 呼吸道纤毛运动减弱　　B. 自主神经功能失调　　C. 机体溶菌酶活性降低

D. 细胞免疫功能下降　　E. 吸烟

答案：**E**。

3. 慢性阻塞性肺气肿与下列疾病密切相关的是

A. 慢性支气管炎　　B. 肺结核　　C. 肺炎

D. 睡眠呼吸暂停低通气综合征　　E. 呼吸衰竭

答案：A。

四、支气管哮喘

【临床表现】

1. 症状　典型表现为**发作性呼气性呼吸困难**或发作性胸闷和咳嗽，伴**哮鸣音**，严重者呈被迫坐位或端坐呼吸，甚至出现**发绀**。咳嗽变异型哮喘患者咳嗽为唯一症状。常在夜间及凌晨发作和加重是哮喘的特征之一，可在数分钟内发作，持续数小时至数天，应用支气管舒张药后缓解或自行缓解。运动性哮喘常见于青少年，表现为运动时出现胸闷、咳嗽和呼吸困难。

2. 体征　发作时胸部呈过度充气征象，双肺可闻及广泛的哮鸣音，呼气音延长。但在轻度哮喘或非常严重的哮喘发作时，哮鸣音可不出现。严重者常出现心率增快、奇脉、胸腹反常运动和发绀。非发作期体检无异常。

3. 并发症　发作时可并发气胸、纵隔气肿、肺不张。长期反复发作和感染可并发慢性支气管炎、肺气肿、支气管扩张、间质性肺炎、肺纤维化和肺源性心脏病。

【辅助检查】

1. 痰液检查　痰涂片可见嗜酸性粒细胞增多。

2. 呼吸功能检查

（1）通气功能检测：发作时呈阻塞性通气功能改变，呼气流速指标显著下降，FEV_1、FEV_1/FVC 和呼气流量峰值（PEF）均减少。**用力肺活量减少、残气量、功能残气量和肺总量增加**。缓解期上述通气功能指标逐渐恢复。病变迁延、反复发作者，其通气功能可逐渐下降。

（2）支气管激发试验：用以测定气道反应性，常用吸入激发剂为醋甲胆碱、组胺。激发试验只适用于 FEV_1 占正常预计值 70% 以上的患者，使用吸入激发剂后如 FEV_1 下降≥20% 为激发试验阳性。

（3）支气管舒张试验：用以测定气道的可逆性，常用吸入的支气管舒张药如沙丁胺醇、特布他林等。

舒张试验阳性诊断标准：① FEV_1 较用药前增加≥12% 且绝对值增加≥200ml；② PEF 较治疗前增加 60ml/min 或≥20%。

（4）PEF 及其变异率测定：PEF 可反映气道通气功能的变化。哮喘发作时 PEF 下降。昼夜 PEF 变异率≥20%，则符合气道可逆性改变的特点。

3. 动脉血气分析　严重发作时可有 PaO_2 降低。由于过度通气出现呼吸性碱中毒。如气道阻塞严重时，可出现缺氧及 CO_2 潴留，出现呼吸性酸中毒。若缺氧明显，可合并代谢性酸中毒。

4. 胸部 X 线检查　哮喘发作时双肺透亮度增加，呈过度充气状态。合并感染时，可见肺纹理增加和炎性浸润阴影。

5. 特异性变应原的检测　结合病史测定变应原指标有助于病因诊断和预防反复发作。

【诊断要点】

1. 反复发作**喘息、气急、胸闷**或咳嗽，多与**接触变应原、冷空气、物理或化学性刺激**、病毒性上呼吸道感染和运动等有关。

2. 发作时在双肺可闻及散在或**弥漫性以呼气相为主的哮鸣音，呼气相延长**。

3. 上述症状可经治疗缓解或自行缓解。

4. 除外其他疾病所引起的喘息、气急、胸闷或咳嗽。

5. 临床表现不典型者（如无明显喘息或体征）至少应有下列 3 项中的 1 项：**①支气管激发试验或运动试验阳性；②支气管舒张试验阳性；③昼夜 PEF 变异率≥20%**。

符合上述 1～4 条或第 4、5 条者，可以诊断为支气管哮喘。

试题精选

1. 患者，男性，18 岁。因每年春、秋季反复出现喘息发作、咳嗽等症状，5 天前闻油烟又发生喘息入院。查体：胸部呈过度充气状态，有广泛哮鸣音。X 线胸片示：双肺透亮度增高。血象检查：有嗜酸性粒细胞升高。该患者最可能的诊断是

A. 肺血栓栓塞症　B. 支气管哮喘急性发作期　C. 急性上呼吸道感染　D. 心源性哮喘　E. 自发性气胸

答案：B。

2. 慢性阻塞性肺气肿

A. 第 1 秒用力呼气量增加　B. 第 1 秒用力呼气容积占用力肺活量比值减少　C. 功能残气量减少　D. 肺总量下降　E. 肺活量增加

答案：B。

五、慢性肺源性心脏病

慢性肺源性心脏病（chronic pulmonary heart disease）简称慢性肺心病，指由于肺组织、肺血管或胸廓的慢性病变引起肺组织结构和（或）功能异常，产生肺血管阻力增加，肺动脉压力增高，使右心室扩张和（或）肥厚，伴或不伴右心功能衰竭的心脏病，并排除先天性心脏病和左心病变引起者。

【病因】

1. 支气管、肺疾病　最多见为慢性阻塞性肺疾病，占 80%～90%。

2. 胸廓运动障碍性疾病　较少见。

3. 肺血管疾病　慢性血栓栓塞性肺动脉高压、肺小动脉炎、原发性肺动脉高压等发展为慢性肺源性心脏病。

4. 其他　原发性肺泡通气不足及先天性口咽畸形、睡眠呼吸暂停低通气综合征等均可产生低氧血症，发展成慢性肺心病。

【发病机制】引起右心室扩大、肥厚的因素很多。肺功能和结构的不可逆改变是先决条件。发生反复的气道感染和低氧血症，使肺血管阻力增加，肺动脉血管的结构重塑，产生肺

动脉高。肺动脉高压形成的相关因素有以下几点。

1. 肺血管阻力增高的功能性因素　缺氧、二氧化碳潴留和呼吸性酸中毒导致肺血管收缩、痉挛。缺氧是形成肺动脉高压的最重要因素。另外，高碳酸血症时，H^+产生增多，使血管对缺氧的敏感性增强，致肺动脉压增高。

2. 肺血管阻力增加的解剖学因素　①肺血管炎症；②肺泡毛细血管造成管腔狭窄或闭塞；③肺血管重塑；④血栓形成。在慢性肺心病肺动脉高压的发生机制中，功能性因素较解剖学因素更为重要。

3. 血容量增多和血液黏稠度增加血　血液黏稠度增加和血容量增多，可使肺动脉压进一步升高。

肺循环阻力增加时，右心发挥代偿作用，导致右心室肥厚。缺氧和高碳酸血症可导致重要器官如脑、肝、肾、胃肠及内分泌系统、血液系统的病理改变，导致多器官的功能损害。

【辅助检查】

1. X线检查　除原有肺、胸基础疾病及急性肺部感染的特征外，尚有肺动脉高压征，即右下肺动脉干扩张，其横径≥15mm，其横径与气管横径比值≥1.07。肺动脉段明显突出或其高度≥3mm。中央动脉扩张，外周血管纤细，形成“残根”征，右心室增大征。

2. 心电图检查　主要表现有电轴右偏、肺性P波，也可见右束支传导阻滞及低电压图形，可作为慢性肺心病的参考条件。

3. 超声心动图检查　右心室流出道内径≥30mm、右心室内径≥20mm、右心室前壁厚度≥5mm、左右心室内径比值<2、右肺动脉内径或肺动脉干及右心房增大等，可诊断为慢性肺心病。

4. 血气分析　慢性肺心病失代偿期可出现低氧血症或合并高碳酸血症。当PaO_2<60mmHg、$PaCO_2$>50mmHg时，提示呼吸衰竭。

5. 血液检查　红细胞及血红蛋白可升高，全血及血浆黏滞度增加；合并感染时白细胞总数增高，中性粒细胞增加。部分患者可有肝功能、肾功能的改变。

6. 其他　肺功能检查对早期或缓解期慢性肺心病患者有意义。痰细菌学检查可指导抗生素的选用。

【诊断要点】根据患者有慢性支气管炎、肺气肿、其他胸肺疾病或肺血管病变，临床上有**肺动脉高压**、**右心室增大**或**右心功能不全**的表现，心电图、X线胸片和超声心动图有右心增大、肥厚的征象，可做出诊断。

试题精选

1. 常见的诱发慢性肺源性心脏病急性加重的因素为

A. 重体力劳动　　B. 镇静药过量使用　　C. 使用血管活性药物

D. 呼吸道感染　　E. 急性肺水肿

答案：D。

2. 诊断早期肺源性心脏病的主要依据为

A. 慢性支气管炎

B. 肺气肿

C. 血气分析显示低氧血症或高碳酸血症
D. 肺动脉高压
E. 心电图显示肺型P波
答案：D。

3. 导致肺动脉高压形成的因素，最重要的是
A. 缺氧导致肺动脉收缩痉挛　B. 肺血管炎症　C. 肺血栓形成
D. 血容量增加　E. 醛固酮分泌增加
答案：A。

4. 慢性肺源性心脏病最常见的病因是
A. COPD　B. 慢性支气管炎　C. 肺脓肿
D. 重症肺结核　E. 重症哮喘
答案：A。

六、支气管扩张

支气管扩张是由于急、慢性呼吸道感染和支气管阻塞后，反复发生支气管炎症、致使支气管壁结构破坏，引起的支气管异常和持久性扩张。临床特点为慢性咳嗽，咳大量脓痰和（或）反复咯血。

【临床表现】

1. 症状

（1）慢性咳嗽、大量脓痰：咳嗽通常发生于早晨和晚上，患者晨起时由于体位变化，痰量与体位改变有关。其严重程度可用痰量估计，每天＜10ml为轻度，10～150ml为中度，＞150ml为重度。急性感染时，黄绿色脓痰量每天可达数百毫升，痰液收集于玻璃瓶中静置后出现分层的特征，即上层为泡沫，下悬脓性成分；中层为浑浊黏液；下层为坏死组织沉淀物。

（2）反复咯血：50%～70%的患者有不同程度的咯血，可为痰中带血或大量咯血，咯血量有时与病情严重程度和病变范围不一致。“干性支气管扩张”患者以反复咯血为唯一症状。

（3）反复肺部感染：同一肺段反复发生肺炎并迁延不愈。

（4）慢性感染中毒症状：可出现发热、乏力、食欲缺乏、消瘦、贫血等，儿童可影响生长发育。

2. 体征　早期或干性支气管扩张无异常肺部体征，病变重或继发感染时，在下胸部、背部可闻及固定而持久的局限性粗湿啰音，有时可闻及哮鸣音，部分患者伴有杵状指（趾）。

【诊断要点】根据慢性咳嗽、大量脓痰、反复咯血的临床表现和肺部反复感染等病史，胸部CT显示支气管扩张的影像学改变，可明确诊断。

【潜在并发症与护理措施】大咯血、窒息。

1. 休息与卧位　小量咯血者静卧休息，大量咯血者绝对卧床休息。患者取患侧卧位，既防止病灶向健侧扩散，同时有利于健侧肺的通气功能。

2. 饮食护理　大量咯血者应禁食，小量咯血者宜进少量温、凉流质饮食。多饮水，多食富含纤维素食物，以保持排便通畅，避免腹压增加而再度咯血。

3. 对症护理　安排专人护理并安慰患者。对精神极度紧张、咳嗽剧烈的患者，可建议给予小剂量镇静药或镇咳药。

4. 保持呼吸道通畅　痰液黏稠无力咳出者，可经鼻腔吸痰。重症患者吸痰前后应适当提高吸氧浓度，以防吸痰引起低氧血症。咯血时轻轻拍击健侧背部，嘱患者不要屏气，以免诱发喉头痉挛，使血液引流不畅形成血块，导致窒息。

5. 用药护理　①垂体后叶素可收缩小动脉，减少肺血流量，从而减轻咯血，冠状动脉粥样硬化性心脏病（冠心病）、高血压患者及孕妇忌用。静脉滴注时速度勿过快，以免引起恶心、便意、心悸、面色苍白等不良反应。②应用镇静药和镇咳药后，应注意观察呼吸中枢和咳嗽反射受抑制情况，以早期发现因呼吸抑制导致的呼吸衰竭和不能咯出血块而发生窒息。

6. 窒息的抢救　大咯血及意识不清的患者，应在病床旁备好急救器械，一旦患者出现窒息征象，应立即取头低足高45°俯卧位，面向一侧，轻拍背部，迅速排出在气道和口咽部的血块，必要时用吸痰管进行负压吸引。给予高浓度吸氧，做好气管插管或气管切开的准备与配合工作，以解除呼吸道阻塞。

7. 病情观察　密切观察患者咯血的量、颜色、性质及出血的速度，观察生命体征及意识状态的变化，有无胸闷、气促、呼吸困难、发绀、面色苍白、出冷汗、烦躁不安等窒息征象。有无阻塞性肺不张、肺部感染及休克等并发症的表现。

七、肺炎

肺炎球菌肺炎又称肺炎链球菌肺炎是肺炎链球菌引起的肺炎，居社区获得性肺炎的首位，占50%以上。本病冬季与初春多见，常与呼吸道病毒感染并行，主要为散发，可借助飞沫传播，患者多为无基础疾病的青壮年及老年人，男性多见。临床起病急骤，以高热、寒战、咳嗽、血痰和胸痛为特征。感染后可获得特异性免疫，同型菌二次感染少见。临床起病急骤，以高热、寒战、咳嗽、血痰和胸痛为特征。根据寒战、高热、胸痛、咳铁锈色痰、鼻唇疱疹等典型症状和肺实变体征，结合胸部X线检查，可做出初步诊断。病原菌检测是本病确诊的主要依据。

肺炎支原体肺炎是由**肺炎支原体引**起的呼吸道和肺部的急性炎症病变，常同时有咽炎、支气管炎和肺炎。秋季较多见，经呼吸道传播，容易造成家庭内或相对封闭的集体生活人群如幼儿园成员间的传播。本病为自限性疾病，部分病例不经治疗可自愈。首选药物为大环内酯类抗生素，可给予红霉素，每天1.5～2g，分3～4次口服，疗程为2～3周，早期使用可减轻症状和缩短病程。

试题精选

导致支气管肺炎最常见的病原体为

A. 支原体　　B. 肺炎链球菌　　C. 衣原体

D. 葡萄球菌　　E. 革兰阴性杆菌

答案：B。

八、肺结核

肺结核是结核分枝杆菌引起的肺部慢性传染性疾病。结核病是全球流行的传染性疾病之一。

【病因与发病机制】

1. 结核分枝杆菌　结核分枝杆菌的生物学特性有抗酸性、生长缓慢、抵抗力强、菌体结构复杂。飞沫传播是肺结核最重要的传播途径。传染源主要是**痰中带菌的肺结核患者**，尤其是未经治疗者。传染性的大小取决于痰内细菌量的多少：痰涂片检查阳性者属于大量排菌，痰涂片阴性而仅痰培养阳性者属于微量排菌。**患者在咳嗽、咳痰、打喷嚏或高声说笑时，可产生大量的含有结核分枝杆菌的微滴**，在空气不流通的室内可达 5h，与患者密切接触者可能吸入而感染。

2. 结核分枝杆菌感染和肺结核的发生与发展　结核分枝杆菌进入人体后，可发生两种主要反应。①免疫反应：结核分枝杆菌进入人体后主要表现为淋巴细胞致敏和巨噬细胞的功能增强。人体对结核分枝杆菌的免疫力有非特异性免疫力和特异性免疫力两种，特异性免疫力是通过接种卡介苗或感染结核分枝杆菌后所获得的免疫力，其免疫力强于非特异性免疫力。机体免疫力强可防止发病或使病变趋于局限，当机体免疫力低下而易患结核病。②迟发性变态反应：在结核分枝杆菌侵入人体后 **4 ～ 8 周**，机体组织对结核分枝杆菌及其代谢产物可发生Ⅳ型（迟发性）变态反应。此时如用结核菌素做皮肤试验，呈阳性反应。

结核化学治疗的主要作用在于迅速杀死病灶中大量繁殖的结核分枝杆菌，使患者由传染性转为非传染性，最终达到治愈的目的。早期、联合、适量、规律和全程治疗是化学治疗的原则。整个化疗方案分强化和巩固两个阶段。

试题精选

1. 肺结核患者需要呼吸道隔离的检查结果是

A. PPD 强阳性　　B. 痰抗酸菌检查呈阳性

C. X 线检查肺部有异常阴影　　D. 红细胞沉降率显著减慢

E. 淋巴结活检见干酪样坏死物

答案：**B**。

2. 肺结核的主要传播途径是

A. 消化道　　B. 泌尿道　　C. 呼吸道

D. 血液、体液隔离　　E. 生殖道

答案：**C**。

3. 结核分枝杆菌侵入人体后发生变态反应的时间是

A. 24h 内　　B. 1 周后　　C. 2 周后

D. 4 ～ 8 周后　　E. 半年后

答案：**D**。

九、肺脓肿

肺脓肿是由多种病原菌引起的肺组织坏死性病变，形成包含坏死物或液化坏死物的脓腔。临床特征为高热、咳嗽和咳大量脓臭痰。本病可见于任何年龄，青壮年男性及年老体弱有基础疾病者多见。主要治疗措施是抗生素治疗和痰液引流。

【病因与发病机制】急性肺脓肿的主要病原体是细菌，常为上呼吸道和口腔内的定植菌，包括厌氧菌、需氧菌和兼性厌氧菌，**厌氧菌感染占主要地位**，致病菌有核粒梭形杆菌、消化球菌等。根据不同病因和感染途径，肺脓肿可分为以下3种类型。

1. 吸入性肺脓肿　是临床上最多见的类型。多由厌氧菌经口、鼻、咽吸入而致病，误吸是致病的主要原因。当存在意识障碍、误吸，使牙槽脓肿、扁桃体炎、鼻窦炎等脓性分泌物经气管吸入肺内致病。吸入性肺脓肿多单发，发病部位与支气管解剖形态和吸入时的体位有关。右主支气管较左侧粗且陡直，吸入物易进入右肺。

2. 继发性肺脓肿　可继发于某些肺部疾病，如细菌性肺炎、支气管扩张、空洞型肺结核、支气管囊肿、支气管肺癌等感染。支气管异物堵塞是导致小儿肺脓肿的重要因素。肺部邻近器官的化脓性病变，如食管穿孔感染、膈下脓肿、肾周围脓肿及脊柱脓肿等波及肺组织引起肺脓肿。

3. 血源性肺脓肿　菌血症的病原菌、脓栓经血行播散到肺，引起小血管栓塞、肺组织化脓性炎症、坏死而形成肺脓肿。泌尿道、腹腔或盆腔感染产生败血症可导致肺脓肿，其病原菌常为革兰氏阴性杆菌或少数厌氧菌。

试题精选

1. 导致肺脓肿患者痰液呈恶臭味的病原菌是

A. 真菌　　B. 厌氧菌　　C. 病毒
D. 溶血性链球菌　　E. 需氧菌

答案：**B**。

2. 急性肺脓肿最多见的致病菌是

A. 厌氧菌　　B. 葡萄球菌　　C. 肺炎球菌
D. 溶血性链球菌　　E. 结核杆菌

答案：**B**。

十、原发性支气管肺癌

原发性支气管肺癌，简称肺癌，为起源于支气管黏膜或腺体的恶性肿瘤。肺癌发病率为男性肿瘤的首位，由于早期诊断不足致使预后差。

按解剖学部位分类：中央型肺癌、周围型肺癌。中央型肺癌中以鳞癌和小细胞癌多见，周围型肺癌中以腺癌多见。按组织病理学分类：非小细胞肺癌（鳞癌、腺癌、大细胞癌、腺鳞癌、类癌、肉瘤样癌、唾液腺型癌等）和小细胞肺癌。小细胞肺癌（SCLC）：以化疗为主的综合治疗以延长患者生存期。咳嗽为早期症状，表现为无痰或少痰的刺激性干咳。当肿瘤引起支气管狭窄时，咳嗽加重，多为持续性，呈高调金属音性咳嗽或刺激性呛咳。继发感染时，痰量增多，呈黏液脓性。细支气管－肺泡细胞癌时咳大量黏液痰。**胸部 X 线检查**是发现肺癌的**最基本方法**，通过透视或正、侧位 X 线胸片发现块状阴影，配合 CT 检查明确病灶。

肺癌的预后取决于早发现、早诊断、早治疗。隐性肺癌早期治疗可获痊愈。一般认为**鳞癌预后较好**，腺癌次之，**小细胞未分化癌最差**。

试题精选

1. 下列肺癌病理类型中对化学疗法较敏感但预后较差的是

A. 腺癌　　B. 小细胞癌　　C. 鳞癌
D. 肉瘤样癌　　E. 唾液腺型癌

答案：B。

2. 发现肺癌最常用和首选的方法是

A. 纤维支气管镜检查　　B. 胸部 X 线检查　　C. 癌脱落细胞检查
D. 肿瘤标志物检查　　E. 纵隔镜检查

答案：B。

十一、自发性气胸

胸膜腔不含气体的密闭潜在腔隙，当气体进入胸膜腔，造成积气状态时，称为气胸。气胸可分为自发性气胸、外伤性气胸和医源性气胸 3 类。自发性气胸指肺组织及脏胸膜的自发破裂，或靠近肺表面的肺大疱、细小气肿疱自发破裂，使肺及支气管内气体进入胸膜腔所致的气胸，可分为原发性自发性气胸和继发性自发性气胸，原发性自发性气胸发生于无基础肺疾病的健康人，继发性自发性气胸发生于有基础疾病的患者。

部分患者可能有抬举重物、用力过猛、大笑等**诱因存在**，多数患者发生在正常活动或安静休息时，患者**突感一侧针刺样或刀割样胸痛**，持续时间较短，继之出现**胸闷、呼吸困难**。**X 线胸片检查是诊断气胸的重要方法**。

十二、呼吸衰竭

呼吸衰竭简称呼衰，指各种原因引起的肺通气和（或）换气功能严重障碍，以致在静息状态下不能维持足够的气体交换，导致低氧血症伴（或不伴）高碳酸血症，进而引起一系列病理生理改变和相应临床表现的综合征。

低氧血症及高碳酸血症的发生机制：各种病因通过肺泡通气不足、弥散障碍、肺泡通气 / 血流比例失调、肺内动－静脉解剖分流增加和氧耗量增加使通气和（或）换气过程发生障碍，导致呼吸衰竭。

呼吸衰竭按动脉血气分析分类，分为以下两类。

1. **Ⅰ型呼吸衰竭**　又称**缺氧性呼吸衰竭**，只有缺氧，无 CO_2 潴留。血气分析特点：**PaO_2＜60mmHg，$PaCO_2$ 降低或正常**，见于**换气功能障碍**（能气 / 血流比例失调、弥散功能损害和肺动－静脉分流）疾病。

2. **Ⅱ型呼吸衰竭**　又称**高碳酸性呼吸衰竭**，既有缺氧，又有 CO_2 潴留。血气分析特点：**PaO_2＜60mmHg，$PaCO_2$＞50mmHg**，是**肺泡通气不足**所致。

氧疗原则是Ⅰ型呼吸衰竭则可给予较高浓度（>35%）吸氧。Ⅱ型呼吸衰竭应给予低浓度（<35%）持续吸氧。

试题精选

1. 导致Ⅱ型呼吸衰竭最基本的发病因素是

A. 肺泡通气不足　　B. 弥散功能障碍　　C. 部分肺泡血流不足

D. 呼吸中枢兴奋性下降　　E. 肺血管动－静脉分流量增加

答案：**A**。

2. Ⅰ型呼吸衰竭定义为

A. $PaO_2$50mmHg，$PaCO_2$50mmHg　　B. $PaO_2$60mmHg，$PaCO_2$45mmHg

C. $PaO_2$80mmHg，$PaCO_2$60mmHg　　D. $PaO_2$70mmHg，$PaCO_2$50mmHg

E. $PaO_2$80mmHg，$PaCO_2$60mmHg

答案：**B**。

3. Ⅱ型呼吸衰竭定义为

A. $PaO_2$50mmHg，$PaCO_2$50mmHg　　B. $PaO_2$60mmHg，$PaCO_2$45mmHg

C. $PaO_2$80mmHg，$PaCO_2$60mmHg　　D. $PaO_2$70mmHg，$PaCO_2$50mmHg

E. $PaO_2$80mmHg，$PaCO_2$60mmHg

答案：**B**。

十三、呼吸系统疾病病人常用诊疗技术及护理

1. 胸腔穿刺术　是自胸腔内抽取积液或积气的操作。

（1）适应证：胸腔积液性质不明者，抽取积液检查，协助病因诊断；腔内大量积液或气胸者，排除积液或积气；恶性胸腔积液需胸腔内注入药物或进行脓胸抽脓灌洗治疗。

（2）注意事项：胸腔穿刺过程中应密切观察患者的脉搏、面色等变化，以判定患者对穿刺的耐受性。如患者有任何不适，应减慢或立即停止抽吸。抽吸时，若患者突然感觉头晕、心悸、冷汗、面色苍白、脉细、四肢发凉，提示患者可能出现“胸膜反应”，应立即停止抽吸，使患者平卧，密切观察血压，防止休克。首次排液量不宜超过700ml，抽气量不宜超过1000ml，以后每次抽吸量不应超过1000ml。如治疗需要，抽液、抽气后可注射药物。

2. 纤维支气管镜检查　是利用光学纤维内镜对气管、支气管管腔进行的检查。纤维支气管镜可经口腔、鼻腔、气管导管或气管切开套管插入段、亚段支气管，甚至更细的支气管，可在直视下行活检或刷检、钳取异物、吸引或清除阻塞物，并可做支气管肺泡灌洗，行细胞学或液体成分的分析。同时还可利用支气管镜注入药物或切除气管内腔的良性肿瘤等。

禁忌证：①肺功能严重损害，重度低氧血症，不能耐受检查者；②严重心功能不全、高血压或心律失常者；③全身状态极度衰竭，严重肝、肾功能不全者；④凝血机制严重障碍者；⑤近期上呼吸道感染或高热、哮喘发作或大咯血者；⑥有主动脉瘤破裂危险者；⑦对麻醉药物过敏，不能用其他药物代替者。

3. 动脉血标本采集　是自动脉抽取血标本的方法。常用的动脉血有股动脉、桡动脉。

适应证：①各种原因的呼吸功能障碍的患者；②可能酸碱平衡紊乱的患者；③要监测有创血压的患者；④各种动脉内介入治疗或检查。

禁忌证：穿刺部位有感染，为绝对禁忌证；有明显出血倾向的患者为相对禁忌证。

4. 血气分析　血气分析测定标本采集的基本要求如下：①合理的采血部位（**桡动脉、股动脉、肱动脉**）；②严格地隔绝空气，在海平面大气压（101.3kPa，760mmHg）、安静状态下，采集肝素抗凝血；③标本采集后**立即送检**，若血标本不能及时送检，应将其保存在 4℃环境中，但**不得超过** 2h；④吸氧者若病情允许应停止吸氧 30min 后再采血送检，否则应标记给氧浓度与流量。

第 2 单元　循环系统疾病病人的护理

一、概述

调节循环系统的神经主要包括交感神经和副交感神经。当交感神经兴奋时，通过肾上腺素能受体，使心率加快，心肌收缩力增强，外周血管收缩，血管阻力增强，血压增高；当副交感神经兴奋时，通过乙酰胆碱能受体，使心率减慢，心肌收缩力减弱，外周血管扩张，血管阻力减小，血压下降。

试题精选

副交感神经兴奋可导致

A. 心率减慢　　B. 传导能力增强　　C. 心肌收缩力减弱

D. 心率增快　　E. 外周血管收缩

答案：**A**。

二、心力衰竭

1. 心脏的负荷

（1）前负荷（容量负荷）过重：心脏瓣膜关闭不全，房间隔缺损，动脉导管未闭，慢性贫血。

（2）后负荷（压力负荷）过重：高血压、瓣膜狭窄、肺动脉高压、肺栓塞。

2. 心力衰竭的诱因

（1）感染：**呼吸道感染**是最常见、最重要的诱因。

（2）心律失常：**心房颤动**是诱发心力衰竭的重要原因。

（3）生理或心理压力过大：如劳累过度、情绪激动、精神过于紧张。

（4）妊娠或分娩。

（5）血容量增加：如钠盐摄入过多。

（6）其他：①治疗不当（如不恰当地应用洋地黄药物）；②风湿性心脏瓣膜病出现风湿活动；③合并甲状腺功能亢进或贫血。

3. 心力衰竭患者的辅助检查

（1）X线检查：Kerley B线是肺野外侧清晰可见的水平时线状影，是肺小叶间隔内积液的表现，是慢性肺淤血的特征性表现；急性肺泡性肺水肿时肺门呈蝴蝶状，肺野可见大片融合阴影。

（2）超声心动图：射血分数（EF值）可反映心脏收缩功能，正常值＞50%。

（3）有创血流动力学检查：计算心脏指数（CI）及肺小动脉楔压（PCWP），直接反映左心功能，正常时CI＞2.5/（min·m²），PCWP＜12mmHg。

4. 洋地黄中毒的临床表现和处理

（1）洋地黄中毒的临床表现：各种心律失常如室性期间收缩二联律、房性期间收缩、房室传导阻滞；胃肠道反应如食欲减退、恶心、呕吐；神经系统症状，如头痛、视物模糊、倦怠、黄视、绿视、复视。

（2）洋地黄中毒的处理：①立即停药；②停排钾利尿药，血钾低时应补充钾盐，可口服或静脉补充氯化钾；③快速性心律失常可用利多卡因或苯妥英钠，缓慢型心律失常如房室传导阻滞可静脉注射阿托品，必要时安装临时心脏起搏器。一般禁用电复律，因易致心室颤动。

试题精选

1. 以下可导致心脏后负荷增加的疾病是

A. 高血压　B. 甲状腺功能亢进症　C. 动脉导管未闭

D. 房间隔缺损　E. 瓣膜关闭不全

答案：A。

2. 能够引起慢性心功能不全的主要诱因是

A. 感染　B. 心律失常　C. 饮食过饱

D. 过度紧张　E. 情绪激动

答案：A。

3. 心脏彩超的报告中，射血分数（EF值）反映心脏的

A. 泵血功能　B. 舒张功能　C. 调节功能

D. 收缩功能　E. 内分泌功能

答案：A。

4. 患者出现洋地黄中毒时，最常出现的心律失常类型是

A. 窦性心动过缓　B. 一度房室传导阻滞　C. 室性期前收缩二联律

D. 心房扑动　E. 心房颤动

答案：C。

三、冠状动脉粥样硬化性心脏病

1. 冠心病的危险因素　危险因素有年龄、性别、高血压、吸烟、血脂异常、糖尿病和糖耐量异常以及肥胖、A型性格、缺少体力劳动、进食过多胆固醇等。

2. 冠状动脉粥样硬化性心脏病的诊断　冠状动脉造影（CAG）：用特形的心导管经股动脉、肱动脉、桡动脉送至主动脉根部，分别插入左、右冠状动脉口，注入造影剂示冠状动脉及其主要分支显影。适应于对药物治疗中心绞痛仍较重者，明确动脉病变情况以及考虑介入性检查未能明确者。胸痛疑似心绞痛但不能确诊者；中老年人；患者心脏增大、心力衰竭、心律失常、无创检查未能明确者。

3. 冠状动脉粥样硬化性心脏病的分型　1979 年 WHO 将冠状动脉粥样硬化性心脏病分为 5 型，即无症状性心肌缺血、心绞痛、心肌梗死、缺血性心肌病、猝死。

4. 急性心肌梗死发作时心电图特点　急性心肌梗死心电图特征性改变：①面向坏死区的导联，出现宽而深的异常 Q 波；②在面向坏死区周围损伤区的导联，出现 ST 段抬高，呈弓背向上；③在面向损伤区周围心肌缺氧区的导联，出现 T 波倒置；④在背向心肌梗死的导联则出现 R 波增高、ST 段压低、T 波直立并增高。

5. 不同部位心肌梗死对应的心电图导联　以下导联 ST 段抬高：前间壁心肌梗死，V_1、V_2、V_3；局限前壁心肌梗死，V_3～V_5；广泛前壁，V_1～V_6；下壁心肌梗死，Ⅱ、Ⅲ、aVF；高侧壁心肌梗死，Ⅰ、aVL；正后壁心肌梗死，V_7～V_9；下壁心肌梗死并发右室梗死，Ⅱ、Ⅲ、aVF 加右支。

试题精选

1. 冠状动脉硬化性心脏病最重要的危险因素是

A. 血脂异常　　B. 高尿酸　　C. 吸烟饮酒

D. 高血压　　E. 糖尿病

答案：A。

2. 对冠状动脉粥样硬化性心脏病的诊断有重要意义的检查是

A. 动态心电图　　B. 静脉血　　C. 冠状动脉造影

D. 胸部 CT　　E. 左心室造影

答案：C。

3 以下不属于冠状动脉粥样硬化性心脏病分型的是

A. 无症状性心肌缺血　　B. 缺血性心肌病　　C. 心绞痛

D. 心肌梗死　　E. 显性冠状动脉粥样硬化性心脏病

答案：E。

4. 急性心肌梗死临床上特征性的心电图改变是

A. ST 段弓背向上抬高　　B. ST 段弓背不变　　C. 高大的 Q 波

D. T 段水平上抬　　E. T 波低平

答案：A。

5. V_1～V_5 导联出现 ST 段的抬高提示

A. 前间壁心肌梗死　　B. 广泛前壁心肌梗死　　C. 高侧壁心肌梗死

D. 下壁心肌梗死　　E. 后壁心肌梗死

答案：B。

四、心律失常

1. 室性期前收缩

（1）临床表现：心悸，类似电梯快速升降的失重感。听诊第二心音减弱，仅能听到第一心音，其后出现较长的停歇，桡动脉搏动减弱或消失。

（2）心电图特点：QRS 波群提前出现，宽大畸形，时限＞0.12s，ST 段与 T 波的方向于 QRS 主波方向相反。室性期前收缩与其前面的窦性搏动之间期恒定。

（3）类型

二联律：每个窦性搏动后跟随一个室性期前收缩。

三联律：每两个窦性搏动后出现一个室性期前收缩。

（4）治疗要点：无症状者不需要用药，如有明显症状者，应做心理疏导，药物选用 β 受体阻滞药、美西律、普罗帕酮。

2. 室性心动过速

（1）临床表现：气促、少尿、低血压、晕厥、心绞痛等。听诊心律轻度规则。如发生完全性房室分离，则第一心音强度经常变化。

（2）心电图特点：① 3 个或 3 个以上的室性期前收缩连续出现，通常起始突然。② QRS 波群畸形，时限超过 0.12s，ST–T 波方向与 QRS 波群无固定关系，形成室房分离。③心室率一般为 100 ～ 250 次 / 分，心律规则或略不规则。④心房独立活动，与 QRS 波群无固定关系，形成室房分离。⑤心室夺获或室性融合波：是确立室性心动过速诊断的重要依据。

（3）治疗原则：治疗器质性心脏病，有明确诱因的给予针对性治疗。

①终止室性心动过速发作：利多卡因静脉注射，同时持续静脉滴注；心肌梗死或心力衰竭患者不宜应用普罗帕酮，可选用静脉注射胺碘酮或同步直流电复律。若患者发生低血压、休克、心绞痛，应迅速施行电复律。

②预防复发：治疗诱发因素如缺血、低血压、低血钾等，单一用药无效时，可选用作用机制不同的药物联合应用。

试题精选

1. 某心脏病患者的心电图出现了提前出现的 QRS 波群，且宽大畸形；T 波与 QRS 波的主波方向相反，此患者心律失常的类型是

A. 房室传导阻滞　　B. 心房颤动　　C. 交界区逸搏

D. 室性期前收缩　　E 心室颤动

答案：D。

2. 室性心动过速患者的心电图特征性表现为

A. QRS 波增宽，时限超过 0.20s

B. 继发性 ST–T 改变，电轴右偏

C. 心室率多在 120 ～ 200 次 / 分

D. QRS 波呈左束支阻滞图形，附其 V_1 呈单相或双相波

E. 房室分离，室性融合波或夺获波

答案：E。

五、高血压

1. 我国采用国际上统一的高血压诊断标准　收缩压≥140mmHg 和（或）舒张压≥90mmHg。

（1）原因：遗传因素占 40%，环境因素占 60%（饮食摄盐过多、精神应激、肥胖）。

（2）发病机制：交感神经系统活动亢进、肾性水钠潴留、RAAS 激活、细胞离子转运异常，胰岛素抵抗。

2. 实验室及其检查　眼底检查。

Ⅰ级：视网膜动脉变细，反光增强。

Ⅱ级：视网膜动脉狭窄，动静脉交叉压迫。

Ⅲ级：眼底出血或棉絮状渗出。

Ⅳ级：视神经盘水肿。

3. 治疗要点　目前主张高血压患者应降到 140/90mmHg，高血压合并糖尿病或慢性肾病应降到 **130/80mmHg** 以下。老年收缩期高血压应使收缩压降至 **140 ～ 150mmHg**，舒张压＜**90mmHg** 但不低于 **65 ～ 70mmHg**。

4. 高血压急症的治疗　急性期实施血压监测，不实施降压治疗。只有血压＞200/130mmHg 时，才考虑严密监测血压的情况下血压控制在≥160/100mmHg。急性冠脉综合征患者血压控制的目标是疼痛消失，舒张压＜**100mmHg**。

试题精选

我国高血压的诊断标准是

A. 收缩压≥100mmHg，舒张压≥60mmHg

B. 收缩压≥120mmHg，舒张压≥80mmHg

C. 收缩压≥140mmHg，舒张压≥90mmHg

D. 收缩压≥160mmHg，舒张压≥90mmHg

E. 收缩压≥180mmHg，舒张压≥110mmHg

答案：C。

六、心脏瓣膜病

1. 二尖瓣狭窄

（1）X 线检查：中、重度二尖瓣狭窄左心房显著增大时，心影呈梨形（二尖瓣心脏）。

（2）心电图：左心房扩大，可出现二尖瓣型 P 波，P 波增宽＞0.12s。

（3）超声心动图：为明确和量化诊断二尖瓣狭窄的可靠方法，呈“城墙样”改变。

（4）听诊：心尖区可有低调的隆隆样舒张中、晚期杂音，三尖瓣关闭不全时，三尖瓣区可闻及全收缩期吹风样杂音。

2. 二尖瓣关闭不全　风湿性炎症引起瓣膜僵硬、变性，瓣缘卷缩，连接处融合及腱索融合缩短，使心室收缩时两瓣叶不能紧密闭合。

（1）X 线检查：慢性重度反流常见左心房、左心室增大。

（2）心电图：左心房增大，心房颤动常见。

（3）超声心动图：诊断二尖瓣关闭不全的敏感性几乎达100%。

（4）听诊：心尖冲动呈高动力型，向左下移位。第一心音减弱，心尖区可闻及全收缩期高调一贯性吹风样杂音，向左腋下和左肩胛下区传导，可伴震颤。

3. 主动脉瓣狭窄　主动脉瓣第一听诊区可闻及粗糙而响亮的吹风样收缩期杂音。晚期收缩压和脉压均下降。

4. 主动脉瓣关闭不全　大多数为风湿性心脏病所致。由于风湿性炎性病变时瓣叶纤维化、增厚、缩短、变形，影响舒张期瓣叶边缘对合，可造成关闭不全。

（1）心电图：重度狭窄者常见左心室肥厚伴继发性ST–T改变。可有心律失常。

（2）X线检查：左心室增大，升主动脉继发性扩张明显。

（3）超声心动图：为明确诊断和判断狭窄程度的重要方法。

（4）放射性核素心室造影和主动脉造影。

5. 慢性主动脉瓣关闭不全　胸骨左缘第3～4肋间可闻及高调叹气样舒张期杂音，坐位前倾和深呼气时易听到。重度反流者常在心尖区听诊到舒张中、晚期隆隆样杂音。

试题精选

1. 高度二尖瓣狭窄会引发急性肺水肿伴休克症状，其病因是

A. 心室收缩功能增强

B. 回流至左心室的血量明显减少

C. 严重缺氧，毛细血管床扩大引起相对血容量不足

D. 明显肺动脉高压，左心室排血受阻

E. 心室收缩功能明显减退

答案：**B**。

2. 引起主动脉瓣关闭不全最常见的原因为

A. 风湿性心脏病　　B. 心肌梗死　　C. 感染性心肌病

D. 心肌损害　　E. 主动脉瓣关闭不全

答案：**A**。

3. 风湿性心瓣膜病中最常见的是

A. 二尖瓣狭窄　　B. 二尖瓣脱垂　　C. 主动脉瓣反流

D. 主动脉瓣关闭不全　　E. 三尖瓣脱垂

答案：**A**。

七、病毒性心肌炎

1. 病因　以柯萨奇**B**组病毒为主。

2. 病毒感染症状　感冒样症状或恶心、呕吐、腹泻等消化道症状。

3. 心脏受累症状　心悸、胸闷、呼吸困难、胸痛、乏力。严重者可发生阿–斯综合征、猝死。

4. 主要特征　心尖第一心音减弱，可出现第三心音或杂音、肺部啰音、颈静脉怒张、肝大、心脏扩大、下肢水肿等心力衰竭表现。

试题精选

引起病毒性心肌炎最常见的病毒是

A. 冠状病毒　　B. 呼吸道合胞病毒　　C. 副流感病毒

D. 柯萨奇病毒 B 组　　E. 疱疹病毒

答案：**D**。

八、心搏骤停与心脏性猝死

1. 病因及发病机制　绝大多数发生于有器质性心脏病者，80% 由冠状动脉粥样硬化性心脏病及其并发症引起，而冠状动脉粥样硬化性心脏病中有 75% 的患者有心肌梗死病史。心肌梗死后左室射血分数降低是心脏性猝死的主要预测因素。心脏性猝死主要为致命性心律失常所致。导致心搏骤停的发病机制最常见为室性快速性心律失常（心室颤动和室性心动过速）。

2. 高级心肺复苏　我国大多单向波电除颤 **200 ～ 360J**。

九、循环系统常用诊疗技术

心脏电复律

（1）复律前：停用洋地黄药物 24 ～ 48h，给予改善心功能、纠正低血钾和酸中毒的药物，有心房颤动的患者复律前给予抗凝血治疗。复律前当天晨禁食，排空膀胱。

（2）复律中：遵医嘱应用地西泮缓慢静脉注射，直至患者睫毛反射开始消失的深度。严密观察患者的呼吸。暴露患者前胸，将两电极板上充分涂满导电膏，找到除颤位置分别位于胸骨右缘**第 2 ～ 3 肋间**和**心尖部**，两电极板之间的距离≥**10cm**，与皮肤紧密接触。并有一定压力。按充电钮充点至所需功率，嘱任何人避免接触床及患者，两电极板同时放电，此时患者的身体和四肢会抽动一下，通过观察心电图示波形观察是否转复窦性心律。

试题精选

1. 变异型心绞痛发作时的心电图改变是短暂的 ST 段抬高

A. ST 段变化不明显　　B. 高而尖的 QRS 波　　C. 无病理性 Q 波

D. ST 段抬高　　E. T 波低平

答案：**D**。

2. 一位心脏疾病患者，听诊其心尖部有全收缩期杂音Ⅲ / Ⅳ级，向左腋下传导，则患者应首先考虑的是

A. 半月瓣关闭不全　　B. 房间隔缺损　　C. 二尖瓣关闭不全

D. 二尖瓣狭窄　　E. 主动脉瓣关闭不全

答案：**D**。

3. 高度二尖瓣狭窄会引发急性肺水肿伴休克症状，其病因是

A. 心室收缩功能增强

B. 回流至左心室的血量明显减少

C. 严重缺氧，毛细血管床扩大引起相对血容量不足

D. 明显肺动脉高压，左心室排血受阻
E. 心室收缩功能明显减退
答案：B。

4. 慢性风湿性心脏瓣膜病常见致死原因为
A. 脑梗死 B. 心力衰竭 C. 心房颤动
D. 休克 E. 肺栓塞
答案：E。

5. 室性心动过速患者的心电图特征性表现为
A. QRS 波增宽，时限超过 0.20s
B. 继发性 ST–T 改变，电轴右偏
C. 心室率多在 120 ～ 200/min
D. QRS 波呈左束支阻滞图形附其 V_1 呈单相或双相波
E. 房室分离，室性融合波或夺获波
答案：E。

6. V_1 ～ V_3 导联出现缺血表现提示
A. 前间壁心肌梗死 B. 广泛前壁心肌梗死 C. 高侧壁心肌梗死
D. 下壁心肌梗死 E. 后壁心肌梗死
答案：A。

7. 病毒性心肌炎的发病机制是
A. 局限性或弥漫性炎症 B. 限制型的炎症
C. 过敏性或免疫反应的炎症 D. 受损或血栓形成
E. 变薄、减轻
答案：A。

8. 病毒性心肌炎最主要的病原体是
A. 柯萨奇病毒 B B. 副流感病毒 C. 疱疹病毒
D. 呼吸道合胞病毒 E. 立克次体
答案：A。

9. 对高血压形成起主要作用的血管紧张素的前体来源于
A. 肾 B. 肾上腺皮质 C. 外周血管
D. 肝 E. 脑垂体
答案：A。

10. 心脏的瓣膜中，最易在风湿性心脏病中受到损害的是
A. 二尖瓣 B. 三尖瓣 C. 主动脉瓣
D. 肺动脉瓣 E. 联合瓣膜
答案：C。

11. 下列不是冠状动脉粥样硬化性心脏病的危险因素的是

A. 血脂异常　　B. 高血压　　C. 缺乏体力活动

D. 女性绝经期前　　E. 绝经期女性

答案：**D**。

12. 能早期发现患者肺淤血的检查项目是

A. 中心静脉压测定　　B. 肺部 CT 检查　　C. 超声心动图检查

D. 冠状动脉造影检查　　E. 肺小动脉楔压测定

答案：**E**。

第 3 单元　消化系统疾病病人的护理

一、胃肠道概述

1. 食管　食管是连接咽和胃的通道，全长约 25cm。食管壁由黏膜、黏膜下层和肌层组成。

2. 胃　胃分为贲门部、胃底、胃体和幽门部 4 部分，胃壁由黏膜层、黏膜下层、肌层和浆膜层组成，胃的外分泌腺主要有贲门腺、泌酸腺和幽门腺，主要由 3 种细胞组成：①壁细胞，分泌盐酸和内因子；②主细胞；③黏液细胞。胃的主要功能为暂时储存食物，是消化道中最膨大的部位。

试题精选

1. 下列是消化道中最膨大的部位的是

A. 大肠　　B. 胃　　C. 胰腺

D. 十二指肠　　E. 肝

答案：**B**。

2. 胃内泌酸腺主要由 3 种细胞构成，其中壁细胞主要分泌

A. 碱性黏液　　B. 盐酸　　C. 胃液

D. 胰蛋白酶原　　E. 胃蛋白酶

答案：**B**。

3. 食管长度为

A. 25cm　　B. 26cm　　C. 18cm

D. 35cmm　　E. 40cm

答案：**A**。

二、急、慢性胃炎

【病因与发病机制】

1. 急性胃炎　与药物、急性应激和乙醇有关。

2. 慢性胃炎　主要与幽门螺杆菌感染有关。

慢性胃炎分为非萎缩性、萎缩性和特殊类型3大类。**幽门螺杆菌感染**是慢性非萎缩性胃炎的主要病因。慢性萎缩性胃炎又可再分为多灶萎缩性胃炎和自身免疫性胃炎。

【辅助检查】

1. 急性胃炎　①粪便检查，隐血试验阳性；②胃镜检查，一般应在大出血后24～48h进行，镜下可见胃黏膜多发性糜烂、出血灶和浅表溃疡，表面附有黏液和炎性渗出物。

2. 慢性胃炎　①**胃镜及胃黏膜活组织检查**是最可靠的诊断方法。②**幽门螺杆菌检测 ^{13}C 或 ^{14}C 呼气试验**。③血清学检查，自身免疫性胃炎时，抗壁细胞抗体和抗内因子抗体可呈阳性，血清促胃液素水平明显升高。

试题精选

1. 一位患者患有慢性胃炎多年，目前认为该疾病的发生与以下细菌有关的是

A. 大肠埃希菌　B. 铜绿假单胞菌　C. 金黄色葡萄球菌

D. 幽门螺杆菌　E. 军团菌

答案：D。

2. 下列引起急性胃炎发病的因素中，不准确的是

A. 肝衰竭　B. 胃黏膜营养因子缺乏　C. 休克

D. 手术应激　E. 细菌毒素或微生物感染

答案：B。

3. 慢性非萎缩性胃炎的最主要病因及其最易好发的部位分别是

A. 自身免疫因素，胃体　B. 幽门螺杆菌感染，胃窦

C. 幽门螺杆菌感染，胃体　D. 服用非甾体抗炎药，胃窦

E. 服用非甾体抗炎药，胃体

答案：B。

4. 慢性多灶萎缩性胃炎的主要诊断依据为

A. X线钡剂检查　B. CT检查　C. 超声检查

D 幽门螺旋杆菌检查　E. 胃镜及活组织检查

答案：E。

三、消化性溃疡

【病因与发病机制】 包括：①幽门螺杆菌感染；②非甾体类抗炎药；③胃酸和胃蛋白酶；④其他因素：吸烟、遗传、胃十二指肠运动异常、应激。

【辅助检查】

1. 胃镜和胃黏膜活组织检查　是确诊消化性溃疡的首选检查方法。胃镜检查可直接观察溃疡部位和病变大小及性质。内镜下，消化性溃疡多呈圆形、椭圆形或呈线形，边缘光滑，底部有灰黄色或灰白色渗出物，溃疡周围黏膜可充血、水肿，可见皱襞向溃疡集中。

2. X线钡剂检查　适用于对胃镜检查有禁忌或不愿接受胃镜检查者。溃疡的X线直接征

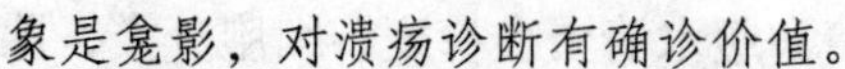

象是龛影，对溃疡诊断有确诊价值。

3. 幽门螺杆菌检测　^{13}C 或 ^{14}C 尿素呼气试验检测幽门螺杆菌感染的敏感性及特异性均较高，常作为根除治疗后复查的首选方法。

4. 粪便隐血试验　隐血试验呈阳性提示溃疡有活动，若胃溃疡患者粪便隐血试验持续呈阳性，应怀疑有癌变的可能。

试题精选

1. 能直接提示消化性溃疡征象的 X 线钡剂检查结果是

A. 黏膜粗乱　　B. 痉挛性切迹　　C. 充盈缺损

D. 激惹征　　E. 龛影

答案：E。

2. ^{14}C 吹气试验主要检查

A. 胃液分析　　B. 肺活量　　C. 呼吸功能

D. 胃溃疡　　E. 幽门螺杆菌检查

答案：E。

四、肝硬化

肝硬化是一种由不同病因引起的慢性进行性弥漫性肝病。病理特点为广泛的肝细胞变性坏死、再生结节形成、纤维组织增生，正常肝小叶结构破坏和假小叶形成。临床主要表现为肝功能损害和门静脉高压，可有多系统受累，晚期常出现消化道出血、感染、肝性脑病等严重并发症。

【病因与发病机制】①**病毒性肝炎**：在我国最常见，主要为**乙型肝炎病毒、丙型肝炎病毒和丁型肝炎病毒感染**，经过慢性肝炎阶段发展为肝硬化，甲型病毒性肝炎和戊型病毒性肝炎不发展为肝硬化。②慢性酒精中毒：在我国约占 15%。③非酒精性脂肪性肝炎。④药物或化学毒物。⑤胆汁淤积。⑥遗传和代谢性疾病。⑦肝静脉回流障碍。⑧免疫紊乱：自身免疫性慢性肝炎最终进展为肝硬化。⑨血吸虫病。⑩隐源性肝硬化。

【辅助检查】

1. 血常规　代偿期多正常，失代偿期常有不同程度的贫血。脾功能亢进时白细胞计数和血小板计数也减少。

2. 尿液检查　尿常规检查代偿期正常，失代偿期可有蛋白尿、血尿和管型尿。有黄疸时尿中可出现胆红素，尿胆原增加。

3. 肝功能试验　代偿期正常或轻度异常，失代偿期多有异常。重症患者血清结合胆红素、总胆红素增高，胆固醇酯低于正常。转氨酶轻、中度增高，肝细胞受损时多以 ALT（GPT）增高较显著，但肝细胞严重坏死时 AST（GOT）常高于 ALT。血清总蛋白正常、降低或增高，但清蛋白降低，球蛋白增高，清蛋白 / 球蛋白比值降低或倒置；在血清蛋白电泳中，清蛋白减少，球蛋白显著增高。凝血酶原时间有不同程度延长。

4. 免疫功能检查　血清 IgG 显著增高，IgA、IgM 也可升高；T 淋巴细胞数常低于正常；可出现抗核抗体、抗平滑肌抗体等非特异性自身抗体；病毒性肝炎肝硬化者，乙型肝炎病毒、丙型肝炎病毒和丁型肝炎病毒标记可呈阳性反应。

5. 腹水检查　包括腹水颜色、比重、蛋白定量、血清和腹水清蛋白梯度、细胞分类、腺苷脱氨酶、血清和腹水 LDH、细菌培养及内毒素测定等。腹水一般为漏出液。

6. 影像学检查　X 线钡剂检查示食管静脉曲张者钡剂在黏膜上分布不均，显示虫蚀样或蚯蚓状充盈缺损，纵行黏膜皱襞增宽；胃底静脉曲张时钡剂呈菊花样充盈缺损。超声显像可显示肝脾大小、门静脉高压、腹水。肝早期增大，晚期萎缩，肝实质回声增强、不规则、反射不均。门静脉高压时可见脾大、门静脉直径增宽、侧支血管存在，有腹水时可见液性暗区。CT 和 MRI 检查可显示肝、脾、肝内门静脉、肝静脉、侧支血管形态改变、腹水。

7. 肝活组织检查　B 超引导下肝穿刺活组织检查可作为代偿期肝硬化诊断的金标准，有助于明确肝硬化的病因，确定肝硬化的病理类型、炎症和纤维化程度，鉴别肝硬化、慢性肝炎与原发性肝癌，指导治疗和判断预后。

试题精选

1. 肝门静脉压力增高时，最早出现的病理变化是

A. 痔核形成　　B. 充血性脾大　　C. 腹水

D. 腹壁静脉怒张　　E. 食管下段静脉曲张

答案：**B**。

2. 当患者患有肝硬化晚期时，其血清中常出现

A. 清蛋白增加，球蛋白不变

B. 清蛋白 / 球蛋白比值增大

C. 清蛋白减少，球蛋白增加

D. 清蛋白增加，球蛋白增加

E. 清蛋白减少，球蛋白不变

答案：**C**。

3. 肝硬化最重要的形态学标志是

A. 肝细胞增生　　B. 肝内血管扭曲　　C. 假小叶形成

D. 肝细胞纤维化　　E. 肝小叶结构

答案：**C**。

4. 肝硬化失代偿期腹水的性质为

A. 脓性液　　B. 漏出液　　C. 黏液

D. 渗出液　　E. 血性液

答案：**B**。

5. 患者，女性，35 岁。乙型病毒性肝炎性肝硬化 5 年，患者 1 年来出现月经过多，贫血严重，其主要原因是

A. 血小板丢失过多　　B. 血小板功能不良　　C. 毒素作用

D. 凝血因子合成障碍　　E. 血友病

答案：**D**。

五、原发性肝癌

【病因与发病机制】

1. 病毒性肝炎　乙型肝炎病毒和丙型肝炎病毒与肝癌发病有关。其致癌机制还不够明确，可能与引起肝细胞反复的损害和增生、激活癌基因等有关。

2. 肝硬化　原发性肝癌合并肝硬化者占 50% ～ 90%，多数为乙型病毒性肝炎或丙型病毒性肝炎发展成大结节性肝硬化。

3. 黄曲霉毒素　黄曲霉素的代谢产物黄曲霉毒素 B_1（AFB_1）有强烈的致癌作用。有研究表明，AFB_1 的摄入量与肝癌的病死率呈正相关。

4. 饮用水污染　池塘水中有致癌或致突变作用的有机物上百种，池塘中滋生的蓝绿藻可产生藻类毒素，具有促癌甚至致癌作用。

5. 其他因素　长期饮酒和吸烟增加患肝癌的危险性。此外，遗传、有机氯类农药、亚硝胺类化学物质、寄生虫等，可能与肝癌发生有关。

【辅助检查】

1. 甲胎蛋白（AFP）　现已广泛用于肝癌的普查、诊断、判断治疗效果和预测复发。

2. 其他标志物　谷氨酰转移酶同工酶Ⅱ（GGT_2）、血清岩藻糖苷酶（AFU）、异常凝血酶原（APT）等有助于 AFP 阴性肝癌的诊断和鉴别诊断，联合多种标志物可提高诊断率。

3. 超声显像　B 超检查是目前肝癌筛查的首选检查方法。对肝癌的早期诊断有较大价值。

4. CT 检查　CT 是肝癌诊断的重要手段，为临床疑诊肝癌者和确诊为肝癌拟行手术治疗者的常规检查。

5. MRI 检查　能清楚显示肝细胞癌内部结构特征，应用于临床怀疑肝癌而 CT 未能发现病灶或病灶性质不能确定时。

6. 肝血管造影　选择性肝动脉造影是肝癌诊断的重要补充手段，通常用于临床怀疑肝癌存在，而普通的影像学检查不能发现肝癌病灶的情况下。

7. 肝组织检查　在 B 超或 CT 引导下细针穿刺癌结节行组织学检查，是确诊肝癌的最可靠方法。

试题精选

1. 下列选项中，引起原发性肝癌最常见的病因的是

A. 乙型、丙型肝炎病毒感染　　B. 饮用水污染　　C. 黄曲霉毒素感染

D. 食物中致癌物质　　E. 肝硬化

答案：A。

2. 对原发性肝癌患者最经济、常用的定位诊断是

A. 胆血管造影　　B. B 超　　C. 放射线检查

D. 肝穿刺　　E.AFP

答案：B。

3. 下列血清学检查中常用于原发性肝癌筛查的是

A. C 反应蛋白　　B. 谷丙转氨酶　　C. 甲胎蛋白测定

D. 癌胚抗原测定　　E. B 型钠尿肽

答案：C。

4. 以下微生物的代谢产物中最易导致原发性肝癌的是

A. 红茶菌　　B. 乳酸杆菌　　C. 黄曲霉菌

D. 白念珠菌　　E. 伊氏放线菌

答案：C。

六、肝性脑病

【病因与发病机制】 各型肝硬化，特别是肝炎后肝硬化是引起肝性脑病最常见的原因，重症肝炎、暴发性肝衰竭、原发性肝癌、严重胆道感染及妊娠期急性脂肪肝等肝病也可导致肝性脑病。肝性脑病特别是门体分流性脑病常有明显的诱因，常见的有上消化道出血、高蛋白饮食、大量排钾利尿和放腹水、催眠镇静药和麻醉药、便秘、感染、尿毒症、低血糖、外科手术等。

肝性脑病的发病机制迄今尚未完全明确。一般认为本病产生的病理生理基础是在肝衰竭和存在门体静脉分流时，来自肠道的、正常情况下能被肝有效代谢的毒性产物，未被肝解毒和清除便进入体循环，透过血－脑屏障而至脑部，导致大脑功能紊乱。目前被学者研究最多的就是氨中毒学说。氨对中枢神经系统有毒性作用。高含量的血氨能通过血－脑屏障进入脑组织，产生对中枢神经系统的毒性。它干扰脑细胞三羧酸循环，使大脑的能量供应不足，增加脑对中性氨基酸如酪氨酸、苯丙氨酸、色氨酸的摄取，这些物质对脑功能具有抑制作用。

试题精选

1. 肝性脑病的诱发因素不包括

A. 高蛋白饮食　　B. 麻醉药　　C. 低蛋白饮食

D. 上消化道出血　　E. 大量排钾利尿

答案：C。

2. 肝性脑病的发生机制至今尚未完全明确，下列被学者研究最多的理论是

A. 氨中毒学说

B. 色氨酸学说

C. 神经递质异常传递学说

D. γ– 氨基丁酸 / 苯二氮䓬（GABA/BZ）复合体学说

E. 假性神经递质学说

答案：A。

3. 患者，女性，55 岁。患肝硬化 5 年，反复呕血、黑粪病史。3d 前排柏油样便后出现日间嗜睡，晚间躁动，来院就诊。经化验血氨 164μmol/L，氨导致中枢神经系统功能紊乱，最可能的机制是干扰大脑

A. 循环状况　　B. 离子代谢　　C. 中枢活动

D. 水盐代谢　　　　　　　　　　E. 能量代谢

答案：E。

七、急性胰腺炎

【病因与发病机制】 引起急性胰腺炎的病因较多，我国以胆道疾病为常见病因，西方国家则以大量饮酒引起者多见。

1. 胆石症与胆道疾病　国内胆石症、胆道感染、胆道蛔虫是急性胰腺炎发病的主要原因，占 50% 以上，又称胆源性胰腺炎。引起胆源性胰腺炎的机制可能为：①胆石、感染、蛔虫等因素致 Oddi 括约肌水肿、痉挛，使十二指肠壶腹部出口梗阻，胆道内压力高于胰管内压力，胆汁逆流入胰管，引起急性胰腺炎。②胆石在移行过程中损伤胆总管、壶腹部或胆道感染引起 Oddi 括约肌松弛，使富含肠激酶的十二指肠液反流入胰管，引起急性胰腺炎。③胆道感染时细菌毒素、游离胆酸、非结合胆红素等，可通过胆胰间淋巴管交通支扩散到胰腺，激活胰酶，引起急性胰腺炎。

2. 胰管阻塞　常见病因是胰管结石。

3. 酗酒和暴饮暴食　大量饮酒和暴饮暴食均可致胰液分泌增加，并刺激 Oddi 括约肌痉挛，十二指肠乳头水肿，胰液排出受阻，使胰管内压增加，引起急性胰腺炎。

4. 手术与创伤　腹腔手术，特别是胰胆或胃手术、腹部钝挫伤等可直接或间接损伤胰腺组织与胰腺的血液供应，引起胰腺炎。

5. 内分泌与代谢障碍　任何原因引起的高钙血症或高脂血症，可通过胰管钙化或胰液内脂质沉着等引发胰腺炎。

6. 感染

7. 药物　某些药物如噻嗪类利尿药、糖皮质激素、四环素、磺胺类等，可直接损伤胰腺组织，使胰液分泌或黏稠度增加，引起急性胰腺炎。

【辅助检查】

1. 白细胞计数　多有白细胞计数增多及中性粒细胞核左移。

2. 淀粉酶测定　血清淀粉酶一般在起病后 6 ～ 12h 开始升高，48h 后开始下降，持续 3 ～ 5d。血清淀粉酶超过正常值 3 倍即可诊断本病。但淀粉酶的高低不一定反映病情轻重，出血坏死型胰腺炎血清淀粉酶值可正常或低于正常。尿淀粉酶升高较晚，在发病后 12 ～ 14h 开始升高，下降缓慢，持续 1 ～ 2 周

3. 血清脂肪酶测定　血清脂肪酶常在病后 24 ～ 72h 开始升高，持续 7 ～ 10d，对病后就诊较晚的急性胰腺炎患者有诊断价值，且特异性也较高。

4. C 反应蛋白　CRP 是组织损伤和炎症的非特异性标志物，有助于评估与监测急性胰腺炎的严重性，在胰腺坏死时 CRP 明显升高。

5. 其他生化检查　暂时性血糖升高常见，持久的空腹血糖高于 **10mmol/L 反映胰腺坏死，提示预后不良**。可有暂时性低钙血症，低血钙程度与临床严重程度平行，若＜ **1.5mmol/L** 则预后不良。

试题精选

1. 引起急性胰腺炎的病因有很多，下列错误的是

A. 胆道感染　　B. 暴饮暴食　　C. 胆道蛔虫

D. 胰管结石　　E. 粗纤维食物

答案：E。

2. 以下叙述中不是关于急性胰腺炎病因和发病机制的是

A. 在国内以胆石症引起的胰腺炎最常见

B. 西方国家以大量饮酒多见

C. 大量饮酒可使 Oddi 括约肌痉挛，胰液排出受阻，导致胰腺炎

D. 胰腺分泌的有生物活性的酶包括淀粉酶、脂肪酶和蛋白酶

E. 多种病因导致的胰酶在胰腺内被激活后引起胰腺组织自身消化的化学性炎症

答案：D。

3. 急性胰腺炎患者血清淀粉酶开始升高的时间是起病后

A. 3～4h　　B. 1～2h　　C. 即刻升高

D. 12～24h　　E. 6～12h

答案：E。

4. 下列符合急性胰腺炎病因的是

A. 病毒感染　　B. 变态反应炎症　　C. 自身免疫异常

D. 化学性炎症　　E. 细菌感染

答案：D。

5. 急性胰腺炎血清淀粉酶变化遵循下列特点的是

A. 发作 3～4h 开始升高，12h 开始下降

B. 发作 4～6h 开始升高，12h 开始下降

C. 发作 4～6h 开始升高，24h 开始下降

D. 发作 6～12h 开始升高，24h 开始下降

E. 发作 6～12h 开始升高，48h 开始下降

答案：E。

6. 下列符合我国急性胰腺炎最多见的病因是

A. 暴饮暴食　　B. 大量饮酒　　C. 血吸虫病

D. 胆道疾病　　E. 药物作用

答案：D。

7. 患者以“腹痛、腹胀 4d”为主诉入急诊科，医生怀疑急性胰腺炎，此时最具诊断价值的实验室检查是

A. 血糖测定　　B. 血清脂肪酶测定　　C. 尿淀粉酶测定

D. 血脂测定　　E. 血清淀粉酶测定

答案：B。

八、上消化道出血

【病因】 上消化道出血的病因很多，其中常见的有消化性溃疡、急性糜烂出血性胃炎、食管胃底静脉曲张破裂和胃癌，这些病因占上消化道出血的 80% ～ 90%。

【辅助检查】

1. 实验室检查　测定红细胞、白细胞和血小板计数，血红蛋白浓度、血细胞比容、肝功能、肾功能、粪便隐血试验等，有助于估计失血量及动态观察有无活动性出血，判断治疗效果及协助病因诊断。

2. 内镜检查　是上消化道出血定位、定性诊断的首选检查方法。出血后 24 ～ 48h 内行急诊内镜检查，可以直接观察病灶的情况，有无活动性出血或评估再出血的危险性，明确出血的病因，同时对出血灶进行止血治疗。在急诊胃镜检查前应先补充血容量、纠正休克、改善贫血，在患者生命体征平稳后进行，并尽量在出血的间歇期进行。胶囊内镜对排除小肠病变引起的出血有特殊价值。

3. X 线钡剂造影检查　对明确病因也有价值。主要适用于不宜或不愿进行内镜检查者；或胃镜检查未能发现出血原因，需排除十二指肠降段以下的小肠段有无出血病灶者。一般主张在出血停止且病情基本稳定数日后进行检查，出血期不宜行此检查。

4. 其他检查　放射性核素扫描或选择性动脉造影如腹腔动脉、肠系膜上动脉造影帮助确定出血部位，适用于内镜及 X 线钡剂造影未能确诊而又反复出血者。

试题精选

1. 上消化道出血患者进行胃镜检查的最佳时期是在

A. 出血 6h 内　　B. 出血停止后 12 ～ 24h　　C. 出血 6 ～ 12h

D. 出血停止后 24 ～ 48h　　E. 出血停止后立即

答案：D。

2. 肝硬化合并上消化道大出血患者，在出血期不适宜做的检查是

A. 纤维胃镜检查　　B. 磁共振检查　　C. 剖腹探查

D. X 线钡剂检查　　E. 放射性核素 ^{99m}Tc 标记红细胞扫描

答案：D。

3. 急性上消化道大出血患者出血停止后可行纤维胃镜检查诊断病因，其最佳时间是

A. 出血后 2d　　B. 出血后 1d　　C. 出血后 3d

D. 出血后 4d　　E. 出血后 5d

答案：A。

九、肠结核

【病因与发病机制】 肠结核主要由人型结核分枝杆菌引起，肠结核易发生在回盲部，可

能与下列因素有关：结核分枝杆菌进入肠道后，含有结核分枝杆菌的肠内容物在回盲部停留时间较长，且回盲部淋巴组织丰富，结核分枝杆菌又容易侵犯淋巴组织。

【辅助检查】

1. 红细胞沉降率　多明显增快，可有不同程度的贫血，结核菌素试验强阳性有辅助诊断的作用。

2. X线表现　主要为肠黏膜皱襞粗乱、增厚、溃疡形成。在溃疡型肠结核，钡剂在病变肠段排空很快，显示充盈不佳，呈激惹状态，而在病变的上、下肠段则钡剂充盈良好，称为X线钡影跳跃征象。

3. 结肠镜检查　活检找到干酪样坏死性肉芽肿或结核分枝杆菌，则可以确诊，具有诊断意义。

试题精选

1. 以下原因描述最能说明肠结核的最主要病变部位在回盲部的是

A. 致病菌在此处停留时间较长，易侵犯此处的淋巴

B. 此处的pH环境利于致病菌生存繁殖

C. 此处的血液循环较丰富，致病菌易从此处入血

D. 此处位于较低位置，致病菌易聚集于此

E. 此处肠蠕动较弱，不利于致病菌的排出

答案：A。

2. 以下检查对肠结核最具有诊断意义的是

A. CT检查

B. 结核菌素试验

C. X线钡剂造影

D. 磁共振

E. 纤维结肠镜活检

答案：E。

3. 患者，男性，30岁。2年前反复右下腹及脐周疼痛，未予重视。3d前出现腹泻症状，每天排便5～6次，无黏液和脓血。结肠镜检示：回肠末段黏膜充血、水肿，有溃疡形成，肠腔狭窄；抗生素治疗无明显效果。该患者最有可能的诊断是

A. 结核性腹膜炎　　B. 溃疡型肠结核　　C. 溃疡性结肠炎

D. 克罗恩病　　E. 细菌性痢疾

答案：B。

十、溃疡性结肠炎

【病因与发病机制】　溃疡性结肠炎是一种病因不明的直肠和结肠慢性非特异性炎症性疾病。病变主要限于大肠的黏膜与黏膜下层。临床表现为腹泻、黏液脓血便和腹痛，病情轻重不一，呈反复发作的慢性病程。

【辅助检查】

1. 血液检查　可有红细胞计数和血红蛋白减少。活动期**白细胞计数增高**。**红细胞沉降率增快和 C 反应蛋白增高**是活动期的标志。

2. 粪便检查　急性发作期可见巨噬细胞。粪便病原学检查有助于排除感染性结肠炎，是本病诊断的一个重要步骤。

3. 自身抗体检测　血中外周型抗中性粒细胞胞质抗体和抗酿酒酵母抗体分别为溃疡性结肠炎和克罗恩病的特异性抗体

4. 结肠镜检查　是本病诊断的最重要手段之一，可直接观察病变肠黏膜并进行活检。

试题精选

1. 溃疡性结肠炎最常见的病变部位是

A. 升结肠　　B. 降结肠　　C. 横结肠
D. 乙状结肠　　E. 全结肠

答案：**D**。

2. 患者，男性，22 岁。因反复腹痛、腹胀，排便次数增多就诊，门诊行纤维结肠镜检查，见乙状结肠黏膜充血、水肿，粗糙呈颗粒状，黏膜上散在分布多发性浅溃疡，最可能的诊断为

A. 乙状结肠炎　　B. 肠结核　　C. 克罗恩病
D. 溃疡性结肠炎　　E. 痢疾

答案：**D**。

3. 患者，女性，30 岁。1 周前出现腹痛，左下腹明显，昨日起出现腹泻，每天 10 余次，肉眼可见黏液和脓血。抗生素治疗效果不明显。则该患者最有可能的诊断是

A. 急性肠炎　　B. 痢疾　　C. 肠易激综合征
D. 溃疡性结肠炎　　E. 结核性肠炎

答案：**D**。

第 4 单元　泌尿系统疾病病人的护理

一、概述

1. 肾的解剖和组织学结构　肾为实质性器官，左、右各一，位于腹膜后脊柱两侧，右肾位置略低于左肾。肾实质分为皮质和髓质两部分。皮质主要由肾小体和肾小管曲部构成。髓质主要由髓袢和集合管构成。

肾单位是肾结构和功能的基本单位，由肾小体和肾小管组成。肾小体由肾小球及肾小囊组成。

2. 肾的生理功能

（1）肾小球的滤过功能。

（2）肾小管重吸收功能、分泌和排泄功能、浓缩和稀释功能。

（3）肾的内分泌功能，可分泌多种激素和生物活性物质。

3. 肾小球疾病引起的水肿分类　肾小球疾病引起的水肿按发生机制可分为两类：一类是肾炎性水肿。另一类是**肾病性水肿**，由于大量蛋白尿造成血浆蛋白减少，血浆胶体渗透压降低，导致液体从血管内进入组织间隙而产生水肿。

4. 辅助检查　**内生肌酐清除率**（Ccr），是检查肾小球滤过功能的常用指标之一，可动态观察并协助判断肾病的进展及预后，在控制饮食、排除外源性肌酐来源的前提下，能可靠地反映肾小球的滤过功能，并较早地反映其异常。

试题精选

1. 醛固酮生理作用的是

A. 维持有效血容量　B. 增加胃酸分泌　C. 促进脂肪分解
D. 降低心肌收缩力、改善微循环　E. 使血糖升高

答案：A。

2. 引起肾病性水肿的主要发生机制是

A. 肾小球滤过率下降　B. 醛固酮增多　C. 抗利尿激素分泌减少
D. 血浆胶体渗透压降低　E. 毛细血管通透性增加

答案：D。

3. 早期检查肾小球滤过功能受损的项目是

A. 血肌酐测定　B. 血尿素氮测定　C. 内生肌酐清除率测定
D. 尿 β_2 微球蛋白测定　E. 尿比重测定

答案：C。

二、急性肾小球肾炎

【病因与发病机制】　本病常因**β溶血性链球菌“致肾炎菌株”**所致，常见于上呼吸道感染或皮肤感染后，其发生机制是链球菌的胞壁成分或某些分泌蛋白刺激机体产生抗体，形成循环免疫复合物沉积于肾小球或种植于肾小球的抗原与循环中的特异抗体形成原位免疫复合物而致病。肾小球内免疫复合物激活补体致肾小球内皮细胞及系膜细胞增生，并可吸引中性粒细胞及单核细胞浸润引起肾的病变。

【辅助检查】

1. 尿液检查　均有镜下血尿，为多形性红细胞。尿蛋白多为＋～＋＋，少数患者可有大量蛋白尿。尿沉渣中可见红细胞管型、白细胞管型、上皮细胞管型、颗粒管型等。

2. 抗链球菌溶血素“O”抗体（ASO）测定　在咽部感染的患者中，90% 的患者在链球菌感染后 2～3 周后 ASO 滴度可高于 200U，3～5 周达高峰，而后逐渐下降。但早期应用青霉素后，滴度可不高。

3. 血清补体测定　**总补体及补体 C3** 发病初期明显下降，8 周内逐渐恢复至正常，对本病诊断意义很大。

4. 肾功能检查　可有轻度肾小球滤过率降低，出现一过性血尿素氮升高。

试题精选

1. 关于急性肾小球肾炎的病因和发病机制，正确的是

A. 高峰年龄 2 ～ 6 岁，女性多见　B. 常有链球菌感染前驱史

C. 水肿为可凹性　D. 肉眼血尿持续时间较长

E. 预后较差

答案：B。

2. 对急性肾小球肾炎最具诊断意义的辅助检查是

A. 肾小球滤过率下降　B. 血清 C3 及总补体测定初期下降

C. 血清抗链球菌溶血素“O”滴度增高　D. 尿素氮正常或略高

E. 血肌酐升高

答案：B。

3. 引起急性肾小球肾炎最常见的致病菌，下面正确的是

A. 支原体　B. 全黄色葡萄球菌　C. 病毒

D. 寄生虫　E. 链球菌

答案：E。

三、慢性肾小球肾炎

【病因与发病机制】 大多数病因不明，少数由急性肾小球肾炎发展而来。发病机制主要是原发病的**免疫介导性炎症**导致持续性进行性肾实质受损，高血压引起肾小动脉硬化性损伤，健存肾单位代偿性肾小球毛细血管高灌注、高压力和高滤过，促使肾小球硬化，长期大量蛋白尿导致肾小球及肾小管慢性损伤，脂质代谢异常引起肾小血管和肾小球硬化。

【辅助检查】

1. 尿液检查　多为轻度尿异常，尿蛋白＋～＋＋＋，24h 尿蛋白定量在 1 ～ 3g。尿中可见多形性红细胞、红细胞管型等。

2. 血液检查　早期血常规检查多正常或轻度贫血。晚期红细胞计数和血红蛋白明显下降，血肌酐和血尿素氮增高，内生肌酐清除率明显下降。

3. B 超检查　晚期双肾缩小，皮质变薄。

四、原发性肾病综合征

【病因与发病机制】 肾病综合征可分为原发性肾病综合征和继发性肾病综合征两大类。原发性肾病综合征指原发于肾本身的肾小球疾病，其发病机制为免疫介导性炎症所致的肾损害。继发性肾病综合征指继发于全身性或其他系统疾病的肾损害，如系统性红斑狼疮、糖尿病、过敏性紫癜、肾淀粉样变性病、多发性骨髓瘤等。

【辅助检查】

1. 尿液检查　尿蛋白定性一般为＋＋＋～＋＋＋＋，24h 尿蛋白定量＞3.5g。尿中可有红细胞、颗粒管型等。

2. 血液检查　血浆清蛋白＜30g/L，血中胆固醇、三酰甘油、低密度脂蛋白及极低密度

脂蛋白均可增高，血IgG可降低。

3. 肾功能检查　内生肌酐清除率正常或降低，血肌酐、尿素氮可正常或升高。

4. 肾B超检查　双侧肾可正常或缩小。

5. 肾活组织病理检查　可明确肾小球病变的病理类型，指导治疗及判断预后。

五、肾盂肾炎

【病因与发病机制】　本病为细菌直接感染引起的肾盂、肾盏和肾实质的感染性炎症。临床上分为急性肾盂肾炎和慢性肾盂肾炎，多见于女性。致病菌以肠道细菌最多，大肠埃希菌占60%～80%，其次是副大肠埃希菌、变形杆菌、葡萄球菌、粪链球菌、铜绿假单细胞等，偶见真菌、病毒和原虫感染。

1. 上行感染为最常见的感染途径。血行感染较少见，慢性扁桃体炎、皮肤感染时细菌由体内病灶侵入血流，到达肾引起肾盂肾炎，为血行感染。淋巴道感染少见。外伤或肾周围器官发生感染时，该处细菌偶可直接侵入引起感染。

2. 发病机制为细菌侵入肾后，血液循环与肾感染局部均可产生抗体，与细菌结合引起免疫反应。

3. 尿流不畅和尿路梗阻是最主要的易感因素。此外，尿路畸形和功能缺陷、机体免疫功能低下、尿道口或尿道口周围的炎症病变以及导尿、尿路器械检查也易引发尿路感染。

【辅助检查】

1. 尿常规　镜下尿白细胞显著增多，见白细胞管型。红细胞增多，可有肉眼血尿。白细胞计数≥$8×10^6$/L为白细胞尿（脓尿）。尿蛋白常为阴性或微量，一般＜2.0g/d。

2. 血常规　急性肾盂肾炎血白细胞计数和中性粒细胞增高，并有中性粒细胞核左移。红细胞沉降率可增快。慢性期红细胞计数和血红蛋白可轻度降低。

3. 尿细菌学检查　清洁中段尿细菌定量培养是肾盂肾炎具有诊断意义的检查，培养菌落计数≥10^5/ml，如能排除假阳性，则为真性菌尿。膀胱穿刺尿定性培养有细菌生长也提示菌尿。

4. 影像学检查　急性期不宜静脉肾盂造影检查。对于慢性、反复发作或经久不愈的肾盂肾炎，可行腹部X线片、静脉尿路造影检查以确定有无结石、梗阻、泌尿系统先天畸形和膀胱－输尿管反流等。

试题精选

诊断泌尿系感染最有意义的辅助检查是

A. 尿常规　　B. 尿亚硝酸盐还原试验阳性　　C. 尿培养和菌落计数

D. 腹部X线片　　E. 泌尿系彩超

答案：C。

六、肾衰竭

（一）急性肾衰竭

【病因与发病机制】

1. 肾前性肾衰竭　主要为有效循环血容量不足、心出血量减少、周围血管扩张、肾血管收缩及肾自身调节受损等。

2. 肾性肾衰竭　是**肾实质**损伤所致，损伤可累及肾单位和间质。常见病因有急性肾小管坏死为最常见的急性肾衰竭类型，占 75% ～ 80%，多由于肾缺血或肾毒性物质引起。其他见于急性间质性肾炎、肾小球或肾微血管疾病、肾大血管疾病。

3. 肾后性肾衰竭　多见于前列腺增生、肿瘤、神经源性膀胱、输尿管结石、肾乳头坏死堵塞、腹膜后肿瘤压迫等。

急性肾小管坏死的发病机制不清，一般认为与肾血流动力学改变、肾小管细胞损失、炎症反应等有关。

【辅助检查】

1. 血液检查　可有轻、中度贫血，血肌酐、血尿素氮进行性升高。

2. 尿液检查　尿蛋白多为+～++，镜检可见肾小管上皮细胞、上皮细胞管型、颗粒管型等。

3. 影像学检查　泌尿系超声可排除尿路梗阻和慢性肾病。腹部 X 线片有助于发现肾、输尿管和膀胱部位结石。CT 血管造影和磁共振血管造影可明确有无肾血管病变。

4. 肾活组织检查　在除外肾前性及肾后性因素后，对于没有明确致病原因的肾性急性肾衰竭，如无禁忌证，应尽早行肾活组织检查。

（二）慢性肾衰竭

【病因与发病机制】常见病因有原发性和继发性肾小球肾炎、糖尿病肾病、高血压肾小动脉硬化、肾小管间质性疾病、肾血管疾病、遗传性肾病等。我国常见的病因依次为**原发性肾小球肾炎**、糖尿病肾病、高血压肾小动脉硬化、狼疮肾炎、梗阻性肾病、多囊肾等。近年由于糖尿病、高血压的发病率逐年上升，糖尿病肾病、高血压肾小动脉硬化的发病率也明显增高。

本病的发病机制尚未完全清楚，主要有以下几种学说。

1. 慢性肾衰竭进行性恶化的发生机制有　肾小球高滤过学说、矫枉失衡学说、肾小管高代谢学说。

2. 尿毒症各种症状的发生机制　有些症状与水、电解质、酸碱平衡失调有关。有些症状与尿毒症毒素有关。肾的内分泌功能障碍也可产生某些尿毒症症状。

【辅助检查】

1. 血常规检查　红细胞计数下降，血红蛋白降低，白细胞可升高或降低。

2. 尿液检查　夜尿增多，尿渗透压下降。尿沉渣检查中可见红细胞、白细胞、颗粒管型和蜡样管型。

3. 肾功能及生化血液检查　血肌酐、血尿素氮水平增高，内生肌酐清除率降低。血浆清蛋白降低，血钙降低，血磷增高，血钾和血钠可增高或降低，可有代谢性酸中毒。

4. 影像学检查　B 超、CT 等示双肾缩小。

试题精选

1. 挤压综合征引起肾功能损害的最主要原因是

A. 肾前性损伤　　B. 肾实质性损伤　　C. 肾后性损伤

D. 肾血管损伤　　E. 机械性损伤

答案：B。

2. 我国慢性肾衰竭最常见的原因是

A. 慢性肾小球肾炎　　B. 糖尿病肾病　　C. 系统性红斑狼疮
D. 良性肾小动脉硬化症　　E 慢性肾盂肾炎

答案：A。

第5单元　血液及造血系统疾病病人的护理

一、概述

（一）血液及造血系统的结构和功能

1. 结构　血液系统主要由血液和造血器官及组织组成，其中骨髓是人体最主要的造血器官。

2. 功能　成熟红细胞有气体交换的功能；白细胞有机体防御的功能；血小板有止血与凝血功能。

（二）血液病的分类

主要分为以下7类：红细胞疾病、粒细胞疾病、单核细胞和吞噬细胞疾病、淋巴细胞和浆细胞疾病、造血干细胞疾病、脾功能亢进、出血性及血栓性疾病。

（三）病人的评估

1. 病史　①患病情况及治疗经过；②既往病史、家族史及个人史；③心理与社会支持状况。

2. 身体评估　①一般状态；②皮肤黏膜；③浅表淋巴结；④五官检查；⑤胸部检查；⑥腹部检查；⑦ 其他检查：骨与关节的压痛等。

3. 实验室及其他检查

（1）血象检查 : 主要检查血细胞分析。

（2）骨髓细胞学检查：主要了解骨髓造血功能，可确诊多数血液病的临床诊断和鉴别诊断。主要包括骨髓涂片、血细胞化学染色。

（3）其他血液病相关实验室检查：如止血功能、凝血功能检查等。

（4）影像学检查：主要包括B超、CT、MRI等。

二、贫血

（一）概述

1. 诊断标准　在平原地区，成年人贫血的实验室诊断标准见表1-1。

表1-1　成年人贫血的实验室诊断标准

性　别	血红蛋白	红细胞	血细胞比容
男	＜120g/L	＜4.5×10^{12}/L	0.42
女	＜110g/L	＜4.0×10^{12}/L	0.37
妊娠期女性	＜100g/L	＜3.5×10^{12}/L	0.30

2. 贫血的分度　依据血红蛋白的浓度将贫血的严重度划分为 4 个等级，标准见表 1–2。

表 1–2　贫血的分度

贫血的严重度	血红蛋白浓度	临床表现
轻度	＞90g/L	静息状态下无自觉症状
中度	60 ～ 90g/L	活动后感心悸、气促
重度	30 ～ 59g/L	静息状态下仍感心悸、气促
极重度	＜30g/L	常并发贫血性心脏病

（二）缺铁性贫血[*]

缺铁性贫血是体内储存铁缺乏，导致血红蛋白合成减少而引起的一种小细胞低色素性贫血，是成年人贫血最常见的类型。

【病因】

1. 铁摄入不足　是妇女、儿童缺铁性贫血的主要原因。

2. 铁吸收不良　常见于胃大部切除、慢性萎缩性胃炎、慢性肠炎等。

3. 铁丢失过多　慢性失血是成年人缺铁性贫血最常见和最重要的病因。

【发病机制】 缺铁影响铁代谢、造血系统、组织细胞代谢。

【辅助检查】 ①血象：呈小细胞低色素性贫血，血片中可见红细胞体积小、中心淡染区扩大。②骨髓象：增生活跃或明显活跃；以红系增生为主，呈“核老质幼”现象。③铁代谢的生化检查。④红细胞内卟啉代谢。⑤原发病检查。

（三）巨幼细胞性贫血

【病因】 ①叶酸缺乏。②维生素 B_{12} 缺乏。

【发病机制】 当叶酸和维生素 B_{12} 缺乏达到一定程度时，细胞核中的 DNA 合成速度减慢，而胞质内的 RNA 的合成速度未改变，造成细胞体积变大，形成巨幼变，细胞未成熟就被破坏，又称无效造血。

【辅助检查】 ①外周血象：呈大细胞贫血，血涂片中红细胞大小不等，以大卵圆形红细胞为主，可见点彩红细胞，中性粒细胞核分叶过多（核右移）。②骨髓象：骨髓增生活跃，以红系增生为主，可见各阶段巨幼红细胞，细胞核发育晚于细胞质，称为“核幼质老”现象。③血清叶酸和维生素 B_{12} 浓度测定。④其他：胃液分析等。

（四）再生障碍性贫血

【病因】 ①药物及化学物质（最常见）；②物理因素：电离辐射；③病毒感染：肝炎病毒；④遗传因素；⑤其他因素：相关疾病。

【发病机制】 尚未完全阐明，主要考虑与造血干祖细胞缺陷、造血微环境异常、免疫异常有关。

【辅助检查】

1. 血象　①血红蛋白＜100g/L；②中性粒细胞绝对值 $1.5\times10^9/L$；③血小板＜$50\times10^9/L$。符合其中两项可诊断为再生障碍性贫血。

2. 骨髓象　①重型再生障碍性贫血：骨髓增生低下或极度低下，粒细胞、红细胞均明显减少，常无巨核细胞，淋巴细胞及非造血细胞比例明显增多；②非重型再生障碍性贫血：骨髓增生减低或增生灶，三系细胞均有不同程度减少，淋巴细胞相对性增多。骨髓活检显示造血组织均匀减少。

试题精选

1. 中度贫血时，血红蛋白的指标是

A. Hb＜100g/L　　B. Hb＜90g/L　　C. Hb＜80g/L

D. Hb＜60g/L　　E. Hb＜50g/L

答案：**B**。

2. 在我国平原地区，成年人贫血的诊断标准是

A. 男性：Hb＜150g/L；女性：Hb＜130g/L

B. 男性：Hb＜140g/L；女性：Hb＜130g/L

C. 男性：Hb＜130g/L；女性：Hb＜110g/L

D. 男性：Hb＜120g/L；女性：Hb＜110g/L

E. 男性：Hb＜120g/L；女性：Hb＜100g/L

答案：**D**。

3. 引起成年人缺铁性贫血的最常见的原因是

A. 铁摄入不足　　B. 需铁量增加　　C. 铁吸收不良

D. 慢性失血　　E. 偏食

答案：**D**。

4. 缺铁性贫血患者的外周血涂片的典型特征是

A. 血红蛋白下降

B. 红细胞体积小、中心淡染区扩大

C. 红细胞与血红蛋白减少不成比例

D. 小细胞低色素性改变

E. 总铁结合力升高

答案：**D**。

5. 患者，女性，25岁。头晕、乏力半年，加重伴齿龈渗血7d入院。化验：血红蛋白5.5g/L，白细胞3.0×10^9/L，血小板20×10^9/L，骨髓穿刺结果确诊为慢性再生障碍性贫血。该患者骨髓活检的典型病理改变表现为

A. 淋巴细胞及非造血细胞增多

B. 骨髓增生低下，可见局灶性增生

C. 骨髓大部分被脂肪组织所代替

D. 粒细胞、红细胞均明显减少

E. 常无巨核细胞

答案：**B**。

三、出血性疾病

（一）特发性血小板减少性紫癜

【病因及发病机制】 病因未明，主要考虑与以下因素有关。

1. 感染　主要是病毒感染，血中的抗病毒抗体滴度或免疫复合物水平与血小板数目的多少及其寿命的长短呈负相关。

2. 免疫因素　形成血小板自身抗体，导致致敏的血小板被单核 – 巨噬细胞系统吞噬破坏。

3. 肝、脾与骨髓因素　脾为破坏血小板的最重要场所。

4. 其他　雌激素在抑制血小板生成的同时还增强自身免疫反应。

【辅助检查】

1. 血象　急性型发作期血小板＜20×10^9/L，慢性型血小板多为（30 ～ 80）$\times10^9$/L。

2. 骨髓象　急性型幼稚巨核细胞比例增多，胞体大小不一，以小型多见；慢性型颗粒型巨核细胞增多，胞体大小基本正常。

3. 其他　束臂试验阳性等。

（二）过敏性紫癜

【病因】 感染（最常见）、食物、药物、其他致敏因素（寒冷刺激、花粉、尘埃、昆虫咬伤、疫苗接种等）。

【发病机制】 尚未明确，致敏因素引起变态反应，产生炎性介质或生物活性物质，引起局部小血管的炎症反应，增加血管通透性，血浆外渗，相应组织或脏器的出血与水肿。

【辅助检查】 无特异性检查，血象未见明显改变，大部分患者束壁试验阳性。

四、白血病

（一）急性白血病

【病因与发病机制】 尚未明确，主要考虑与以下因素有关：①生物因素；②化学因素；③放射因素；④遗传因素；⑤其他血液病。

【常见分型】 根据细胞形态学和细胞化学分类，可分为急性淋巴细胞白血病和急性非淋巴细胞白血病（急性髓系白血病），其中以急性粒细胞白血病为**成年人**最常见，急性淋巴细胞白血病为**儿童**最常见。

急性淋巴细胞白血病分为 3 个亚型：L_1、L_2、L_3；急性非淋巴细胞白血病分为 8 个亚型，列举如下：急性髓细胞白血病微分化型（M_0）、急性粒细胞白血病未分化型（M_1）、急性粒细胞白血病部分分化型（M_2）、急性早幼粒细胞白血病（APL，M_3）、急性粒 – 单核细胞白血病（M_4）、急性单核细胞白血病（M_5）、急性红白血病（M_6）、急性巨核细胞白血病（M_7）。

【辅助检查】

1. 血象　外周血涂片可见原始细胞和幼稚细胞；不同程度的正细胞性贫血；血小板减少。

2. 骨髓象　骨髓增生明显活跃或极度活跃，以原始细胞、幼稚细胞为主，而较成熟中间阶段的细胞缺如，并残留少量的成熟细胞，形成所谓的“裂孔”现象；正常的巨核细胞和幼红细胞减少。若原始细胞占全部骨髓有核细胞的 30% 以上，则可诊断为急性白血病，奥尔（Auer）小体仅见于急性非淋巴细胞白血病。

3. 细胞化学　过氧化物酶染色、糖原染色等。

4. 免疫学检查　检测白血病细胞表达的特异性抗原。

5. 染色体和基因检测　与疾病相关的特异性染色体和异常基因。

6. 其他　中枢系统白血病患者腰椎穿刺脑脊液涂片可找到白血病细胞。

（二）慢性白血病

【病因与发病机制】 同急性白血病。

【分类】 慢性白血病按细胞类型分为慢性粒细胞白血病、慢性淋巴细胞白血病、慢性单核细胞白血病 3 型。

【辅助检查】

1. 慢性粒细胞性白血病

（1）血象：中性粒细胞增多，以中性中幼粒细胞、晚幼粒细胞和杆状核粒细胞为主。

（2）骨髓象：骨髓增生活跃，以粒细胞为主，原粒细胞＜10%。

（3）染色体检查：Ph 染色体 t（9；22）（q34；q11）。

2. 慢性淋巴细胞性白血病

（1）血象：淋巴细胞增多，占 90%，以小淋巴细胞为主。

（2）骨髓象：有核细胞明显增生活跃，以成熟淋巴细胞为主。

（3）免疫学检查：绝大多数来源于 B 淋巴细胞。

试题精选

急性白血病的成年人患者最多发的类型为

A. 急性粒细胞白血病　　B. 急性淋巴细胞白血病　　C. 急性巨核细胞白血病

D. 急性单核细胞白血病　　E. 急性非淋巴细胞白血病

答案：A。

第 6 单元　内分泌与代谢性疾病病人的护理

一、概述

（一）内分泌系统的生理与功能

1. 内分泌系统的组成　内分泌系统是由内分泌腺（下丘脑、垂体、甲状腺、甲状旁腺、肾上腺、性腺、胰岛等）及存在于机体某些脏器中的内分泌组织和细胞所组成的一个体液调节系统。

2. 内分泌系统的主要功能　其主要功能是在神经系统支配下和物质代谢反馈调节基础上释放激素，调节人体的生长、发育、生殖、代谢、运动、病态、衰老等生命现象，维持人体内环境的相对稳定性。**下丘脑**是人体最重要的神经内分泌器官，是神经系统与内分泌联系的枢纽。下丘脑分泌各种垂体激素的释放激素和释放抑制激素，作用于腺垂体；腺垂体又通过其自身分泌的各种促激素调节相关靶腺合成各类激素。靶激素又对垂体和下丘脑进行反馈，保持动态平衡。**甲状腺**是人体最大的内分泌腺体，主要作用是合成与分泌甲状腺素（四碘甲腺原氨酸）（T_4）及三碘甲状腺原氨酸（T_3），促进机体能量代谢、物质代谢和生长发育。

（二）患者的评估

1. 一般状况　甲状腺功能亢进症患者常有烦躁、易激动、脉搏增快，而甲状腺功能减退的患者常有精神淡漠、脉搏减慢；血压增高见于库欣综合征、糖尿病，血压降低见于肾上腺功能减退；糖尿病酮症酸中毒、高渗性昏迷时常有意识改变；库欣综合征可出现向心性肥胖；呆小症患者的身高不能随年龄而正常长高。

2. 皮肤、黏膜　肾上腺皮质疾病患者可表现为皮肤、黏膜色素沉着，腺垂体功能减退症患者可出现皮肤干燥、粗糙、毛发脱落，重者出现黏液性水肿；库欣综合征患者可出现痤疮、多毛。

3. 头颈部检查　肢端肥大症表现为头、颅、耳、鼻增大，眉弓隆起；甲状腺功能亢进症可有突眼、眼球运动障碍、甲状腺肿大；垂体瘤患者可出现头痛伴视力减退或视野缺损等症状。

4. 胸、腹部检查　垂体瘤患者常有闭经、溢乳；库欣综合征患者可有腹部皮肤紫纹。

5. 四肢、脊柱、骨关节检查　骨质疏松可导致脊柱、骨关节变形，甚至驼背。

6. 外生殖器检查　腺垂体疾病可导致外生殖器发育异常。

（三）实验室及其他检查

1. 实验室检查　主要用于内分泌腺的功能诊断和定位诊断。

（1）血液和尿生化测定：测定血清电解质可间接了解相关激素的分泌功能。

（2）激素及其代谢产物测定：测定尿中的激素代谢产物可推断激素在血中的水平。同时测定腺垂体促激素和其靶腺激素，对某些内分泌疾病的定位诊断有帮助。

激素分泌动态试验：此类试验可进一步探讨内分泌功能状态及病变的性质。在临床上，当某一内分泌功能减退时，可选用**兴奋试验**，相反则选用抑制试验来明确诊断；静脉插管分段采血测定激素水平：当临床症状提示有某种激素分泌增多，而以上定位检查又不能精确定位时可考虑用此方法鉴别。

2. 影像学检查　X 线、同位素检查：甲状腺摄 ^{131}I 率评价甲状腺功能选择性动脉造影。

3. 病因检查　自身抗体检测 HLA 鉴定、白细胞染色体鉴定等检查。

试题精选

1. 调节能量代谢，促进糖、蛋白、脂肪代谢，促进生长发育的激素是

A. 生长激素　　B. 甲状腺素　　C. 皮质醇

D. 胰岛素　　E. 氨基酸

答案：**B**。

2. 属于内分泌功能兴奋性试验是

A. 胰岛素低血糖试验　　B. 葡萄糖耐量试验　　C. 地塞米松试验

D. 阿托品试验　　E. T_3 抑制试验

答案：**A**。

3. 呆小症是因为缺乏

A. 生成激素　　B. 醛固酮　　C. 糖皮质激素

D. 甲状腺素　　E. 氨基酸

答案：**D**。

4. 葡萄糖耐量试验为

A. 测定代谢紊乱　　B. 激素水平测定　　C. 兴奋试验

D. 抑制试验　　E. 同位素检查

答案：A。

5. 甲状腺摄 ^{131}I 率试验为

A. 测定代谢紊乱　　B. 激素水平测定　　C. 兴奋试验

D. 抑制试验　　E. 同位素检查

答案：E。

6. ACTH 试验

A. 测定代谢紊乱　　B. 激素水平测定　　C. 兴奋试验

D. 抑制试验　　E. 同位素检查

答案：C。

二、甲状腺功能亢进症

弥漫性毒性甲状腺肿（Graves 病）

【病因与发病机制】 目前本病的病因虽尚未完全阐明，但公认其发生与自身免疫有关，是自身免疫性甲状腺疾病的一种特殊类型，属器官特异性自身免疫病。考虑与遗传因素、免疫因素、环境因素有关。

【临床表现】 典型的临床表现有高代谢综合征、甲状腺肿大及突眼症。高代谢综合征：怕热、多汗，皮肤温暖、湿润。甲状腺肿大：呈弥漫性对称性肿大。甲状腺危象。

【实验室及其他检查】

1. 血清甲状腺素测定

（1）血清游离甲状腺素（FT_4）与游离三碘甲状腺原氨酸（FT_3）：不受血甲状腺结合球蛋白（TBG）影响，直接反映甲状腺功能状态，是临床诊断甲状腺功能亢进症的首选指标。

（2）血清总甲状腺素（TT_4）：是甲状腺功能的基本筛选指标，受 TBG 等结合蛋白量和结合力变化的影响。

（3）血清总三碘甲状腺原氨酸（TT_3）受 TBG 的影响，为早期 Graves 病、治疗中疗效观察及停药后复发的敏感指标，也是诊断几型甲状腺功能亢进症的特异性指标。老年淡漠型甲状腺功能亢进症或久病者 TT_3 可正常。

2. 促甲状腺激素（TSH）测定　反映甲状腺功能最敏感的指标。对亚临床型甲状腺功能亢进症和亚临床型甲状腺功能亢进症的诊断具有重要意义。

3. 促甲状腺激素释放激素（TRH）兴奋试验，Graves 病时血 T_3、T_4 增高，反馈抑制 TSH，故 TSH 细胞不被 TRH 兴奋。当静脉注射 TRH 后，TSH 升高者可排除本病；如 TH 不增高则支持甲状腺功能亢进症的诊断。

4. 甲状腺 ^{131}I 摄取率　为诊断甲状腺功能亢进症的传统方法，但不能反映病情严重程度与治疗中的病情变化，主要用于甲状腺毒症病因的鉴别：甲状腺功能亢进类型的甲状腺毒症 ^{131}I 摄取率增高；非甲状腺功能亢进类型的甲状腺毒症 ^{131}I 摄取率减低。

5. 三碘甲状腺原氨酸（T_3）抑制试验（T_3 抑制试验）用于鉴别单纯性甲状腺肿和甲状腺功能亢进症，可作为抗甲状腺药物治疗甲状腺功能亢进症的停药指标。

6. TSH 受体抗体（TRAh） 是鉴别甲状腺功能亢进症病因、诊断 Graves 病的重要指标之一。有早期诊断意义，可判断病情活动、复发，可作为治疗停药的重要指标。

7. TSH 受体刺激抗体（TSAb） 是诊断 Graves 病的重要指标之一。与 TRAb 相比，TSAb 不仅反映这种抗体与 TH 受体结合，而且还反映这种抗体对甲状腺细胞的刺激功能。

8. 影像学检查　超声、放射性核素扫描、CT、MRI 等有助于甲状腺、异位甲状腺肿和球后病变性质的诊断，可根据需要选用。

试题精选

1. 关于 Graves 病的病因与发病机制，错误的是

A. 为特异性自身免疫疾病

B. 垂体 – 甲状腺轴功能异常是病因之一

C. 受环境因素的影响

D. 有显著的遗传倾向，与 HLA 类型有关

E. 精神创伤等应激因素是常见的病因

答案：**B**。

2. 患者，女性，34 岁。经检查诊断为甲状腺功能减退症，其诊断最敏感的指标是

A. TT_3 ↓　　B. TRH ↓　　C. TSH ↑

D. TT_4 ↓　　E. T_3、T_4 ↓

答案：**C**。

3. 该患者可以作为停药的重要指标是

A. 测定 FT_4　　B. 测定 TSH　　C. 测定 TSAb

D. 测定甲状腺自身抗体　　E. T_3 抑制试验

答案：**D**。

4. 可以作为甲状腺功能亢进症与单纯性甲状腺肿的鉴别指标是

A. 测定 FT_4　　B. 测定 TSH　　C. 测定 TSAb

D. 测定甲状腺自身抗体　　E.T_3 抑制试验

答案：**E**。

5. 可鉴别甲状腺功能亢进症与单纯性甲状腺肿的检查是

A. T_3 抑制试验　　B. 甲状腺摄 ^{131}I 率　　C. 促甲状腺素测定

D. 甲状腺自身抗体测定　　E. 血清甲状腺素测定

答案：**A**。

三、甲状腺功能减退症

甲状腺功能减退症简称甲减，是由各种原因导致的低甲状腺素血症或甲状腺素抵抗而引

起的全身性低代谢综合征，表现为黏液性水肿。起病于胎儿或新生儿的甲减称为呆小病（又称克汀病），常伴有智力障碍和发育迟缓。起病于成年人者称为成年型甲减。

【病因与发病机制】

1. 自身免疫损伤　最常见的是自身免疫性甲状腺炎引起TH合成和分泌减少，包括桥本甲状腺炎、萎缩性甲状腺炎、亚急性淋巴细胞性甲状腺炎和产后甲状腺炎等。

2. 甲状腺破坏　包括甲状腺次全切除、治疗等导致甲状腺功能减退。

3. 下丘脑和垂体病变　垂体外照射、垂体大腺瘤、颅咽管瘤及产后大出血引起的TRH和TSH产生和分泌减少所致。

4. 碘过量　碘过量可引起具有潜在性甲状腺疾病者发生甲减，也可诱发和加重自身免疫性甲状腺炎。抗甲状腺药物使用如锂盐、硫脉类等可抑制TH合成。

【实验室及其他检查】

1. 血常规及生化检查　多为轻、中度正细胞正色素性贫血。血胆固醇、三酰甘油、低密度脂蛋白常增高，高密度脂蛋白降低。

2. 甲状腺功能检查　血清TST增高，TT_4、FT_4降低是诊断本病的必备指标。亚临床甲减仅有血清TSH升高。

3. 病变定位TRH兴奋试验　主要用于原发性甲减与中枢性甲减的鉴别。

四、皮质醇增多症

皮质醇增多症又称库欣综合征，是由各种病因造成肾上腺皮质（ACTH）分泌过量糖皮质激素（主要是皮质醇）所致病症的总称。其中以垂体促肾上腺皮质激素分泌亢进所引起者最为多见，称为库欣病。本病多见于女性。

【病因与发病机制】

1. 依赖ATCH的库欣综合征。

2. 不依赖ACTH的库欣综合征。

【实验室及其他检查】

1. 皮质醇测定：血浆皮质醇水平增高且昼夜节律消失，即患者早晨血浆皮质醇浓度高于正常，而晚上不明显低于早晨。24h尿17-羟皮质类固醇升高。

2. 地塞米松抑制试验。

3. ACTIC兴奋试验。

4. 影像学检查：包括肾上腺B超检查、蝶鞍区断层摄片、CT、^{131}I等。

试题精选

1. ACTH试验对诊断有意义的疾病是

A. 垂体性库欣病　　B. 原发性肾上腺皮质肿瘤

C. 原发性甲状腺功能减退症　　D. 弥漫性甲状腺肿

E. 垂体功能减退

答案：A。

2. 各种原因所致的肾上腺皮质醇分泌增多引起的临床综合征称为

A. 阿—斯综合征　　B. 马方综合征　　C. 库欣综合征
D. 肾病综合征　　E. 肝肾综合征
答案：C。

3. 皮质醇增多症，血游离皮质醇升高的特点是
A. 早晨低于正常，晚上高于正常
B. 早晨高于正常，晚上不显著低于早晨
C. 早晨高于正常，晚上低于正常
D. 早晨低于正常，晚上不显著低于早晨
E. 早晨低于正常，晚上高于正常
答案：B。

4. 患者，男性，18 岁，因肥胖 1 年而就诊。体检：面呈满月，皮肤痤疮增多，口唇有小须，背部毳毛多见，项部脂肪垫肥厚，血压 20/13.3kPa（150/100mmHg），疑为库欣综合征。为了进一步明确诊断，下列必不可少的检查是
A. 血浆皮质醇测定　　B. 24h 尿钾测定　　C. 糖耐量实验
D. C– 肽测定　　E. 血清醛固酮测定
答案：A。

五、糖尿病

【病因与发病机制】 绝大多数 1 型糖尿病的主要病因是自身免疫性疾病。目前对 2 型糖尿病的病因仍认识不足，可能是一种特异性情况。遗传易感：2 型糖尿病发病有更明显的家族遗传基础。

【辅助检查】

1. 尿糖测定　尿糖阳性只提示血糖值超过肾糖阈，尿糖阴性不能排除糖尿病的可能。

2. 血糖测定　血糖是诊断糖尿病的主要依据，也是监测糖尿病病情变化和治疗效果的主要指标。血糖测定的方法有静脉血葡萄糖测定、毛细血管血葡萄糖测定和 24h 动态血糖测定 3 种。前者用于诊断糖尿病，后两种仅用于糖尿病的监测。

3. 葡萄糖耐量试验　当血糖值高于正常范围而又未达到诊断糖尿病标准或疑有糖尿病倾向者，需进行葡萄糖耐量试验。有口服葡萄糖耐量试验和静脉葡萄糖耐量试验两种。

4. 糖化血红蛋白 A_1 测定　其量与血糖浓度呈正相关，可反映取血前 8～12 周血糖的总水平，以补充空腹血糖只反映瞬时血糖值的不足，成为糖尿病病情控制的监测指标之一。

5. 血浆胰岛素和 C– 肽测定　主要用于胰岛 B 细胞功能的评价。

6. 其他　糖尿病酮症酸中毒时血酮体升高，出现尿酮也升高。

【药物治疗】 磺脲类，主要作用是刺激胰岛素的分泌，其降血糖作用有依赖于尚存的相当数量有功能的胰岛 B 细胞组织，可增强靶组织对胰岛素的敏感性。

试题精选

1. 关于遗传在糖尿病发病中的作用，正确的是

A. 糖尿病是由遗传决定的疾病
B. 1型糖尿病比2型糖尿病具有更强的遗传基础
C. 2型糖尿病是多基因遗传疾病
D. 糖尿病发病主要由免疫与环境因素介导，与遗传关系不大
E. 糖尿病发病与遗传无关
答案：C。

2. 磺脲类口服降血糖药物的主要作用机制是
A. 减少葡萄糖在肠道的吸收　　B. 刺激胰岛素的分泌
C. 增加葡萄糖的酵解　　D. 促进肝糖原的合成
E. 抑制肌糖原的分解
答案：B。

3. 能反映2～3个月血糖总水平的检查是
A. 葡萄糖耐量试验　　B. 随机血糖　　C. 糖化血红蛋白
D. 空腹血糖　　E. 餐后血糖
答案：C。

第7单元　风湿性疾病病人的护理

一、概述

风湿性疾病是指病变累及骨、关节及期周围软组织，包括肌肉、肌腱、滑膜、韧带等，以内科治疗为主的一组疾病，其主要临床表现是关节疼痛、肿胀，活动功能障碍，病程进展缓慢，发作与缓解交替出现，部分患者可发生脏器功能损害，甚至功能衰竭。风湿病病情复杂，主要与感染、免疫、代谢、内分泌、环境、遗传、肿瘤等因素有关。

试题精选

风湿性疾病指的是
A. 累及关节及周围软组织的一大类疾病　　B. 变态反应性疾病
C. 只累及关节的一类疾病　　D. 感染性疾病
E. 免疫学异常的一组疾病
答案：A。

二、系统性红斑狼疮

【病因】 发病原因不明确，可能与遗传、雌激素、环境（日光、食物、药物）等因素有关。

【发病机制】 尚不明确。可能是外来抗原（如病原体、药物等）引起人体B细胞活化。

易感者因免疫耐受性减弱，B 细胞通过交叉反应与模拟外来抗原的自身抗原相结合，并将抗原递呈给 T 细胞，使之活化，在 T 细胞活化刺激下，B 细胞产生大量不同类型的自身抗体，引起大量组织损伤。

【辅助检查】

1. 一般检查：红细胞沉降率加快，肝功能和肾功能可出现异常。

2. 免疫功能异常，自身抗体阳性，炎症指标改变及相关脏器功能障碍等发现对诊断系统性红斑狼疮十分重要。其中抗 Sm 抗体被认为是系统性红斑狼疮的标记性抗体之一，特异性 99%。血清补体水平下降。C 反应蛋白升高，蛋白电泳异常。

试题精选

目前系统性红斑狼疮最具价值的筛选试验为

A. 抗核抗体检测　　B. 抗磷脂抗体　　C. 狼疮带试验

D. 肾活组织病理检查　　E. 毛细血管镜检查

答案：A。

三、类风湿关节炎

【病因】 尚不清楚，可能与遗传因素，感染因素和内分泌因素，其他因素即寒冷、潮湿、疲劳、外伤、吸烟及精神刺激因素有关。

【发病机制】 尚不清楚，目前一般认为其发生及病程迁延是一种多因素疾病。易感基因参与、感染因子及自身免疫反应介导的免疫损伤和修复，是类风湿关节炎发病及病情演变的基础。抗原多肽通过抗原提呈细胞激活 T 细胞，导致其他免疫细胞活化，免疫球蛋白、致炎性细胞因子以及氧化自由基等炎症介质产生增多，进而引起血管炎、滑膜增生、软骨及骨破坏等类风湿关节炎的特征性病理变化。

【辅助检查】

1. 血细胞学及血清学检查

（1）血细胞学改变：病情活动时可有血小板升高，在病情缓解后降至正常。患者的外周血白细胞变化不一致，活动期可有白细胞及嗜酸性粒细胞轻度增加。部分患者可出现贫血，多为正常细胞正色素性贫血。

（2）自身抗体：①类风湿因子（RF）可分为 IgM、IgA、IgG 及 IgE4 型，是类风湿关节炎血清中针对 IgGFe 片段上抗原表位的一类自身抗体。IgM 及 IgA 型 RF 易于检测，而 IgG 型 RF 难于测出。与病情轻重有密切的关系。

（3）急性时相反应物：本病活动期可有多种急性时相蛋白升高。①红细胞沉降率：红细胞沉降率是反映病情的指标之一。病情缓解时可恢复至正常。②C 反应蛋白：该指标与病情活动指数、晨僵时间、握力、关节疼痛及肿胀指数、红细胞沉降率和血红蛋白水平密节相关。此外，C 反应蛋白水平尚与类风湿关节炎骨质破坏的发生和发展呈正相关。

2. 滑液　类风湿关节炎患者的滑液多呈炎性特点，白细胞总数可达 10.0×10^9/L。

3. 影像学检查　X 线检查对类风湿关节炎的诊断、关节病变的分期、监测病变的演变均很重要。临床以手指和腕关节的 X 线片应用最多。典型的 X 线表现是近端指间关节的梭形肿胀、关节面模糊或毛糙及囊性变。晚期出现关节间隙变窄甚至消失。

4. 类风湿结节活检　其典型的病理改变有助于本病诊断。

试题精选

1. 化脓性关节炎应用抗生素的时间为

A. 体温正常后即停止使用　　B. 体温正常后继续用药7d

C. 体温正常后继续用药2周　　D. 体温正常后继续用药1个月

E. 2个月后停药

答案：C。

2. 类风湿关节炎最有诊断价值的X线摄片部位是

A. 颈椎关节　　B. 肩关节　　C. 腕关节

D. 骶髂关节　　E. 踝关节

答案：C。

第8单元　理化因素所致疾病病人的护理

一、中毒概述

【病因与发病机制】

1. 职业性中毒　多因违反操作规程和防护制度而导致。

2. 生活性中毒　多因误服、自杀、谋害等原因导致。

3. 毒物的体内过程　毒物主要经过消化道、呼吸道、皮肤黏膜和血管等途径进入人体。

【毒物的代谢】

1. 分布　吸收后进入血液，分布于体液和组织中，达到一定的浓度后呈现毒性作用。

2. 转化　体内代谢转化的场所主要在肝，通过氧化、还原、水解和结合等几种方式来完成。

3. 排泄　大部分由肾和肠道排出，一部分以原形由呼吸道排出，还有少数毒物可经皮肤、汗腺、唾液腺、乳腺等排出。

【临床表现】

1. 皮肤灼伤　主要见于强酸、强碱、甲醛、苯酚等引起的腐蚀性损害。

2. 发绀　引起血液氧合血红蛋白不足的毒物中毒可出现发绀，如亚硝酸盐、苯胺、麻醉药等中毒。

3. 樱桃红　见于一氧化碳、氰化物中毒。

4. 黄疸　四氯化碳、鱼胆、毒蕈中毒损害肝，可出现黄疸。

【中毒机制】①局部刺激、腐蚀作用。②缺氧。③麻醉作用。④抑制酶的活力。⑤干扰细胞膜或细胞器的生理功能。

【辅助检查】

1. 毒物检测　确定中毒物质和估计中毒的严重程度。留取剩余毒物或可能含毒的标本。

2. 其他检查　用于鉴别诊断和判断病情的轻、重程度。包括血液学检测、血气分析、血清电解质、肝功能、心电图等的检查。

【救治与护理】

1. 吸入性毒物　要立即将患者转移到空气新鲜的地方，给予氧气吸入。

2. 皮肤、黏膜沾染中毒　离开中毒现场，并立即脱去污染的衣物，清洗接触部位皮肤。

3. 口服中毒

（1）催吐：神志清楚、能合作的服毒者，可行催吐。

（2）洗胃：一般在服毒后 6h 内洗胃效果最好。

（3）溶剂：脂溶性毒物（如汽油、煤油等）中毒时，可先口服或经胃管注入液状石蜡 150 ～ 200ml，使其溶解而不被吸收，然后再洗胃。

试题精选

1. 毒物在机体中排泄的主要途径是

A. 肾　　B. 消化道　　C. 唾液腺

D. 皮肤　　E. 乳腺

答案：A。

2. 为及时处理硫酸镁药物中毒，护士应备好的解毒药是

A. 硫酸亚铁　　B. 葡萄糖酸钙　　C. 肾上腺素

D. 氯化钠　　E. 高浓度葡萄糖

答案：B。

二、有机磷杀虫药中毒的护理

有机磷杀虫药属有机磷酸酯或硫代磷酸酯类化合物。根据有机磷农杀虫药的毒性大小分为 4 类。①剧毒类：如甲拌磷（3911）、内吸磷（1059）、对硫磷（1605）、丙氟磷（DFP）；②高毒类：甲基对硫磷、甲胺磷、氧化乐果、敌敌畏；③中度毒性：乐果、乙硫磷、敌百虫和倍硫磷等；④低毒类：马拉硫磷、辛硫磷和氧硫磷等。

【病因】

1. 生产或使用不当　在生产、运输和使用的过程中，因防护不当、违章操作或管理不善等导致生产环境的空气或生产者皮肤污染而引起中毒，均由皮肤及呼吸道吸收。毒物与眼睛的接触量虽不大，但是饮酒、发热、出汗等可促进毒物吸收而致中毒。

2. 生活性中毒　包括误服或误食被有机磷杀虫药污染的粮食、水、瓜果、蔬菜及毒杀的家禽、家畜等，还有少数服毒自杀者，毒物经胃肠道吸收进入体内。

【发病机制】 有机磷杀虫药的中毒机制主要是抑制体内**胆碱酯酶**的活性。有机磷杀虫药进入人体后与体内胆碱酯酶迅速结合形成磷酸化胆碱酯酶，无分解乙酰胆碱能力，从而导致乙酰胆碱积聚，引起胆碱能神经先兴奋后抑制的一系列症状，严重者可昏迷，甚至因呼吸衰竭而死亡。还可直接损害组织细胞而引起中毒性心肌炎、肝炎和肾病等。

【辅助检查】

1. 全血脂胆碱酯酶（CHE）测定 是诊断有机磷中毒的特异性试验指标，对中毒程度轻重、疗效判断和预后估计均极为重要。急性有机磷农药中毒时，CHE 降至正常人均值 70% 以下即有意义。

2. 尿中有机磷农药分解产物测定

试题精选

1. 胆碱酯酶活性检测用于诊断

A. 苯中毒　B. 洋地黄中毒　C. 阿托品类中毒

D. 有机磷杀虫药中毒　E. 一氧化硫中毒

答案：D。

2. 判断有机磷中毒程度的有效指标是

A. 尿液中有机磷测定　B. 胃内容物的气味

C. 血液中乙酰胆碱含量　D. 全血胆碱酯酶活力

E. 血液中有机磷测定

答案：D。

三、急性一氧化碳中毒的护理

【病因】 工业中毒通常为意外事故。生活中毒常因室内门窗紧闭，通风不良的浴室内使用燃气加热器淋浴，密闭空调车内滞留时间过长的都可能发生 CO 中毒。

【中毒机制】 CO 中毒主要引起组织缺氧。CO 吸入体内后，与血红蛋白（Hb）结合，形成稳定的碳氧血红蛋白，碳氧血红蛋白不能携带氧且不易解离，组织缺氧加重，阻止氧的吸收、运输和利用。中枢神经系统对于缺氧最为敏感，故首先受累。脑内小血管麻痹、扩张，严重者有脑水肿，继发脑血管病变及皮质或基底核的局灶性缺血性坏死以及广泛的脱髓鞘病变，致使少数患者发生迟发性脑病。

【临床表现】

1. 轻度中毒 患者感到头痛、头晕、四肢无力、胸闷、嗜睡或意识模糊等。

2. 中度中毒 除上述症状加重外，患者常出现浅昏迷、脉快、皮肤多汗、面色潮红，口唇呈樱桃红色。

3. 重度中毒 患者进入深昏迷，抽搐，呼吸困难，呼吸浅而快，面色苍白，四肢湿冷，周身大汗，血压下降。

4. 迟发性脑病 重度患者经抢救清醒后，经过 2 ～ 60 天的假愈期，可出现迟发性脑病的症状。

【辅助检查】

1. 血 COHb 测定 是诊断 CO 中毒的特异性指标，离开中毒现场 8h 内取血检测有检测意义。

2. 脑电图检查 可见弥漫性不规则性慢波、双额低幅慢波及平坦波。

3. 头部 CT 检查　可发现大脑皮质下白质，包括半卵圆形中心与脑室周围白质密度减低或苍白球对称型密度减低。

4. 血气分析　急性一氧化碳中毒患者的动脉血中 PaO_2 降低。

试题精选

急性一氧化碳中毒最先受累的器官为

A. 心脏　　B. 肺　　C. 脑组织

D. 肾　　E. 肝

答案：C。

四、中暑

中暑是指在高温环境下或受到烈日暴晒引起体温调节障碍、汗腺功能衰竭和水、电解质代谢紊乱所致的疾病。

【临床表现】

1. 热衰竭（又称中暑衰竭）　多数由于大量出汗导致失水、失钠、血容量不足而引起的循环衰竭。表现为头痛、头晕、口渴、皮肤苍白、出冷汗、脉搏细数、血压下降。

2. 热痉挛（又称中暑痉挛）　大量出汗后口渴而饮水过多，盐分补充不足，使血液中钠、氯浓度降低而引起的肌肉痉挛。

3. 日射病　由于烈日暴晒或强烈热辐射作用头部，引起脑组织充血、水肿，出现剧烈头痛、头晕、眼花、耳鸣、强烈呕吐、烦躁不安。头部温度高，而体温不升高。

4. 热射病（又称中暑高热）　高温环境下大量出汗仍不能散热，或体温调节功能出现障碍，导致出汗少至汗闭，可造成体内热蓄积。

【辅助检查】

1. 血常规：外周血白细胞总数增高，以中性粒细胞增高为主。

2. 尿常规：可有不同程度的蛋白尿、血尿、管型尿改变。严重病例常出现肝、肾、胰和横纹肌损害的实验室改变。尿液分析有助于发现横纹肌溶解和急性肾衰竭。

3. 血清电解质可有高钾血症、低钠血症、低氯血症。

4. 血尿素氨、血肌酐升高提示肾功能损害。有凝血功能异常时，应考虑 DIC。

第 9 单元　传染病病人的护理

一、传染病的临床特征

【感染的概念】 感染是病原体侵入机体后与人体相互作用、相互斗争的过程。

【感染的表现形式】

1. 病原体被清除　病原体侵入人体后，人体通过非特异性免疫或特异性免疫将病原体消灭或排出体外，人体不产生病理变化，也不引起任何临床表现。

2. 隐性感染　又称亚临床感染，是指病原体侵入人体后，仅能引起机体发生特异性免疫应答，不引起或只引起轻微的组织损伤，病理变化轻微，在临床上无任何症状、体征，只能通过免疫学检查才能被发现。

3. 显性感染　又称临床感染，指病原体侵入人体后，不但引起机体发生免疫应答，而且发生组织损伤，导致病理改变，出现特有的临床症状和体征。

4. 病原携带状态　指病原体侵入人体后，在人体内生长繁殖并不断排出体外，但人体不出现任何临床症状，因而成为**传染病流行的重要传染源**。

5. 潜伏性感染　病原体感染人体后，寄生在人体，机体的免疫功能使病原体只能局限在机体的某个部位不引起发病，但又不能将病原体完全清除，病原体潜伏在机体内。

【感染过程中病原体的致病作用】①侵袭力；②毒力，包括外毒素和内毒素；③数量；④变异。

【感染过程中机体的免疫应答作用】

1. 非特异性免疫　又称先天性免疫，饮食调节、体育锻炼、改善居住条件、良好的卫生习惯可提高人群非特异性免疫力。

2. 特异性免疫　是后天获得的一种主动免疫，**预防接种可提高人群的特异性免疫力**。

【传染病的基本特征】

1. 有病原体。

2. 有流行病学特征。**传染病的流行病学特征表现为**：①流行性；②地方性、季节性；③有传染性；④感染后免疫。

【传染病的临床特征】

1. 传染病的临床分期　包括潜伏期、前驱期、症状明显期（发病期）、恢复期、复发与再燃。

2. 传染病的临床类型　传染病根据病程长短分为急性传染病、亚急性传染病和慢性传染病（包括迁延型）；按病情轻重分为轻型传染病、中型传染病、重型传染病和极重型传染病；按病情特点分为典型传染病与非典型传染病。

3. 传染病的常见临床表现　包括发热、皮疹、中毒症状。

试题精选

（1—2题共用备选答案）

A. 病原体被消灭或排出体外　B. 隐性感染　C. 临床感染
D. 病原携带状态　E. 潜伏性感染

1. 病原体侵入人体后，仅引起机体发生特异性免疫应答，病理变化轻微，临床上无任何症状、体征，只有通过免疫学检查才能发现。属于

2. 病原体侵入人体后，在人体内生长繁殖并不断排出体外，成为传染病流行的重要传染源，但人体不出现任何疾病表现的状态。属于

答案：1. B。2. D。

二、病毒性肝炎

【病原学】病毒性肝炎简称肝炎，是由多种肝炎病毒引起的以肝功能损害为主的一组传染病。病毒性肝炎的病原学分型，目前已被确认的有甲、乙、丙、丁、戊 5 种肝炎病毒，分别写作 HAV、HBV、HCV、HDV、HEV，除乙型肝炎病毒属于 **DNA 病毒**外，其余均属于 RNA 病毒。要求掌握 HAV、HBV 特性。① HAV：对外界抵抗力较强，耐酸碱，室温下可生存 1 周，在贝壳类动物、污水、海水、泥土中可存活数月，但紫外线照射 1min、1.5 ～ 2.5mg/L 余氯 15min、3% 甲醛 5min 可灭活。② HBV：抵抗力很强，能耐 60℃ 4 小时及一般浓度的消毒剂，在血清中 30 ～ 32℃可保存 6 个月，－20℃可保存 15 年，但煮沸 10min、65℃ 10h 或高压蒸汽消毒可使之灭活。

【流行病学】

1. 传染源　甲型病毒性肝炎的传染源主要是急性期患者和隐性感染者，以隐性感染者多见，甲型病毒性肝炎无病毒携带状态；乙型病毒性肝炎的传染源是急、慢性乙型病毒性肝炎患者和病毒携带者，其中慢性患者和 HBsAg 携带者是乙型病毒性肝炎最主要的传染源。

2. 传播途径　甲型病毒性肝炎主要经**粪 – 口途径**传播；**血液传播**是乙型病毒性肝炎的主要传播途径，生活密切接触传播是次要传播方式，母婴传播已减少。

3. 人群易感性　6 个月以上抗 HAV 阴性者均易感甲型病毒性肝炎；HBsAg 阴性人群均易感乙型病毒性肝炎。

【辅助检查】

1. 血清酶检测　急性黄疸型肝炎 **ALT 常明显升高**，慢性肝炎可反复或持续升高，肝衰竭时 ALT 随黄疸迅速加深反而下降，称为胆 – 酶分离。

2. 肝炎病毒病原学（标志物）检测　血清抗 –HAV–IgM 是 HAV 近期感染的指标，是确诊甲型病毒性肝炎最主要的标志物。乙型病毒性肝炎表面抗原（HBsAg）阳性见于 HBV 感染者；e 抗原（HBeAg）阳性提示 HBV 复制活跃，传染性较强，IgM 型抗 –HBc 抗体存在于急性期或慢性乙型病毒性肝炎急性发作期。**乙型病毒性肝炎病毒脱氧核糖核酸（HBV DNA）**是乙型病毒性肝炎传染性强度最直接、最特异和最灵敏的指标，阳性提示 HBV 存在并复制，传染性强。

3. 凝血酶原活动度（PTA）检查　**凝血酶原活动度（PTA）**对重型肝炎临床诊断及预后判断有重要意义，肝衰竭时 PTA 常＜40%，PTA 越低，预后越差。

试题精选

（1—2 **题共用备选答案**）

A. 粪 – 口途径传播　　B. 血液传播　　C. 生物媒介传播

D. 空气、飞沫传播　　E. 生活密切接触传播

1. 甲型病毒性肝炎传播的主要途径是

2. 乙型病毒性肝炎传播的主要途径是

答案：1. A。2. B。

三、流行性乙型脑炎

【病原学】 流行性乙型脑炎简称乙脑，是由乙型脑炎病毒引起的。病毒的抵抗力不强，对热、乙醚、酸等均很敏感，但耐低温和干燥。

【流行病学】

1. 传染源　本病是人、畜共患的自然疫源性疾病，受感染的动物（如猪、牛等家畜和鸭、鸡等家禽）和人均是本病的传染源，**最主要的传染源**是猪（尤其幼猪）。

2. 传播途径　**主要传播媒介**是蚊子，通过蚊虫叮咬而传播。

3. 人群易感性　普遍易感。

【辅助检查】 ①血液检查：白细胞计数及中性粒细胞均增高。②脑脊液检查：为无菌性脑膜炎改变。③出现特异性 IgM 抗体。

试题精选

1. 流行性乙型脑炎最主要的传染源是

A. 猪　　B. 鸡鸭　　C. 鼠

D. 蚊子　　E. 患者

答案：A。

2. 流行性乙型脑炎的主要传播媒介是

A. 老鼠　　B. 牛　　C. 家猪

D. 蚊子　　E. 鸟类

答案：D。

四、艾滋病

【病原学】艾滋病又称获得性免疫缺陷综合征（AIDS），是由于人免疫缺陷病毒（**HIV**），特异性侵犯并破坏**辅助性 T 淋巴细胞**（**CD4 T 淋巴细胞**），并使机体多种免疫细胞受损。人免疫缺陷病毒为 **RNA 病毒**，其对外界的抵抗力不强，用于杀灭乙肝病毒的消毒剂完全可以杀灭艾滋病病毒，25% 以上浓度的乙醇、0.2% 次氯酸钠和漂白粉能将其灭活，对热较为敏感。

【流行病学】

1. 传染源　艾滋病患者和 HIV 无症状病毒携带者均是本病的传染源。

2. 传播途径　性接触传播，为**艾滋病的主要传播途径**，占成年人的 3/4；血液传播，输注含病毒的血液及血制品、药物滥用者**共用针头或注射器**、应用 HIV 感染者的器官移植或人工授精、被 HIV 污染的针头刺伤或破损皮肤意外受感染、生活中密切接触经破损的皮肤处感染都**可传播艾滋病**；母婴传播，感染 HIV 的孕妇可通过胎盘、分娩过程及产后血性分泌物和哺乳传给婴儿。与艾滋病患者拥抱、握手、共同进餐、共用浴具、一起工作、学习等日常生活接触**不会传染艾滋病**。

3. 高危人群　男性同性恋者、多个性伴侣者、静脉药瘾者和血制品使用者为本病的高危人群。

【辅助检查】

1. 血常规检查　血红细胞、白细胞、血小板不同程度减少。CD4 计数＜0.2×10^9/L，CD4/CD8＜1.0，总淋巴数＜0.1×10^9/L，$CD4^+$占总淋巴细胞数＜14%。

2. 免疫学检查　迟发型变态反应皮试阴性，自身抗体阳性、免疫球蛋白、免疫复合物升高。

3. 血清学免疫学检查　HIV–1 抗体或 HIV 抗原检查呈阳性。④ HIV RNA 的定量检测。

试题精选

1. HIV 最主要侵犯并破坏的细胞是

A. $CD4^+$T 淋巴细胞　　B. $CD8^+$T 淋巴细胞　　C. NK 细胞
D. 浆细胞　　E. K 细胞

答案：**A**。

2. AIDS 的传播途径主要是

A. 血液传播　　B. 垂直传播　　C. 性传播
D. 接触传播　　E. 虫媒传播

答案：**C**。

五、狂犬病

【病原学】 狂犬病是由狂犬病毒引起的急性人、畜共患传染病，狂犬病毒属于 RNA 病毒，对理化因素的抵抗力低，易被紫外线、碘液、高锰酸钾、乙醇等灭活，但可耐受低温。

【流行病学】

1. 传染源　本病的主要传染源是携带狂犬病毒的病犬，其次是猫、猪、牛及马等家畜和兽类，理论上有人传人的可能性。

2. 传播途径　主要通过咬伤、抓伤、舔触的皮肤、黏膜侵入；少数经含毒气溶胶及对病犬宰杀、剥皮等受感染。

3. 人群易感性　普遍易感。

【辅助检查】

1. 血液检查　白细胞计数、中性粒细胞增多。

2. 脑脊液检查　细胞数及蛋白质稍增高。

3. 病原学检查　尸检时显微镜下找到内格里小体可确诊。

六、流行性出血热

【病原学】 流行性出血热也称肾综合征出血热，是由汉坦病毒引起的自然疫源性传染病。汉坦病毒对热、酸、紫外线及一般消毒剂乙醇和碘酊均敏感。

【流行病学】

1. 宿主动物与传染源　鼠为主要传染源。

2. 传播途径　多种途径传播包括呼吸道传播、消化道传播、接触传播、母婴传播等，主要为被鼠咬伤和接触鼠的分泌物和排泄物。

3. 人群易感性　普遍易感。

【辅助检查】

1. 一般检查　血常规中白细胞计数增高、血小板减少、异型淋巴细胞；尿常规为显著尿蛋白、管型和血尿。

2. 血清特异性抗体呈阳性。

3. 血液生化检查　低血压休克期，尿素氮、血肌酐升高；休克期及少尿期，可出现代谢性酸中毒；少尿期血钾升高，多尿期血钾降低。

试题精选

流行性出血热的传染源主要是

A. 患者和带菌者　　B. 猫　　C. 鼠

D. 蚊虫　　E. 猪

答案：C。

七、伤寒

【病原学】 伤寒是由伤寒杆菌引起的急性细菌性传染病；伤寒杆菌属沙门菌属D群，革兰染色呈阴性。本菌在自然界中抵抗力较强，耐低温，但对阳光、热、干燥抵抗力差，对一般化学消毒剂敏感。

【流行病学】

1. 传染源　伤寒的传染源为患者与带菌者。潜伏期末即可从粪便排菌，以发病2～4周排菌量最多，传染性最强。恢复期或病愈后排菌减少，极少数持续排菌超过3个月，称为慢性带菌者，慢性带菌者是引起伤寒不断传播或流行的主要传染源。

2. 传播途径　通过消化道传播。其中食物被污染是主要的传播途径。

3. 人群易感性　普遍易感。

【辅助检查】

1. 一般检查　血常规中白细胞计数、中性粒细胞减少，嗜酸性粒细胞减少或消失；尿常规为轻度蛋白尿和少量管型；粪常规中腹泻患者可见少量白细胞，并发肠出血时粪隐血试验可阳性；骨髓涂片可见伤寒细胞。

2. 病原学检查　血、骨髓、粪、尿胆汁培养。

3. 免疫学检查　肥达试验阳性有辅助诊断价值。

试题精选

导致伤寒不断传播或流行的主要传染源是

A. 伤寒患者　　B. 伤寒潜伏期带菌者　　C. 伤寒缓解期患者

D. 伤寒初期患者　　E. 伤寒慢性带菌者

答案：E。

八、细菌性痢疾

【病原学】 细菌性痢疾简称菌痢，是由痢疾杆菌引起的肠道传染病。痢疾杆菌属肠杆菌科志贺菌属，为革兰阴性杆菌。本菌在体外生存力较强，温度越低存活时间越长，但对理化因素的抵抗力较低，对各种化学消毒剂均敏感。

【流行病学】

1. 传染源　主要为急、慢性患者及带菌者；急性菌痢患者早期排菌量大、传染性强；而非典型患者、慢性患者及带菌者易被忽略，流行病学意义更大。

2. 传播途径　经消化道传播。

3. 人群易感性

【辅助检查】

1. 一般检查　血常规中急性期白细胞、中性粒细胞升高，慢性菌痢患者血红蛋白减低；**粪便检查，外观**多为黏液脓血便，量少，无粪质，镜检可见大量成堆的脓细胞、白细胞、分散的红细胞，如有吞噬细胞有助于诊断。

2. 病原学检查　粪便培养出痢疾杆菌为确诊依据；采用核酸杂交或 PCR 可直接检测出粪便中的痢疾杆菌核酸。

九、流行性脑脊髓膜炎*

【病原学】流行性脑脊髓膜炎简称流脑，是由脑膜炎球菌引起的急性化脓性脑膜炎。**脑膜炎球菌**为革兰阴性，该菌仅存在于人体，可在患者的鼻咽部生长繁殖，多数存在于中性粒细胞中，裂解时能产生内毒素为强烈的致病因素，本菌属专性需氧菌，体外生存力弱，对干燥、寒冷、热敏感，易被一般消毒剂和常用抗生素杀灭，**在体外能产生自溶酶而易自溶**。

【流行病学】

1. 传染源　患者和带菌者是**本病的传染源**。患者从潜伏期末开始至急性期均有传染性，但一般不超过发病后 10d，经抗菌治疗后细菌很快消失，所以流行性脑脊髓膜炎**流行期间最重要的传染源**是患者。本病隐性感染率高，感染后可成为无症状带菌者，多为短期或间歇带菌，对周围人群的威胁远超过患者，故认为是本病最重要的传染源。

2. 传播途径　主要经呼吸道传播（主要为飞沫传播）。空气不流通处 2m 以内的接触者均有被感染的危险。密切接触如同睡、怀抱、喂奶、接吻等，对 2 岁以下婴幼儿传播有重要意义。

3. 人群易感性　普遍易感，以 6 个月至 2 岁的婴幼儿发病率最高。

【辅助检查】

1. 血液检查　白细胞计数、中性粒细胞显著增高，可出现中毒颗粒和空泡，并发 DIC 时血小板显著下降。

2. 脑脊液检查　早期仅有压力升高；出现脑膜炎表现时，脑脊液压力明显升高，外观浑浊如米汤样或**呈化脓性改变**，白细胞数升高、蛋白含量增高，糖和氯化物明显减少。

3. 细菌学检查　涂片、细菌培养，培养阳性者应进行抗菌药物敏感试验。

试题精选

1. 下列关于脑膜炎双球菌的特性，错误的是

A. 本菌属专性需氧菌　　B. 该菌仅存于人体　　C. 在体外不易自溶

D. 本菌对外抵抗力弱　　E. 对常用抗生素敏感

答案：**C**。

2. 流行性脑脊髓膜炎传播的主要途径是

A. 呼吸道传播　　B. 消化道传播　　C. 医源性传播

D. 密切接触传播　　E. 生物媒介传播

答案：**A**。

第10单元　神经系统疾病病人的护理

一、概述

（一）神经系统的结构

1. 周围神经系统由12对脑神经和31对脊神经组成。

2. 中枢神经系统由**脑**和**脊髓**所组成。脑又分为**大脑、间脑、脑干和小脑**。

（二）患者的评估

1. 病史　①患病情况及治疗经过；②目前病情与一般状况；③心理与社会支持；④生活史和家族史。

2. 身体评估

（1）一般状态：生命体征、精神与意识状态。

（2）皮肤黏膜：有无发红、皮疹、破损、水肿。

（3）头颈部检查：瞳孔的大小及对光反射情况；头颅有无内陷、肿块或压痛；面部及五官情况；颈部活动情况及有无压痛。

（4）四肢及躯干检查：脊柱有无畸形、活动受限、压痛及叩击痛；四肢有无不自主运动或瘫痪。

（5）神经反射：有无深、浅反射的异常，有无病理反射和脑膜刺激征。

3. 实验室及其他检查　①血液检查及脑脊液检查；②活组织检查；③神经电生理检查；④影像学检查；⑤放射性核素检查；⑥头颈部血管超声检查。

（三）神经系统疾病病人常见的症状与体征

1. 头痛　①偏头痛；②高颅压性头痛；③颅外局部因素所致头痛；④紧张性头痛。

2. 意识障碍　以觉醒度改变为主的意识障碍。

（1）**嗜睡**：患者表现为睡眠时间过度延长，但能被唤醒，醒后可勉强配合检查及回答简单问题，停止刺激后患者又继续入睡。

（2）**昏睡**：患者处于沉睡状态，正常的外界刺激不能唤醒，需大声呼唤或较强烈的刺激才能使其觉醒，可做含糊、简单而不完全的答话，停止刺激后很快入睡。

（3）**浅昏迷**：患者意识完全丧失，可有较少的无意识自发动作。对周围事物及声、光刺激全无反应，对强烈的疼痛刺激可有回避动作及痛苦表情，但不能觉醒。吞咽反射、咳嗽反射、角膜反射及瞳孔对光反射存在，生命体征无明显改变。

（4）**中昏迷**：对外界正常刺激均无反应，自发动作少。对强刺激的防御反射、角膜反射及瞳孔对光反射减弱，大、小便潴留或失禁，生命体征发生变化。

（5）**深昏迷**：对外界任何刺激均无反应，全身肌肉松弛，无任何自主运动，眼球固定，瞳孔散大，各种反射消失，大、小便多失禁。生命体征明显变化，如呼吸不规则、血压下降等。

为了较准确地评价意识障碍的程度，国际通用 **Glasgow 昏迷评定量表**，最高得分为 15 分，**最低得分为 3 分，分数越低病情越重**。通常在 8 分以上恢复的机会较大，7 分以下者预后较差，3 ～ 5 分并伴有脑干反射消失的患者有潜在死亡的危险。

3. 言语障碍

（1）**失语症**：是**优势大脑半球**损害的重要症状之一。

① Broca 失语：又称运动性失语或表达性失语，**口语表达障碍**为其突出的临床特点。

② Wernicke 失语：又称感觉性失语或听觉性失语。**口语理解严重障碍**为其突出特点。

③传导性失语：**复述不成比例受损**为其最大特点。

④命名性失语：又称遗忘性失语。患者不能说出物件的**名称**及**人名**，但可说其**用途**及**如何使用**。

⑤完全性失语：又称混合性失语，其特点为**所有语言功能均有明显障碍**。

⑥失写：患者无手部肌肉瘫痪，但**不能书写或写出的句子常有遗漏错误**，却仍保存抄写能力。

⑦失读：患者由于对**视觉性符号**丧失认识能力，常和失写同时存在。

（2）**构音障碍**：发音含糊不清而用词正确，是一种**纯言语障碍**，表现为**发声困难，发音不清，声音、音调及语速异常**。

4. 感觉障碍　感觉障碍的定位诊断如下。

（1）末梢型感觉障碍：表现为**袜子或手套型痛觉**、**温度觉**、**触觉**减退，见于**多发性周围神经病**。

（2）节段型感觉障碍：**脊髓空洞症**导致的节段性**痛觉缺失**、**触觉存在**，称为分离性感觉障碍。

（3）传导束型感觉障碍：**感觉传导束**损害时出现受损以下部位的感觉障碍，**其性质可为感觉缺失或感觉分离**。

（4）交叉型感觉障碍：**脑干病变**常出现病变同侧的面部和对侧肢体的感觉缺失或减退。

（5）皮质型感觉障碍：病变常引起对侧上肢或下肢分布的**精细感觉障碍**，称为单肢感觉缺失。

5. 运动障碍

（1）瘫痪：按病变**部位**和瘫痪的**性质**可分为**上运动神经元性瘫痪**和**下运动神经元性瘫痪**；按瘫痪的**程度**分为**完全性瘫痪**（肌力完全丧失）和**不完全性瘫痪**（肌力减弱）；按瘫痪的**形式**可分为**偏瘫**、**交叉性瘫**、**四肢瘫**、**截瘫**、**单瘫**等。瘫痪分级见表 1-3。

表1-3　瘫痪分级

分　级	临床表现
0级	肌肉无任何收缩（完全瘫痪）
1级	肌肉可轻微收缩，但不能产生动作（不能活动关节）
2级	肌肉收缩可引起关节活动，但不能抵抗地心引力，即不能抬起
3级	肢体能抵抗重力离开床面，但不能抵抗阻力
4级	肢体能做抗阻力动作，但未达到正常
5级	正常肌力

试题精选

1. 患者，男性，42岁。因急性脑出血入院1d，连续睡眠16h，期间大声呼之能醒，可进行简单模糊的对话，随后很快再次入睡。此时患者处于

A. 浅昏迷状态　　B. 昏睡状态　　C. 嗜睡状态
D. 谵妄　　E. 意识模糊

答案：C。

2. 患者处于沉睡状态，大声呼唤或强刺激后方能唤醒，醒后回答问题含糊，反应与判断多不正确，停止刺激后很快入睡。此时患者属于意识障碍中的

A. 嗜睡　　B. 昏睡　　C. 谵妄
D. 意识模糊　　E. 浅昏迷

答案：B。

3. 发音含糊不清，音调、语速异常，但用词正确的语言障碍属于

A. 传导性失语　　B. 运动性失语　　C. 感觉性失语
D. 构音障碍　　E. 命名性失语

答案：D。

4. 一侧面部和肢体瘫痪为

A. 单瘫　　B. 偏瘫　　C. 周围性瘫痪
D. 截瘫　　E. 硬瘫

答案：B。

5. 某患者的右下侧肢体能在床面移动，但不能抬起。此肢体肌力属于

A. 1级　　B. 2级　　C. 4级
D. 5级　　E. 6级

答案：B。

二、急性炎症性脱髓鞘性多发性神经病/吉兰-巴雷综合征（AIDP/GBS）

【病因】可能与空肠弯曲菌感染有关，病前可有非特异性病毒感染或疫苗接种史；系统

性红斑狼疮、桥本甲状腺炎等自身免疫病常合并 GBS。

【发病机制】分子模拟学说认为病原体某些成分与周围神经某些成分的结构相似，机体免疫系统发生识别错误，自身免疫细胞和自身抗体对正常的周围神经组织进行免疫攻击，导致周围神经脱髓鞘。

【实验室及其他检查】

1. 腰椎穿刺脑脊液检查　典型的脑脊液改变为**细胞数正常，而蛋白质明显增高**（为神经根的广泛炎症反应），称**蛋白 – 细胞分离现象**，通常在病后**第 3 周**最明显。

2. 肌电图检查　早期可见 **F 波**或 **H 反射延迟**（提示神经近端或神经根损害）。

三、癫痫

【病因】 按病因是否明确分为：①特发性癫痫；②症状性癫痫；③隐源性癫痫。

【发病机制】 发作时生理改变为**大脑神经元**出现**异常的、过度的同步性放电**。

【影响癫痫发作的因素】 ①年龄；②遗传因素；③睡眠；④环境因素。

【实验室及其他检查】

1. 脑电图检查　是诊断癫痫**最重要**的辅助检查方法。典型表现是**棘波、尖波、棘 - 慢或尖 - 慢复合波**。

2. 血液检查　了解有无**贫血、低血糖、寄生虫病**等。

3. CT 和 MRI　可发现**脑部器质性改变、占位性病变、脑萎缩**等。

四、脑血管疾病

（一）短暂性脑缺血发作

【病因与发病机制】 ①血流动力学改变；②微栓塞；③脑血管狭窄或痉挛；④锁骨下动脉盗血综合征。

【实验室及其他检查】

1. 磁共振血管成像　可见**颅内动脉狭窄**；数字减影血管造影（DSA）可明确**颅内、外动脉的狭窄程度**。

2. 彩色经颅多普勒（TCD）　可见**动脉狭窄、粥样硬化斑**等。

3. 血常规、血流变、血脂、血糖和同型半胱氨酸等　有助于发现**病因**。

（二）脑梗死

【病因与发病机制】

1. 脑血栓形成

（1）**脑动脉粥样硬化**：为脑血栓形成**最常见**和基本的病因。

（2）**脑动脉炎**：导致脑血管管腔**狭窄或闭塞**。

（3）其他：**真性红细胞增多症、血小板增多症**等。

急性脑梗死病灶由**缺血中心区**及其周围的**缺血半暗带**组成。缺血中心区脑组织已发生不可逆性损害；缺血半暗带是指梗死灶中心坏死区周围可恢复的部分血流灌注区，如血流迅速恢复，神经细胞可存活并恢复功能；反之，中心坏死区则逐渐扩大。

2. 脑栓塞　根据栓子来源分为两类。

（1）心源性栓子：为脑栓塞**最常见的**病因。①**心房颤动**，最常见；②心脏瓣膜病；③心肌梗死；④二尖瓣脱垂。

（2）非心源性栓子：①动脉粥样硬化斑块脱落性栓塞；②脂肪栓塞；③空气栓塞；④癌栓塞；⑤感染性栓塞。

【实验室及其他检查】

（1）血液检查：血常规、血流变、血糖、血脂、肾功能、凝血功能等。有助于发现**脑梗死的危险因素并对病因进行鉴别**。

（2）影像学检查：**头颅CT**是**最常用**的检查。脑梗死**发病24h**后梗死区呈**低密度影像**，**MRI**可以发现**脑干、小脑梗死及小灶梗死**。**DSA**是脑血管病变检查的**金标准**。

（3）TCD：对评估**颅内外血管狭窄、闭塞、血管痉挛或侧支循环建立**的程度有帮助。

1. 脑栓塞

（1）**头颅**CT：可显示脑栓塞的**部位和范围**。CT检查在发病后24～48h内病变部位呈**低密度**影像。

（2）**脑脊液检查**：亚急性感染性心内膜炎所致脑脊液含**细菌栓子，白细胞数增高**；脂肪栓塞所致脑脊液可见**脂肪球**；出血性梗死时脑脊液呈**血性或镜检可见红细胞**。

（三）脑出血

【病因与发病机制】最常见病因为**高血压合并细、小动脉硬化**，颅内动脉壁薄弱，中层肌细胞和外膜结缔组织较少，且无外弹力层。①长期高血压致脑细、小动脉发生玻璃样变及纤维素性坏死，管壁弹性减弱。②在血流冲击下，弹性减弱的病变血管壁向外膨出形成微小动脉瘤，当血压剧烈波动时，微小动脉瘤破裂导致出血。③高血压可致远端血管痉挛，引起小血管缺血、缺氧、坏死而发生出血。④高血压脑出血的发病部位以**基底核区**多见，基底核区出血占全部脑出血的70%（以**壳核出血**最为常见）。

【实验室及其他检查】

1. 头颅CT　是确诊脑出血的首选检查方法，发病后即刻出现边界清楚的**高密度影像**。

2. 头颅MRI　比CT更易发现脑血管畸形、肿瘤及血管瘤等病变。

3. 脑脊液　脑脊液压力增高，血液破入脑室者脑脊液呈血性。

4. DSA　可显示脑血管的位置、形态及分布等。

5. 其他检查　重症脑出血急性期白细胞数、血糖和血尿素氮明显增高。

（四）蛛网膜下腔出血

【病因与发病机制】

1. 颅内动脉瘤　最常见病因。

2. 脑血管畸形　主要是动、静脉畸形（AVM），**青少年**多见。

3. 其他　脑底异常血管网病、夹层动脉瘤、血管炎、颅内静脉系统血栓形成、颅内肿瘤、血液病、结缔组织病等。

动脉瘤可能由动脉壁先天性肌层缺陷或后天获得性内弹力层变性或两者的联合作用所致。

病变血管可自发破裂或因情绪激动、重体力劳动使血压突然增高而导致破裂，血液进入蛛网膜下腔，引起一系列病理生理过程。

【实验室及其他检查】

1. 头颅 CT　是确诊蛛网膜下腔出血的**首选检查方法**，表现为蛛网膜下腔出现**高密度影像**。

2. DSA　是**确诊**蛛网膜下腔出血**病因**，特别是颅内动脉瘤**最有价值**的检查方法。

3. 脑脊液　是确诊蛛网膜下腔出血**最具诊断价值和特征性**。

试题精选

1. 脑出血最常见的病因是

A. 脑动脉粥样硬化　　B. 颅内动脉瘤　　C. 血液病

D. 脑动脉炎　　E. 高血压

答案：**E**。

2. 脑出血最好发的部位在

A. 丘脑　　B. 脑室　　C. 颅内压力情况

D. 脑干及后颅窝病变　　E. 脑室的形态与位置

答案：**A**。

3. 确诊蛛网膜下腔出血病因的最有价值的检查方法是

A. 头颅 CT　　B. 头颅 MRI　　C. 脑电图

D. 脑血管造影　　E. 彩色经颅多普勒

答案：**D**。

五、帕金森病

【病因与发病机制】 目前认为该病可能与以下因素有关。

1. 年龄　高龄人群。

2. 环境因素　环境中与 MPTP 分子结构类似的工业和农业毒素可能是本病的病因之一。

3. 遗传因素　本病在一些家族中呈聚集现象。

六、重症肌无力

【病因与发病机制】 重症肌无力的发生与**自身免疫功能障碍**有关，是神经肌肉接头的突触后膜乙酰胆碱受体被自身抗体攻击而引起的自身免疫性疾病。

【实验室及其他检查】 ①疲劳试验；②新斯的明试验；③重复神经电刺激（具有**确诊价值**的检查方法）；④ AChR-Ab 测定。

第2部分

外科护理学

第1单元　水、电解质、酸耐平衡失调病人的护理

一、正常体液平衡

1. 水的平衡　人体内体液总量因性别、年龄和胖瘦而异。成年**男性**体液量约占体重的**60%**，**女性**体液约占体重的**50%**。

体温每增高**1℃**，每日每千克体重将增加失水**3～5ml**，**气管切开患者**失水量是正常时的**2～3**倍。

2. 酸碱平衡　人体正常的生理和代谢活动需要一个酸碱度适宜的体液环境。通常人体液的**H^+**浓度保持在一定范围内，使动脉血浆**pH**保持在**7.4±0.05**。但人体在代谢过程中不断产生酸性和碱性物质，使体液中的**H^+**浓度经常变化。为使血中**H^+**浓度仅在很小的范围内变动，人体通过体液中的缓冲系统和具有调节作用的脏器维持酸碱平衡。**缓冲系统：**血浆中重要的缓冲对**HCO_3^-/H_2CO_3**最为重要，其比值决定血浆**pH**。脏器调节中肺通过调节二氧化碳（**CO_2**）排出量调节酸碱平衡。在缺氧状态下，延髓中央化学感受器受抑制，而位于颈动脉体和主动脉体的周围化学感受器兴奋，促进**肺排出CO_2**，从而降低动脉血二氧化碳分压（**$PaCO_2$**），并调节血浆的**H_2CO_3**浓度。**肾**是调节酸碱平衡的**重要器官**，一切非挥发性酸和过剩的碳酸氢盐都从肾排泄。

试题精选

1. 成年人男性体液量约占体重的

A. 40%　　B. 70%　　C. 20%
D. 60%　　E. 55%

答案：**D**。

2. 计算出入量平衡均不需要考虑无形失水的情况应除外

A. 发热及气管切开　　B. 烧伤及肾衰竭　　C. 烧伤及肠炎
D. 气管切开及肾衰竭

答案：**A**。

二、水和钠代谢紊乱的护理

（一）等渗性缺水

此种缺水外科患者最易发生。

【病因】①**消化液的急性丧失**，如大量呕吐、肠外瘘等；②体液丧失，如急性腹膜炎、肠梗阻、大面积烧伤早期等。丧失的体液成分与细胞外液基本相同。

【病理生理】 等渗性脱水时，水和钠成比例丧失，细胞外液渗透压无明显变化。如不及时补充适当的液体，由于无形水不可避免地丧失，会转化为高渗性脱水。若大量补充无盐溶液，又可能转化为低渗性脱水。

（二）低渗性缺水

【病因】 常见的病因有：①消化液持续性丢失致钠盐丢失过多，如**反复呕吐、长期胃肠减压或慢性肠梗阻**等；②大创面的慢性渗液；③治疗性原因，如使用排钠利尿药时未补给适量的钠盐，治疗等渗性缺水时过多补充水分而忽略钠的补充。

【病理生理】 由于失钠多于失水，细胞外液呈低渗状态，导致 **ADH** 分泌减少，肾小管重吸收水分减少，尿量增多，从而使细胞外液渗透压增高。

（三）高渗性缺水

【病因】 常见的病因有：①水分摄入不足，如吞咽困难、禁食、危重患者给水不足、经鼻胃管或空肠造口管给予高浓度肠内营养液；②水分丧失过多，如大面积烧伤暴露疗法、大面积开放性损伤创面蒸发大量水分、高热患者大量出汗、糖尿病患者因血糖未控制致高渗性利尿等。

【病理生理】 由于失水多于失钠，细胞外液的渗透压高于细胞内液，水分由细胞内液向细胞外液转移，导致细胞内、外液量都有减少，但以细胞内液减少为主。

（四）水中毒

【病因】 常见病因有：①肾功能不全，排尿能力下降；②各种原因引起 **ADH** 分泌过多；③机体摄水过多或静脉补液过多。

【病理生理】 因水分摄入过多或排出过少，细胞外液量骤增，血清钠因被稀释而浓度降低，渗透压下降，细胞外液向细胞内液转移，使细胞内、外液量都增加而渗透压均降低。

试题精选

1. 下列属于低渗性脱水特点的是

A. 失钠＞失水　　B. 失水＞失钠　　C. 失水＞失钾

D. 失钾＞失水　　E. 失钾＞失钠

答案：A。

2. 等渗性脱水常发生于

A. 胃肠液急性丧失　　B. 频繁呕吐　　C. 上消化道梗阻

D. 长期胃肠减压　　E. 昏迷

答案：A。

三、钾代谢异常的护理

（一）低钾血症

血清钾浓度＜**3.5mmol/L**。

【病因病理】 常见病因有：①钾摄入不足，如长期进食不足或静脉中钾盐补充不足；②钾丧失过多，如呕吐、腹泻、胃肠道引流、醛固酮增多症、急性肾衰竭多尿期、应用排钾利尿药（呋塞米、依他尼酸）及肾小管性酸中毒等；③体内钾分布异常，K^+向细胞内转移，如大量输入葡萄糖和胰岛素、代谢性碱中毒等。

（二）高钾血症

血清钾浓度>**5.5mmol/L**。

【病因病理】 常见病因有以下几点。①钾排出减少：如急性肾衰竭、应用保钾利尿药（如螺内酯、氨苯蝶啶）、肾上腺皮质激素合成分泌不足等；②体内钾分布异常：细胞内钾移出至细胞外，见于溶血、严重组织损伤（如挤压综合征、大面积烧伤）、代谢性酸中毒等；③钾摄入过多：口服或静脉输入过多钾、使用含钾药物或输入大量库存血等。

试题精选

高钾血症的常见原因中，下列错误的是

A. 静脉补钾过量过快　　B. 急性肾衰竭　　C. 输入大量库存血

D. 持续胃肠减压　　E. 酸中毒

答案：**D**。

四、钙、镁、磷代谢异常的护理

（一）钙代谢异常

【病因】

1. 低钙血症　见于急性重症胰腺炎、坏死性筋膜炎、消化道瘘、肾衰竭、高磷酸血症、甲状旁腺功能受损等。甲状旁腺功能受损多发生在甲状腺手术或颈部放射治疗的患者。

2. 高钙血症　主要见于甲状旁腺增生或腺瘤等甲状旁腺功能亢进症；骨转移癌，由于骨组织的破坏，骨钙大量释放，血钙增高；服用过量的维生素D等。

（二）磷代谢异常

【病因】

1. 低磷血症　①入量过少：吸收不良以及长期胃肠外营养患者，忽视磷的补充；②排出过多：慢性腹泻，尤其是脂肪泻；③输入大量葡萄糖和胰岛素：磷转入细胞内，血磷降低。

2. 高磷血症　①入量过多：包括摄入或吸收过多，如应用维生素D过多；②排出减少：甲状旁腺功能低下、急性肾衰竭等；③磷从细胞内转出：见于酸中毒或应用细胞毒类药物。

（三）镁代谢异常

【病因】

1. 低镁血症　①摄入不足：长期禁食，吸收障碍；②排出过多：慢性腹泻，胃肠道消化液丧失，如肠瘘。

2. 高镁血症　主要见于肾功能不全、烧伤、广泛性损伤和应激反应等，偶尔见于应用硫酸镁治疗子痫患者时。

五、酸碱平衡失调

（一）代谢性酸中毒

代谢性酸中毒是因体内酸性物质积聚或产生过多，或HCO_3^-丢失过多所致，是临床最常见的酸碱平衡失调。

【病因病理】 不外乎 **H^+** 产生过多、排出受阻，或 **HCO_3^-** 丢失过多。常见于腹膜炎、休克、高热等酸性代谢废物产生过多，或长期不能进食，脂肪分解过多，酮体积累；腹泻、肠瘘、胆瘘和胰瘘等，大量 HCO_3^- 由消化道中丢失；急性肾衰竭，排 H^+ 和再吸收 HCO_3^- 受阻。

【辅助检查】 血气分析检测。

（二）代谢性碱中毒

【病因病理】 因体内 H^+ 丢失或 HCO_3^- 增多所致。①胃液丢失：常见于**幽门梗阻**或高位肠梗阻时的**剧烈呕吐**，直接丢失胃酸（**HCl**）。②肾排 H^+ 过多：肾排出 H^+ 过多主要是由于醛固酮分泌增加引起的，同时也伴有低钾血症。

（三）呼吸性酸中毒

呼吸性酸中毒指肺泡通气及换气功能减弱，不能充分排出体内生成的 **CO_2**，致血液中 $PaCO_2$ 增高引起的高碳酸血症。

【病因病理】 凡能引起肺泡通气不足的疾病均可致呼吸性酸中毒。①呼吸中枢抑制：全身麻醉过深、镇静药过量、颅内压增高、高位脊髓损伤等；②胸部活动受限：严重胸壁损伤、胸腔积液、严重气胸等；③呼吸道阻塞或肺部疾病：支气管异物、支气管或喉痉挛、慢性阻塞性肺部疾病、肺炎、肺水肿等；④呼吸机管理不当。

【辅助检查】 动脉血气分析显示血浆 **pH 降低、$PaCO_2$ 增高**。

（四）呼吸性碱中毒

由于肺泡通气过度，体内 **CO_2** 排出过多致 $PaCO_2$ **降低**而引起的低碳酸血症。

【病因病理】 凡引起**过度通气**的因素均可导致呼吸性碱中毒。常见原因有癔症、高热、中枢神经系统疾病、疼痛、严重创伤或感染、肝衰竭、呼吸机辅助通气过度等。过度换气使血中 **$PaCO_2$** 降低可抑制呼吸中枢，使呼吸变浅、变慢，**CO_2** 排出减少，引起低碳酸血症。

【辅助检查】 动脉血气分析显示血浆 **pH** 增高、**$PaCO_2$** 降低。

试题精选

1. 对调节酸碱平衡有重要作用的器官是

A. 肺、心脏　　B. 肺、肾　　C. 肝、脾

D. 肾、脾　　E. 心脏、脑

答案：B。

2. 血液中最重要的缓冲对是

A. 酸氢根与碳酸　　B. 钙离子与盐酸

C. 磷酸二氢根与碳酸氢根　　D. 蛋白质钠盐与碳酸

E. 钠离子和碳酸氢根

答案：A。

3. 患者，男性，30 岁。体重 60kg，其细胞外液量约为

A. 5000ml　　B. 6000ml　　C. 12 000ml

D. 36 000ml　　E. 30 000ml

答案：C。

4. 细胞外液显著减少，细胞内液轻度减少为

A. 高渗性脱水　B. 等渗性脱水　C. 低渗性脱水

D. 正常范围，无脱水　E. 以上均不是

答案：C。

5. 反映呼吸性酸碱平衡的最佳指标是

A. 血钾　B. pH　C. $PaCO_2$（二氧化碳分压）

D. 碳酸氢根　E. 血液氯离子

答案：C。

6. 关于高钾血症的常见原因中，下列错误的是

A. 静脉补钾过量、过快　B. 急性肾衰竭　C. 输入大量库存血

D. 持续胃肠减压　E. 酸中毒

答案：D。

7. 呼吸性酸中毒的病因，错误的是

A. 任何影响呼吸、阻碍气体交换的因素　B. 术后肺不张

C. 换气过度　D. 胸部外伤　E. 呼吸道梗阻

答案：C。

8. 呼吸性碱中毒的病因不包括

A. 使用呼吸机不当　B. 颅脑损伤　C. 高热

D. 呼吸道梗阻　E. 癔症

答案：D。

9. 纠正代谢性酸中毒时，容易引起相关离子浓度下降的是

A. 镁离子　B. K^+　C. 磷酸根离子

D. H^+　E. 铁离子

答案：B。

10. 发生轻度低渗性脱水时，患者血清钠的水平为

A. ＜135mmol/L　B. ＜130mmol/L　C. ＜120mmol/L

D. ＜150mmol/L　E. ＜155mmol/L

答案：A。

第2单元　外科休克病人的护理

一、概述

【病因与分类】休克是机体受到强烈的致病因素侵袭后，导致有效循环血量锐减，组织血液灌流不足引起的以微循环障碍、代谢障碍和细胞受损为特征的病理性综合征，是严重的全身

性应激反应。休克的分类方法很多，按休克的原因将其分为低血容量性休克、感染性休克、心源性休克、神经源性休克和过敏性休克 5 类，其中低血容量性休克与感染性休克在外科最常见。

【病理生理】 **有效循环血容量锐减**和组织灌注不足，以及由此引起的代谢改变、炎症介质释放与继发性损害是各类休克的共同病理生理基础。

试题精选

各型休克的共同病理生理基础是

A. 有效循环血量锐减和组织灌注不足　　B. 收缩压降低

C. 血管通透性减弱　　D. 组织细胞变性坏死

E. ATP 产生不足，细胞膜的钠、钾泵功能失常

答案：A。

二、外科常见的休克

（一）低血容量性休克

低血容量性休克主要由各种原因引起短时间内大量出血或体液积聚在组织间隙，使有效循环血量降低所致。大血管破裂或脏器破裂出血引起的休克称为失血性休克，各种损伤及大手术使血液、血浆同时丢失引起的休克称为创伤性休克。

1. 失血性休克　失血性休克多见于大血管破裂，腹部损伤引起的实质性内脏器官（肝、脾）破裂，胃、十二指肠出血，门静脉高压所致的食管、胃底曲张静脉破裂出血等。通常在迅速失血超过总血量的 20% 时，即发生休克。失血性休克的分级：Ⅰ级，失血量＜**750ml**，占血容量比例＜**15%**；Ⅱ级，失血量 **750 ～ 1500ml**，占血容量比例 **15% ～ 30%**；Ⅲ级，失血量 **1500 ～ 2000ml**，占血容量比例的 **30% ～ 40%**；Ⅳ级，失血量＞**2000ml**，占血容量比例＞**40%**；大量失血定义为 **24h** 内失血超过患者的估计血容量或 **3h** 内失血量超过估计血容量的一半。

2. 创伤性休克　多见于严重外伤，如大面积撕脱伤、烧伤、挤压伤、全身多发性骨折或大手术等。

（二）感染性休克

感染性休克常见于急性腹膜炎、**急性化脓性阑尾炎**、**急性梗阻性化脓性胆管炎**、泌尿系统感染、败血症等。其主要致病菌是**革兰阴性细菌**，该类细菌释放的**内毒素**是导致休克的主要因素，因此**感染性休克**又称内毒素休克。感染性休克的血流动力学有低动力型和高动力型两种。

试题精选

绞窄性肠梗阻最易引起的休克类型是

A. 创伤性休克　　B. 感染性休克　　C. 失血性克

D. 低血容量性休克　　E. 过敏性休克

答案：B。

第3单元　多系统器官功能衰竭综合征病人的护理

一、概述

【病因】 多器官功能障碍综合征（MODS）是指机体遭受各种感染或非感染因素（如严重创伤、休克、感染、烧伤、急性胰腺炎和药物中毒等）、急性损伤因素，24h之后同时或序贯发生2个或2个以上与原发病损有或无直接关系的器官或系统的可逆性功能障碍，并达到各自器官功能障碍诊断标准的临床综合征。**MODS**发生时各器官功能衰竭的发生率从高到低依次为肺、肝、胃肠道、肾和凝血系统。常见的病因有：各种外科感染引起的脓毒症；严重的创伤、烧伤或大手术致失血、缺水；各种原因的休克，心搏、呼吸骤停复苏后；各种原因导致肢体、大面积的组织或器官缺血－再灌注损伤；合并脏器坏死或感染的急腹症；输血、输液、药物或机械通气；患某些疾病的患者更容易发生MODS，如心脏、肝、肾的慢性疾病，糖尿病，免疫功能低下等。

二、急性呼吸窘迫综合征

急性呼吸窘迫综合征（**ARDS**）是指在严重创伤、感染、休克、大手术等严重疾病的过程中继发的一种以进行性呼吸困难和难以纠正的低氧血症为特征的急性呼吸衰竭。

【病因】 主要病因为损伤、感染、肺外器官病变、休克和药物。在许多情况下，创伤者可发生呼吸损害。多发性肋骨骨折、肺挫伤、肺破裂、血胸和气胸等造成胸廓及胸腔内的直接损伤是常见的原因。头部创伤后意识昏迷者，由于血液和胃内容物的误吸或神经源性反射性肺水肿，引起呼吸损害也不少见。近年来，对非胸廓的创伤者发生的急性呼吸衰竭，越来越被注意；如大量输血及输液过多，骨折后的脂肪栓塞，以及创伤后感染，都是造成呼吸窘迫综合征的熟知原因。

【辅助检查】 动脉血气分析，**PaO_2 ＜ 60mmHg**，**$PaCO_2$ ＜ 35mmHg**，X线片呈点片状阴影。

三、急性肾衰竭

【病因病理】 急性肾衰竭有广义和狭义之分，广义的急性肾衰竭根据病因可分为肾前性急性肾衰竭、肾性急性肾衰竭和肾后性急性肾衰竭3类。肾前性急性肾衰竭常见病因包括：①血容量不足；②心输出量减少；③周围血管扩张，如使用降压药物、脓毒血症、休克等；④肾血管收缩及肾自身调节受损等。肾性急性肾衰竭是肾实质损伤所致，最常见病因为挤压伤。肾后性急性肾衰竭是由于急性尿路梗阻所致。肾后性急性肾衰竭的肾功能多可在梗阻解除后得以恢复。常见病因有前列腺增生、肿瘤、神经源性膀胱、输尿管结石、肾乳头坏死堵塞、腹膜后肿瘤压迫等。

四、弥散性血管内凝血

【病因】 许多疾病可导致弥散性血管内凝血（DIC）的发生，其中以感染、恶性肿瘤、病理产科、手术与创伤所致者最为常见。感染性疾病最多见，占DIC总发病数的**31%～43%**。

【病理生理】 上述各种原因导致组织损伤和细胞破坏（包括局部组织、血管内皮与血小板的损伤），促使组织因子释放或其类似物质直接作用（如蛇毒、细菌毒素等），启动外源性或内源性凝血途径，激活机体的凝血系统，导致**弥漫性微血栓形成**，并可直接或间接激活纤溶系统，继发纤溶亢进。

试题精选

1. 急性肾衰竭少尿期或无尿期引起患者死亡的最常见原因是

A. 低钠血症　　B. 高磷血症　　C. 氮质血症
D. 高钾血症　　E. 高钙血症

答案：D。

2. 休克 DIC 期的主要病理改变是

A. 微血栓形成　　B. 凝血酶量减少　　C. 血小板计数增高
D. 不易形成血栓　　E. 皮肤黏膜正常

答案：A。

第 4 单元　麻醉病人的护理

一、概述

麻醉是指用药物或其他方法使患者的整体或局部暂时失去感觉，以达到无痛的目的，为手术治疗或其他医疗检查治疗提供条件。

麻醉前准备：①麻醉前病情评估：判断患者对手术和麻醉的耐受力。②患者心理准备。③患者身体准备：成年人择期手术前应**禁食 8 ～ 12h，禁饮 4h**，急症手术患者也应充分考虑胃排空问题。④麻醉设备、用具和药品的准备。

麻醉前常用药物有：①镇静药和催眠药：巴比妥类，如苯巴比妥钠（鲁米那）。②镇痛药：具有镇静及镇痛作用，与全身麻醉药有协同作用，可以减少麻醉药用量。椎管内麻醉时作为辅助用药，能减轻内脏牵拉反应。常用药物有吗啡、哌替啶、喷他佐新、**芬太尼**。③抗胆碱能药：能阻断 M 胆碱能受体，抑制腺体分泌，**减少呼吸道和口腔分泌物**，解除平滑肌痉挛及迷走神经兴奋对心脏的抑制作用。常用药物有**阿托品**、东莨菪碱。④抗组胺药：可以拮抗或阻滞组胺释放。H_1 受体阻滞药作用于平滑肌和血管，解除其痉挛。

二、麻醉的护理

（一）局部麻醉

1. 常用局部麻醉方法

（1）表面麻醉：多用于眼、鼻腔、口腔、咽喉、气管及支气管、尿道等处的浅表手术或检查。由于局部麻醉药能较长时间与黏膜接触，应减少剂量。

（2）局部浸润麻醉。

（3）区域阻滞。

（4）神经及神经丛阻滞。

2. 局部麻醉药中毒　毒性反应指单位时间内局部麻醉药浓度超过了机体的耐受力而引起的中毒症状。导致毒性反应的**常见原因有：①用药过量；②误注入血管内；③注射部位血液供应丰富或局部麻醉药中未加入血管收缩药；④患者全身情况差，对局部麻醉药耐受能力降低等。**

（二）椎管内麻醉

1. 蛛网膜下隙阻滞　又称**腰麻**，腰麻术后**去枕平卧 6～8h**。过量可引起颅内压下降，出现麻醉后头痛。

2. 硬脊膜外阻滞　又称硬膜外麻醉，是将局麻药注入硬脊膜外间隙，阻滞脊神经根，使其支配区域产生暂时性麻痹。**全脊椎麻醉**是硬膜外麻醉最危险的并发症。

试题精选

1. 关于局部麻醉药物中毒的原因，错误的是

A. 用药的剂量超过了最大安全剂量

B. 血管内注入了所用的局麻药物

C. 选择注射局部麻醉药物的部位血管丰富

D. 患者体质差异，体质衰弱，对药物耐受性差

E. 局部麻醉方法不同

答案：E。

2. 局部麻醉药中加入肾上腺素的浓度是

A. 每 10ml 中加入 2 滴　　B. 每 100ml 中加入 5 滴　　C. 1∶2000

D. 1∶（10 000～15 000）　　E. 1∶（200 000～400 000）

答案：E。

第 5 单元　复苏

一、概述

完整的心、肺、脑复苏是指对心搏骤停的患者采取的使其恢复自主循环和自主呼吸，并尽早加强脑保护措施的紧急医疗救治措施。

1. 心搏、呼吸骤停的类型　从发生机制看，心搏、呼吸骤停大致分为原发性和继发性两类。原发性心搏、呼吸骤停是指由于心、肺器官本身疾病如心肌梗死、冠状动脉粥样硬化性心脏病、肺梗死等所致。继发性心搏、呼吸骤停是指心、肺器官本身是正常的，但由于其他部位或器官的疾病引发全身病理改变，从而发生心搏、呼吸骤停，如严重创伤、电击、溺水、休克、中毒、酸碱失衡、电解质紊乱、自主神经失调等。

2. 心搏、呼吸骤停的诊断　①意识突然丧失或伴有短阵抽搐；②呼吸断续、喘息，随后呼吸停止；③颈动脉、股动脉搏动消失；④心音消失。⑤瞳孔散大。判断心搏骤停最主要的

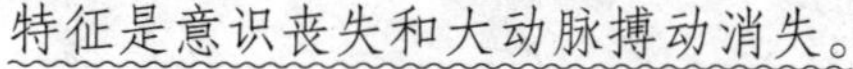
特征是意识丧失和大动脉搏动消失。

二、心肺脑复苏

（一）初期复苏

心搏骤停的生存率很低（**5% ～ 60%**）。抢救成功的关键是快速识别和启动急救系统，尽早进行心肺复苏（**CPR**）和复律治疗。心肺复苏又分为初级心肺复苏和高级心肺复苏。可按以下顺序进行：①**识别心搏骤停**。②**呼救**。③**初级心肺复苏**：即基础生命支持（**BLS**）。主要措施包括胸外按压、开通气道、人工呼吸、除颤，前三者被简称为 **CAB** 三部曲。

（二）二期复苏

高级心肺复苏即高级心血管生命支持，是以基础生命支持为基础，应用辅助设备、特殊技术等建立更有效的通气和血液循环。

（三）脑复苏及复苏后处理

心肺复苏后的处理原则和措施包括维持有效的循环和呼吸功能，特别是脑灌注，预防再次心搏骤停，维持水、电解质和酸碱平衡，防治脑缺氧和脑水肿、急性肾衰竭和继发感染等。脑复苏是心肺复苏最后成功的关键。

第 6 单元　重症病人的监护

一、重症病人的监测和护理

1. 血流动力学监测（主要指标的正常值及意义）　对循环系统中血液运动的规律进行定量、动态、连续地测量和分析，尤其是有创性监测，可以实时反映患者的循环状态。临床常用的血流动力学参数有：平均动脉压、中心静脉压、肺动脉楔压、肺毛细血管楔压、平均肺动脉压、心排血量、心脏指数、体循环阻力指数、肺循环阻力指数、左室做功指数、右室做功指数。

2. 呼吸功能的监护　主要监测肺通气功能、氧合功能和呼吸机械功能，以帮助判断肺功能的损害程度、治疗效果以及组织器官对氧的输送和利用状况。常用的呼吸功能监测参数有：潮气量、肺活量、无效腔气量 / 潮气量、肺内分流量。

3. 其他系统及脏器功能的监护　包括中枢神经系统功能监护、肝功能监护、肾功能监护等。

二、氧治疗

氧疗能提高肺泡内氧分压，使 PaO_2 和 SaO_2 升高，从而减轻组织损伤，恢复脏器功能；减轻呼吸做功，减少耗氧量；降低缺氧性肺动脉高压，减轻右心负荷。因此，氧疗是低氧血症患者的重要处理措施，应根据其基础疾病、呼吸衰竭的类型和缺氧的严重程度选择适当的给氧方法和吸入氧分数。常用的给氧法有鼻导管法、鼻塞法和面罩法。

机械通气是在患者自然通气和（或）氧合功能出现障碍时，运用器械（主要是呼吸机）使患者恢复有效通气并改善氧合的方法。根据是否建立人工气道，机械通气分为有创机械通气和无创机械通气。

第7单元　外科围术期护理

一、手术前患者的护理

【护理评估】

1. 一般资料　患者的年龄、性别、受教育程度、职业背景和宗教信仰等。

2. 生理状况　①现病史；②健康史：既往史、家族史、遗传史、药物过敏史及可能影响手术的其他系统疾病。

3. 辅助检查　了解实验室各项检查结果，如血常规、尿常规、粪常规和血生化检查结果，了解X线、B超、CT及MRI等影像学检查结果，以及心电图、内镜检查报告和其他特殊检查结果。

4. 手术耐受性　①耐受良好：全身情况较好、无重要内脏器官功能损害、疾病对全身影响较小者；②耐受不良：全身情况不良、重要内脏器官功能损害较严重、疾病对全身影响明显、手术损害大者。

5. 心理状况　了解术前患者的心理问题及产生心理问题的原因；了解家庭成员、单位同事对患者的关心及支持程度；了解家庭的经济承受能力等。

二、手术室护理工作

【物品准备和无菌处理】

1. 物品准备　包括布类、敷料类、器械类、缝线和缝针、引流物等，手术前必须保证物品准备齐全且符合使用要求。要求：①手术过程中使用的所有器械和物品都必须严格灭菌处理，以防伤口感染。②无菌物品应存放在无菌敷料室或无菌器械室，应保持**室温22～25℃，相对湿度在40%～60%**。③特殊器械或精密器械应实行专人管理。

2. 无菌处理　①有菌物品和无菌物品严格区分，应分开放置。②**无菌手套如有破损或接触有菌区应立即更换**。③手术人员需调换位置时，一人应退后一步，背靠背转身调换，身体的前面不可与另一人的背部接触。④铺无菌单时应保持布单整洁干燥，无菌区域铺单应在**4层以上**。⑤保护切口：切开皮肤及封皮之前应再次消毒，皮肤切开后应用纱布垫或特殊的切口保护膜保护切口。⑥保护腹腔：切开胃肠、胆囊等空腔脏器前，应先用纱布垫保护周围组织，避免内容物污染术野。

【患者的准备】

1. 手术体位　仰卧位、侧卧位、膀胱截石位、俯卧位、半坐卧位。仰卧位最常见，侧卧位适用于肺、食管、肾等手术。膀胱截石位适用于阴道、肛门、尿道、会阴部等手术。俯卧位适用于颅后窝、颈椎后路、脊柱后入路、背部、骶尾部手术。

2. 手术区皮肤护理　目的是杀灭**手术切口及周围皮肤上**的病原微生物。注意事项：①消毒时，应由**手术区中心部向四周**涂擦。感染伤口或肛门处，则应自手术区外周涂向感染伤口或会阴、肛门处。已经接触污染部位的消毒纱布，不应再返回清洁处。②手术区皮肤消毒范围要包括**手术切口周围15～20cm**的区域，如术中有延长切口的可能，则应适当扩大消毒范围。

【手术中的无菌原则】

1. 明确无菌范围　手术人员刷手后，手臂不可接触未经消毒的物品。穿好手术衣后，手术衣的无菌范围为**肩以下、腰以上、双手、双臂、腋中线以前**的区域。手术人员的手臂应保持在**腰水平以上，肘部内收，靠近身体**，既不能高举过肩，也不能下垂过腰或交叉于腋下，不可接触手术床边缘及无菌桌桌缘以下的布单。凡下坠超过手术床边缘以下的器械、敷料及缝线等一概不可再取回使用。无菌桌仅桌缘平面以上属无菌，参加手术人员不得扶持无菌桌的边缘。

2. 保持无菌物品的无菌状态　无菌区内的所有物品均应严格灭菌。手套、手术衣及手术用物如疑有污染、破损、潮湿，**应立即更换**。1 份无菌物品只能用于 1 个患者，打开后即使未用，也不能留给其他患者使用，需重新包装、灭菌后才能使用。

3. 保护皮肤切口　切开皮肤及皮下脂肪层后，切口边缘应以无菌大纱布垫或手术巾遮盖，并用缝线或巾钳固定，仅显露手术野。凡与皮肤接触的刀片和器械不应再用，若需延长切口或缝合前，需用 75% 乙醇再消毒皮肤 1 次。手术因故暂停时，切口应用无菌巾覆盖。

4. 正确传递物品和调换位置　手术时不可从手术人员背后或头顶方向传递器械及手术用品，应由器械护士从器械升降台侧正面方向递给。手术人员应面向无菌区，在规定区域内活动。同侧手术人员如需交换位置，**一人应先退后一步，背对背转身到达另一位置**，以防接触对方背部不洁区。

5. 沾染手术的隔离技术　进行胃肠道、呼吸道或宫颈等沾染手术时，切开空腔脏器前，先用纱布垫保护周围组织，并随时吸除外流的内容物，被污染的器械和其他物品应放在污染器械盘内，避免与其他器械接触，污染的缝针及持针器应在等渗盐水中刷洗。完成全部沾染步骤后，用灭菌用水冲洗或更换无菌手套，尽量减少污染机会。

6. 保持洁净效果、减少空气污染　手术进行时手术间门保持关闭状态，尽量减少人员走动，以免扬起尘埃，污染手术室内的空气。手术过程中保持安静，不高声说话、嬉笑，尽量避免咳嗽、打喷嚏，不得已时须将头转离无菌区。请他人擦汗时，头应转向一侧。口罩若潮湿，应更换。每个手术间参观人数**不超过 2 人**，参观手术人员不可过于靠近手术人员或站得太高，也不可在室内频繁走动。

试题精选

关于手术中的无菌原则，下列正确的是

A. 手术人员穿好无菌手术衣及戴好无菌手套后，双手应肘部外展并靠近身体

B. 手术中如果发现无菌手套破损，应立即给予碘伏消毒后方可使用，否则不可再用

C. 凡与皮肤接触的器械，用无菌溶液冲洗后可继续使用

D. 手术人员需调换位置时，应采取面对面形式调换

E. 手术人员前臂或肘部若受污染应立即更换手术衣或加套无菌袖套

答案：E。

三、手术后患者的护理

护理评估

（1）术中情况：了解麻醉、手术方式和术中出血、输血、补液量以及留置引流管情况等，以判断手术创伤大小及对机体的影响。

（2）身体状况：密切观察患者的生命体征、意识水平、切口状况、引流状况、肢体功能状况、营养状态以及不适主诉等。

（3）辅助检查：血常规、尿常规、血生化检查、血气分析，必要时行胸部X线摄片、B超等检查，了解脏器功能恢复状况。

（4）心理状况：评估手术后患者的心理反应，对手术后果的接受程度（如手术已致正常生理结构和功能改变者是否担忧对今后生活带来不利影响），以及对术后康复的认知和信心。

第8单元　疼痛病人的护理

一、概述

疼痛是个体的身体和心理防御功能被破坏所致，表现为心理和身体上的一系列反应，情感上一种不愉快的感受。

按疼痛程度分为轻度疼痛、中度疼痛、剧烈疼痛；按起病缓急分为急性疼痛和慢性疼痛；按疼痛部位分为浅表痛和深部痛。

【疼痛对机体的影响】 疼痛可引起：①血压升高、心动过速和心律失常；②肺通气功能下降，易引起缺氧、二氧化碳蓄积、肺不张；③抑制胃肠道平滑肌张力；④对内分泌和免疫系统产生影响；⑤造成不良情绪反应。

【治疗方法】

1. 非药物处理　在诊断未明确之前，不能给予镇痛药物，以免掩盖病情。可采取以下措施。①心理方面：可以采取心理指导，解除患者的焦虑，采用转移注意力和娱乐的方法帮助患者克服预期的害怕；②生理方面：帮助患者采取舒适的体位。

2. 药物治疗　①解热抗炎镇痛药：主要通过抑制体内前列腺素的合成达到镇痛目的，镇痛部位在外周，如**阿司匹林、对乙酰氨基酚、吲哚美辛、布洛芬**等，用于解除头痛、牙痛、神经痛、肌肉痛、关节痛效果较好，对创伤性剧痛和内脏痛无效。②麻醉性镇痛药：通过与中枢神经的阿片受体结合而产生镇痛效果，如吗啡、哌替啶、芬太尼、可待因等。用于急性剧痛和生命有限的癌症晚期，这类药物有成瘾性。③催眠镇静药：常用药物有地西泮、苯巴比妥类药物。④抗癫痫药：苯妥英钠和卡马西平治疗三叉神经痛有效。⑤抗抑郁药：常用丙咪嗪、多塞平。⑥癌症疼痛治疗药物：现多主张采用三步阶梯给药方案。第一步，开始时选用非麻醉性镇痛药，一般用解热抗炎镇痛药；第二步，改用弱麻醉性镇痛药，如可卡因；第三步，疼痛进一步加剧，上述药物不能控制情况下，才选用强麻醉性镇痛药，如吗啡。还可采用复合用药以提高镇痛效果。给药途径主要有口服、肌内注射、静脉注射、硬膜外给药等方式。

患者自控镇痛法（PCA）可以使用多种镇痛药物。包括：①患者自控静脉镇痛：**以阿片**

类药物为主。②患者自控硬膜外镇痛：以局部麻醉药为主。③患者皮下自控镇痛：药物注入皮下。④神经干旁阻滞镇痛：以局部麻醉药为主。

3. 其他处理　可采用针灸镇痛、推拿按摩、物理疗法等措施。

试题精选

1. 患者自控静脉镇痛的常用药物是

A. 阿司匹林　　B. 麻醉性镇痛药　　C. 吲哚美辛
D. 苯妥英钠　　E. 多塞平

答案：**B**。

2. 内脏痛的主要特点是

A. 锐痛　　B. 常不伴有恶心、呕吐症状
C. 定位不精确　　D. 持续时间短
E. 对牵拉不敏感

答案：**C**。

第 9 单元　营养支持病人的护理

一、手术、创伤、严重感染后的营养代谢特点

1. 营养基质的代谢　人体营养基质一般分为 3 类：第一类是供应能量的物质，主要是糖类和脂肪；第二类是蛋白质，是人体构成的主要成分，是生命的物质基础；第三类是构成人体和生命活动的其他物质，包括各种电解质、微量元素和多种维生素。

人体的能量来自三大营养要素，包括糖原、脂肪、蛋白质。糖原储备有限，在饥饿状态下只可供能 12h，体内脂肪是饥饿时的主要能源。

2. 糖代谢　在应激早期，肝糖原分解增强，合成并没有增加，同时胰岛素水平没有提高，**呈现高血糖**，其变化水平与应激程度呈正相关。

3. 蛋白质代谢　在应激状态下，体内储备糖原耗尽后，肌肉蛋白分解糖原异生增强，供给能量，大量氮自尿中排出，**呈现氮的负平衡**。

4. 脂肪代谢　随着饥饿时间的延长，机体大部分组织利用脂肪分解的增强来增加能量的供给，尤其在应激状态下，儿茶酚胺更使体内脂肪分解增强，此时即使供给外源性脂肪，也难以控制体内脂肪的分解。

试题精选

下列关于应激状态下机体代谢变化的叙述，正确的是

A. 血糖降低　　B. 脂肪分解减弱　　C. 蛋白质分解增加
D. 肝糖原分解减少　　E. 肝糖原合成增加

答案：**C**。

二、肠内营养

肠内营养是经**口或经导管**将营养物质送至胃肠内，通过**胃肠的消化和吸收**来补充营养。

【适应证】

1. 胃肠道功能正常　①不能正常经口进食者，如意识障碍及口腔、咽喉、食管疾病；②处于高分解状态者，如严重感染、大面积烧伤、复杂大手术后、危重患者（非胃肠道疾病）；③处于慢性消耗状态者，如结核、肿瘤等；④肝、肾、肺功能不全及糖不耐受者。

2. 胃肠道功能不良　如消化道瘘、短肠综合征、急性坏死性胰腺炎等经肠外营养至病情稳定时，可逐步增加或过渡到肠内营养。

【禁忌证】①肠梗阻；②消化道活动性出血；③腹腔或肠道感染；④严重腹泻或吸收不良；⑤休克。

试题精选

连续几日以上不能正常进食的患者应给予营养支持治疗

A. 14d　　B. 5d　　C. 7d

D. 2d　　E. 10d

答案：C。

三、肠外营养

肠外营养是指经**静脉途径**供给营养，如患者禁食，全部营养都通过静脉供给，称为全胃肠外营养。

【适应证】营养不良、胃肠道功能障碍、不能经口或胃肠道进食、高分解状态和抗肿瘤治疗期间的患者。营养素及制剂如下：①葡萄糖：是非蛋白质能源之一，可转化为脂肪。②脂肪：占总能量的20%～30%。脂肪乳剂由植物油、乳化剂和等渗剂组成，供给能量和必需氨基酸。③氨基酸：提供氮源，分为必需氨基酸和非必需氨基酸两种。④维生素和矿物质。

第10单元　外科感染病人的护理

一、概述

感染是由病原微生物侵入机体，并在体内生长繁殖所引起的局部和（或）全身性炎症反应。外科感染是指需要外科治疗的感染，包括创伤、烧伤、手术、器械检查、留置导管等并发的感染。外科感染的特点：①常为多种细菌引起的混合感染；②大部分感染患者有明显而突出的局部症状和体征，严重时可有全身表现；③感染常集中于局部，发展后可导致化脓、坏死等，常需外科处理。

【分类】

1. 按致病菌种类和病变性质分类　①非特异性感染：又称化脓性感染或一般性感染，常见致病菌有金黄色葡萄球菌、溶血性链球菌、大肠埃希菌、变形杆菌、铜绿假单胞菌（绿脓杆菌）等。感染可由单一病菌引起，也可由几种病菌共同作用形成混合感染。病变通常先有急性炎症反应，继而进展为局部化脓。②特异性感染：是由结核分枝杆菌、破伤风梭菌、产气夹膜梭菌、炭疽杆菌、白念珠菌等特异性病菌引起的感染。特点是一种病菌仅引起一种特定性的感染，感染的病程演变和防治措施各有特点。

2. 按病变进程分类　①急性感染：病程多在 **3 周以内**。②慢性感染：病程**持续 2 个月以上**。③亚急性感染：介于急性感染和慢性感染之间。

【病因】外科感染的发生与病菌数量、毒力及机体易感性有关。

1. 致病菌入侵　其病菌毒素在组织内生长繁殖，导致组织细胞损伤。

2. 机体的易感因素　①局部因素：皮肤或黏膜破（损）坏；管腔阻塞；留置于血管或体腔内的导管处理不当；异物与坏死组织的存在；局部组织缺氧。②全身因素：凡能引起全身抗感染能力下降的因素均可促使感染发生，如严重损伤或休克；糖尿病、尿毒症、肝硬化等慢性消耗性疾病；长期使用肾上腺皮质激素、免疫抑制药、抗肿瘤的化学药物和放射治疗；严重营养不良、贫血、低蛋白血症、白血病或白细胞过少等；先天性或获得性免疫缺陷综合征。

【辅助检查】

1. 实验室检查　①血常规示白细胞计数及中性粒细胞计数增加，若白细胞计数＞$12\times10^9/L$ 或＜$4\times10^9/L$ 表示病情严重。②生化检查。③**细菌培养**，可明确致病菌的种类。

2. 影像学检查　包括 X 线检查、B 超检查、CT 检查及 MRI 检查。

【治疗要点】

1. 局部处理　①患部制动、休息、患肢抬高，以减轻肿胀、疼痛，使炎症局限；②外敷鱼石脂软膏、硫酸镁等；③局部湿热敷或理疗；④手术治疗。

2. 全身治疗　①支持疗法；②正确、合理使用抗菌药物及清热解毒类中药。

试题精选

1. 感染时，机体最重要的防御机制是

A. 血管活性物质作用　　B. 激活补体　　C. 吞噬作用
D. 趋化因子作用　　E. 抗体作用

答案：C。

2. 急性感染病程时间范围为

A. 3 ～ 4d　　B. 7d　　C. 3 周
D. 1 个月　　E. 2 个月以上

答案：C。

二、全身性感染

全身性感染是指病菌或其产生的毒素进入血液循环，并在体内生长繁殖引起严重的全身感染或中毒症状，包括脓毒症或菌血症。脓毒症是指伴有全身性炎症反应表现，如体温、循环、呼吸等明显改变的外科感染统称。在此基础上，**血培养检出致病菌**者称为菌血症。

【病因】 感染的发生与致病菌数量多、毒力强和（或）机体抗感染能力低下有关。常见致病菌包括以下几种。①**革兰阴性杆菌**：全身性感染最常见的致病菌，主要有大肠埃希菌、铜绿假单胞菌、变形杆菌等；②革兰阳性球菌：常见的有金黄色葡萄球菌、溶血性链球菌、肠球菌等；③无芽胞厌氧菌：常见的有拟杆菌，梭状杆菌、厌氧葡萄球菌和厌氧链球菌；④真菌：常见的有白色念珠菌、曲霉菌、毛霉菌、新型隐球菌等。

【病理生理】 ①革兰染色阴性杆菌感染：所致的脓毒症较为严重，多见于肠道、胆道、泌尿道感染和大面积烧伤时。临床特点为**全身寒战或间歇发热**、**四肢厥冷和“三低”现象（体温不升、低白细胞计数、低血压）**，早期即可发生感染性休克。②革兰染色阳性球菌感染：多见于痈、急性蜂窝织炎，此类感染易经**血液散播**，可在体内形成转移性脓肿，较迟发生感染性休克。③无芽胞厌氧菌感染：脓液有**粪臭味**。④真菌感染：寒战、高热、神志淡漠，甚至休克，由于常同细菌感染混合存在，临床不易区别，容易漏诊。

【辅助检查】

1. 实验室检查　①血常规检查：白细胞计数明显升高或降低，中性粒细胞核左移、幼稚型粒细胞增多，出现中毒颗粒。②寒战、发热时采血进行细菌或真菌培养，**血中培养出细菌或真菌**是确立诊断的重要依据。③尿常规检查可见蛋白、血细胞、酮体和管型等。

2. 影像学检查　X线、B超、CT等检查，有助于转移性脓肿的诊断，也有助于对原发感染灶的情况做出判断。

试题精选

1. 关于革兰阳性球菌感染，正确的是

A. 多见于泌尿道感染　　B. 脓液有粪臭味　　C. 易血液传播

D. 出现“三低”现象　　E. 较早发生感染性休克

答案：**C**。

2. 怀疑脓毒症应尽早采集血液标本，对已经使用抗菌药物而又不能停药者，下列做法错误的是

A. 在下次用抗生素前采血

B. 在输注抗生素的静脉处紧急采取血标本，立即送检

C. 不能从静脉导管中取血

D. 不能从动脉导管中取血

E. 采血后立即送检，如不能立即送检可置室温，而不能置冰箱

答案：**B**。

三、破伤风

【病因及病理生理】 破伤风是由破伤风杆菌侵入人体伤口并在缺氧环境下生长繁殖，产生毒素所导致的一种特异性感染。破伤风梭菌是**革兰阳性厌氧性芽胞**梭菌。破伤风梭菌不能侵入正常皮肤和黏膜，一旦发生开放性损伤，可直接侵入人体伤口发生感染。破伤风杆菌污染伤口后并不一定发病，**缺氧环境**是发病的主要因素。尤其是伤口窄而深、局部缺血、异物存留、组织坏死、填塞过紧、引流不畅或同时混有其他需氧菌感染等导致伤口缺氧，当机体

抵抗力弱时，更利于破伤风的发生。

试题精选

1. 破伤风发病的主要因素是

A. 患者消瘦体质　B. 患者免疫功能的低下　C. 感染破伤风杆菌

D. 缺氧环境存在　E. 合并需氧菌感染

答案：**D**。

2. 破伤风的主要致病因素是

A. 感染破伤风杆菌　B. 破伤风杆菌在体内迅速繁殖

C. 破伤风杆菌的菌体蛋白作用　D. 破伤风杆菌产生的外毒素作用

E. 机体免疫力低下

答案：**D**。

第 11 单元　损伤病人的护理

一、概论

损伤是指各种致伤因素作用于人体所造成的组织结构完整性破坏或功能障碍及其所引起的局部和全身反应。

【损伤的分类】

1. 按致伤原因分类　锐器所致刺伤、切割伤、穿透伤等；钝性暴力所致挫伤、挤压伤等；枪弹所致火器伤。

2. 按受伤组织分类　软组织损伤、骨骼损伤、内脏器官损伤。

3. 按皮肤完整性分类　分闭合性损伤和开放性损伤。

4. 按伤情轻重分类　分轻度损伤、中度损伤、重度损伤。

【创伤的修复】 创伤的修复一般分为炎症反应阶段、组织增生和肉芽形成阶段、组织塑性阶段。愈合类型有一期愈合和二期愈合。①一期愈合：又称**原发愈合**。组织修复以原来细胞为主，仅含少量纤维组织，局部无感染、血肿及坏死组织，伤口边缘整齐、严密、呈线状，组织结构和功能修复良好。多见于创伤程度轻、范围小、无感染的伤口或创面。②二期愈合：又称**瘢痕愈合**。以纤维组织修复为主，修复较慢，瘢痕明显，愈合后对局部结构和功能有不同程度的影响。多见于损伤程度重、范围大、坏死组织多及伴有感染的伤口。

二、烧伤病人的护理

【病理生理】

1. 休克期　严重烧伤后，最早的反应是体液渗出，烧伤后的体液渗出可自伤后数分钟即开始，8h 达高峰，烧伤后 **48h** 内，最大的危险是**低血容量休克**，临床称为休克期。

2. 感染期　严重烧伤所致的全身应激性反应，对致病菌的易患性增加，早期即可并发全身性感染。

3. 修复期　烧伤早期出现炎症反应的同时组织修复开始。

试题精选

1. 大面积烧伤48h内最重要的全身改变是

A. 创伤性休克　B. 低血容量性休克　C. 过敏性休克

D. 全身性感染　E. 急性心力衰竭

答案：**B**。

2. 大面积烧伤早期发生的休克多为

A. 神经源性休克　B. 心源性休克　C. 低血容量性休克

D. 感染性休克　E. 过敏性休克

答案：**C**。

第12单元　器官移植病人的护理

一、概述

器官移植是指通过手术的方法将某一个体的活性器官移植到另一个体内，使之迅速恢复原有的功能，以代偿受者相应器官因致命性疾病而丧失的功能。被移植的器官或组织称为移植物；提供移植物的个体称为供者或供体，分为活体供体和尸体供体；接受移植物的个体称为受者或受体。

【分类】

1. 按供者和受者的遗传学关系分类

（1）自体移植术：以自身细胞、组织或器官进行移植，可永久存活。

（2）同质移植术：一卵双生的孪生兄弟或姐妹，其组织器官相互移植，亦能永久存活而不产生排斥反应。

（3）同种异体移植术：供体和受体属同一种族，如人的器官或组织移植给另一人，短时期内可存活，但以后有排斥反应，移植物不能永久存活。

（4）异种异体移植术：以不用种族动物的组织进行移植，有强烈的排斥反应。

2. 按移植物植入的部位分类　①原位移植术；②异位移植术；③原位旁移植术。

3. 按移植物的活力分类　①活体移植；②结构移植或支架移植。

4. 按移植物供体来源分类　①尸体供体移植：我国目前主要供体来源。②活体供体移植：活体分为活体亲属（指有血缘关系如双亲与子女或兄弟姊妹）和活体非亲属，如配偶或其他人。

5. 按移植器官的数量分类　①单一或单独移植；②联合移植；③多器官移植。

试题精选

患者，女性，38岁。接受其孪生姐妹捐赠行肾移植手术，此类手术属于

A. 同种异体移植　　B. 异种异体移植　　C. 组织移植
D. 输注移植　　E. 同质移植
答案：E。

第 13 单元　肿瘤病人的护理

肿瘤是机体正常细胞在不同始动与促进因素长期作用下产生的增生与异常分化所形成的新生物。

【分类】

1. 良性肿瘤　一般称为“瘤”，无浸润和转移能力。有包膜或边界清楚，呈膨胀性生长，生长速度缓慢，色泽和质地接近相应的正常组织。

2. 恶性肿瘤　来自上皮组织者称为“癌”，来自间叶组织者称为“肉瘤”。恶性肿瘤具有**浸润和转移能力**，无包膜，边界不清，向周围组织浸润生长，生长速度快。瘤细胞分化不成熟，有不同程度的异型性，对机体危害大，患者常因肿瘤复发、转移而死亡。

3. 交界性肿瘤　少数肿瘤形态上属良性，但常浸润性生长，切除后易复发，甚至可出现转移，在生物学行为上介于良性与恶性之间，故称交界性肿瘤或临界性肿瘤。

【病因与病理生理】　癌症可发生于任何器官中的任何组织。癌细胞是从正常细胞经过一个称为转化的复杂过程发展而来。敏感细胞和致癌物共同作用对发生癌症是必需的。细胞学上良性肿瘤近似正常细胞，少有核分裂象。恶性肿瘤则有去分化和不典型增生，**表现为浸润性生长并伴转移**。

常见扩散途径由 4 种，包括直接蔓延、淋巴转移、血行转移、种植转移。

试题精选

恶性肿瘤最具特征的变化是
A. 溃疡出血　　B. 边界不清　　C. 转移
D. 感染　　E. 全身症状
答案：C。

第 14 单元　颈部疾病病人的护理

一、解剖生理概要

甲状腺位于甲状软骨下方、气管的两旁，分左、右两叶，中间以峡部相连，由内层被膜、外层被膜包裹，两层被膜间隙内有疏松的结缔组织，甲状腺的动、静脉及淋巴、神经和甲状旁腺。甲状腺借外层被膜固定于气管和环状软管上，又借左、右两叶上极内侧的悬韧带吊于环状软骨上。因此，做吞咽动作时，甲状腺随之上下移动，临床上常以此鉴别颈部肿块是否与甲状腺有关。

声带的运动由来自**迷走神经**的喉返神经支配。喉上神经也来自迷走神经。

试题精选

1. 喉返神经起始于

A. 面神经　　B. 迷走神经　　C. 滑车神经

D. 三叉神经　　E. 交感神经

答案：**B**。

2. 临床上鉴别颈部肿物是否与甲状腺有关的特有体征是

A. 肿物质地柔软　　B. 有压痛感　　C. 有压迫感

D. 随吞咽移动　　E. 肿块较大

答案：**D**。

二、甲状腺功能亢进症

【病因与病理生理】 原发性甲状腺功能亢进症的病因迄今为止尚未阐明。多数学者认为原发性甲状腺功能亢进症是自身免疫疾病，以中、青年女性多见，年龄多在20～40岁。甲状腺大多呈弥漫肿大，两侧对称，常伴有眼球突出，又称“突眼性甲状腺肿”。继发性甲状腺功能亢进症指在单纯结节性甲状腺肿的基础上，以结节性增生分泌大量三碘甲状原氨酸（T_3），造成甲状腺功能亢进症。

【辅助检查】

1. 基础代谢率测定（**BMR**）：**BMR＝脉率＋脉压－111**。

2. 血胆固醇、三酰甘油及尿肌酸测定。

3. 血清总T_3（TT_3）、总T_4（TT_4）测定，血清游离T_3（FT_3）、游离T_4（FT_4）测定，血清反T_3（rT_3）测定。

4. T_3抑制试验和甲状腺片抑制试验，血清超敏促甲状腺激素测定（S-TSH），促甲状腺释放激素兴奋试验。

5. 甲状腺免疫学检查：促甲状腺受体抗体的测定。

6. 甲状腺B超检查，甲状腺放射性核素显影检查等。

7. 甲状腺穿刺活检。

试题精选

基础代谢率（%）的计算公式为

A.（脉率＋脉压）－111　　B.（脉率－脉压）＋111　　C.（脉压－脉率）＋111

D.（脉压－脉率）－111　　E.（脉率＋脉压）＋111

答案：**A**。

第15单元　乳房疾病病人的护理

一、解剖生理概要

1. 解剖　成年妇女乳房是两个半球形的性征器官，位于胸大肌浅表，约在第2肋骨和第6肋骨水平的浅筋膜浅、深层之间。乳房外上方形成乳腺腋尾部伸向腋窝。腺叶间有许多与皮肤垂直的纤维束，上连皮肤及浅筋膜浅层，下连浅筋膜深层，称Cooper韧带（乳房悬韧带），有支持和固定乳房的作用。

2. 生理　乳腺是许多内分泌腺的靶器官，其生理活动受腺垂体、卵巢及肾上腺皮质等分泌的激素影响。妊娠及哺乳期乳腺明显增生，腺管延长，腺泡分泌乳汁。乳房的淋巴网丰富，其淋巴液输出有4个途径：①乳房大部分淋巴液经胸大肌外侧缘淋巴管流至**腋窝淋巴结，再流向锁骨下淋巴结**，继之到锁骨上淋巴结；②部分乳房内侧的淋巴液通过肋间淋巴管流向胸骨旁淋巴结；③两侧乳房间皮下有交通淋巴管，一侧乳房的淋巴液可流向另一侧；④乳房深部淋巴网可沿腹直肌鞘和肝镰状韧带的淋巴管流向肝。

二、乳腺癌

【病因】乳腺癌的病因尚不清楚。目前认为与下列因素有关：①激素作用；②家族史；③月经、婚育史；④乳腺良性疾病；⑤饮食与营养；⑥环境和生活方式。

【病理分型】目前国内多采用以下病理分型。

1. 非浸润性癌　此型属早期，预后较好。

2. 早期浸润性癌　此型仍属早期，预后较好。

3. 浸润性特殊癌　此型分化一般较高，预后尚好。

4. 浸润性非特殊癌　约占乳腺癌类型的80%。**此型一般分化程度低，预后较上述类型差**。

5. 其他罕见癌

第16单元　腹外疝病人的护理

【病因】腹壁强度降低和腹内压力增高是腹外疝的主要原因。

【病理解剖】腹外疝由疝环、疝囊、疝内容物和疝外被盖组成。腹外疝的疝环是指腹壁薄弱或缺损处。

【临床分类】腹外疝有易复性疝、难复性疝、嵌顿性疝、绞窄性疝等临床类型。

1. 易复性疝　最常见，疝内容物很容易回纳入腹腔。

2. 难复性疝　疝内容物不能或不能完全回纳入腹腔内。

3. 嵌顿性疝　疝环较小而腹内压突然增加时，疝内容物可强行扩张疝囊颈而进入疝囊，随后因囊颈的弹性回缩而将内容物卡住，使其不能回纳。

4. 绞窄性疝　嵌顿如不能及时解除，肠管及其系膜受压情况不断加重可使动脉血流减少，最后导致完全阻断，即为绞窄性疝。

（1—2题共用备选答案）

A. 腹股沟斜疝　　B. 腹股沟直疝　　C. 切口疝

D. 股疝　　E. 脐疝

1. 多发生于中年经产妇女的腹外疝是

2. 多见于年老体弱者的腹外疝是

答案：1. D。2. B。

第17单元　急性化脓性腹膜炎病人的护理

一、急性化脓性腹膜炎

【病理】

1. 继发性腹膜炎　腹膜炎以继发性腹膜炎常见，其中继发性化脓性腹膜炎最为常见。主要致病菌是胃肠道内的常驻菌群，其中以大肠埃希菌最多见。

2. 原发性腹膜炎　又称自发性腹膜炎，腹腔内无原发性病灶，较少见。致病菌多为溶血性链球菌、肺炎双球菌或大肠埃希菌。

3. 原发性腹膜炎和继发性腹膜炎的区别　有无腹腔原发病灶。

【病理生理】腹膜受细菌或胃肠道内容物刺激后，立即发生充血、水肿等反应，继之产生大量浆液性渗出液以稀释腹腔内的毒素，使渗出液变混浊而成为脓液。腹膜炎的专归主要有恶化、局限、好转后发生肠粘连。

【辅助检查】

1. 实验室检查　白细胞计数及中性粒细胞比例增高。

2. 腹部X线检查　腹部立、卧位X线片可见小肠普遍胀气并有多个小液平面的肠麻痹征象；胃肠穿孔时，立位X线片多数可见膈下游离气体。

3. B超检查　显示腹腔内有不等量的积液。

二、腹腔脓肿

【病因与病理生理】

1. 膈下脓肿　患者平卧时膈下部位最低，急性腹膜炎时腹腔内的脓液易积聚此处，或因细菌经门静脉或淋巴系统到达膈下形成脓肿。膈下感染可引起胸腔积液、肠瘘、胃瘘，还可扩散并发脓毒症。

2. 盆腔脓肿　盆腔处于腹腔的最低位，腹腔内炎性渗出物或脓液易积聚于此而形成盆腔脓肿。因盆腔腹膜面积小，吸收毒素能力较低，故盆腔脓肿时全身中毒症状也较轻。

第 18 单元　腹部损伤病人的护理

一、概述

【分类】腹部损伤可分为开放性损伤和闭合性损伤两类。腹部开放性损伤多由利器或火器伤引起，闭合性损伤多由钝性暴力引起。

【病因与病理生理】

1. 外力因素　腹部损伤的类型、严重程度、是否涉及腹腔内脏器、涉及哪些脏器等情况取决于暴力的强度、速度、着力部位和力的作用方向及作用方式等因素。

2. 内在因素　腹部损伤的具体情况除受上述外力因素外，还受到腹部解剖特点、内脏原有病理情况和功能状态等内在因素的影响。

【辅助检查】

1. 实验室检查　腹腔内实质性脏器破裂出血时，血红细胞、血红蛋白、血细胞比容等数值下降，白细胞计数略有升高。空腔脏器破裂时，白细胞计数和中性粒细胞比例明显上升。胰腺、胃肠道或十二指肠损伤时，血淀粉酶、尿淀粉酶多见升高。泌尿系统损伤时，尿常规检查多发现血尿。

2. 腹腔诊断性穿刺　是鉴别脏器破裂和空腔脏器穿孔最好的方法；其和腹腔灌洗术诊断阳性率可达 90% 左右。

3. 影像学检查　B 超确诊率可达 90%。X 线检查可辨别有无空腔脏器损伤，脏器的大小、位置，有无骨折等。CT 检查在实质脏器损伤诊断上比 B 超更准确。

二、常见的实质性脏器损伤——肝、脾破裂

【诊断】B 超检查是诊断肝、脾破裂的首选方法。

第 19 单元　胃、十二指肠疾病病人的护理

一、解剖生理概要

1. 胃的解剖生理　①胃位于腹腔左上方，上端与食管相连的入口部位称贲门，是胃唯一的相对固定点。胃的下端与十二指肠相连的出口部位为幽门。②胃分为贲门胃底区、胃体部和幽门区 3 部分。③胃癌最常见的发生部位是**胃窦**部，溃疡病大出血的好发部位为**幽门**部。④胃的主要作用是**存储和消化**食物。胃的排空为 4 ～ 6h。

2. 十二指肠的解剖生理　①十二指肠位于幽门和空肠之间，长约 25cm，呈 C 形环抱胰腺头部。十二指肠分为 4 部分：球部、降部、水平部和升部。②十二指肠溃疡的好发部位是**球部**，十二指肠溃疡穿孔常发生在十二指肠前壁。③十二指肠本身能够分泌十二指肠液、促胃液素、肠抑胃肽、缩胆囊素等。

二、胃、十二指肠溃疡的外科治疗

【病因】最为重要的是幽门螺杆菌感染、胃酸分泌异常和黏膜防御机制的破坏。

【病理生理】表现为慢性溃疡，多为单发，表现为位于胃、十二指肠壁的局限性圆形或椭圆形缺损，直径通常＜2cm，十二指肠溃疡较难愈合，幽门处溃疡愈合后形成瘢痕可导致幽门狭窄。

三、胃癌

【病因与病理生理】胃癌的病因尚未完全清楚，目前认为与下列因素有关：①地域环境及饮食、生活因素；②幽门螺杆菌感染；③慢性萎缩性胃炎、胃息肉、胃溃疡等；④遗传因素。**50%** 以上的胃癌好发于**胃窦**部，其次为贲门部，发生在胃体者较少。早期胃癌，仅局限于黏膜和黏膜下层。病灶在 10mm 以内称小胃癌。淋巴转移是胃癌的主要转移途径。

【辅助检查】X 线钡剂检查确诊率可达 86.2%，**纤维胃镜检查＋活检**是诊断早期胃癌最有效的方法，粪便隐血试验阳性，胃液游离酸减少或缺乏。

试题精选

确诊胃癌最有效的方法是

A. 腹部 B 超检查　　B. 粪便隐血试验呈阳性　　C. 尿液分析

D. 纤维胃镜检查　　E. 甲胎蛋白

答案：**D**。

第 20 单元　肠疾病病人的护理

一、解剖生理概要

1. 小肠　①解剖：包括十二指肠、空肠和回肠，成年人的小肠全长 3 ～ 5m，上段 2/5 为空肠，下段 3/5 为回肠，空肠大部分位于上腹部，回肠主要位于左下腹和盆腔，末端连接盲肠。②生理：小肠是食物消化和吸收的主要部位，不但分泌多种胃肠激素，还有主要的免疫功能。

2. 阑尾　①解剖：阑尾起于盲肠根部，长 5 ～ 10cm，位于右髂窝部，阑尾体表投影在脐与右髂前上棘连线中、外 1/3 交界处，称为**麦氏点**。②生理：阑尾具有一定的免疫功能。

3. 大肠　①解剖：结肠包括盲肠、升结肠、横结肠和乙状结肠，下接直肠。成年人的结肠总长 150cm。②生理：结肠的主要功能是吸收水分，储存和转运粪便。结肠内大量的细菌能发酵、利用肠内物质合成维生素 K_1，供体内代谢需要。

二、急性阑尾炎

【病因】**阑尾管腔阻塞**是急性阑尾炎最常见的病因，其次是细菌入侵阑尾。

【病理生理】有急性单纯性阑尾炎、急性化脓性阑尾炎、坏疽及穿孔性阑尾炎和阑尾周围脓肿等几种类型。其中最严重的是**坏疽型**。

【转归】炎症消退、炎症局限和炎症扩散。

【辅助检查】

1. 实验室检查　多数急性阑尾炎患者血白细胞计数和中性粒细胞比例增高。白细胞计数可升高到（10 ～ 20）$\times 10^9$/L，发生核左移。部分单纯性阑尾炎或老年患者白细胞计数可无明显升高。

2. 影像学检查　①腹部 X 线片可见盲肠和回肠末端扩张和气、液平面，偶见钙化的粪石和异物；② B 超检查有时可发现肿大的阑尾或脓肿，可靠性低于 CT 检查；③ CT 检查可获得与 B 超检查相似的结果，对阑尾周围脓肿更有帮助。这些检查对于急性阑尾炎的诊断并不是必需的，诊断不明确时可选择使用。

3. 腹腔镜检查　可用于急性阑尾炎的诊断，一旦确诊可同时在腹腔镜下做阑尾切除术。

【特殊类型阑尾炎的特点】

1. 新生儿急性阑尾炎　少见，早期仅有厌食、恶心、呕吐、腹泻和脱水症状。

2. 小儿急性阑尾炎　儿童常见急腹症，病情发展快且症状较重，早期即出现高热、呕吐等症状，穿孔较多，并发症发生率和病死率较高。

3. 妊娠期急性阑尾炎　较常见，多在妊娠前 6 个月发生。腹膜刺激症不明显，临床表现不明显，炎症易扩散。

4. 老年人急性阑尾炎　少见，主诉不强烈，体征不典型，体温和白细胞计数升高不明显，临床变现不明显，病理改变重。常有其他慢性疾病，病情更复杂。

三、肠梗阻

【病因及分类】

1. 按基本病因分类　①机械性肠梗阻：最常见，由于各种原因引起肠腔变窄，肠内容物通过障碍所致；②动力性肠梗阻：较少见，原因是由于神经反射或毒素刺激引起肠壁肌肉紊乱所致；③血供性肠梗阻：较少见，由于肠系膜血管受压，栓塞或血栓形成，肠管血供障碍所致。

2. 按肠壁血供有无障碍分类　①单纯性肠梗阻：肠管无供血障碍；②绞窄性肠梗阻：伴有血供障碍。

3. 按肠梗阻发生部位分类　高位性肠梗阻和低位性肠梗阻。

4. 按肠梗阻的程度分类　完全性肠梗阻和不完全性肠梗阻。

5. 按肠梗阻发生的快慢分类　急性肠梗阻和慢性肠梗阻。

【病理生理】

1. 局部的病理生理变化　肠梗阻时肠蠕动增强，肠腔积液、积气、扩张，肠壁充血水肿、血供障碍。

2. 全身性病理生理变化　体液丢失和电解质、酸碱平衡失调，全身性感染和毒血症，呼吸和循环功能障碍。

【辅助检查】

1. 实验室检查　若肠梗阻患者出现脱水、血液浓缩时可引起血红蛋白、血细胞比容、尿比重均升高。而绞窄性肠梗阻多有白细胞计数和中性粒细胞比例显著升高。血气分析、血清电解质、血尿素氮及肌酐检查出现异常结果，提示存在电解质、酸碱失衡或肾功能障碍。呕吐物和粪便检查有大量红细胞或隐血试验阳性，提示肠管有血供障碍。

2. X线检查　可见气－液平面。

【常见的机械性肠梗阻】

1. 粘连性肠梗阻　在肠粘连的基础上由于肠功能紊乱、饮食不当、剧烈运动、体位突然改变等因素诱发肠梗阻的发生，临床上有典型的机械性肠梗阻表现。一般采用非手术治疗。

2. 蛔虫性肠梗阻　是蛔虫聚集成团堵塞肠腔引起的肠梗阻，见于2～10岁的儿童，表现为脐周阵发性疼痛或呕吐，腹胀不明显，肠鸣音亢进，主要采取非手术治疗。

3. 肠扭转　小肠扭转多见于青壮年，常在饱食后剧烈运动而发病。表现为突发脐周剧烈绞痛，频繁呕吐，腹胀不对称；乙状结肠扭转多见于有便秘习惯的男性老年人，肠扭转应及时手术治疗。

4. 肠套叠　多见于2岁以上的儿童，以回肠末端套入结肠最多见。常为突然发作剧烈的阵发性腹痛，伴有呕吐和果酱样血便。X线检查、空气或钡剂灌肠检查，可见“杯口状”阴影。早期可用空气或钡剂灌肠复位，若复位不成功或病期已超过48小时，或出现肠坏死、肠穿孔，应及时行手术治疗。

四、肠瘘

【病因与病理生理】①按肠瘘的原因分为先天性肠瘘、病理性肠瘘、创伤性肠瘘和治疗性肠瘘。②按肠瘘走向分为肠外瘘、肠内瘘。③按肠瘘的病理形态分为管状瘘、唇状瘘、完全瘘。④按瘘管位置分为高位瘘、低位瘘。①高位肠瘘的全身性病理生理改变较大，水、电解质的丢失和紊乱较重；②低位肠瘘继发性感染较重。

【辅助检查】血常规白细胞计数及中性粒细胞比例升高，低钾、低钠等电解质紊乱。亚甲蓝口服或经胃管注入可以证明存在肠瘘。

五、大肠癌

【病因】虽未明确，但与高脂肪、高蛋白、低纤维饮食相关。癌前病变、结肠良性病变与结肠癌发病有密切关系。

【病理生理】肿瘤按大体形态分为3类：即肿块型、浸润型、溃疡型。组织学分类，常见的有腺癌、黏液癌、未分化癌，其中**腺癌**最常见，黏液癌预后较腺癌差，未分化癌预后最差。**淋巴转移**是大肠癌最常见的播散方式，血行转移常引起肝转移，其次为肺、骨等，也可直接浸润到邻近器官。

【辅助检查】

1. 结肠癌　主要辅助检查有粪便隐血试验、纤维结肠镜、X线钡剂灌肠、B超和CT检查。

2. 直肠癌　主要辅助检查有粪便隐血试验、直肠指诊、肠镜检查和影像学检查等。**直肠指诊**是诊断直肠癌最重要且简便易行的方法。

试题精选

最容易引起绞窄性肠梗阻的是

A. 肠管血供障碍进　　B. 胆石性肠梗阻　　C. 肠扭转

D. 寄生虫性肠梗阻　　E. 肠内容通过受阻

答案：**C**。

第 21 单元　直肠肛管疾病病人的护理

一、直肠肛管的解剖

齿状线以下的肛管由阴部内神经支配，**痛觉敏感**；肛管外括约肌深部、耻骨直肠肌、肛管内括约肌和直肠纵肌纤维共同组成**肛管直肠环**，发挥肛管括约肌功能，若手术过程中不慎完全切断，可致**大便失禁**。

二、肛裂

【病理】肛裂好发部位为**肛管后正中线**，此处肛管外括约肌浅部在肛管后方形成的肛尾韧带较坚硬、伸缩性差，此区域血供亦差；且排便时，肛管后壁承受压力最大。

三、痔

【病理与分类】混合痔，由**内痔通过静脉丛和相应部位外痔静脉丛**互相吻合并扩张而成。位于齿状线上、下，表面被直肠黏膜和肛管皮肤覆盖。

试题精选

1. 肛裂好发生于膝胸位时的

A. 12 点处　　B. 6 点处　　C. 9 点处

D. 3 点处　　E. 3 点和 9 点处

答案：A。

2. 混合痔指的是

A. 四度内痔任意两度同时存在　　B. 外痔与肛裂同时存在

C. 内痔与肛周脓肿同时存在　　D. 内痔、外痔同时存在

E. 直肠上、下静脉丛吻合处

答案：E。

3. 齿状线以下肛管的解剖生理特点

A. 单层立方上皮　　B. 痛觉敏感

C. 直肠上、下动脉提供血供　　D. 由自主神经支配

E. 无痛觉

答案：B。

4. 肛管手术中出现大便失禁是因为损伤了

A. 耻骨尾骨肌　　B. 髂骨尾骨肌　　C. 肛管直肠环

D. 肛提肌　　E. 内外括约肌

答案：C。

第22单元 门静脉高压病人的护理

一、门静脉的解剖

正常人全肝血流量每分钟约为1500ml，其中门静脉血流量占**60%～80%**，平均**75%**，肝动脉血流量平均占25%。门静脉正常压力在**13～24cmH_2O（1.27～2.35kPa）**，平均为18 cmH_2O（1.76kPa）左右，比肝静脉压高。

二、门静脉高压症

【病理生理】

1.脾大、脾功能亢进 门静脉压力增高后，由于血液瘀滞，可出现充血性脾大。长期充血引起脾内纤维组织和脾组织再生，继而发生脾功能亢进。

2.静脉交通支扩张 为了疏通瘀滞的门静脉血到体循环去，门静脉系和腔静脉系间存在的交通支大量开放，逐渐扩张、扭曲形成静脉曲张。**食管下段胃底黏膜下静脉曲张、直肠上下静脉丛扩张、脐旁静脉与腹上下深静脉交通支扩张（海蛇头）**等。

3.腹水 与下列因素有关：肝功能减退引起低蛋白血症；门静脉压力增高，门静脉系毛细血管床滤过压增高，组织液回吸收减少并漏入腹腔而形成腹水；肝窦和窦后阻塞时，肝内淋巴液产生增多；肝功能损害时，醛固酮和抗利尿激素在肝内灭活减少，促进肾小管对钠和水的再吸收，引起钠和水的潴留。

试题精选

1.当肝门静脉压力增高时，最先出现的病理变化是

A.呕血　　B.充血性脾大　　C.下消化道出血

D.食管胃底静脉曲张　　E.继发性痔

答案：B。

2.正常肝门静脉压力范围是

A. 0.6～1.27kPa（6.13～13cmH_2O）

B. 1～2.5kPa（10.2～25.5cmH_2O）

C. 1.27～2.35kPa（13～24cmH_2O）

D. 1.27～3kPa（13～30.64cmH_2O）

E. 0.6～2.35kPa（6.13～24cmH_2O）

答案：C。

3.门静脉高压症形成之后，可发生的病理变化是

A.脾大、腹水、黑粪　　B.腹水、呕血、脾大　　C.黄疸、脾大、腹水

D.腹水、脾大、食管静脉曲张　　E.腹水、呕血、食管静脉曲张

答案：D。

4.门静脉提供的血液占肝全部血液供应量的

A. 40% ～ 50%　　B. 50% ～ 60%　　C. 45% ～ 55%
D. 55% ～ 75%　　E. 60% ～ 80%

答案：**E**。

第 23 单元　肝病病人的护理

一、肝的解剖

肝是人体**最大**的实质性腺体，重 1200 ～ 1500g，约占体重的 2%。大部分位于右上腹部膈下和季肋深面，左外叶达左季肋部与脾相邻；肝上界相当于右锁骨中线第 **5** ～ **6** 肋间，下界与右肋缘平行，故正常肝右肋缘下**不能触及**或刚触及。肝的脏面和前面由左右三角韧带、冠状韧带、镰状韧带和肝圆韧带与膈肌和前腹壁固定；肝的脏面有肝胃韧带和肝十二指肠韧带，后者包含门静脉、肝动脉、胆总管、淋巴管、淋巴结和神经，又称肝蒂。门静脉、肝动脉和肝总管（胆总管）在肝的脏面横沟各自分出左、右干进入肝实质，称**第一肝门**。肝实质内门静脉、肝动脉和肝胆管三者的分布行径大致相同，且被共同包裹于 Glisson 纤维鞘内，称为**门静脉系统**或 Glisson 系统。右纵沟的后上端左、中、右 3 支肝静脉主干汇入下腔静脉处，是肝血液的流出道，称为第二肝门。还有小部分血液经数支肝短静脉直接流入肝后方的下腔静脉，又称第三肝门。

二、原发性肝癌

【病因】①肝硬化：肝癌合并肝硬化的比率很高，我国占 53.9% ～ 90%。肝癌中以肝细胞癌合并肝硬化者最多，占 64.1% ～ 94%。②病毒性肝炎；临床上肝癌患者常有急性肝炎—慢性肝炎—肝硬化—肝癌的病史，我国 90% 的肝癌患者 HBV 阳性。③黄曲霉毒素：主要是黄曲霉毒素 B_1，主要来源于霉变的玉米和花生等。④饮水污染。⑤其他：亚硝胺、烟酒、肥胖等可能与肝癌发病有关。

【病理】①分型：按病理形态，肝癌可分为结节型、巨块型和弥漫型 3 种；按组织学分型，肝癌可分为肝细胞癌、肝内胆管细胞癌和二者同时出现的混合型肝癌 3 类。其中以肝细胞癌最常见，约占 91.5%，男性多见。②转移途径：门静脉系统转移是最常见的转移途径，原发性肝癌极易侵犯门静脉分支，癌栓经门静脉系统导致肝内播散，甚至阻塞门静脉主干引起门静脉高压症；肝外血行转移部位最多见于肺，其次为骨、脑等；淋巴转移中肝癌转移至肝门淋巴结为最多，其次为胰周淋巴结、腹膜后淋巴结、主动脉旁淋巴结和左锁骨上淋巴结；直接浸润转移、腹腔种植性转移。

【实验室检查】①肝癌血清标志物检测：甲胎蛋白（**AFP**）测定，是诊断原发性肝细胞癌最常用的方法和最有价值的肿瘤标志物。正常值＜**20μg/L**；目前 **AFP** 诊断标准为 **AFP≥400μg/L** 且持续 **4** 周或 **AFP≥200μg/L** 且持续 **8** 周，并排除妊娠、活动性肝炎、肝硬化、生殖胚胎源性肿瘤及肝样腺癌，应考虑为肝细胞癌。②其他肝癌血清标志物：异常凝血酶原（DCP）和岩藻糖苷酶（AFU）对 AFP 阴性的肝细胞癌诊断有一定价值；γ- 谷氨酰转酞酶同工酶Ⅱ（GGT Ⅱ）有助于 AFP 阳性的肝细胞癌诊断。③血清酶学：各种血清酶检查对原发性肝癌的诊断缺乏专一性和特异性，只能作为辅助指标。④肝功能及病毒性肝炎检查：肝功能异常、乙型病毒性肝炎标志或 HCV-RNA 阳性，常提示有原发性肝癌的肝病基础，有助于肝细胞癌的定性诊断。

【影像学检查】① B 超：是诊断肝癌最常用的方法，可作为高发人群首选的普查工具或用于术中病灶定位。② CT 和 MRI：能显示肿瘤的位置、大小、数目及其与周围器官和重要血管的关系，有助于制订手术方案。③肝动脉造影：肝癌诊断准确率最高，可发现 1 ～ 2cm 大小的肝癌及其血供情况。因属侵入性检查手段，仅在无法确诊或定位时才考虑采用。④正电子发射计算机断层扫描（PET-CT）可精确定位病灶解剖部位及反映病灶生化代谢信息。⑤发射单光子计算机断层扫描（ECT）全身骨显像有助于肝癌骨转移的诊断，可较 X 线和 CT 检查提前 3 ～ 6 个月发现骨转移癌。⑥ X 线检查一般不作为肝癌的诊断依据。腹部 X 线片可见肝阴影扩大。

三、细菌性肝脓肿

【病因】细菌入侵肝的常见途径如下。①胆道系统：是最主要的入侵途径和最常见的病因。胆管结石、胆道蛔虫症等并发急性化脓性胆管炎累及胆总管时，细菌沿胆管上行，感染肝而形成肝脓肿。②肝动脉：体内任何部位发生化脓性病变时，细菌随肝动脉入侵而在肝内形成多发性脓肿，多见于右肝或累及全肝。③门静脉系统：化脓性阑尾炎或坏疽性阑尾炎、化脓性盆腔炎等腹腔感染，菌痢、溃疡性结肠炎等肠道感染及痔核感染等可引起肝脓肿。④淋巴系统：肝毗邻部位化脓性感染，如胆囊炎、膈下脓肿或肾周脓肿，以及化脓性腹膜炎等，细菌可经淋巴系统入侵肝。⑤直接入侵：肝开放性损伤时，细菌直接从伤口入侵；肝闭合性损伤伴有肝内小胆管破裂或肝内血肿形成均可使细菌入侵而引起肝脓肿。⑥隐匿性感染：该类患者常伴有免疫功能低下和全身代谢性疾病。

【病理生理】化脓性细菌侵入肝后，引起肝的炎症反应，有的自愈，有的形成许多小脓肿。当机体抵抗力低下或治疗不及时，炎症加重，随着肝组织的感染和破坏可形成单发或多发脓肿；多发小脓肿也可逐渐扩大并相互融合成为较大脓肿。由于肝血供丰富，一旦脓肿形成，大量毒素被吸收入血，临床出现严重的毒血症表现。当脓肿进入慢性期，脓肿壁肉芽组织生长及纤维化形成，临床症状便逐渐减轻或消失。肝脓肿如未能得到适当控制，感染可向周围扩散引起严重并发症。

【辅助检查】

1. 实验室检查　①血白细胞计数明显升高，常＞20×10^9/L，中性粒细胞可高达 90% 以上；②血清转氨酶升高。

2. 影像学检查　① X 线检查：肝阴影增大，右肝脓肿显示右膈肌抬高、局限性隆起和活动受限；② B 超检查：为首选方法，能分辨肝内直径 1 ～ 2cm 的液性病灶，并明确其部位和大小；③ CT、MRI、放射性核素扫描：对肝脓肿的定位与定性有很大的诊断价值。

3. 诊断性肝穿刺　必要时可在 B 超定位下或肝区压痛最剧烈处行诊断性穿刺，抽出脓液即可证实，脓液送细菌培养。

试题精选

1. 以下病原菌入侵肝的常见途经不正确的是

A. 门静脉系统　B. 肝动脉　C. 淋巴系统
D. 肝静脉　E. 直接入侵
答案：D。

2. 原发性肝癌最有价值的定性诊断方法是
A. 血清甲胎蛋白测定　B. 肝功能检查　C. 肝动脉造影
D. 肝穿刺针吸细胞学检查　E. CT 检查
答案：A。

3. 肝脓肿最常见的并发症为
A. MODS　B. 急性胆囊炎　C. 急性心包积液
D. 膈下脓肿　E. 急性脑膜炎
答案：D。

4. 以下关于肝的解剖特点，不正确的是
A. 肝是人体最大的实质性腺体
B. 右肝的下缘可在剑突下扪到
C. 肝上界相当于右锁骨中线第 5 ～ 6 肋间
D. 门静脉主干由肠系膜上、下静脉和脾静脉汇合而成
E. 门静脉的血供占肝总血流量的 70% ～ 75%
答案：B。

第 24 单元　胆道疾病病人的护理

一、胆道的解剖生理

【解剖】胆道系统起于肝内毛细胆管，开口于十二指肠乳头，分为肝内胆管和肝外胆道两部分。①肝内胆管：起自毛细胆管，汇集成小叶间胆管，肝段胆管、肝叶胆管和肝内左、右肝管。②肝外胆道：包括肝外胆管（肝外左肝管、肝外右肝管、肝总管、胆总管）和胆囊。③胆道的血管、淋巴和神经：胆道系统血液供应丰富，主要来自胃十二指肠动脉、肝总动脉和肝右动脉。胆囊的淋巴流入胆囊淋巴结和肝淋巴结，并与肝组织内的淋巴管吻合。胆道系统神经纤维分布丰富，主要受由腹腔丛发出的迷走神经和交感神经支配。④胆道的组织结构：肝外胆管黏膜为单层柱状上皮，肌层含平滑肌和弹性纤维层，浆膜层由结缔组织组成。胆囊壁由浆膜层、肌纤维层和黏膜层构成，胆囊黏膜能分泌黏液，并具有吸收功能。

【生理】①胆汁的生成：胆汁由肝细胞和毛细胆管分泌，成年人每日分泌胆汁 **800 ～ 1200ml**。胆汁中 **97%** 是水，其他成分主要有胆汁酸与胆盐、胆固醇、卵磷脂、胆色素等。②胆汁的分泌调节：胆汁分泌受神经内分泌调节。迷走神经兴奋使胆汁分泌增加，交感神经兴奋使胆汁分泌减少。③胆汁的作用：水解和乳化食物中的脂肪，促进胆固醇和各种脂溶性维生素的吸收；刺激胰脂肪酶的分泌并使之激活；中和胃酸，刺激肠蠕动，抑制肠道内致病

菌生长繁殖等。④胆汁的代谢：胆汁酸（盐）由胆固醇在肝内合成后随胆汁分泌至胆囊内储存并浓缩。进食时胆盐随胆汁排至肠道，其中约95%的胆盐在末段回肠被主动吸收，经门静脉系统回输入肝，以保持胆盐池的稳定，这一过程称为胆盐的肠肝循环。

二、胆道疾病的特殊检查

1. 超声检查　胆道疾病常用的超声检查方法有B超和超声内镜检查。

（1）B超：为诊断胆道疾病的首选方法，该方法无创、简便，可重复，经济且准确率高。诊断胆囊结石、胆囊息肉样病变、急性胆囊炎、慢性胆囊炎、胆囊癌及胆管结石等病变的准确率可达**95%～98%**。

（2）超声内镜（EUS）：是一种直视性的腔内超声技术，可同时进行电子内镜和超声检查。用EUS对胆总管下段和壶腹部行近距离超声检查，不受胃肠道气体影响，准确率高，并可进行活检。

2. 放射学检查

（1）ERCP：是在纤维十二指肠镜直视下，通过十二指肠乳头将导管插入胆管和（或）胰管内进行造影，更适用于低位胆管梗阻的诊断。

①适应证：胆道疾病伴黄疸，疑为胆源性胰腺炎、胆胰或壶腹部肿瘤，先天性胆胰异常。

②禁忌证：急性胰腺炎、碘过敏者。

（2）PTC：是在X线电视或B超监视下，用细针经皮肤穿刺将导管送入肝胆管内，注入造影剂使肝内、外胆管迅速显影的检查方法。PTC为有创检查，可发生胆瘘、出血、胆道感染等并发症，近年来已不常使用。

（3）MRCP：可显示整个胆道系统的影像，在诊断先天性胆管囊状扩张症及梗阻性黄疸方面有重要价值。

①适应证：主要用于B超诊断不清、疑有胆道肿瘤及指导术中定位。

②禁忌证：置有心脏起搏器、神经刺激器、人工心脏瓣膜、心脏血管支架、眼球异物、动脉瘤夹及金属节育环的患者。

（4）胆管造影：胆道手术中可经胆囊管插管、胆总管穿刺或置管行胆道造影。行胆总管T管引流或其他胆管置管引流者，拔管前常规经T管或经置管行胆道造影。

三、胆石症和胆道感染

【病因】

1. 胆囊结石　指发生在胆囊内的结石，主要为**胆固醇结石**或以胆固醇为主的混合型结石。主要见于成年人，40岁以后发病率随年龄增长呈增高的趋势，**女性多见**。胆囊结石是综合性因素作用的结果，主要与胆汁中胆固醇过饱和、胆固醇成核过程异常及胆囊功能异常有关。这些因素引起胆汁的成分和理化性质发生变化，使胆汁中的胆固醇呈过饱和状态，沉淀析出、结晶而形成结石。

2. 肝外胆管结石　分为继发性结石和原发性结石。继发性结石主要是胆囊结石排入胆总管内引起，也可因肝内胆管结石排入胆总管引起。原发性结石的成因与胆汁淤滞、胆道感染、胆道异物、胆管解剖变异等因素有关。肝内胆管结石病因复杂，主要与胆道感染、胆道寄生虫、胆汁淤滞、胆道解剖变异、营养不良等有关。

3. 急性胆囊炎 根据胆囊内有无结石，将胆囊炎分为结石性胆囊炎和非结石性胆囊炎，后者较少见。急性结石性胆囊炎主要由胆囊管梗阻、细菌感染引起。

4. 急性梗阻性化脓性胆管炎 ①胆道梗阻：引起胆道梗阻最常见的原因为胆总管结石。②细菌感染：细菌感染途径为经十二指肠逆行进入胆道或经门静脉系统入肝到达胆道。

【病理生理】

1. 胆囊结石 饱餐、进食油腻食物后胆囊收缩或睡眠时体位改变致结石移位并嵌顿于胆囊颈部，导致胆汁排出受阻，胆囊强烈收缩而发生胆绞痛。结石长时间持续嵌顿和压迫胆囊颈部或排入并嵌顿于胆总管，临床可出现胆囊炎、胆管炎或梗阻性黄疸。小结石可经过胆囊管排入胆总管，通过胆总管下端时可损伤 Oddi 括约肌或嵌顿于壶腹部引起胆源性胰腺炎。此外，结石及炎症反复刺激胆囊黏膜可诱发胆囊癌。

2. 胆管结石 结石主要导致肝胆管梗阻、胆管炎、胆源性胰腺炎和肝胆管癌。

3. 急性胆囊炎 急性结石性胆囊炎结石致胆囊管梗阻，胆囊内压升高，黏膜充血水肿、渗出增多，此时为急性单纯性胆囊炎。如病因未解除，炎症发展，病变可累及胆囊壁全层，白细胞弥漫浸润，浆膜层有纤维性和脓性渗出物覆盖，成为急性化脓性胆囊炎。若胆囊内压持续增高，导致胆囊壁血液循环障碍，引起胆囊壁组织坏疽，则为急性坏疽性胆囊炎。坏疽性胆囊炎常并发胆囊穿孔，多发生于底部和颈部。急性胆囊炎因周围炎症浸润至邻近器官，也可穿破至十二指肠、结肠等形成胆囊胃肠道内瘘。

4. 急性梗阻性化脓性胆管炎 主要病理变化包括胆管梗阻和胆管内化脓性感染。

【辅助检查】

1. 胆囊结石 首选 B 超检查，其诊断胆囊结石的准确率接近 100%。CT、MR 扫描 I 也可显示胆囊结石，但不作为常规检查。

2. 胆管结石 ①实验室检查：血常规检查白细胞计数及中性粒细胞比例明显升高；血清胆红素升高，其中直接胆红素升高明显，转氨酶、碱性磷酸酶升高。尿胆红素升高。②影像学检查：B 超可发现结石并明确其大小和部位，作为首选检查。CT、MRI 或 MRCP 等可显示梗阻部位、程度及结石大小、数量等，并能发现胆管癌。PTC、ERCP 为有创性检查，仅用于诊断困难及准备手术的患者。

3. 急性胆囊炎 ①实验室检查：血常规检查可见白细胞计数及中性粒细胞比例升高，部分患者可有血清胆红素、转氨酶或淀粉酶升高。②影像学检查：B 超可发现胆囊增大，胆囊壁增厚，并可探及胆囊内结石影。CT、MRI 均能协助诊断。

4. 急性梗阻性化脓性胆管炎 ①实验室检查：白细胞计数升高，可超过 **20×10^9/L**，中性粒细胞比例明显升高，肝功能出现不同程度损害，凝血酶原时间延长。血气分析示 PaO_2 下降、氧饱和度降低。常伴有代谢性酸中毒、低钠血症等。②影像学检查：B 超检查可在床旁进行，以便及时了解胆道梗阻部位、肝内外胆管扩张情况及病变性质，对诊断很有帮助。若病情稳定，可行 CT 或 MRCP 检查。

试题精选

1. Murphy 征阳性多见于

A. 急性胆囊炎　　B. 慢性胆囊炎　　C. 十二指肠溃疡穿孔

D. 胆石症　　E. 胆道蛔虫病

答案：**A**。

2. 胆道疾病的首选检查方法是

A. ERCP　　B. B超　　C. MRCP

D. 胆道镜　　E. 胆道造影

答案：**B**。

3. 胆固醇结石好发的部位是

A. 胆囊　　B. 胆囊管　　C. 左肝管

D. 右肝管　　E. 肝总管

答案：**A**。

4. 以下胆道检查中，常规准备不包含碘过敏试验的是

A. PTC　　B. PTBD　　C. MRCP

D. ERCP　　E. 胆道造影

答案：**D**。

第25单元　胰腺疾病病人的护理

一、胰腺的解剖生理

【解剖】胰腺是人体内仅次于肝的第二大腺体，属腹膜后器官，斜向左上方紧贴于第1～2腰椎体前面。胰腺可分为头、颈、体、尾4部分，各部无明显界限。胰腺血液供应丰富。胰腺淋巴管极为丰富。胰腺受交感神经、副交感神经及内脏感觉神经支配。

【生理】胰腺具有外分泌和内分泌功能。①外分泌产生胰液，主要成分为水、碳酸氢钠和消化酶。②内分泌由胰岛内的多种细胞参与，以B细胞为主，分泌胰岛素；其次是A细胞分泌胰高糖素。

二、急性胰腺炎

【病因】急性胰腺炎有多种致病危险因素，最常见的是胆道疾病和酗酒。①胆道疾病包括胆道结石、胆道炎症；②过量饮酒；③十二指肠液反流；④高脂血症；⑤创伤；⑥饮食因素、感染因素、内分泌和代谢因素、药物因素等。

【病理生理】按病理变化分为急性水肿性胰腺炎和急性坏死性胰腺炎。①急性水肿性胰腺炎：肉眼可见胰腺水肿、肿胀，此型胰腺炎占急性胰腺炎80%左右，预后良好。②急性坏死性胰腺炎：腺体外观增大、肥厚，呈暗紫色。腹腔伴有血性渗液，内含大量的淀粉酶。

【实验室检查】①**血、尿淀粉酶测定**：是主要的诊断手段。血清淀粉酶在发病**2h**后开始升高，**24h**达高峰，持续**4～5d**；尿淀粉酶在发病**24h**后开始升高，**48h**达高峰，持续**1～2**周，下降较缓慢。②血脂肪酶测定：急性胰腺炎发病后，血清脂肪酶和淀粉酶平行升高。③血钙测定：**血钙降低**与脂肪组织坏死后释放的脂肪酸和钙离子结合，形成钙皂有关。④血糖测定：早期血糖轻度升高，与肾上腺皮质应激反应、胰高血糖素代偿性分泌有关；后期血糖升

高与胰岛细胞破坏、胰岛素分泌不足有关。⑤其他：白细胞计数升高、肝功能异常、血气分析指标异常等。诊断性腹腔穿刺若抽出血性渗出液，所含淀粉酶值高，对诊断很有帮助。

【影像学检查】①腹部 B 超：主要用于诊断胆源性胰腺炎，了解是否存在胆囊结石和胆道结石，对诊断急性胰腺炎继发假性囊肿也有很大帮助。② CT、MRI：是急性胰腺炎重要的诊断方法，能鉴别水肿性急性胰腺炎和坏死性急性胰腺炎。磁共振胰胆管造影（MRCP）有助于判断胆管及胰管的情况。

试题精选

1. 下列关于急性坏死性胰腺炎的病因，正确的是

A. 与创伤无关　B. 特异性感染性疾病也可诱发

C. 可能与急性阑尾炎有关　D. 可能与低脂血症有关

E. 可能与低钙血症有关

答案：**D**。

2. 急性出血坏死型胰腺炎发生严重休克的原因是

A. 炎性细胞浸润　B. 大量腺泡水肿　C. 急性肾衰竭

D. 毒素吸收和血液容量减少　E. 急性心力衰竭

答案：**D**。

3. 以下实验室检查结果与急性胰腺炎不相符的是

A. 血白细胞计数增高　B. 尿淀粉酶正常　C. 血淀粉酶增高

D. 血清脂肪酶增高　E. 血糖下降

答案：**E**。

4. 以下发病原因中最常见于急性胰腺炎的是

A. 十二指肠液反流　B. 创伤　C. 长期口服避孕药

D. 特异性感染　E. 胆道下端梗阻

答案：**E**。

第 26 单元　急腹症病人的护理

【病因】①感染性疾病：如外科疾病中的急性胆囊炎、胆管炎、胰腺炎、阑尾炎、消化道穿孔或胆囊穿孔等，妇产科疾病中的急性盆腔炎，内科疾病中的急性胃肠炎。②出血性疾病：如外科疾病中的肝脾破裂、腹腔内动脉瘤破裂、肝癌破裂等，妇产科疾病中的异位妊娠。③空腔脏器梗阻：如肠梗阻、结石等。④空腔脏器破裂：如胃十二指肠穿孔、肠破裂等。⑤缺血性疾病：如外科疾病中的肠扭转、肠系膜动脉栓塞，妇产科疾病中的卵巢囊肿扭转。

【病理】①内脏痛：疼痛定位不精确、疼痛感觉特殊。②牵涉痛：又称放射痛，指在体表的某一部位也出现疼痛感觉。③躯体痛：特点为感觉敏锐，定位准确。

【辅助检查】

1. 实验室检查　①血红蛋白和红细胞计数降低常提示腹腔内出血，白细胞及中性粒细胞计数升高提示腹腔内感染。②尿液中有红细胞常提示泌尿系损伤或结石。③粪便隐血试验阳性多为消化道出血；④血、尿淀粉酶升高多为急性胰腺炎。

2. 影像学检查　① X 线检查。膈下游离气体是消化道穿孔或破裂的证据，机械性肠梗阻时可见多个气液平面，麻痹性肠梗阻时可见肠管普遍扩张。② B 超检查。是诊断实质性脏器损伤、破裂和占位性病变的首选方法。③ CT、MRI：主要用于实质性脏器病变。

3. 诊断性腹腔穿刺　①若抽出不凝固血性液体，多提示腹腔内脏器出血；②若是浑浊液体或脓液，多为腹腔内感染或消化道穿孔。③若系胆汁性液体，常是胆囊穿孔。④若疑为急性胰腺炎，可将穿刺液做淀粉酶测定。

试题精选

患者，女性，38 岁。以“上腹部闭合性损伤 5 小时”入院。查体：面色苍白，四肢厥冷，血压 73/47mmHg，脉搏 137 次 / 分，B 超提示腹腔积液。该患者初步诊断是

A. 胆道破裂　　B. 膀胱破裂　　C. 肝、脾破裂

D. 空肠破裂　　E. 胰腺破裂

答案：**C**。

第 27 单元　周围血管疾病病人的护理

【病因】①深静脉血栓形成：静脉壁损伤、血流缓慢和血液高凝状态是导致深静脉血栓形成的 3 个主要因素。②血栓闭塞性脉管炎：主要与吸烟、寒冷潮湿的生活环境、慢性损伤及感染、自身免疫功能紊乱、性激素和前列腺素失调及遗传因素有关。

【病理】①深静脉血栓形成：静脉血栓以红血栓最常见。血栓形成后可向主干静脉近端和远端滋长蔓延。②血栓闭塞性脉管炎：病变主要累及四肢的中、小动脉和静脉，常起始于动脉，后累及静脉，由远端向近端发展。

【辅助检查】

1. 深静脉血栓形成　①彩色多普勒超声：可显示下肢深静脉是否有血栓和血栓部位。②下肢静脉造影：可直接显示下肢静脉的形态，有无血栓，血栓的形态、位置、范围和侧支循环。③放射性核素检查：是一种无损伤检查方法，通过测定肺通气 / 血流比值，筛选有无肺栓塞的发生。④血液检查：血液中 D– 二聚体浓度上升。

2. 血栓闭塞性脉管炎　①多普勒超声检查：可以评价缺血程度，检查动、静脉是否狭窄或闭塞，还能测定血流方向、流速和阻力。② CTA：能在整体上显示患肢动脉、静脉的病变节段及狭窄程度。③ DSA：主要表现为肢体远端动脉的节段性受累，还可显示闭塞血管周围有无侧支循环，能与动脉栓塞鉴别。

第 28 单元　颅内压增高病人的护理 *

一、颅内压增高

成年人**正常颅内压为 70 ～ 200mmH_2O**（0.7 ～ 2.0kPa）。颅内压的调节主要靠**脑脊液量的增减**来调节。当**颅内压持续高于 200mmH_2O**（2.0kPa），即为颅内压增高，并出现**头痛、呕吐和视盘水肿** 3 个主要表现的综合征。

【病因】①颅腔内容物体积或量增加，如脑脊液增多、占位性病变等。②颅内空间或颅腔容积缩小，如先天性畸形、外伤等。

【分类】

1. 按病因分类　①弥漫性颅内压增高。②局灶性颅内压增高。

2. 按病变发展的快慢分类　①急性颅内压增高。②亚急性颅内压增高。③慢性颅内压增高。

【病理生理】在颅内压增高的发生发展过程中，机体主要通过调节脑脊液和脑血容量来维持正常的功能。这种调节超过一定的限度就会引起颅内压增高。

1. 脑脊液量减少。主要通过以下途径来完成：①脑室和蛛网膜下隙的脑脊液被挤入椎管；②脑脊液吸收增快；③脑脊液分泌减少。

2. 脑血流量减少。

3. 全身血管加压反应。

试题精选

1. 颅内压增高患者的主要临床表现是

A. 头痛、头晕、肢体运动与感觉障碍

B. 头痛、呕吐、意识障碍

C. 头痛、头晕、复视

D. 头痛、呕吐、视盘水肿

E. 昏迷、呕吐、四肢强直

答案：D。

2. 临床上降低颅内压常用 20% 甘露醇，正确的使用方法是

A. 快速静脉注射　　B. 缓慢静脉滴注，防止高渗溶液产生静脉炎

C. 2h 内静脉滴注完 250ml　　D. 15 ～ 30min 静脉滴注完 250ml

E. 输液速度控制在 30 ～ 50 滴 / 分

答案：D。

3. 颅内压增高引起的头痛特点是

A. 跳扯样头痛　　B. 剧烈头痛　　C. 持续性钝痛

D. 夜间、清晨加重　　E. 电击样短时剧痛

答案：D。

4. 颅内压增高无法进食的患者每日补液量至多为

A. 1500ml　　B. 1800ml　　C. 2000ml

D. 2500ml　　E. 3000ml

答案：C。

5. 颅内压的调节主要通过

A. 脑血管的自动调节　　B. 颅内容物体积的增加　　C. 自主神经系统调节

D. 脑组织向低压区部分移位　　E. 颅腔内脑脊液量的增减

答案：E。

6. 成年人颅内压的正常范围是

A. 50 ～ 100mmH_2O　　B. 70 ～ 200mmH_2O　　C. 100 ～ 250mmH_2O

D. 200 ～ 300mmH_2O　　E. 250 ～ 350mmH_2O

答案：B。

7. 成年人颅内压增高是指颅内压持续高于

A. 4.0kPa　　B. 3.5kPa　　C. 3.0kPa

D. 2.0kPa　　E. 1.0kPa

答案：D。

8. 患者，男性，50 岁。脑外伤后出现头痛、呕吐，目前进行的检查应除外

A. CT　　B. 血液生化检查　　C. 头部 X 线片

D. 脑血管造影　　E. 腰椎穿刺

答案：E。

9. 患者，女性，35 岁。骑车摔伤后头部先着地，伤后昏迷 2h，曾呕吐数次，入院时测血压 160/90mmHg，脉搏 70 次 / 分，呼吸 16 次 / 分，考虑“脑挫伤”。入院后，给予该患者降低颅内压、脱水治疗。首选的药物是

A. 20% 甘露醇　　B. 呋塞米　　C. 甘油果糖

D. 25% 葡萄糖　　E. 地塞米松

答案：A。

（10—14 题共用题干）

患者，女性，68 岁。与人争吵后出现剧烈头痛、言语不清，随即出现意识障碍，左侧肢体瘫痪，大、小便失禁。诊断急性脑出血破入脑室，急诊行侧脑室体外引流术。

10. 诊断脑出血最主要的依据是

A. 意识障碍　　B. 头痛、呕吐　　C. 高血压病史

D. CT 结果　　E. 左侧肢体瘫痪

答案：D。

11. 脑室引流管放置的时间，最长为

A. 7d　　B. 6d　　C. 3d

D. 4d　　E. 5d

答案：D。

12. 脑室体外引流患者每日引流量最多为

A. 200ml　　B. 600ml　　C. 300ml

D. 400ml　　E. 500ml

答案：E。

13. 脑室引流管引流不通畅时，不该使用的处理方法是

A. 更换引流管　　B. 使用生理盐水冲洗

C. 使用无菌注射器抽吸　　D. 轻轻旋转引流管

E. 对照 CT 将引流管缓慢向外抽出至有脑脊液流出

答案：B。

14. 脑室外引流患者的护理措施，应除外

A. 保持引流通畅　　B. 观察并记录脑脊液的颜色、量及性状

C. 引流管开口低于侧脑室平面 15cm

D. 控制引流速度和量　　E. 更换引流袋要遵守无菌操作原则

答案：C。

（15—16 题共用题干）

老年女性，外伤后意识不清 3h，呕吐数次，入院时测血压 150/90mmHg，脉搏 78 次 / 分，呼吸 18 次 / 分，考虑“脑挫伤”。

15. 降低颅内压最常用的药物是

A. 20% 甘露醇　　B. 30% 呋塞米　　C. 25% 山梨醇

D. 甘油果糖　　E. 地塞米松

答案：A。

16. 应把输液速度（脱水药除外）控制在

A. 10 ～ 15 滴 / 分　　B. 15 ～ 20 滴 / 分　　C. 20 ～ 30 滴 / 分

D. 25 ～ 35 滴 / 分　　E. 30 ～ 50 滴 / 分

答案：B。

（17—20 题共用题干）

患者，女性，60 岁。头痛 6 个月反复发作，多见于清晨，近期加重，并抽搐 5 次，经检查诊断为颅内占位性病变，择期行开颅手术。

17. 颅内压增高的典型表现为

A. 头痛、头晕、抽搐　　B. 头痛、呕吐、猝倒

C. 头痛、抽搐、意识障碍　　D. 头痛、呕吐、视盘水肿

E. 头痛、抽搐、库欣反应

答案：D。

18. 术前患者出现便秘时，护理措施应除外

A. 使用缓泻药　B. 使用开塞露　C. 使用液状石蜡

D. 用肥皂水灌肠　E. 鼓励患者多食蔬菜水果

答案：D。

19. 此患者开颅术后24h内最危急的并发症是

A. 出血　B. 脑脊液漏　C. 中枢性高热

D. 颅内积液　E. 尿崩症

答案：A。

20. 若患者出现脑脊液鼻漏，正确的护理方法是

A. 头低位　B. 嘱患者擤鼻涕　C. 用抗生素药水滴鼻

D. 避免用力咳嗽、打喷嚏　E. 生理盐水冲洗鼻腔

答案：D。

（21—24题共用题干）

患者，男性，52岁。近3个月来经常出现头痛、呕吐，并进行性加重。近期癫痫发作4次，经检查诊断为颅内占位性病变、颅内压增高，行开颅手术。

21. 颅内压增高的典型表现为

A. 头痛、头晕、呕吐　B. 头痛、呕吐、抽搐

C. 头痛、抽搐、意识障碍　D. 头痛、呕吐、视盘水肿

E. 头痛、抽搐、复视

答案：D。

22. 术前患者出现便秘，不正确的护理方法是

A. 使用开塞露　B. 鼓励患者多吃蔬菜和水果

C. 使用缓泻药　D. 用肥皂水灌肠

E. 鼓励患者进高纤维素饮食

答案：D。

23. 此患者开颅术后24h内最危险的并发症是

A. 出血　B. 癫痫　C. 中枢性高热

D. 颅内压增高　E. 脑脊液漏

答案：A。

24. 若患者出现脑脊液鼻漏，正确的护理方法是

A. 嘱患者擤鼻涕　B. 用无菌干棉球填塞鼻孔，及时更换

C. 冲洗鼻腔　D. 避免用力咳嗽、打喷嚏

E. 用抗生素药水滴鼻

答案：D。

（25—26 **题共用备选答案**）

A. 意识障碍　　B. 脑脊液漏　　C. 头痛

D. 喷射性呕吐　　E. 视盘水肿

25. 颅内压增高的重要客观体征是

26. 颅底骨折的主要临床表现是

答案：25. E。26. B。

二、急性脑疝

颅内占位病变引起颅内压增高，增高到一定程度时，**颅内各分腔**之间的**压力不平衡**，造成脑组织从高压区向低压区移位，使部分的脑组织被挤入到颅内的生理孔隙中，最终导致脑组织、血管及脑神经等重要结构受压及移位，出现严重的临床症状和体征，称为脑疝。**脑疝**是颅内压增高的危象和引起死亡的主要原因。

【解剖概要】颅腔被小脑幕分成幕上腔和幕下腔，幕上腔又被大脑镰分隔成左、右两分腔，容纳左、右大脑半球，幕下腔容纳小脑、脑桥和延髓。脑位于颅腔内，分为大脑、间脑、小脑和脑干 4 部分。脑干自上而下分为中脑、脑桥和延髓。中脑在小脑幕切迹裂孔中通过，其外侧面与大脑颞叶的钩回、海马回相邻。动眼神经发自大脑脚内侧，通过小脑幕切迹走行在海绵窦的外侧壁，直至眶上裂。颅腔和脊髓腔相连处的出口为枕骨大孔，延髓下端通过枕骨大孔与脊髓相连。小脑扁桃体位于延髓下端背面，其下缘和枕骨大孔后缘相对。

【病因与分类】常见的原因包括颅内血肿、肿瘤、脓肿、寄生虫病等。根据移位的脑组织及其通过的硬脑膜间隙和孔道，将脑疝分为 3 类：①小脑幕切迹疝（颞叶沟回疝），是位于小脑幕切迹缘的颞叶海马回、钩回通过小脑幕切迹被推移至幕下所致；②枕骨大孔疝（小脑扁桃体疝），是小脑扁桃体及延髓经枕骨大孔被推挤向椎管内所致；③大脑镰下疝（扣带回疝），是一侧半球的扣带回经镰下孔被挤入对侧分腔所致。

试题精选

1. 急性颅内压增高患者的主要死因是

A. 呼吸骤停　　B. 心搏骤停　　C. 意识障碍进行性加重

D. 脑组织缺血缺氧　　E. 发生脑疝

答案：E。

2. 急性硬脑膜外血肿导致小脑幕切迹疝时，瞳孔最典型的变化是

A. 患侧瞳孔忽大忽小　　B. 患侧瞳孔先缩小，再逐渐散大

C. 患侧瞳孔忽大忽小　　D. 患侧瞳孔散大　　E. 双侧瞳孔散大

答案：B。

3. 脑疝发生时不能做的治疗是

A. 腰椎穿刺　　B. 吸氧　　C. 脱水

D. 手术治疗　　E. CT 检查

答案：A。

4. 判断颅内压增高患者脑疝形成的根据是
A. 昏迷　B. 剧烈头痛　C. 肌张力增高
D. 呼吸不规则　E. 一侧瞳孔散大，对光反射消失
答案：E。

5. 颅内压增高最严重的后果为
A. 脑水肿　B. 脑乏氧　C. 脑疝
D. 癫痫　E. 意识障碍
答案：C。

6. 脑疝形成的主要原因是
A. 颅内血肿　B. 颅内脓肿　C. 颅内寄生虫病
D. 颅内肿瘤　E. 颅腔内压力分布不均
答案：E。

（7—8 题共用备选答案）
A. 意识障碍，瞳孔散大　B. 意识障碍，呼吸暂停　C. 频繁抽搐
D. 脉搏缓慢　E. 肢体瘫痪
7. 枕骨大孔疝患者的症状是
8. 小脑幕切迹疝患者的症状是
答案：7. B。8. A。

第 29 单元　颅脑损伤病人的护理

一、颅骨骨折*

【解剖概要】颅骨共分为脑颅和面颅两部分，其中脑颅围成颅腔容纳脑，面颅构成颜面的基本轮廓。颅腔的顶部称为颅盖，由额骨、顶骨和枕骨构成。颅腔的底部是由额骨、筛骨、蝶骨、颞骨和枕骨构成，颅底承托脑。颅底内面凹凸不平，由前向后形成颅前窝、颅中窝和颅后窝。相邻颅骨间无活动性。

【分类】颅骨骨折，根据骨折部位分为颅盖骨折及颅底骨折；根据骨折形态分为线性骨折及凹陷性骨折；根据骨折是否与外界相通分为开放性骨折及闭合性骨折。

试题精选

1. 颅底骨折患者发生脑脊液耳漏时，正确的护理措施是
A. 患者取头低足高位，头偏向患侧
B. 消毒棉球堵塞耳道　C. 卧床休息，头偏向健侧
D. 头颅 X 线检查寻找骨折线　E. 清洁外耳道，保持外耳道通畅
答案：E。

2. 颅底骨折最主要的诊断依据是

A. 颅底 CT 检查　B. 头颅 X 线检查寻找骨折线

C. 脑神经损伤　D. 脑脊液耳漏、鼻漏　E. 皮下瘀斑

答案：D。

3. 如果患者从鼻腔流出脑脊液，那么初步判断这位颅脑损伤患者的骨折部位应在

A. 颅前窝　B. 颅后窝　C. 颞骨

D. 颅中窝　E. 蝶骨

答案：A。

4. 关于颅前窝骨折患者的护理，应除外

A. 患者取半坐卧位　B. 用抗生素溶液冲洗鼻腔

C. 每日清洁、消毒外耳道、鼻腔或口腔

D. 禁忌做腰椎穿刺　E. 避免患者用力屏气排便

答案：B。

二、脑损伤

脑损伤是脑膜、脑组织、脑血管以及脑神经在受到外力的作用后发生的损伤。根据脑损伤发生的时间和机制，分为原发性脑损伤及继发性脑损伤；根据受伤后脑组织是否与外界相通，分为闭合性脑损伤及开放性脑损伤。

（一）脑震荡

脑震荡是头部受到撞击后，立即发生的一过性脑功能障碍，并无肉眼可见的神经病理改变，在显微镜下可见到神经组织结构紊乱。

（二）脑挫裂伤

脑挫裂伤是较常见的原发性脑损伤，可发生在着力部位，也可在对冲部位。脑挫裂伤包括脑挫伤和脑裂伤。由于两者大多同时存在，合称为脑挫裂伤。

【病理生理】脑挫裂伤主要发生于大脑皮质，轻者软脑膜下有散在的片状或点状出血灶，重者有软脑膜撕裂、脑皮质及深部的白质广泛挫碎、破裂、坏死，局部出血甚至形成血肿。脑挫裂伤的继发性改变脑水肿和血肿形成具有重要的临床意义。

【辅助检查】

1. 影像学检查　首选是 CT 检查，MRI 检查也有助于明确诊断。

2. 腰椎穿刺检查　颅内压明显增高者禁忌腰椎穿刺。

（三）颅内血肿

颅内血肿是颅脑损伤中最多见、最严重且具有可逆性的继发性病变。因为血肿直接压迫脑组织，并引起局部脑功能障碍和颅内压增高，如果未及时处理，可能导致脑疝危及生命。

【分类】颅内血肿按血肿所在部位分为硬脑膜外血肿、硬脑膜下血肿及脑内血肿；按出现症状所需时间分为急性型、亚急性型、慢性型。

【病因与病理生理】不同部位的颅内血肿病因有所不同。

1. 硬脑膜外血肿　与颅骨损伤有密切的关系，可因为骨折或颅骨的短暂变形撕破硬脑膜

中动脉或静脉窦引起出血，或骨折的板障出血。多见于颅盖骨折。

2. 硬脑膜下血肿　是颅内血肿中最常见的类型，出血积聚于硬脑膜下腔。多位于额颞部，大多继发于对冲性脑挫裂伤，出血大多来自挫裂的脑实质血管。慢性硬脑膜下血肿好发于老年人。

3. 脑内血肿　浅部血肿多为脑挫裂伤致使脑实质内的血管破裂引起，可与硬脑膜下血肿同时存在。深部血肿多见于老年人。

【辅助检查】CT 检查可助诊断。

试题精选

1. 使颅内压急剧增高的疾病是

A. 结核性脑膜炎　　B. 硬膜下血肿　　C. 巨大脑膜瘤

D. 外伤性硬脑膜外血肿　　E. 脑挫裂伤

答案：D。

2. 硬膜外血肿的主要症状是

A. 逆行性遗忘　　B. 昏迷逐渐变浅至清醒　　C. 短暂昏迷后清醒

D. 有中间清醒期　　E. 伤后立即昏迷

答案：D。

3. 原发性脑干损伤早期瞳孔变化的特点是

A. 双侧瞳孔散大，固定　　B. 一侧瞳孔散大，间接对光反射消失

C. 一侧瞳孔进行性散大　　D. 双侧瞳孔短暂缩小，进行性散大

E. 双侧瞳孔大小多变，不等圆

答案：E。

4. 脑震荡患者的意识改变特点是

A. 伤后立即出现意识丧失　　B. 伤后出现短暂昏迷

C. 伤后有头痛，但意识清醒　　D. 伤后出现昏迷，但持续几小时后能清醒

E. 伤后意识障碍时轻时重，随后出现进行性加重

答案：B。

5. 原发性脑挫裂伤的治疗措施不包括

A. 使用止血药　　B. 使用糖皮质激素治疗　　C. 定时复查 CT

D. 定时检查血气　　E. 手术清除血肿

答案：E。

（6—7 题共用题干）

患者，女性，28 岁。骑车摔倒后出现意识障碍，15min 后清醒，清醒后不能回忆受伤当时的情况，主诉头痛、恶心，呕吐。查体：神经系统检查无阳性体征。CT 检查无异常发现。

6. 该患者初步诊断是

A. 脑震荡　　B. 硬脑膜外血肿　　C. 脑水肿
D. 脑挫伤　　E. 颅内出血
答案：A。

7. 对该患者的处理原则是
A. 使用脱水药　　B. 卧床休息 1 ～ 2 周　　C. 使用利尿药
D. 使用激素治疗　　E. 吸氧
答案：B。

（8—12 题共用题干）

患者，男性，28 岁。不慎从 2m 多高处坠落，当即昏迷，20min 后清醒，主诉头痛、恶心，呕吐 2 次；右侧耳后乳突区皮下出现淤血，并有淡血性液从外耳道流出；双侧瞳孔等大，对光反射存在，右下肢制动。

8. 根据患者的目前情况，初步判断为
A. 脑震荡　　B. 颅前窝骨折　　C. 颅中窝骨折
D. 颅后窝骨折　　E. 颅内血肿
答案：C。

9. 目前该患者应采取的体位是
A. 头低位　　B. 平卧位　　C. 坐位
D. 右侧卧位　　E. 左侧卧位
答案：D。

10. 目前该患者的护理措施，应除外
A. 患者取半坐卧位
B. 严禁经鼻腔留置胃管
C. 右外耳道口放置干棉球，记录 24h 浸湿棉球数
D. 定期用生理盐水冲洗右侧外耳道
E. 嘱患者勿用力排便、咳嗽或打喷嚏等
答案：D。

11. 2h 后该患者头痛、剧烈呕吐，继而昏迷，右侧瞳孔散大，对光反射消失，左侧肢体瘫痪进行性加重。首先考虑并发了
A. 硬膜外血肿和脑疝　　B. 硬膜下血肿和脑疝　　C. 脑血肿和脑疝
D. 脑挫裂伤和脑疝　　E. 脑干损伤
答案：A。

12. 针对上述症状，首先采取的救治措施是
A. 吸氧和保持呼吸道通畅　　B. 腰椎穿刺，降低颅内压　　C. 密切观察病情变化
D. 应用激素治疗　　E. 脱水治疗和手术减压
答案：E。

（13—15 题共用题干）

患者，女性，36 岁。车祸后出现意识丧失，10min 后清醒并自述头痛，1h 后出现剧烈呕吐，随后昏迷，并伴有右侧瞳孔进行性散大。

13. 该患者进一步确诊的首选方法是

A. 观察意识及瞳孔情况　B. CT 检查　C. MRI 检查
D. 观察生命体征变化　E. 腰椎穿刺

答案：B。

14. 根据患者病情，应首先考虑的诊断是

A. 硬脑膜外血肿　B. 硬脑膜下血肿　C. 脑挫裂伤
D. 脑出血　E. 脑室内血肿

答案：A。

15. 祛除病因的有效方法是

A. 脱水治疗　B. 吸氧　C. 低温治疗
D. 腰椎穿刺　E. 手术治疗

答案：E。

第 30 单元　常见颅脑疾病病人的护理

一、颅内肿瘤

颅内肿瘤包括原发性肿瘤和继发性肿瘤 2 种，也称脑瘤。原发性颅内肿瘤发生于脑组织、垂体、脑膜、脑神经、血管以及残余胚胎组织等；继发性肿瘤是身体其他部位的恶性肿瘤转移到颅内所致。

【分类与特点】

1. 原发性肿瘤　①神经胶质瘤：是颅内最常见的恶性肿瘤，来源于神经上皮，占颅内肿瘤的 40% ～ 50%。其中多形性胶质母细胞瘤恶性程度最高；髓母细胞瘤也为高度恶性；其他恶性程度较低的还有少突胶质细胞瘤、室管膜瘤、星形细胞瘤等。②脑膜瘤：大多为良性且生长缓慢，彻底切除可以预防复发。③垂体腺瘤：按照细胞的分泌功能分为催乳素腺瘤、生长激素腺瘤、促肾上腺皮质激素腺瘤和混合性腺瘤。④听神经瘤。⑤颅咽管瘤。

2. 转移性肿瘤　多来自肺、乳腺等部位的恶性肿瘤。

【病因与病理生理】颅内肿瘤的病因尚不明确。颅内肿瘤的发病部位以大脑半球居多，其次为蝶鞍、鞍区周围、小脑脑桥角、小脑、脑室及脑干。脑瘤的预后与病理类型、病期以及生长部位有密切关系。

【辅助检查】CT 或 MRI 是诊断颅内肿瘤的首选方法。

二、颅内动脉瘤

颅内动脉瘤大多因动脉壁局部薄弱和血流冲击形成，极易破裂出血，是蛛网膜下腔出血

最常见的原因。在脑血管意外的发病率中，仅低于脑血栓形成和高血压脑出血。

【病因与病理生理】发病原因尚不十分清楚，有先天性缺陷和后天性退变的说法。头部外伤也可形成动脉瘤。动脉瘤呈浆果状或球形，瘤顶部最薄是出血的好发部位。动脉瘤大部分发生在颈内动脉系统，常位于脑血管分叉处。

【辅助检查】确诊颅内动脉瘤的检查方法是数字减影脑血管造影。头颅 CT 检查或 MRI 扫描也有助于诊断。

三、颅内动、静脉畸形

所谓颅内动、静脉畸形是指一团发育异常的病理脑血管。畸形的血管团内含有脑组织，体积随着人体的发育而增长。多在 40 岁以前发病。

【辅助检查】脑血管造影是确诊本病的首要方法。

四、脑卒中的外科治疗

脑卒中是由各种原因引起的脑血管疾病的急性发作。包括缺血性脑卒中及出血性脑卒中。

【病因】

1. 缺血性脑卒中　发病率占脑卒中的较大部分。主要原因是在动脉粥样硬化的基础上发生脑血管痉挛或血栓形成，从而导致脑的供应动脉狭窄或闭塞。本病的诱因是某些使血流缓慢和血压下降的因素，患者常在睡眠中发病。

2. 出血性脑卒中　多见于 50 岁以上的高血压动脉硬化患者，是高血压病死亡的最主要原因，多因剧烈活动或情绪激动时血压突然升高而发作。出血是因为粟粒状微动脉瘤破裂所导致。

【病理生理】

1. 缺血性脑卒中　当脑动脉闭塞后，该动脉供血区的脑组织可发生缺血性坏死，并出现相应的神经功能障碍和意识改变。

2. 出血性脑卒中　出血大多位于基底核壳部，也可向内扩展至内囊部。

【辅助检查】主要为影像学检查。脑血管造影可发现缺血性脑卒中的病变部位和性质；急性脑缺血发作 1 ～ 2d 后，头部 CT 可显示缺血病灶；磁共振血管造影可提示动脉系统的狭窄及闭塞；急性脑出血首选 CT 检查。

第 31 单元　胸部损伤病人的护理

一、解剖生理概要

胸部由胸壁、胸膜和胸腔内器官 3 部分组成。腔内负压的稳定对维持正常呼吸非常重要，并能防止肺萎陷。

二、肋骨骨折*

【病因】①外来暴力：又分为直接暴力和间接暴力；②病理因素：可见于恶性肿瘤发生肋骨转移的患者或严重骨质疏松者。

【病理生理与分类】①根据骨折断端与外界相通与否，分为开放性肋骨骨折和闭合性肋骨骨折；根据损伤程度，分为单根单处肋骨骨折、单根多处肋骨骨折、多根单处肋骨骨折和多根多处肋骨骨折。多根多处肋骨骨折将使局部胸壁失去完整肋骨支撑而软化，可出现反常呼吸运动，**即吸气时软化区胸壁内陷，呼气时外突，称为连枷胸**。

【辅助检查】①实验室检查：出血量大者，血常规检查示血红蛋白和血细胞比容下降；②影像学检查：胸部X线和CT检查可显示肋骨骨折的断端错位、断裂线及血气胸。

试题精选

1. 外伤导致连枷胸的原因是

A. 胸部皮肤损伤　　B. 胸椎损伤　　C. 胸壁损伤
D. 单根多处肋骨骨折　　E. 多根多处肋骨骨折

答案：E。

2. 引起反常呼吸的胸部损伤是

A. 血气胸　　B. 单根肋骨单处骨折　　C. 单根肋骨单处骨折
D. 多根肋骨多处骨折　　E. 肋间神经损伤

答案：D。

3. 肋骨最常发生骨折的部位是

A. 第1～2肋骨　　B. 第4～7肋骨　　C. 第8～12肋
D. 第11～12肋骨　　E. 肋软骨

答案：B。

三、气胸

（一）闭合性气胸的护理

【病因】多并发于肋骨骨折，由于肋骨断端刺破肺，空气进入胸膜腔。

【病理生理】空气通过胸壁或肺的伤道进入胸膜腔后，伤道立即闭合，使患侧肺部分萎陷，影响肺的通气和换气功能。

【辅助检查】影像学检查显示不同程度的肺萎陷和胸膜腔积气，有时可伴少量胸腔积液。

（二）开放性气胸*

【病因】多并发于刀刃锐器或弹片火器等导致的胸部穿透伤。

【病理生理】外界空气可随呼吸自由进出胸膜腔。空气的进出量较大时，患侧肺将完全萎陷致呼吸功能障碍；若双侧胸膜腔内压力不平衡，吸气时纵隔向健侧移位，呼气时又移回患侧，导致其位置随呼吸而左右摆动，称为**纵隔扑动**。

【病理生理】影像学检查显示患侧胸腔大量积气、肺萎陷，气管和心脏等纵隔内器官向健侧移位。

四、张力性气胸*

【病因】主要是由于较大的肺泡破裂、较深较大的肺裂伤或支气管破裂所致。

【病理生理】又称高压性气胸。胸膜腔压力升高使患侧肺严重萎陷，纵隔明显向**健侧**移位，健侧肺组织受压，腔静脉回流受阻，导致呼吸、循环功能严重障碍。

【辅助检查】①影像学检查：显示胸腔严重积气、肺完全萎陷，气管和心脏等纵隔内器官向健侧移位；②诊断性穿刺：胸腔穿刺既能明确有无气胸的存在，又能抽出气体降低胸腔内压缓解症状。

试题精选

1. 胸部损伤中会引起纵隔摆动的是

A. 大量气胸　　B. 少量气胸　　C. 开放性气胸

D. 胸壁损伤　　E. 心包积液

答案：C。

2. 患者，女性，45 岁。胸部被高空坠落的铁棍击伤，主诉呼吸困难、胸闷、胸痛，体检发现胸壁有一约 4cm 开放性伤口，伤口处可闻及嗞嗞声响。最可能的诊断是

A. 血胸　　B. 胸壁损伤　　C. 开放性气胸

D. 肺挫伤　　E. 软组织损伤

答案：C。

五、血胸*

【病因】多由肋骨断端或利器损伤胸部，均可能刺破肺、心脏、血管而导致胸膜腔积血。

【病理生理与分类】体循环动脉、心脏或肺门部大血管损伤可导致大量血胸。胸膜腔积血后，患侧肺受压萎陷，纵隔被推向健侧，致健侧肺也受压，阻碍腔静脉血液回流，严重影响患者的呼吸和循环功能。血胸分为：①进行性血胸；②凝固性血胸；③迟发性血胸。

【辅助检查】①实验室检查：血常规检查显示血红蛋白和血细胞比容下降。②影像学检查：小量血胸者，胸部 X 线检查仅显示肋膈角消失；大量血胸时，显示胸膜腔有大片阴影，纵隔移向健侧；合并气胸者可见液平面。③胸部 B 超：可明确胸腔积液的位置和量。④胸膜腔穿刺：抽得**血性液体**时即可确诊。

试题精选

血胸最简便、可靠的诊断依据是

A. 超声心动图　　B. 肺功能检查

C. 胸部 X 线检查示肺萎陷　　D. 胸穿抽出不凝血　　E. 实验室检查

答案：C。

六、心脏损伤

【病因】①直接暴力：多为方向盘或重物等撞击胸部。②间接暴力：心脏受到猛烈震荡或心腔内压力骤增。

【病理生理】钝性心脏损伤的严重程度与暴力撞击的速度、质量、作用时间和心脏受力面积有关。

【辅助检查】①实验室检查：磷酸肌酸激酶同工酶测定和心肌肌钙蛋白测定；②心电图检查：可见心动过速、ST段抬高、T波低平或倒置、房性或室性期前收缩等心律失常的表现；③超声心动图：可显示心脏结构和功能的改变。

试题精选

心脏损伤造成心脏压塞后的体征有

A. 脉压大、血压高　　B. 颈静脉怒张、脉压小、动脉压低

C. 静脉压低、血压高　　D. 静脉压增高、脉搏强　　E. 静脉压增高、血压高

答案：B。

第32单元　脓胸病人的护理

一、急性脓胸

【病因】多为继发性感染。常见的致病菌主要为金黄色葡萄球菌和革兰氏阴性杆菌。

【病理生理】感染侵犯胸膜后，引起大量炎性胸腔积液渗出。早期渗出液稀薄，呈浆液性。根据范围和性质分为局限性脓胸、全脓胸、局限性或包裹性脓胸、多房性脓胸、脓气胸等。

【辅助检查】①实验室检查：血白细胞计数和中性粒细胞比例升高；②胸部X线检查：少量积液显示肋膈角变钝；中等量以上的积液则显示内低外高的弧形致密影；③胸膜腔穿刺抽得脓液即可确诊。

二、慢性脓胸

一般急性脓胸的**病程超过3个月**，即进入慢性脓胸期。

【病因】①急性脓胸未及时治疗或处理不当；②脓腔内有异物存留；③合并支气管或食管瘘而未及时处理；④与胸膜腔毗邻的慢性病灶；⑤有特殊病原菌存在使脓腔长期不愈。

【病理生理】慢性脓胸是在急性脓胸的病理基础上发展的，脏胸膜、壁胸膜上形成韧厚、致密的纤维板，且日益增厚形成瘢痕，限制胸廓的活动，从而降低呼吸功能。

【辅助检查】①实验室检查：红细胞计数、血细胞比容和血清蛋白水平降低。②胸部X线检查：可见胸膜增厚，间隙变窄及大片密度增强模糊阴影；③胸膜腔穿刺抽得脓液即可确诊。

试题精选

1. 最易引起脓胸、脓气胸、肺脓肿的致病菌是

A. 结核分枝杆菌　　B. 金黄色葡萄球菌　　C. 真菌

D. 厌氧菌　　E. 支原体

答案：B。

2. 急性脓胸如果未及时治愈，转变成慢性脓胸的病程时限是超过

A. 1周　　B. 5周　　C. 7周

D. 8周　　E. 12周

答案：E。

3. 确诊脓胸的依据是

A. 超声心动图　　B. 肺功能　　C. 胸腔穿刺

D. 肺部听诊　　E. 细菌培养定性

答案：C。

第33单元　肺部疾病病人的护理

一、解剖生理概要

【解剖】肺是呼吸器官，位于胸腔内膈的上方，纵隔两侧，左、右各一。左肺由斜裂分为上、下两叶；右肺除斜裂外，还有一水平裂将其分为上、中、下三叶。

【生理功能】①呼吸功能：通气和换气功能；②肺通气功能：维持人体内的酸碱平衡。

二、肺结核

【病因】由结核分枝杆菌引起。

【病理生理】肺结核的基本病理改变包括：渗出性改变、增生性病变和干酪样坏死。①渗出性改变：表现为组织充血、水肿，有中性粒细胞、淋巴细胞、单核细胞浸润和纤维蛋白渗出，出现在结核炎症的早期或病灶恶化时；②增生性病变：典型表现为结核结节；③干酪样坏死：合并渗出性、增生性病变及肺组织结构的坏死。

【辅助检查】①实验室检查：显示红细胞沉降率加速，结核菌素试验阳性，痰结核菌检查阳性。②影像学检查：胸部X线检查，不但可早期发现肺结核，而且可对病灶部位、范围、性质、发展情况和治疗效果做出判断；③CT检查可发现微小或隐蔽性病变；④支气管镜检查。

三、肺癌*

【病因】①吸烟；②化学物质；③空气污染；④人体内在因素；⑤其他：长期、大剂量电离辐射。

【病理生理与分类】肺癌起源于支气管黏膜上皮，局限于基底膜内者称为原位癌。癌肿位置靠近肺门，称为中心型肺癌；位置在肺的周围部分，称为周围型肺癌。

临床最常见的肺癌可分为2类：非小细胞癌和小细胞癌。非小细胞癌主要包括：①**鳞状细胞癌，约占50%**，多见于老年男性，与吸烟关系密切。②腺癌；③大细胞癌；④小细胞癌，生长速度快，恶性程度高，侵袭力强，远处转移早，较早出现淋巴转移和血行转移，在各型肺癌中预后较差。

【转移】①直接扩散；②淋巴转移；③血行转移。

【辅助检查】①痰细胞学检查：是肺癌普查和诊断的一种**简便有效的方法**，痰中找到癌细胞即可确诊；②影像学检查：胸部X线和CT检查可了解癌肿大小及其与肺叶、肺段、支气管的关系；③纤维支气管镜检查：诊断中心型肺癌的阳性率较高；④其他，如胸腔镜、纵隔镜、经胸壁穿刺活组织检查等。

试题精选

1. 预防支气管扩张继发感染的关键措施是
A. 加强体育锻炼，增强机体抵抗力
B. 注意保暖和口腔卫生　C. 坚持有效深呼吸
D. 加强呼吸道痰液引流　E. 避免烟雾、灰尘及不良情绪的刺激
答案：**D**。

2. 肺癌分型中预后好于腺癌病理分型的是
A. 鳞癌　B. 大细胞癌　C. 肺泡细胞癌
D. 小细胞癌　E. 大腺癌
答案：**A**。

3. 肺癌的病理类型中，最常见的是
A. 鳞癌　B. 类癌　C. 涎腺癌
D. 腺癌　E. 未分类癌
答案：**A**。

4. 肺癌病理分型中预后最差的是
A. 大细胞癌　B. 腺癌　C. 鳞癌
D. 小细胞癌　E. 鳞癌与小细胞癌并存
答案：**D**。

5. 肺癌最常见的转移途径是
A. 沿支气管壁浸润　B. 侵入转移　C. 淋巴转移
D. 血行转移　E. 胸壁种植
答案：**C**。

6. 临床上常把肺癌称为
A. 支气管肺癌　B. 肺叶癌　C. 中心型肺癌
D. 周边型肺癌　E. 肺叶肺癌
答案：**A**。

7. 肺癌普查和诊断的必要检查是
A. 病理检查　B. CT 检查　C. 痰细胞学检查
D. 胸腔穿刺　E. 超声心动图
答案：**C**。

8. 患者，男性，64 岁。近日进行性消瘦，无力。咳嗽，有时痰中带血丝，自行抗生素治疗，但效果不佳。经摄 X 线胸片检查，示右肺门阴影增大及右肺中叶模糊阴影。此患者应尽快做的是

A. 应用止咳药　B. 留痰送检
C. 呼吸费力时给予氧气吸入　D. 锻炼肺功能　E. 进行缩唇呼吸练习
答案：**B**。

9. 辅助检查 X 线胸片提示右肺门增大，为明确诊断，需要做的检查是
A. 超声心动图　B. 心电图　C. 纤维支气管镜检查
D. 化验室检查　E. 胸部透视
答案：**C**。

10. 成年人需要定期进行的肺癌普查和诊断的检查是
A. 超声心动图　B. 心电图　C. X 线检查
D. 动脉造影　E. 肺功能
答案：**C**。

第 34 单元　食管疾病病人的护理

一、解剖生理概要

食管是一长管状的肌性器官。成年人的食管长 **25～30cm**。

二、食管癌*

【病因】可能与下列因素有关：①亚硝胺及真菌；②遗传因素和基因；③营养不良及微量元素缺乏；④饮食习惯：如嗜好吸烟、长期饮烈性酒等；⑤其他因素：如食管慢性炎症、黏膜损伤及慢性刺激等。

【病理生理】95% 以上为**鳞状上皮癌**。中胸段食管癌最多，其次为下胸段及上胸段。

【分型】①髓质型；②蕈伞型；③溃疡型；④缩窄型；⑤腔内型。

【转移途径】主要通过**淋巴转移**。①直接扩散；②淋巴转移；③血行转移。

【辅助检查】①食管钡剂造影；②内镜及超声内镜检查；③放射性核素检查；④气管镜检查；⑤胸、腹部 CT 检查。

试题精选

1. 成年人的食管长度约是
A. 25cm　B. 32cm　C. 34cm
D. 36cm　E. 40cm
答案：**A**。

2. 食管癌普查中常用的筛选检查是
A. 增强 CT　B. 癌胚抗原检测　C. 胸部 X 线
D. 钡剂透视　E. 脱落细胞拉网检查
答案：**E**。

第35单元　心脏疾病病人的护理

一、概述

【解剖】心脏位于胸腔纵隔内。①心包：分为壁层心包和脏层心包；②心壁：由心内膜、心肌层和心外膜组成；③心房和心室；④瓣膜；⑤心脏的血液供应；⑥传导系统；⑦心音；⑧神经支配。

二、后天性心脏病的外科治疗

（一）二尖瓣狭窄

【病因】主要由风湿热所致。狭窄可分为3种类型：①隔膜型；②隔膜漏斗型；③漏斗型。

【病理生理】正常成年人二尖瓣瓣口的横截面积为4～6cm^2，当瓣口面积小至2.5cm^{2}时可能出现心脏杂音，但无明显临床症状；当瓣口面积<1.5cm^{2}时，即可出现血流动力学改变和临床症状；当瓣口面积<1.0cm^{2}时，出现严重的临床症状，发生劳力性呼吸困难，最终引起右心衰竭。

【辅助检查】①心电图检查：轻度狭窄者心电图正常，而中、重度狭窄者表现为电轴右偏、P波增宽、呈双峰或电压增高等改变。②X线检查：病变轻者无明显异常，而中度、重度狭窄者常可见到左心房和右心室扩大，心脏影呈梨形；③超声心动图。

（二）二尖瓣关闭不全

【病因】主要由于风湿性炎症累及二尖瓣所致。

【病理生理】左心室收缩时因二尖瓣关闭不全，部分血液反流入左心房，致使左心房因血量增多逐渐产生代偿性扩大或肥厚。左心室舒张时，左心房过多的血流入左心室，使之负荷加重，左心室也逐渐扩大和肥厚，进而肺静脉淤血，肺循环压力升高引起右心功能不全。左心功能长期负荷过重，最终导致左心衰竭。

【辅助检查】①心电图检查：轻者可正常，较重者显示电轴左偏、二尖瓣型P波、左心室肥大和劳损；②X线检查：左心房和左心室均明显扩大，钡剂X线检查可见食管受压向后移位。③超声心动图示左心房、左心室扩大，二尖瓣活动度大且关闭不全。

（三）主动脉瓣狭窄

【病因】多由于风湿热累及主动脉瓣所致，也可由于先天性狭窄或老年性主动脉瓣钙化所造成。

【病理生理】主动脉瓣狭窄会增加左心室后负荷，并阻碍收缩期左心室排空。左心室后负荷增加促使左心室收缩压力升高，进而导致向心性左心肥厚。心排血量减少，进入冠状动脉和脑的血流量减少，常出现心、脑供血不足的症状。

【辅助检查】①心电图示电轴左偏，左心室肥大伴劳损，T波倒置；②X线检查：病变加重后可见左心室增大，升主动脉扩张；③超声心动图：显示主动脉瓣增厚、变形或钙化，活动度减小和瓣口缩小；④心导管检查：左心导管检查可测定左心室与主动脉之间的收缩压力阶差，明确狭窄的程度。

（四）主动脉瓣关闭不全

【病因】主要是风湿热和老年主动脉瓣变性钙化。

【病理生理】因主动脉瓣关闭不全，血液自主动脉反流入左心室，左心室接受来自左心房和主动脉的血液而过度充盈，容量负荷过重，致肌纤维伸长、收缩力增强，并逐渐扩大和肥厚。在心功能代偿期，左心室排血量可高于正常；当功能失代偿时，心排血量减低、左心房和肺动脉压力升高，出现左心衰竭。主动脉瓣关闭不全引起动脉舒张压下降，冠状动脉灌注量随之降低，同时左心室高度肥厚时耗氧量增加，可引起心肌供血不足。

【辅助检查】①心电图：电轴左偏，左心室肥大伴劳损；② X 线检查：左心室明显增大，左心衰竭可见肺淤血征象；③超声心动图；④心导管检查。

试题精选

1. 护士通过对患者进行健康评估，能了解到患者大部分在儿童期患过的疾病是

A. 湿疹　　B. 小儿麻痹　　C. 风湿热

D. 结核　　E. 百日咳

答案：C。

2. 关于体外循环的原理，正确的是

A. 将人体的静脉血经管道引出，经氧合后输入到动脉系统

B. 将人体的动脉血经管道引出，经氧合后输入到静脉系统

C. 同时将人体的动、静脉血经管道引出，经氧合后输入到动脉系统

D. 将人体的动脉血经管道输入体外循环机进行氧合

E. 同时将人体的动、静脉血经管道引出，经氧合后输入到体外循环机

答案：A。

3. 法洛四联症的病理生理改变取决于

A. 房间隔缺损程度　　B. 主动脉狭窄程度　　C. 肺静脉狭窄程度

D. 肺动脉狭窄　　E. 瓣膜缺损程度

答案：D。

4. 二尖瓣狭窄时，累及最先的心腔是

A. 左心房　　B. 右心耳　　C. 左心耳

D. 右心房　　E. 右心房和左心室

答案：A。

5. 可准确了解心脏粥样硬化的病变部位、血管狭窄程度的检查方法是

A. 肺功能　　B. 实验室检查　　C. 冠状动脉造影

D. 左心室造影　　E. 胸部 CT

答案：D。

6. 超声心动图下风湿性心脏病二尖瓣狭窄患者的心脏结构改变是

A. 左心室长大　　B. 左心房长大　　C. 左心室、右心房长大

D. 右心房长大　　　　　　　　　　E. 左心房、右心室长大

答案：B。

第36单元　泌尿、男性生殖系统外科疾病的主要症状与检查

一、泌尿、男性生殖系统疾病的主要症状

（一）排尿异常

1. 尿频　排尿次数增多而每次尿量减少。

2. 尿急　有尿意即迫不及待地要排尿且难以自控，但尿量却很少。

3. 尿痛　排尿时感到尿道疼痛，也为炎症表现。

4. 排尿困难　尿液不能通畅地排出。一般由膀胱以下尿路梗阻引起。

5. 尿潴留　分为急性与慢性两类。急性尿潴留常见于膀胱颈部以下尿路严重梗阻，突然不能排尿，使尿液滞留于膀胱内。常见于腹部、会阴部手术后引起，膀胱过度充盈后逼尿肌发生弹性疲劳，暂时失去逼尿功能。慢性尿潴留常见于膀胱颈部以下尿路不完全性梗阻或神经源性膀胱，起病缓慢，表现为膀胱充盈、排尿困难，可不引起疼痛或仅感轻微不适。

6. 尿失禁　尿不能控制而自主排出。包括4种类型。

（1）**真性尿失禁**：又称完全性尿失禁，常见原因为外伤、手术、先天性疾病引起的膀胱颈和尿道括约肌受损。

（2）**压力性尿失禁**：当腹压突然增加如咳嗽、喷嚏、大笑、突然起立时，尿液不随意地流出。多见于经产妇。

（3）**充盈性尿失禁**：又称假性尿失禁，是指膀胱功能完全失去代偿，膀胱过度充盈，压力增高，而引起尿液不断溢出。见于各种原因所致慢性尿潴留。

（4）**急迫性尿失禁**：严重的尿频、尿急且膀胱不受意识控制而发生的尿液排空，通常发生于膀胱的严重感染。

（二）尿液异常

1. 血尿　尿液中含有血液。根据尿液含血量的多少可分为**镜下血尿**和**肉眼血尿**。

（1）镜下血尿：正常人尿镜检每高倍视野可见到0～2个红细胞，离心后每高倍视野红细胞>3个，即为不正常。常为泌尿系慢性感染、结石、急性或慢性肾炎及肾下垂所致。

（2）肉眼血尿：肉眼能见到血色的尿，称为肉眼血尿。常为泌尿系肿瘤、急性膀胱炎、急性前列腺炎、膀胱结石或创伤等引起。根据出血部位与血尿出现阶段的不同，肉眼血尿可分为初始血尿、终末血尿、全程血尿。**初始血尿**，提示病变在膀胱颈部或尿道。**终末血尿**，提示病变在膀胱颈部、膀胱三角区或后尿道。**全程血尿**，提示病变在膀胱或其以上部位。

2. 脓尿　离心尿每高倍视野**白细胞>5个为脓尿**。当尿路感染时可大量增多，成堆出现，又称脓细胞。

3. 乳糜尿　尿液中含有乳糜或淋巴结，也可混有大量脂肪、蛋白质、红白细胞及纤维蛋白原。

4. 晶体尿　在各种原因影响下尿中有机物质或无机物质沉淀、结晶，形成晶体尿。

5. 少尿或无尿　每日尿量＜**400ml 为少尿；＜100ml 为无尿**。

（三）其他症状

1. 尿道分泌物：尿道有分泌物时可自行流出。黄色、黏稠脓性分泌物可见于急性淋菌性尿道炎。少量白色或无色稀薄分泌物多系支原体、衣原体所致非淋菌性尿道炎。血性分泌物提示尿道癌。

2. 疼痛。

3. 肿块。

4. 性功能症状。

试题精选

1. 排尿次数增多但每次尿量减少称为

A. 尿痛　B. 尿频　C. 尿急

D. 充盈性失禁　E. 少尿

答案：**B**。

2. 前列腺增生引起尿潴留，膀胱过胀，尿液从尿道口溢出称

A. 真性尿失禁　B. 神经源性膀胱　C. 充溢性失禁

D. 完全性失禁　E. 尿频

答案：**C**。

3. 当腹压突然增加时尿液不自主流出，称为

A. 完全性尿失禁　B. 压力性尿失禁　C. 假性尿失禁

D. 急迫性尿失禁　E. 膀胱刺激症状

答案：**B**。

4. 导致真性尿失禁的原因是

A. 多次分娩、产伤　B. 膀胱颈和尿道括约肌受损

C. 膀胱压力升高　D. 膀胱严重感染　E. 慢性尿潴留

答案：**B**。

二、泌尿、男性生殖系统疾病的常用检查及护理

（一）实验室检查

1. 尿液检查

（1）尿常规检查：包括尿液的物理检查、化学定性及显微镜检查。以**新鲜晨尿为宜**，尿液呈弱酸性、中性或碱性，pH 为 5 ～ 7。尿比重 1.020 ～ 1.025，尿糖阴性，含有极微量蛋白（40 ～ 80mg/d），常规定性试验不能测出。**尿液蛋白含量每日＞150mg 即为蛋白尿**。新鲜尿液离心沉淀后，取尿沉渣进行显微镜检查，观察有无红细胞、白细胞、脓细胞、细菌及管型。正常尿液中不含有管型，可偶见透明管型。

（2）尿液生化检查：需留取 24h 尿液。测定成分主要包括钾、钠、钙、磷、尿素氮、肌酐、肌酸。

（3）尿细菌学检查：用于尿路感染的患者。

（4）尿细胞学检查：连续3d留取新鲜尿进行沉渣涂片检查，其阳性率可达70%～80%。阳性结果提示可能有泌尿系移行细胞肿瘤。

（5）尿中内分泌物质的测定：标本的留取均应严格收集24h尿液，存放尿液的容器应清洁，放置阴凉处，排尿前容器内要加入防腐剂。尿中内分泌物质的测定包括①尿17-羟类固醇和17-酮类固醇测定，有助于肾上腺疾病的诊断。②尿儿茶酚胺和3-甲氧基-4-羟基苦杏仁酸测定。在收集儿茶酚胺尿标本前3d停用药物及水果糖、咖啡等。

2. 肾功能检查

（1）尿比重测定：是判断肾功能最简单的方法。

（2）血肌酐和血尿素氮测定：二者为蛋白质代谢产物，主要经肾小球滤过排出，其增高的程度与肾实质损害程度成正比，故可判断病情和预后。

（3）内生肌酐清除率（Ccr）：临床上用内生肌酐清除率来代表肾小球滤过率，并以此判断肾小球滤过功能。内生肌酐清除率是肾功能损害的早期指标。成年人的内生肌酐清除率正常值为80～120ml/min，＜80ml/min表示肾小球滤过功能下降。

3. 血液中激素的测定

（1）血浆皮质醇测定：血浆皮质醇有明显的昼夜节律变化，早晨6～8时最高（10～25mg/L），晚10时至凌晨2时最低（2～5mg/L），呈U形曲线。血浆皮质醇增高，见于肾上腺皮质功能亢进、异位产生ACTH肿瘤，且有昼夜分泌节律消失。单纯性肥胖患者皮质醇增高，但无正常昼夜分泌节律的改变。血浆皮质醇减低见于肾上腺皮质功能减退，且对ACTH兴奋无反应。

（2）血浆醛固酮测定：正常值为卧位基础值（8.37±2.7）μg/L，立位刺激值（13.64±751）μg/L。原发性醛固酮增多症，醛固酮含量超过正常值的2.8～4.2倍。留取血标本应注明时间及卧、立位。

（3）血浆儿茶酚胺测定：儿茶酚胺包括多巴胺、去甲肾上腺素、肾上腺素3种。

（4）肾素（PRA）-血管紧张素Ⅱ（AT-Ⅱ）：肾性高血压时，基础值比正常人高。

（5）血浆睾酮：男性（570±156）μg/L，女性（59±22）μg/L。

4. 前列腺液检查　经直肠指检前列腺按摩，收集由尿道口滴出的前列腺液。正常前列腺液白细胞数每高倍视野≤10个。白细胞数每高倍视野＞10个，提示前列腺有炎症的可能。

5. 前列腺特异性抗原（PSA）　一种由前列腺泡和导管上皮细胞产生的单链糖蛋白。血清正常值为＜4ng/ml。PSA敏感性高，所以定量测定PSA可作为前列腺癌早期诊断的一个有效参考指标。当PSA＞10ng/ml时，无论定量直肠指诊是否正常，都应高度怀疑前列腺癌的可能。前列腺指诊会导致PSA增高，一般在指诊后2周进行检查。

6. 精液检查　有助于男性不育症的诊断。排精后20min内送检，送检途中要保温，温度应保持在25～35℃，防止瓶子倒置，以免影响精子活性。

（二）器械检查

1. 导尿检查　测定膀胱容量、压力、残余尿，注入造影剂，确定有无膀胱损伤，探测尿道有无狭窄或梗阻。

2. 尿道扩张术　两次尿道扩张的间隔时间不少于3d。

3. 经尿道输尿管肾镜检查及输尿管插管　在表面麻醉或骶麻下进行。

4. 经尿道输尿管肾镜检查　在椎管麻醉下，将硬性或软性输尿管肾镜经尿道、膀胱置入输尿管及肾盂。

5. 经皮肾镜检查　通过经皮肾镜可以完成肾、输尿管上端结石，肾内异物的取出；肾盂或肾盏内占位性病变的诊断与鉴别诊断；肾上皮肿瘤的检查、活检、电灼及切除等；肾盂与输尿管交界处狭窄的治疗等。

（三）影像学检查

1. X 线检查

（1）尿路 X 线片（KUB）。

（2）排泄性尿路造影（IVP）：造影前应做碘过敏试验，阴性者做充分肠道准备，限制饮水 **6 ～ 12h**，以使尿液浓缩，增加尿路造影剂浓度，使显影更加满意。肾功能良好者在注射造影剂 5min 后即可显影，可观察分侧肾功能情况。妊娠及肾功能严重损害为禁忌证。

（3）逆行肾盂造影：也称上行性尿路造影。能清晰显示肾盂、输尿管形态。适用于禁忌做排泄性尿路造影或显影不清晰时；也可注入气体作为阴性对比。禁忌证为急性尿路感染感染及尿道狭窄。

（4）经皮肾穿刺造影：在 B 超指引下，经皮穿刺进入肾盂，注入造影剂，以显示上尿路形态。

（5）膀胱造影和排泄性膀胱尿道造影：排泄性膀胱尿道造影可显示尿道病变、膀胱输尿管回流。严重的尿道狭窄不能留置导尿管者，结合耻骨上膀胱穿刺注射造影剂的排泄性膀胱尿道造影，以判断狭窄程度和长度。

（6）肾动脉造影：经股动脉穿刺插管行腹主动脉 – 肾动脉造影可显示双肾（肾上腺）动脉、腹腔动脉及其分支。

（7）CT 扫描。

（8）MRI 扫描：对泌尿系、男性生殖系肿瘤的诊断和分期、肾囊内容性质鉴别、肾上腺肿瘤的诊断等，能提供较 CT 更为可靠的依据。

2. 超声波检查　B 超检查方便、无创伤，能显示各器官不同轴线及不同深度的断层图像，可动态观察病情的发展。已广泛应用于肾、肾上腺、膀胱、前列腺、精囊、阴茎和阴囊疾病的诊断、治疗和随访，对禁忌做排泄性尿路造影或不宜接受 **X** 线检查者更有意义。

（四）其他检查

1. 直肠指检　是对前列腺的一个重要的检查手段。检查前，应先嘱患者排空膀胱尿液。患者取膝胸位，也可取直弯腰位（腹部靠近检查台，一侧弯腰接受检查）。

2. 前列腺穿刺活检　前列腺穿刺活检主要用于诊断前列腺增生。

3. 尿动力学测定　尿动力学是依据流体力学和电生理学的基本原则和方法测定尿路各部压力、流率及生物电活动。

试题精选

1. 尿细胞学阳性结果提示

A. 泌尿系移行细胞肿瘤　　B. 尿道炎　　C. 泌尿系结石

D. 肾结核　　E. 皮质醇症

答案：A。

2. 肾癌血尿的特点是

A. 初期血尿　　B. 中段血尿　　C. 肉眼血尿

D. 镜下血尿　　E. 终末血尿

答案：C。

3. 前尿道损伤的血尿特点是

A. 初期血尿　　B. 中段血尿　　C. 肉眼血尿

D. 镜下血尿　　E. 终末血尿

答案：A。

4. 输尿管结石的血尿特点是

A. 初期血尿　　B. 中段血尿　　C. 肉眼血尿

D. 镜下血尿　　E. 终末血尿

答案：D。

5. 初始血尿提示病变部位在

A. 膀胱颈或尿道　　B. 肾盂　　C. 输尿管

D. 膀胱　　E. 骨盆骨折

答案：A。

第37单元　泌尿系统损伤病人的护理

一、肾损伤

【病因与病理生理】肾损伤可分为**开放性损伤和闭合性损伤**。开放性损伤多因刀刃、枪弹、弹片等锐器直接贯穿致伤，常伴有胸、腹部损伤，伤情复杂而严重。闭合性损伤可因直接暴力、间接暴力致肾或肾蒂损伤。临床上以**闭合性肾损伤为多见**。

根据肾损伤程度，可分为以下类型：**肾挫伤、肾部分裂伤、肾全层裂伤、肾蒂损伤**。肾蒂血管部分或全部撕裂时可引起严重大出血，常来不及诊治即已死亡。

【临床表现】①**休克**。②**血尿**：严重肾挫伤则呈**大量肉眼血尿**。③**疼痛**：肾包膜张力增加、肾周围软组织损伤、出血或尿外渗引起患侧腰、腹部疼痛。血块通过输尿管时可发生肾绞痛。血液或尿液渗入腹腔或合并腹内脏器损伤时，出现全腹疼痛和腹膜刺激症状。④**腰、腹部肿块**。⑤**发热**：尿外渗易继发感染并形成肾周脓肿，出现全身中毒症状。

【辅助检查】

1. 实验室检查

（1）尿液检查：**血尿是诊断肾损伤的重要依据**。尿常规检查可见大量红细胞。

（2）血液检查：**血红蛋白与血细胞比容持续降低表明有活动性出血**。**白细胞计数增多提示有感染**。

2. 影像学检查　根据病情轻重，有选择地应用以下检查。

（1）**B 超检查**：可了解肾损害的程度及对侧肾情况。

（2）**CT**：可显示肾皮质裂伤、尿外渗和血肿范围，了解肾与周围组织和腹腔内脏器的关系。

（3）**排泄性尿路造影**：可评价肾损伤的范围、程度和对侧肾功能。

【治疗原则】若无合并其他器官损伤，大多数肾挫裂伤可经非手术治疗而治愈，仅少数需要手术治疗。

1. 紧急处理　伴休克者，应迅速给予输血、复苏，并确定其有无合并其他脏器损伤，做好手术探查准备。

2. 非手术治疗　绝对卧床休息，密切观察生命体征、血尿颜色和腰、腹部肿块的变化，及时补充血容量和能量，应用广谱抗生素预防感染，使用镇痛、镇静和止血药物。

3. 手术治疗　包括肾修补、肾部分切除或肾切除术；**血或尿液外渗引起肾周脓肿时则行肾周引流术**。

【护理措施】

1. 休息：**绝对卧床休息 2 ～ 4 周**，即使血尿消失，仍需继续卧床休息至预定时间。

2. 严密监测血压、脉搏、呼吸、神志，并注意患者全身症状，故开放性肾损伤，约有 85% 合并休克，闭合性肾损伤约有 40% 合并休克。

3. 病情观察：①动态**观察血尿颜色**的变化，若血尿颜色逐渐加深，说明出血严重；血尿为肾损伤的常见症状，常与损伤的程度有密切关系。②**准确测量并记录腰、腹部肿块的大小，观察腹膜刺激症状**的轻重，以判断渗血、渗尿情况。③**定时检测血红蛋白和血细胞比容**，以了解出血情况及其变化。④**定时观察体温和血白细胞计数**，以判断有无继发感染。

4. 观察疼痛的部位及程度：伤侧躯体或上腹部疼痛一般为**钝痛**，由肾被膜张力增加或软组织损伤所致。尿液、血液渗入腹腔或同时有腹腔内脏损伤，可出现腹部疼痛和腹膜刺激症状。

5. 维持水、电解质及血容量的平衡，及时输液，保持足够尿量，在病情允许的情况下鼓励患者经口摄入；应用止血药物，减少或控制出血，根据病情及时补充血容量，预防休克发生。

6. 有手术指征者，在抗休克同时，积极进行各项术前准备。

7. 健康教育：①大部分肾挫裂伤患者经非手术疗法可治愈，绝对卧床休息是因为肾组织比较脆弱，损伤后 4 ～ 6 周挫裂伤才趋于愈合。②多饮水，保持尿路畅通。③经常注意尿液颜色、排尿通畅程度及伤侧肾局部有无胀痛感觉。④血尿停止，肿块消失，**5 年内定期复查**。⑤严重损伤至肾切除后，患者应注意保护对侧肾。

试题精选

1. 肾损伤最常见的症状是

A. 疼痛　　B. 休克　　C. 肾周围组织肿胀

D. 高热、寒战　　E. 腰部肿块

答案：A。

2. 肾损伤的手术指征除外

A. 腰、腹部肿块明显增大　　B. 血尿进行性加重　　C. 肾挫伤
D. 休克　　E. 肾蒂损伤
答案：C。

3. 肾损伤非手术治疗需绝对卧床休息至少
A. 3d　　B. 7d　　C. 10d
D. 14d　　E. 血尿转清后，继续卧床 14d
答案：D。

4. 肾损伤后提示应紧急手术的症状是
A. 血尿　　B. 严重休克不能纠正　　C. 疼痛难以忍受
D. 合并肋骨骨折　　E. 尿频、尿急、尿痛
答案：B。

5. 肾损伤后出院后应避免重体力活动的时间为
A. 12 个月内　　B. 2 ～ 3 个月　　C. 2 周内
D. 6 个月以内　　E. 2 年内
答案：B。

6. 最严重的肾损伤类型是
A. 肾包膜破裂　　B. 肾盂、肾盏黏膜破裂　　C. 肾全层裂伤
D. 肾横断　　E. 肾蒂损伤
答案：E。

7. 患者，女性，54 岁。因车祸致右腰部外伤，1h 后入院。神志清，血压 16.65/10.66kPa（125/80mmHg），CT 示左肾粉碎伤。拟予手术切除左肾，此时应重点注意观察
A. 血尿变化　　B. 尿量变化　　C. 循环血量的变化
D. 对侧肾功能　　E. 意识的变化
答案：D。

二、膀胱损伤

【病因】

1. 开放性损伤　由锐器或子弹贯通所致。

2. 闭合性损伤　膀胱充盈时，直接暴力。如下腹部撞击、挤压。

【病理】

1. 膀胱挫伤　仅局限于黏膜或肌层损伤，膀胱壁未穿破，局部出血形成血肿，可出现血尿。

2. 膀胱破裂　分腹膜内型与腹膜外型。腹膜内型为膀胱壁与覆盖的腹膜一并破裂，尿液流入腹腔，引起腹膜炎。腹膜外型为膀胱壁破裂，但腹膜完整。尿液外渗到膀胱周围组织，引起腹膜外盆腔炎或脓肿。

【临床表现】

1. 休克　骨盆骨折合并大出血，膀胱破裂致尿外渗或腹膜炎，常发生休克。

2. 腹痛和腹膜刺激症状　腹膜内破裂时，尿液流入腹腔引起全腹压痛、反跳痛及肌紧张，并有移动性浊音。腹膜外破裂时，下腹部疼痛、压痛及肌紧张。膀胱壁轻度挫伤仅有下腹部疼痛和少量终末血尿。

3. 血尿和排尿困难　有尿意，但不能排尿或排出少量血尿。其原因是尿液流入腹腔或膀胱周围。

4. 尿瘘　膀胱破裂与体表、直肠或阴道相通时，引起伤口漏尿、膀胱直肠瘘或直肠阴道瘘。

【辅助检查】

1. 导尿试验　膀胱破裂时，导尿管虽可顺利插入膀胱。经导尿管注入生理盐水 200ml，5min 后吸出，若液体进出量差异很大，提示膀胱破裂。

2. X 线检查　自导尿管注入造影剂时和排出造影剂后摄 X 线片，若造影剂有外漏，提示周围膀胱破裂。

【治疗原则】

1. 紧急处理　对严重损伤、出血导致休克者，积极抗休克治疗。膀胱破裂应尽早应用抗生素预防感染。

2. 非手术治疗　膀胱挫伤或早期较小的膀胱破裂，膀胱造影时仅有少量尿液外渗，留置导尿管持续通畅引流尿液 7 ～ 10d，破口可治愈。

3. 手术治疗　较重的膀胱破裂，须尽早手术。

【护理措施】①对膀胱挫伤的患者做好尿液的观察及导尿管的护理。②对膀胱破裂的患者，应做好重病观察护理，积极进行抗休克治疗，术后做好造瘘管的护理。

试题精选

1. 下列表现提示膀胱破裂的是

A. 有尿意但不能排尿而膀胱空虚　B. 尿频、尿痛　C. 排尿突然中断
D. 腹膜炎　E. 腹痛

答案：A。

2. 膀胱挫伤非手术治疗，需要留置导尿管的时间为

A. 7 ～ 14d　B. 7 ～ 10d　C. 3 ～ 5d
D. 4 ～ 6 周　E. 5 ～ 6 周

答案：B。

三、尿道损伤

【病因】

1. 开放性损伤　因弹片、锐器上所致。

2. 闭合性损伤　常因外来暴力所致，多为挫伤或撕裂伤。会阴部骑跨伤，可引起尿道球部损伤。骨盆骨折引起腹部尿道撕裂或撕断。经尿道器械操作不当可引起球膜部交界处尿道损伤。

【分类】

1. 尿道挫伤　尿道**内层损伤**，阴茎筋膜完整。仅有**水肿和出血**，可以自愈。

2. 尿道裂伤　尿道壁**部分全层断裂**，引起尿道**周围血肿和尿外渗**，愈合后可引起瘢痕性尿道狭窄。

3. 尿道断裂　尿道**完全离断，断端退缩、分离**，**血肿和尿外渗**明显，可发生尿潴留。

【临床表现】

1. 休克　骨盆骨折所致后尿道损伤，可引起损伤性休克或失血性休克。

2. 疼痛　**尿道球部**损伤时会阴部肿胀、疼痛，排尿时加重。**后尿道**损伤表现为下腹部胀痛，局部肌紧张、压痛。伴骨盆骨折者，移动时疼痛加剧。

3. 尿道出血　**前尿道**破裂时可见尿道外口流血，**后尿道**破裂时可无尿道口流血或仅少量血液流出。

4. 排尿困难　**尿道挫裂伤**后因局部水肿或疼痛性括约肌痉挛，发生排尿困难。**尿道断裂**时，则可发生尿潴留。

5. 血肿及尿外渗　**尿道骑跨伤或后尿道损伤**引起尿生殖膈撕裂时，会阴、阴囊部出现血肿及尿外渗，并发感染时则出现全身中毒症状。

【辅助检查】

1. 导尿　检查尿道是否连续、完整。若能顺利进入膀胱，说明尿道连续而完整。

2. X线检查　骨盆前后位X线片显示骨盆骨折。必要时从尿道口注入造影剂10～20ml，可确定损伤部位及造影剂有无外渗。

【治疗原则】

1. 紧急处理　严重损伤合并休克者应首先抗休克治疗。尿潴留不宜导尿或未能立即手术者，可行耻骨上膀胱穿刺。

2. 非手术治疗　闭合性损伤应首先在严格无菌操作下试插导尿管，如试插成功，应留置导尿管作为支架，以利于尿道的愈合。

3. 手术治疗　后尿道和前尿道的部分及完全断裂也应先试插导尿管，若不成功，再考虑术后治疗。

【护理措施】①密切观察患者生命体征，防治休克。②术后留置导尿管2～3周。③因患者卧床时间较长，为保持大便通畅，术后第3d服用缓泻药。④合并骨盆骨折者，应执行骨盆骨折护理常规。⑤患者拔除导尿管后，需定期做尿道扩张术。先每周1次，持续1个月后逐渐延长间隔时间。做好健康教育，确保患者积极配合，坚持治疗。

试题精选

1. 尿道损伤术后，为预防尿道狭窄，应采取的主要措施是

A. 应用抗生素　　B. 留置导尿管1个月　　C. 多饮水、勤排尿

D. 后期应定期做尿道扩张　　E. 局部理疗

答案：D。

2. 前尿道损伤多发生于

A. 阴茎部　　B. 尿道前列腺部　　C. 尿道球部

D. 尿道前列腺部和膜部　　E. 尿道会阴部

答案：C。

3. 骨盆骨折导致后尿道断裂，尿外渗的部位是

A. 会阴浅层皮下　　B. 膀胱　　C. 盆腔

D. 耻骨后腹膜外间隙和膀胱周围　　E. 腹腔内

答案：D。

4. 尿道膜部损伤最常见于

A. 挤压伤　　B. 骨盆骨折　　C. 会阴贯通伤

D. 弹片、锐器伤　　E. 骑跨伤

答案：B。

5. 尿道球部损伤最常见于

A. 挤压伤　　B. 骨盆骨折　　C. 弹片、锐器伤

D. 撕裂伤　　E. 骑跨伤

答案：E。

（6—8 题共用备选答案）

A. 1 ～ 2d　　B. 3 ～ 4d　　C. 7 ～ 10d

D. 2 ～ 3 周　　E. 3 ～ 4 周

6. 膀胱破裂非手术治疗至少留置导尿管的时间是

7. 尿道损伤术后留置导尿管的时间至少是

8. 两次尿道扩张间隔时间至少是

答案：6. **C**。7. **D**。8. **C**。

第 38 单元　泌尿系结石病人的护理

一、概述

【病因】

1. 流行病学因素　包括年龄、性别、职业、饮食成分和结构、水分摄入量、气候、代谢和遗传等因素影响尿路结石的形成。

2. 尿液因素

（1）形成结石的物质排出过多，尿液中钙、草酸或尿酸排出量增加。

（2）尿 pH 改变，尿酸结石和胱氨酸结石在酸性尿中形成，磷酸镁铵结石和磷酸钙结石在碱性尿中形成。

（3）尿中抑制晶体形成的物质不足，尿液中枸橼酸、焦磷酸盐、镁、某些微量元素等可抑制晶体的形成和聚集，这些物质含量减少则促使结石形成。

（4）尿液浓缩：尿量减少致尿液浓缩时，尿中盐类和有机物质的浓度相对增高。

3. 泌尿系局部因素

（1）尿路梗阻：导致晶体和尿基质在引流较差的部位沉积，而尿液滞留继发尿路感染加剧结石形成。

（2）尿路感染：细菌、感染产物及坏死组织可为形成结石的核心。

（3）尿路异物：尿路内存有不可吸收的缝线、长期留置的导管，可促使尿液中基质和晶体黏附，还易继发感染而诱发结石。

【病理】

1. 梗阻　泌尿系结石可造成梗阻，结石在各个部位都能造成梗阻以上系统的积水。

2. 局部损伤　较大的结石或局部粗糙的结石易造成移行上皮的水肿、增生、溃疡，最终可诱发恶性变。

3. 感染　最常见的是大肠埃希菌的感染。

二、上尿路结石

【临床表现】主要表现是与活动有关的疼痛和血尿。

1. 疼痛　**肾结石可引起肾区疼痛伴肋脊角叩痛。结石活动或引起输尿管完全性梗阻时，可出现肾绞痛**。

2. 血尿　为结石损伤黏膜所致。患者活动或肾绞痛后，出现肉眼血尿或镜下血尿，以镜下血尿多见。

3. 其他症状　结石引起严重的肾积水时，可触到增大的肾；继发急性肾盂肾炎或肾积脓时，可有发热、畏寒、脓尿、肾区压痛。双侧上尿路完全性梗阻时可导致无尿。

【辅助检查】

1. 实验室检查

（1）尿液检查：可有镜下血尿，合并感染时可见脓细胞。尿液生化检查可测定钙、磷、尿酸、草酸等，有助于结石原因分析。

（2）血液生化检查：了解代谢情况。

（3）结石成分分析：是制订预防措施的依据。

2. 影像学检查

（1）泌尿系X线片：95%以上的结石能在正、侧位X线片中发现。

（2）排泄性尿路造影：可显示结石所致的尿路形态和肾功能改变，有无结石形成的局部因素。

（3）B超检查：能发现X线片不能显示的小结石和透X线结石，还能显示肾结构改变和肾积水等。

（4）逆行肾盂造影：仅适用于其他方法不能确诊时。

（5）肾图：可判断泌尿系梗阻程度及双侧肾功能。

3. 输尿管肾镜检查　适用于其他方法不能确诊或同时进行治疗时。

【治疗原则】根据结石的大小、数目、位置、肾功能和全身情况。有无明显病因及并发症，制定治疗方案。

1. 非手术治疗　适用于结石直径＜**0.6cm**，光滑、无尿路梗阻或感染、肾功能正常者。

（1）镇痛：肾绞痛发作时单独或联合应用药物，如注射阿托品、哌替啶、钙离子阻滞药、黄体酮等可缓解肾绞痛。

（2）大量饮水：保持每日尿量在 2000ml 以上，有利于结石排出。

（3）控制感染：根据尿细菌培养及药物敏感试验选用抗生素。

（4）调节尿 pH：根据结石的成分碱化或酸化尿液，口服枸橼酸钾或氯化铵等。

（5）饮食调节：根据结石成分调节饮食。

（6）中西医结合疗法：包括中西药、解痉、利尿、针刺等，可促进排石。

（7）影响代谢的药物：别嘌醇可降低血和尿的尿酸含量。

2. 体外冲击波碎石（ESWL） 在 X 线、B 超定位下，将冲击波聚焦后作用于结石使之粉碎，然后随尿流排出。大多数上尿路结石适用此法，**最适宜于直径＜2.5cm 的结石**。两次治疗间隔的时间＞7d。

3. 手术治疗

（1）非开放手术：输尿管肾镜取石或碎石术，适用于因肥胖、结石硬、停留时间长而不能用 ESWL 的中、下段输尿管结石。经皮肾镜取石或碎石术，适用于直径＞2.5cm 的肾盂结石及肾盏结石，可与 ESWL 联合应用治疗复杂性肾结石。

（2）开放手术：仅少数患者，如结石远端存在梗阻、部分泌尿系畸形，结石嵌顿紧密及非手术治疗失败、肾积水感染严重或患肾无功能等，需要开放手术治疗。

试题精选

1. 输尿管结石的主要症状为

A. 无痛性全程血尿　　B. 尿频、尿急、尿痛　　C. 发热、寒战

D. 肾绞痛＋镜下血尿　　E. 排尿突然中断

答案：D。

2. 患者，女性，34 岁。发现左肾多发结石，左肾盂结石直径 2.2cm，当发生肾绞痛时，护士可准备的药物是

A. 哌替啶＋山莨菪碱　　B. 布桂嗪（强痛定）　　C. 布洛芬

D. 吗啡　　E. 曲马朵

答案：A。

3. 下列症状属于肾结石的是

A. 疼痛，放射至会阴部　　B. 排尿突然中断　　C. 膀胱刺激症状

D. 肾积水　　E. 与活动有关的血尿

答案：E。

4. 草酸钙结石患者的饮食指导不包括

A. 每日饮水 2500 ～ 4000ml　　B. 忌食动物内脏　　C. 少饮浓茶

D. 多食菠菜、番茄、芦笋　　E. 少食牛奶、巧克力

答案：D。

三、膀胱结石

【临床表现】**症状和体征主要是膀胱刺激症状**，如尿频、尿急和排尿终末疼痛。典型症状为排尿突然中断，并感疼痛，常放射至阴茎头部和远端尿道，变换体位又能继续排尿。常有终末血尿，合并感染可出现脓尿。直肠指诊可触及较大结石。

【辅助检查】①X线片可显示绝大多数结石。②B超检查可显示结石声影。③膀胱镜检查可直观结石，用于上述方法不能确诊时。

【治疗原则】手术去除结石，同时治疗病因。膀胱感染严重时，可用抗生素治疗。大多数结石可经膀胱镜机械、液电效应、超声和弹道气压碎石。结石过大、过硬或有膀胱憩室时，宜采用耻骨上膀胱切开取石。

【护理】

1. 护理评估

（1）术前评估

①健康史：了解患者的发病情况。a. 一般资料，主要为流行病学资料。b. 过去史，如有无泌尿系梗阻、感染和异物史，有无甲状旁腺功能亢进、痛风、肾小管酸中毒、长期卧床病史。

②身体状况：a. 局部状况，如疼痛性质、叩痛部位，有无血尿、膀胱刺激症状和尿路感染。b. 全身状况，如肾功能状态及营养状况。c. 辅助检查情况，包括实验室检查、影像学检查和有关手术耐受性检查，了解结石情况及对尿路的影响，判断总肾功能和分侧肾功能。

③心理和社会支持状况：患者和家属对结石造成的危害、治疗方法、康复知识、并发症的认知程度和心理承受能力，家庭经济承受能力。

（2）术后评估

①康复状况：结石排出和尿液引流情况，切口愈合情况，有无尿路感染。

②肾功能状态：尿路梗阻解除程度，肾积水和肾功能恢复情况，残余结石对泌尿系统功能的影响。

③心理和认知状况：患者和家属的心理状态，对术后护理的配合及有关健康教育等知识的掌握情况。

④预后判断：根据结石情况、单双侧病变和肾功能状况、治疗效果、有无结石残留，评估尿石症的预后和复发的危险性。

2. 护理措施

（1）非手术治疗

①大量饮水，**每日饮水量在3000ml以上，尽可能维持每日尿量在2000～3000ml**，稀释的尿液可延缓结石增长的速度并防止结石的复发。合并感染时，尿量多可促进引流，有利于感染的控制。

②当结石合并感染时，应注意体温及全身情况的观察，遵医嘱应用抗生素。

③肾绞痛的患者，应嘱其卧床休息，深呼吸，肌肉放松以减轻疼痛。遵医嘱给予解痉镇痛药物。

④体外冲击波碎石治疗后应注意观察患者体征的变化。观察排尿情况及尿液性状，注意碎石排出的情况，宜用过滤网过滤尿液。根据结石部位，指导患者体外冲击波碎石治疗后的

排石体位。对于巨大肾结石体外冲击波碎石治疗后嘱患者向患侧卧位 48 ～ 72h，以后逐渐间断起立，以防碎石屑快速排出行成石街。

⑤根据结石分析结果，指导患者合理饮食。

（2）手术治疗

①手术前护理：按医嘱给予抗生素控制感染。了解疼痛的部位、性质，观察血尿情况及有无结石排出。输尿管切开取石的患者，术前 1h 摄腹部 X 线片，进行结石定位。故摄 X 线片后应保持定位时的体位。

②手术后护理：注意伤口及引流管的护理，肾盂造口者，不常规冲洗，以免引起感染。必须冲洗时，应严格无菌操作，低压冲洗，冲洗量不超过 5 ～ 10ml，并在医师的指导下进行。肾实质切开取石及肾部分切除的患者，应绝对卧床 2 周，以减轻肾的损伤，防止复发出血。耻骨上膀胱切开取石术后应保持切口清洁干燥，敷料被浸湿时要及时更换。

（3）健康教育：根据结石成分、代谢状态及流行病学因素，坚持长期预防，对减少或延迟结石复发十分重要。

①大量饮水：以增加尿量，稀释尿液，可减少尿中晶体沉积。成年人保持每日尿量在 2000ml 以上，尤其是睡前及半夜饮水，效果更好。

②解除局部因素：尽早解除尿路梗阻、感染、异物等因素，可减少结石形成。

③饮食指导：根据结石成分调节饮食。含钙结石者宜食用含纤维丰富的食物，限制含钙、草酸成分多的食物，避免大量摄入动物蛋白、精制糖和动物脂肪。浓茶、菠菜、番茄、马铃薯、芦笋等含草酸量高。牛奶、奶制品、豆制品、巧克力、坚果含钙量高。尿酸结石者不宜服用含嘌呤高的食物，如动物内脏。

④药物预防：根据结石成分，血、尿钙、磷、尿酸、胱氨酸和尿 pH，采用药物降低有害成分，碱化或酸化尿液，预防结石复发。

⑤预防骨脱钙：伴甲状旁腺功能亢进者，必须摘除肿瘤或增生组织。鼓励长期卧床者功能锻炼，防止骨脱钙，减少尿钙排出。

⑥复诊：治疗后定期行尿液化验、X 线或 B 超检查，观察有无复发、残余结石情况。若出现腰痛、血尿等症状，及时就诊。

第 39 单元　泌尿、男性生殖系统结核病人的护理

一、肾结核

【病因与病理生理】结核分枝杆菌经血行感染进入肾，主要在双侧肾皮质的肾小球周围毛细血管丛内，形成多发性微小病灶。

【临床表现】肾结核早期常无明显症状，只是尿检查有少量红细胞、白细胞及蛋白，呈酸性，尿中可能发现结核分枝杆菌。

1. 尿频、尿急、尿痛　是肾结核的典型症状之一。尿频常最早出现。晚期尿频更加严重，甚至出现尿失禁。

2. 血尿　是肾结核的重要症状，常为终末血尿。少数可出现全程肉眼血尿。肾结核的血

尿常在尿频、尿急、尿痛症状发生以后出现。

3. 脓尿　是肾结核的常见症状。严重者尿如淘米水样。

4. 腰痛和肿块　一般无明显腰痛。

5. 全身症状　常不明显。晚期可有发热、消瘦、贫血、食欲差和红细胞沉降率加快等典型结核症状。严重时甚至可出现突然无尿。

【辅助检查】

1. 尿液检查　尿呈酸性，尿蛋白阳性，有较多红细胞和白细胞。但不应作为诊断肾结核的唯一标准。尿结核分枝杆菌培养时间较长（4 ～ 8 周）但可靠，阳性率达 90%，有决定性意义。

2. 影像学检查　包括 X 线、CT 及 MRI 等检查。

（1）超声检查：简单易行，较容易发现对侧肾积水及膀胱有无挛缩。

（2）X 线检查：尿路 X 线片、静脉尿路造影。

（3）CT 和 MRI：静脉尿路造影显影不良时，CT、MRI 有助于确定诊断。

3. 膀胱镜检查　可见膀胱黏膜充血、水肿，浅黄色结核结节、结核性溃疡、肉芽肿及瘢痕等病变。

【治疗原则】肾结核是全身结核病的一部分，应全身治疗，注意营养、休息、环境、避免疲劳等。

1. 药物治疗　适用于早期肾结核。**治疗原则为早期、适量、联合、规律、全程。**

2. 手术治疗　药物治疗 6 ～ 9 个月无效，肾结核破坏严重者，应在药物治疗的配合下行手术治疗。肾结核术前抗结核治疗应＞2 周。①肾切除术；②保留肾组织的肾结核手术；③解除输尿管狭窄的手术；④挛缩膀胱的手术治疗。

【护理】

1. 术前护理

（1）一般护理：饮食营养丰富、富含维生素，多饮水，保证休息，改善、纠正全身营养状况。

（2）药物治疗护理：患者术前一般应进行 **2 ～ 4 周**的抗结核治疗，如病情较重应先进行 **3 ～ 4 个月**的抗结核治疗。及早发现药物的不良反应和对肝功能、肾功能的损伤，及时处理。

（3）观察排尿情况：注意患者膀胱刺激症状、血尿或脓尿的变化。

（4）心理护理：耐心讲解，告知患者全身治疗可增强抵抗力，鼓励患者积极配合治疗。消除患者焦虑、恐惧情绪。保持心情愉悦。

2. 术后护理

（1）病情观察：监测患者生命体征，有无发生术后出血的迹象。

（2）休息：肾切除患者血压平稳后可取**半卧位**。鼓励其早期活动，以减轻腹胀，利于引流和机体恢复。保留肾组织的术后患者，**应卧床 7 ～ 14d**，减少活动，以避免激发性出血或肾下垂。

（3）饮食：待患者肛门排气后开始进易消化、营养全面的食物。

（4）引流管的护理：观察并记录各引流管液体的颜色、性质、量。

（5）观察健侧肾功能：应准确记录 24h 尿量，且记录第一次排尿的时间、尿量、颜色。若手术后 6h 仍无排尿或 24h 尿量较少，说明健侧肾功能可能有障碍，应通知医师处理。

（6）预防感染：术后密切观察患者的体温及血白细胞计数变化，保证抗生素的正确运用，保持切口辅料的清洁、干燥，充分引流，适时拔管，减少异物刺激及分泌物增加等，预防感染发生。

试题精选

（1—3 题共用备选答案）

A. 病理性结核　　B. 临床肾结核　　C. 结核性脓肾
D. 膀胱结核　　E. 挛缩性膀胱

1. 结核杆菌由原发病灶经血液进入肾小球，在双侧肾皮质形成多发微结核病灶，此时可无临床症状，称为

2. 结核致肾盏或肾盂出口狭窄，形成局限性脓肿，称为

3. 膀胱广泛纤维化，膀胱容量缩小，称为

答案：1. A。2. C。3. E。

二、男性生殖系统结核

附睾结核

【病理生理】含结核杆菌的尿液经前列腺、精囊、输精管而感染附睾，病变从尾部开始，可蔓延到整个附睾，甚至扩散至睾丸。

【临床表现】绝大多数患者为 20 ～ 40 岁。症状多不明显，偶感直肠内和会阴部不适，严重者可出现血精、精液量减少、肛周窦道形成、性功能障碍和不育等。直肠指诊可触及前列腺、精囊硬结，一般无压痛。

第 40 单元　泌尿系统梗阻病人的护理

一、概述

泌尿系统自肾小管起始，经过肾盏、肾盂、输尿管、膀胱直至尿道均为管道。自肾至尿道口任何部位出现梗阻，都将影响尿液的流出，最终导致肾积水、肾功能损害，若为双侧尿路梗阻，将导致肾衰竭。

【病因】泌尿系统本身或以外的一些病变都能引起泌尿管腔的梗阻。肾和输尿管的结石、肿瘤、炎症、结核、某些先天畸形均可引起梗阻。膀胱最常见的原因是**膀胱出口梗阻和膀胱调节功能障碍**，尿道最常见的原因是因**炎症和损伤引起的尿道狭窄**。

【病理生理】泌尿系统梗阻引起的基本病理改变是**梗阻以上的尿路扩张**。

泌尿系持续梗阻，肾盂内高压、肾组织缺氧可引起肾乳头和肾实质萎缩。急性完全性梗阻，指引起轻度肾盂扩张，肾实质很快萎缩，因此肾增大不明显。慢性不完全性梗阻或间歇性梗阻引起肾积水时肾实质萎缩变薄，肾盂容积增大，最后全肾可成为一个无功能的巨大水囊。梗阻以后肾的功能变化主要表现为**肾小球滤过率降低、肾血流量减少，尿浓缩能力下降和尿的酸化能力受损害**。梗阻后易出现继发性感染，有细菌的尿可经过肾盏穹窿部裂隙和高度膨

胀变薄的尿路上皮进入血液，发展为菌血症。感染既难以控制，又加速肾功能的损害。

二、肾积水

尿液从肾盂排出受阻，蓄积后肾内压力升高、肾盏肾盂扩张、肾实质萎缩，造成尿液积聚在肾内，称为肾积水。**成年人肾积水超过1000ml或小儿超过24h的正常尿量，称为巨大肾积水**。

【病因】肾积水多由**上尿路梗阻**性疾病所致，常见原因为肾盂输尿管连接部狭窄、结石等，长期的下尿路梗阻性疾病也可导致肾积水，如前列腺增生、神经源性膀胱功能障碍等。

【临床表现】

1. *腰部疼痛* 轻度肾积水多无症状，中度肾积水可出现腰部疼痛。一些先天性疾病，如先天性肾盂输尿管连接部狭窄、肾下极异位血管或纤维束压迫输尿管等引起的肾积水，发展常较缓慢，症状不明显或仅有腰部隐痛不适。

2. *腹部包块* 肾积水至严重程度时，可出现腹部包块。

3. *发作期症状* 部分患者肾积水呈间歇性发作。发作时患侧腰、腹部剧烈绞痛，伴恶心、呕吐、尿量减少，患侧腰部可扪及肿块；经过一定时间后，梗阻自行缓解，排出大量尿液，疼痛可缓解，腰部肿块明显减小或消失。

4. *原发性症状* 上尿路结石致急性梗阻时，可出现肾绞痛、恶心、呕吐、血尿及肾区压痛等；尿路梗阻时，主要表现为排尿困难和膀胱不能排空，甚至出现尿潴留。

5. *并发症* 肾积水如并发感染，则表现为急性肾盂肾炎症状，出现寒战、高热、腰痛和膀胱刺激症状等。如梗阻不解除，感染的肾积水很难治愈或可发展为脓肾，或双侧肾、孤立肾完全梗阻，可出现肾功能减退，甚至肾衰竭。

【辅助检查】

1. *实验室检查* ①尿液检查；②血液检查。

2. *影像学检查* B超、X线、CT、MRI检查。

3. *放射性核素检查*

二、良性前列腺增生

【病因与病理生理】**良性前列腺增生简称前列腺增生**，是老年男性常见病。发病原因既与雄激素的作用有关，又与雌激素的作用有关。因此，有学者认为人体内雄激素与雌激素平衡失调，可能为前列腺增生的病因。

前列腺分为围绕**尿道的腺体**和**外周腺体**两部分。

【临床表现】**前列腺增生引起的临床表现，主要是由于尿道前列腺部受到增生前列腺的压迫而引起尿路梗阻所产生**。早期为梗阻逐渐形成时，膀胱逼尿肌代偿性变厚且增生，以克服日渐增长的尿道阻力。此时可能没有症状，症状的出现取决于梗阻的程度，病变发展的速度，以及是否合并感染和结石，而不在于前列腺本身的增生程度。

1. *尿频* 前列腺充血刺激引起尿频，尤其是夜尿次数明显增多，这是前列腺增生患者的最初症状，随梗阻加重，白天也可出现尿频。

2. *排尿困难* 增生的前列腺压迫尿道，使尿道变长、弯曲、变窄、阻力增加，从而出现进行性排尿困难，**进行性排尿困难是前列腺增生最主要的症状**，发展缓慢。

3. 尿潴留　梗阻严重者膀胱残余尿增多，长期可导致膀胱收缩无力，发生尿潴留，并可出现充溢性尿失禁。

4. 血尿　前列腺增生时因局部充血可发生无痛血尿。

5. 其他　**若并发感染或结石，可有尿急、尿痛等膀胱刺激症状**。少数患者晚期可出现肾积水和肾功能不全表现。

【辅助检查】

1. 直肠指诊　应在膀胱排空后进行，可保证检查的准确性。

2. B 超检查　可测量前列腺体积，检查内部结构是否突入膀胱。经直肠超声扫描更为精确。经腹壁超声检查可测量膀胱残余尿量，检查前嘱患者尽量排空膀胱。正常人排尿后膀胱内没有或仅有极少残余尿（5ml 以下），如残余尿超过 50ml，则提示膀胱逼尿肌已处于失代偿状态。在无菌条件下用导尿法测定残余尿更为准确。

3. 尿动力学检查　尿流率测定可初步判断梗阻程度：若最大尿流率＜15ml/s，说明排尿不畅；＜10ml/s 则梗阻严重，必须治疗。评估最大尿流率时，排尿量必须超过 150ml 才有诊断意义。

4. 血清前列腺特异抗原（PSA）测定　前列腺体积较大、有结节或较硬时，应测定血糖 PSA，以排除合并前列腺癌的可能性。

【治疗原则】梗阻较轻或难以耐受手术治疗的患者，可采取非手术疗法或姑息性手术。**膀胱残余尿＞50ml 或曾出现过急性尿潴留者，应手术治疗**。

1. 前列腺增生无临床症状　无残余尿者需随诊。

2. 药物治疗　对症状较轻的病例有良好疗效。目前应用的各种药物通过药物作用达到抗雄激素、抗雌激素，缩小前列腺，缓解梗阻的目的。一般药物治疗 3 个月左右可使前列腺缩小、排尿功能改善。

3. 手术治疗　方法有经尿道前列腺切除术、耻骨上经膀胱前列腺切除术、耻骨后前列腺切除术。

4. 其他方法　用于尿道梗阻较重而又不适宜手术者。激光治疗、经尿道气囊高压扩张术、经尿道高温治疗、体外高强度聚焦超声，适用于前列腺增生体积较小者。前列腺尿道支架网适用于危重患者。

【护理措施】

1. 术前护理

（1）饮食：嘱患者食用粗纤维、易消化食物，以防便秘；忌饮酒及辛辣食物；鼓励患者多饮水，严禁憋尿，以免诱发急性尿潴留。

（2）引流尿液：残余尿量多或有尿潴留致肾功能不良者，应留置导尿管持续引流，以改善膀胱逼尿肌和肾功能。

（3）心理护理：耐心向患者及家属解释各种手术方法的特点。

2. 术后护理

（1）病情观察：应严密观察患者意识状态及生命体征。

（2）固定或牵拉气囊尿管，防止患者坐起或肢体活动时，气囊移位而失去压迫膀胱颈口的作用，导致出现。手术后最初几天通常会出现血尿，第 1 天会有鲜血，以后尿液逐渐清澈。出血也可出现在手术后6～10d，因此出血可能是组织坏死或用力排大便及久坐所引起。经尿道前列腺电切后3周也可因感冒、酗酒、刺激及活动量增加而致电凝痂皮脱落出血。

（3）饮食：术后6h无恶心、呕吐，可进流质，鼓励多饮水，1～2d后无腹胀即可恢复正常饮食。

（4）膀胱冲洗：术后常规用生理盐水持续冲洗膀胱3～7d。①冲洗速度可根据尿色而定，色深则快、色浅则慢。前列腺切除后都有肉眼血尿，随着时间的延长血尿颜色逐渐变浅，若血尿色深红或逐渐加深，说明有活动性出血，应及时通知医师处理。②确保冲洗管道通畅，若引流不畅应及时施行高压冲洗抽吸血块，以免造成膀胱充盈、膀胱痉挛而加重出血。③准确记录冲洗量和排出量，尿量＝排出量－冲洗量。

（5）膀胱痉挛的护理：膀胱痉挛多因逼尿肌不稳定、导尿管刺激、血块堵塞尿管等原因引起。膀胱痉挛可引起阵发性剧痛、诱发出血。此时应嘱患者做深呼吸，以放松腹部肌肉张力。术后留置硬脊膜外麻醉导管，按需定时注射小剂量吗啡有良好效果。严重者遵医嘱给予解痉药物。

（6）不同手术方式的护理

①经尿道切除术（TUR）：观察有无TUR综合征，原因是术中大量的冲洗液被吸收使血容量急剧增加，形成稀释性低钠血症，患者可在几小时内出现烦躁、恶心、呕吐、抽搐、昏迷，严重者出现肺水肿、脑水肿、心力衰竭等。此时应减慢输液速度，给利尿药、脱水药、对症处理。TUR手术后5～7d尿液颜色清澈，即可拔除导尿管。

②开放手术：耻骨上前列腺切除术后常放入两条导管，一条是耻骨上膀胱造口管，它可作为膀胱减压用，减轻伤口的张力以促进愈合。另一条是三腔气囊导尿管，用来引流尿液及膀胱冲洗。耻骨上前列腺切除术后7～10d、耻骨后前列腺切除术后3～4d拔出导尿管；若排尿通畅，术后10～14d拔除膀胱造口管，然后用凡士林纱布填塞瘘口，排尿时用手指压迫瘘口敷料以防漏尿，一般2～3d愈合。

（7）预防感染：患者留置导尿加之手术所致免疫力低下，易发生尿路感染和精道感染，术后应观察体温及白细胞变化，若有畏寒、发热症状，应观察有无附睾肿大及疼痛。早期应用抗生素，每日用消毒棉球擦拭尿道外口2次，防止感染。

（8）术后并发症的预防和护理：①避免腹压增高及便秘，禁止灌肠或肛管排气，以免造成前列腺窝出血。②加强患者的活动指导，以防止静脉血栓和栓塞的发生。③一旦出现膀胱痉挛，应给予积极的治疗和护理。

3. 健康教育

（1）生活指导：①前列腺增生采用药物或其他非手术疗法者，应避免因受凉、劳累、饮酒、便秘而引起急性尿潴留。②前列腺增生术后进易消化、含纤维多的食物，预防便秘，必要时可服缓泻药；术后1～2个月避免剧烈运动，如提重物、跑步、骑自行车、性生活等，防止继发性出血。

（2）康复指导：①术后前列腺窝的修复需3～6个月，因此术后可能仍会有排尿异常现象，应多饮水，定期化验尿、复查尿流率及残余尿量。②如有尿失禁现象，应指导患者进行肛提肌锻炼，以尽快恢复尿道括约肌功能。具体方法是：吸气时缩肛，呼气时放松肛门括约肌。

（3）心理指导：前列腺切除术后常会出现逆行射精，不影响性交。原则上，经尿道前列腺电切术后 1 个月，经膀胱前列腺切除 2 个月后可恢复性生活，少数患者出现阳痿，可先采取心理治疗，同时查明原因，做针对性治疗。

试题精选

1. 前列腺增生最早出现的症状是

A. 排尿困难　　B. 尿无力，射程短　　C. 尿频及夜尿次数增多

D. 急性尿潴留　　E. 充盈性尿失禁

答案：C。

2. 关于前列腺增生的临床表现，不正确的是

A. 尿频、尿急　　B. 进行性排尿困难　　C. 尿潴留、尿失禁

D. 血尿　　E. 早期多伴肾积水

答案：E。

四、尿潴留

【病因与分类】可分为机械性梗阻和动力性梗阻两类。

1. 机械性梗阻　任何导致膀胱颈部及尿道梗阻的病变，如前列腺增生、尿道损伤、尿道狭窄、膀胱尿道结石、异物、肿瘤等，均可引起急性尿潴留。

2. 动力性梗阻　排尿功能障碍所致，而膀胱尿道并无器质性病变，如中枢神经系统和周围神经系统病变、脊髓麻醉和肛管直肠手术后、松弛平滑肌的药物如阿托品等；也可见于高热、昏迷、低血钾或不习惯卧床排尿者。

【临床表现】发病突然，膀胱胀满但滴尿不出，患者十分痛苦；耻骨上可触及膨胀的膀胱，用手按压有尿意。

【治疗原则】①解除病因，恢复排尿。②术后动力性尿潴留：可采用诱导排尿的方法、针灸、穴位注射新斯的明，或在病区允许下改变姿势排尿。若仍不能排尿，可采取导尿术。③病因不明或一时难以解除者，则需先做尿液引流。不能插入导尿管者，可采用耻骨上膀胱穿刺，抽出尿液。若需长期引流，应行耻骨上膀胱造口术。

第 41 单元　泌尿、男性生殖系肿瘤病人的护理

一、肾肿瘤

肾肿瘤是泌尿系统常见肿瘤之一，多为恶性，占肾恶性肿瘤的 85% 左右，病因尚未明确，其发病可能与吸烟、肥胖、饮食、职业接触、遗传因素等有关。高发年龄为 50～70 岁。

【病因与病理生理】常累及一侧肾，多单发，透明细胞癌是其主要构成部分。肾癌局限在包膜内时恶性程度较小，当肿瘤逐渐增大向内侵及肾盂、肾盏引起血尿外，还可经血液和淋巴转移至肺、肝、骨、脑等。淋巴转移最先到肾蒂淋巴结。

【临床表现】

1. 血尿、疼痛和肿块　间歇无痛肉眼血尿为常见症状，疼痛常为腰部钝痛或隐痛。肉眼血尿、腰痛和腹部肿块的临床表现被称为肾癌的“三联症”。

2. 副瘤综合征　常见发热、高血压、红细胞沉降率增快等。20% 的肾癌患者可出现。

3. 转移症状　约有 30% 的患者有转移症状，如病理骨折、咳嗽、咯血、神经麻痹及转移部位出现疼痛。

【辅助检查】

1. 超声　发现肾癌的敏感度高，超声能准确地区别肾肿块是囊性或是实质性的，是肾癌或是肾血管平滑肌脂肪瘤（良性）。

2. X 线检查　尿路 X 线片、静脉尿路造影。超声、CT 不能确诊的肾癌做肾动脉造影检查。

3. CT 检查　对肾癌的确诊率高，能显示肿瘤的部位、大小、有无累及邻近器官，是目前诊断肾癌最可靠的影像学方法。

4. MRI　对肾癌诊断的准确性与 CT 相仿。

【治疗原则】以手术治疗为主，手术方法包括：部分肾切除术、根治性肾切除术。根治性肾切除术是肾癌最主要的治疗方法。

【护理措施】

1. 术前护理　①消除患者紧张、悲观心理，树立治疗的信心。②观察患者生命体征，注意有无低热并鉴别原因。③观察患者尿液颜色、性质的变化。④观察患者疼痛的性质、部位及程度。

2. 术后护理　①观察患者生命体征，有无出血倾向，保持输血、输液通畅。②观察伤口情况，做好引流管的护理。③根治性肾切除术后患者，麻醉期已过、血压平稳，可取半卧位。肾部分切除的患者应卧床 1 ～ 2 周，以预防出血。④记录 24h 尿量。⑤观察患者有无憋气、呼吸困难等症状，以便及早发现有无胸膜破裂的症状，发现异常立即通知医生。⑥术后禁食水，待肠功能恢复后可进食，加强营养，增强机体抵抗力。⑦适当应用镇静药，以减轻疼痛，利于活动及有效咳嗽和排痰。

3. 健康教育　①注意尿液颜色的变化，若有血尿出现，及时就医。②慎用对肾功能有损害的药物，保护和监测肾功能。③告知患者定期复查。④指导患者进行免疫治疗。

试题精选

1. 患者，男性，34 岁。行肾部分切除术后。有关患者术后卧床时间的健康宣教，下列正确的是

A. 15d　　B. 4d　　C. 1 周

D. 1 ～ 2 周　　E. 4 周

答案：D。

2. 肾癌的主要表现除外

A. 间歇无痛肉眼血尿　　B. 肿块　　C. 疼痛

D. 发热　　E. 低血压

答案：E。

二、膀胱癌

膀胱癌是泌尿系统最常见的肿瘤，绝大多数来自上皮组织，其中 90% 以上为上皮肿瘤。

【病因】

1. 长期接触某些致癌物质的职业人员，如染料、纺织、皮革、橡胶、塑料、油漆、印刷等，现已肯定主要致癌物是联苯胺、β– 萘胺、4– 氨基双联苯等。潜伏期可达 30 ～ 50 年。

2. 吸烟是最重要的致癌因素，约 1/3 的膀胱癌与吸烟有关。吸烟者患膀胱癌的危险性是非吸烟者的 4 倍。戒烟后膀胱癌的发病率会有所下降。

3. 膀胱慢性感染与异物长期刺激会增加发生膀胱癌的概率，如膀胱结石、留置导尿等。

4. 其他：长期大量服含非那西丁的镇痛药、食物中或肠道细菌作用产生的亚硝酸盐等，均可能为膀胱癌的病因或诱因。

【病理生理】与肿瘤的组织类型、细胞分化程度、生长方式和浸润深度有关，其中细胞分化程度和浸润深度对预后的影响最大。

【临床表现】发病年龄大多数为 50 ～ 70 岁，男性、女性发病比例约为 4∶1。

1. *血尿*　**是膀胱癌最常见和最早出现的症状**。约 85% 的患者表现为间歇性肉眼血尿，可自行减轻或停止。

2. *尿频、尿急、尿痛*　**常见症状，多数为膀胱肿瘤的晚期表现**。膀胱三角区及膀胱颈部肿瘤可梗阻膀胱出口，造成排尿困难，甚至尿潴留。浸润癌晚期，可导致肾积水、肾功能不全、下肢水肿、贫血、体重下降等症状。

【辅助检查】

1. *尿液检查*　新鲜尿液中，易发现脱落的肿瘤细胞，故尿细胞学检查可作为血尿的初步筛选。

2. *影像学检查*　①超声：简便易行，能发现直径 0.5cm 以上的肿瘤，可作为患者的最初筛选。② CT 和 MRI：多用于浸润性癌，可以发现肿瘤浸润膀胱壁深度、局部转移重大的淋巴结以及内脏转移的情况。放射性核素检查可以了解有无骨转移。③膀胱镜检查：是易患膀胱癌年龄范围出现血尿患者的重要检查手段。可以直接观察到肿瘤所在的部位、大小、数目、形态，初步估计基底部浸润程度。

【治疗原则】以手术治疗为主的综合治疗。

1. *手术治疗*　根据肿瘤的病理及患者全身情况选择手术方式。包括：经尿道膀胱肿瘤切除术、膀胱部分切除术、膀胱全切术。膀胱全切术后须行尿流改道，有回肠膀胱术、输尿管皮肤造口术等。

2. *放射、化学治疗*　晚期癌肿瘤用姑息性放射治疗和化学治疗可减轻病状。

3. *预防复发*　凡保留膀胱的手术治疗，50% 以上的患者在 2 年内肿瘤复发。因此，术后需要进行膀胱内药物灌注治疗以预防和推迟肿瘤复发。

【护理措施】

1. *术前护理*

（1）心理护理：耐心进行心理疏导，以消除其恐惧、焦虑、绝望的心理。

（2）病情观察：*病程长、体质差、晚期肿瘤出现血尿者，应卧床休息，每日观察和记录排尿情况和血尿程度*。

（3）观察有无膀胱刺激症状：出现时说明膀胱肿瘤瘤体较大或数目较多或肿瘤入侵较深。

（4）嘱患者食用高蛋白、易消化、营养丰富的食物，以纠正贫血，改善全身营养状况。多饮水可稀释尿液，以免血块引起尿路堵塞。

（5）对拟行回肠膀胱术的患者，按肠切除术前准备。

2. 术后护理

（1）并发症的预防与护理：密切观察患者生命体征。早期发现休克的症状和体征，及时进行治疗和护理。

（2）出血：膀胱肿瘤电切术后常规冲洗1～3d，密切观察膀胱冲洗引流液的颜色，根据颜色变化，及时调整冲洗速度，纺织血块堵塞尿管。**停止膀胱冲洗后应指导多饮水，起到自身冲洗的作用**。

（3）尿瘘：回肠膀胱术后，密切观察尿路造口的血供情况，注意引流液性质和量的变化，及时发现尿瘘并发症。保持伤口、造口部位敷料清洁、干燥。

（4）预防感染：监测体温及血液白细胞变化，观察有无感染发生。保持造瘘口周围皮肤清洁、干燥，定时翻身、叩背咳痰，若痰液黏稠予以雾化吸入，适当活动等措施可预防感染发生。

（5）引流管的护理：保持各引流管的通畅，并贴标签分别记录引流管的情况。回肠膀胱术后10～12d拔除输尿管、引流管和回肠膀胱引流管，改为佩戴皮肤造口袋。

（6）健康教育：术后适当锻炼，加强营养，增强体质；戒烟，对接触致癌物质者加强劳动保护。在病情允许的情况下，建议术后半月开始行放疗和化疗。**膀胱保留术后患者能憋尿者，即行膀胱灌注，可预防或推迟肿瘤复发。每周灌注1次共6次，此后每个月1次，持续2年**。灌注时插导尿管排空膀胱，以蒸馏水或等渗盐水稀释的药液灌入膀胱后**平卧位、俯卧位、左侧卧位、右侧卧位，每15～30min轮换一次体位，共2h**。定期复查，浸润性膀胱癌术后患者定期复查肝、肾、肺等脏器功能，及早发现转移病灶。放疗、化疗期间，定期复查血常规、尿常规，一旦出现骨髓抑制，应暂停治疗。保留膀胱的术后患者，须定期复查膀胱镜，强调复查的重要性，嘱患者及家属主动配合。腹部佩戴造口袋的患者，应根据周围皮肤及尿液是否外渗及时更换尿袋，保持清洁，避免造口袋边缘压迫造口。

试题精选

1. 患者，男性，60岁。近5个月间歇性血尿，行膀胱镜检查后，应注意的护理重点是

A. 监测患者体温　　B. 让患者多饮水　　C. 给予呋塞米药物

D. 给予抗生素　　E. 酌情给予止血药

答案：B。

2. 膀胱癌的好发部位是

A. 膀胱左、右侧壁　　B. 膀胱后壁　　C. 膀胱底部

D. 膀胱顶部与后部　　E. 膀胱三角区和侧壁

答案：E。

三、前列腺癌

前列腺癌是老年男性的常见疾病。

【病因与病理生理】病因尚不明确，可能与种族、遗传、环境、食物、吸烟、肥胖和性激素等有关。前列腺癌 98% 为腺癌。

【临床表现】前列腺癌高发年龄在 70 ～ 74 岁。多无明显临床症状，常在体检时直肠指诊或检测血清前列腺特异性抗原值升高被发现。可表现为下尿路梗阻症状，如尿频、尿急、尿流缓慢、尿流中断、排尿不尽，甚至尿潴留或尿失禁。血尿少见。晚期可有贫血、下肢水肿、排便困难、少尿或无尿等。

【辅助检查】

1. *实验室检查*　前列腺癌常伴血清 PSA 增高，有淋巴转移或骨转移者，PSA 往往显著增高。

2. *影像学检查*　经直肠 B 超检查可发现前列腺内低回声癌结节，并可测量肿瘤体积与侵及范围。CT 对早期前列腺癌的诊断价值不大。**MRI 对前列腺癌的诊断优于其他影像学方法**。全身核素骨显像可发现骨转移病灶。

【治疗要点】

1. *根治性前列腺切除术*　是局限在包膜以内的前列腺癌的最佳治疗方法，仅适用于年龄较轻、能耐受手术的患者。

2. *去势治疗*　①手术去势：包括双侧睾丸切除术与包膜下睾丸切除术；②药物去势。

3. *放疗、化疗*　局部控制效果良好。

【护理措施】

1. *术前护理*

（1）心理护理：心理疏导，消除其恐惧、焦虑、绝望的心理。

（2）注意休息：病程长、体质差、晚期肿瘤出现明显血尿者，应记录24h尿量及血尿程度。

（3）术前宣教：做好内分泌治疗和其他治疗的指导和护理。

2. *术后护理*　①密切监测患者的生命体征，做好呼吸道护理。②观察伤口渗出情况，保持伤口敷料清洁、干燥。③做好各引流管的护理，**防止泌尿系统逆行感染**。④做好尿失禁患者的生活护理，并**指导患者进行提肛肌训练，以尽快恢复尿道括约肌功能**。

第 42 单元　男性性功能障碍、节育者的护理

男性生殖器官分为内生殖器和外生殖器。内生殖器包括生殖腺、输精管道和附属性腺。生殖腺为睾丸，是产生精子的场所，也是分泌男性性激素的内分泌器官。输精管道包括附睾、输精管、射精管及与排尿共用的尿道。附属性腺包括精囊腺、前列腺和尿道球腺等。外生殖器包括阴茎和阴囊，阴茎为男性外生殖器的主体，位于耻骨之前阴囊的上方；阴囊居于阴茎根部与外阴之间，内藏睾丸、附睾和精索的一部分。

一、男性性功能障碍

正常男性性功能包括性欲、性兴奋、阴茎勃起、性交、射精和性欲高潮等过程。最常见的男性性功能障碍是勃起障碍和早泄。

【临床表现】

1. 性欲改变　无主动的性要求，在任何刺激下均对性交无兴趣。

2. 勃起功能障碍　按程度分为轻、中、重3度，阳痿属于重度勃起障碍。勃起功能障碍分为功能性、器质性及混合性3种类型。

3. 射精功能障碍　不射精是指性交过程中没有射精活动，也无性高潮。早泄和不射精多为功能性。逆行射精是射精有性高潮和射精感，但精液未射出体外，而是逆行流入膀胱，性交后尿液检查有精子及果糖，常由器质性病变引起。精液中含有血液为血性精液，由精囊炎或肿瘤引起。

【辅助检查】

1. 实验室检查　内分泌功能测定包括血清睾酮、促性腺激素、催乳素、血糖和糖耐量等。

2. 特殊检查　通过国际勃起功能问卷、夜间阴茎涨大试验、人工勃起试验、多普勒彩色复式超声、海绵体造影、神经检测、海绵体活检等检查，可明确勃起功能障碍属功能性或血管性、神经性、内分泌性等器质性原因。

【治疗要点】

1. 精神心理治疗　适用于各种原因所致的性功能障碍。夫妻双方共同参与性心理治疗，可获得良好的效果。

2. 非手术治疗　口服药物对大多数勃起功能障碍有效，但对老年人、心血管疾病患者须慎用。激素治疗适用于内分泌因素所致的阳痿。阴茎海绵体血管活性药物注射、经尿道给药、负压缩窄装置和阴茎海绵体功能性电刺激等，均有一定疗效。

3. 手术治疗　血管性勃起功能障碍可采用阴茎静脉结扎或阴茎动脉重建术等治疗。阴茎假体置入术适用于其他疗法无效的器质性阳痿。

【护理措施】

1. 心理护理　与患者接触时应有耐心、细心，尽量探寻造成性功能障碍的精神心理因素，以获得患者的信任，更好地配合治疗。

2. 术前护理　①备皮，保持会阴部清洁。②消除引起性功能障碍的危险因素可增强手术效果，如各种血管疾病、慢性酒精中毒、吸烟、某些药物等。

3. 术后护理

（1）注意观察局部血液循环、阴茎皮肤水肿和伤口情况，遵医嘱应用雌激素防止阴茎勃起，以减轻局部充血和渗出。

（2）妥善固定敷料，防止大小便污染伤口，预防感染发生。伤口疼痛者应及早给予药物镇静、镇痛。

（3）用药指导：硝酸甘油和西地那非有协同降血压作用，因此西地那非应绝对禁用于长期或短期应用硝酸甘油或硝普钠治疗的患者，肝功能、肾功能不全者，应慎用西地那非。

二、男性节育

男性节育，是根据男性生殖生理特点，采取措施阻断男性生殖过程的某个环节，以达到男性节育的目的。

【男性节育的途径】干扰男性的性激素调节、睾丸内精子生成、附睾内精子成熟和运动，阻断精子的输出通道，干扰射精过程，组织精子与卵子相遇，直接杀灭排出体外的精子，干扰精子的获能及受精过程，产生抗精子抗体等。

【男性节育的主要措施】

1. 输精管结扎术　目的是阻断精子输出的通道，使精子不能排出而达到不育，是一种男性永久性节育方法。

2. 输精管注射绝育法　达到堵塞输精管的目的。

3. 避孕套　对男、女双方身体健康无影响，用法简单，避孕效果可靠。

4. 外用避孕药膜　是一种具有强力杀灭精子作用，对男、女双方身体无影响，若使用得当，效果比较可靠。

【护理措施】

1. 术前护理

（1）心理护理：输精管结扎术是一种安全可靠的男性节育手术。术前做好思想工作，解除思想顾虑，纠正不正确认识，以增加对手术的信心。

（2）术前准备：①检查凝血功能；②做好手术局部的清洗、备皮准备；③精神高度紧张者遵医嘱使用镇静药。

2. 术后护理

（1）病情观察：患者术后 2 ～ 3h，重点观察切口处有无肿胀、阴囊皮肤发绀等，一旦发现出血征象，应立即通知医师及时处理。

（2）休息与活动：术后 1 周内不适合剧烈活动，尽可能制动休息。

（3）并发症的观察与护理：血肿主要是术中止血不彻底引起。轻者进行加压包扎、冷敷，血肿大者应引流，并使用止血药。

3. 预防和控制感染

（1）及时更换切口敷料，保持敷料干燥、清洁，预防伤口感染。当切口疼痛且伴体温升高时应考虑感染。

（2）输精管痛性结节：术后阴囊内输精管结扎处多有结节样改变，一般无症状，若结节疼痛明显，多与血肿、感染、线头异物等有关。

（3）附睾淤积：术后出现附睾胀大、阴囊肿痛，沿精索放射至腹股沟、下腹及腰部，性生活后加重，系精子和分泌物淤积所引起。

（4）节育失败：须重新接受节育手术或使用其他避孕方法。

（5）勃起功能障碍：术后少数节育者出现勃起功能障碍，可能与心理因素以及痛性结节、附睾淤积等引起性生活疼痛有关。向其解释输精管结扎术本身并不影响性欲、勃起、射精及高潮等性功能的各个方面，使患者正确认识手术，建立康复的信心；协助医师积极处理痛性结节、附睾淤积等并发症，改善性功能。

第 43 单元　肾上腺疾病外科治疗病人的护理

肾上腺位于双侧肾上极内侧，左侧呈新月形，右侧呈三角形。其组织学结构分为皮质和髓质两部分。皮质占 90%，从外向内依次为球状带、束状带和网状带 3 层。皮质分泌类固醇激素，其中球状带分泌盐皮质激素，主要是醛固酮，调节水、盐代谢；束状带分泌糖皮质激素，主要是皮质醇，调节糖、蛋白质和脂肪代谢；网状带分泌性激素，主要是雄激素。髓质占 10%，主要分泌肾上腺素、去甲肾上腺素和多巴胺。外科治疗的肾上腺疾病中，以原发性醛固酮增多症、皮质醇症和儿茶酚胺症最为常见。

一、皮质醇症

皮质醇症是机体长期在过量糖皮质激素的作用下，出现的一系列相关临床症状和体征的综合征，也称库欣综合征。

【病因病理】根据导致皮质醇症原因的不同，分为 ACTH 依赖性皮质醇症和 ACTH 非依赖性皮质醇症两大类。

【临床表现】多见于 15 ～ 30 岁的女性。**典型的临床表现如下**。

1. **向心性肥胖，满月脸、水牛背、悬垂腹、颈短、四肢肌萎缩**。

2. **皮肤菲薄**，下腹壁、大腿内侧、腋下皮肤可见紫纹，可见痤疮和多毛。

3. **高血压**：部分患者轻度或中度高血压。

4. 性腺功能紊乱：性欲减退，女性月经不调，甚至闭经。

5. 其他症状，如骨质疏松引起的腰背痛、极易发生病理性骨折；精神症状，如失眠、记忆力减退、注意力分散等。

【辅助检查】

1. 实验室检查　血浆游离皮质醇增高，且昼夜分泌节律消失；24h 尿游离皮质醇常明显增高；血浆 ACTH＞50pmol/L，提示为 ACTH 依赖性疾病。

2. 影像学检查　**彩超可发现肾上腺区肿瘤**。CT 与 MRI 可发现垂体肿瘤，也可发现肾上腺区肿瘤。静脉尿路造影适用于体积较大的肾上腺腺癌和怀疑癌肿者。

3. 试验检查　用于疾病的定性判断。小剂量地塞米松试验，可用于鉴别皮质醇症和单纯性肥胖症。大剂量地塞米松试验，用于判断皮质醇症的病因。

【治疗要点】

1. 手术治疗　Cushing 病，病变在垂体或下丘脑，由神经外科应用手术显微镜经鼻经蝶窦切除垂体瘤。肾上腺皮质腺瘤或腺癌，采用腹腔镜肾上腺腺瘤切除术或连同患侧肾上腺全部切除。肾上腺皮质结节状增生和异位 ACTH 综合征，应手术切除原发肿瘤。

2. 药物治疗　用于术前准备、预防术后复发或其他治疗效果不佳时。主要包括皮质醇合成抑制药和直接作用于下丘脑 – 垂体的药物。部分患者用药后可出现皮质功能低下。

【护理措施】

1. 术前护理

（1）病情观察：定时监测血压及血糖，遵医嘱及时给予降压药物及治疗糖尿病药物，用药后密切观察疗效。

（2）预防意外发生：避免跌倒、碰撞、剧烈活动、骨折等。

（3）预防感染：保持床单位清洁，注意皮肤卫生，观察有无软组织及呼吸道感染。

（4）饮食：给予低热量、低糖、高蛋白、高钾、低钠饮食。

（5）心理护理：告知患者相关疾病知识，鼓励患者积极配合，预防患者焦虑、抑郁等症状的发生。

2. 术后护理

（1）病情观察：监测患者生命体征的变化，准确记录。

（2）肾上腺危象：术后至出院期间均可发生肾上腺皮质功能不全，严重者出现肾上腺危象。观察患者是否有血压下降、心率加快、呼吸急促、恶心、呕吐、腹痛、腹泻、高热，甚至昏迷、休克等情况。遵医嘱使用肾上腺皮质激素继续补充治疗。**若发生肾上腺危象，遵医嘱立即静脉补充肾上腺皮质激素，并纠正水、电解质失衡及低血糖等情况。**

（3）气胸：经腰部肋间切口手术的患者术后可能发生气胸，术后密切观察患者是否有气胸的表现。

（4）出血：若患者术后引流量较多、颜色鲜红且很快凝固，同时伴血压下降、脉搏增快，常提示有出血，应立即通知医师处理。

（5）感染：若患者体温升高、伤口处疼痛并伴有血白细胞计数和中性粒细胞比例升高时，多提示有感染，应及时通知医师并协助处理。

（6）预防压疮：应保持患者皮肤清洁、干燥，床单位干净、整洁，定期皮肤护理并定时翻身，必要时使用气垫床。

二、原发性醛固酮增多症

【病因与病理生理】由于肾上腺皮质球状带分泌过量的醛固酮所致。①肾上腺皮质瘤：最常见，约占原发性醛固酮增多症的 80%，以单侧肾上腺单个肿瘤多见。②单侧肾上腺皮质增生：少见，为单侧或以一侧肾上腺球状带结节状增生为主。③双侧肾上腺皮质增生：又称特发性醛固酮增多症，为双侧球状带增生，临床症状多不典型。病理生理特点是由醛固酮增多所致的轻度血钠升高和血容量增加、低血钾和轻度碱中毒。

【临床表现】30 ～ 50 岁多见，**主要表现为高血压和低血钾**。

1. 高血压　几乎所有原发性醛固酮增多症的患者均有高血压，以舒张压升高为主，一般降血压药物治疗效果不佳。

2. 肌无力　70% 的患者呈持续性低血钾，患者表现为肌无力，甚至周期性瘫痪，并影响吞咽和呼吸。可出现低血钾心电图改变。

3. 烦渴、多饮、多尿　以夜尿增多为主，主要是由肾浓缩功能下降引起。

【辅助检查】

1. 实验室检查　低血钾、高血钠、碱中毒；尿钾排出增多，24h 超过 25 ～ 30mmol/L；血和尿醛固酮含量升高；血浆肾素活性降低。

2. 影像学检查　①超声：只能发现直径＞1cm 的肾上腺肿瘤，常用于筛查。② CT：多排螺旋 CT 薄层扫描，对发现直径＜1cm 肿瘤及增生有重要意义。③ ^{131}I 标记的醛固酮肾上腺核素显像：对腺瘤、癌和增生的鉴别有帮助。

3. 特殊检查　螺内酯（安体舒通）试验、体位试验和钠钾平衡试验。

【治疗要点】

1. 手术治疗　肾上腺皮脂腺瘤，单纯切除后可望完全恢复。单侧原发性肾上腺皮质增生可做同侧肾上腺切除或肾上腺次全切除。肾上腺皮质癌及异位产生醛固酮的肿瘤应尽量切除原发病灶。利用腹腔镜对诊断明确的患者行肿瘤及肾上腺摘除，创伤小，效果满意。

2. 药物治疗　适用于特发性肾上腺皮质增生、有手术禁忌证的原发性醛固酮增多症、不能根治切除的皮质癌、糖皮质激素可控制的原发性醛固酮增多症。常用药物为螺内酯、氯胺吡咪、氨苯蝶啶等。

【护理措施】

1. 术前护理　**为减少手术的危险性，术前需控制高血压，纠正低血钾、碱中毒等。**

（1）**控制高血压**：根据病情随时或每日2次监测血压，按时给予降血压药并密切观察效果及不良反应。

（2）**纠正低血钾及酸碱失衡**：控制水和钠的摄入，增加钾盐摄入，指导进食低钠高钾食物，每日限制钠的摄入量为20mmol，钾为270mmol。遵医嘱使用排钠保钾药物，以促使水钠排出、提高血钾浓度。随时监测钠、钾、pH情况。

（3）**活动指导**：限制患者活动范围，切忌剧烈运动，防止跌倒，必要时给予适当的保护措施。

（4）心理护理：告知患者疾病的相关知识，耐心解释疾病的治疗与护理方案，鼓励患者积极配合，及时进行心理疏导。

2. 术后护理

（1）**病情观察**：密切监测患者生命体征。观察患者有无肾上腺皮质功能不全的表现。遵医嘱应用肾上腺皮质激素，并观察效果。

（2）**维持水、电解质平衡**：手术后钾离子及钙离子紊乱，须继续按术前低血钾、低血钙情况进行护理，以免发生意外。

（3）**引流管的护理**：准确记录24h尿量。保持各引流管通畅，注意观察引流液的颜色、性质、量。

（4）**预防并发症**：定时为患者翻身、叩背，协助排痰，避免肺部感染及肺不张的发生。

试题精选

1. 属于醛固酮生理作用的是

A. 维持有效血容量　B. 免疫调节剂　C. 抗感染

D. 增强心肌收缩力、改善微循环　E. 使血压升高

答案：A。

2. 患者，女性，47岁。肾上腺皮质腺瘤，并发原发性醛固酮增多症，拟行手术治疗。患者术前饮食原则是

A. 高脂肪饮食　B. 低钙饮食　C. 低蛋白饮食

D. 高钠饮食　E. 低钠高钾饮食

答案：E。

三、儿茶酚胺症

儿茶酚胺症是指由肾上腺嗜铬细胞瘤和肾上腺髓质增生症等疾病分泌过量儿茶酚胺所致，并由此产生高血压、高代谢、高血糖、眼底改变及胃肠道症状等临床表现的疾病。

【病因与病理生理】嗜铬细胞瘤大多数发生在肾上腺髓质，约 10% 发生在肾上腺外交感神经系统的嗜铬组织，以腹膜后多见。良性肿瘤占 90% 以上，发生浸润和转移时可诊断为恶性嗜铬细胞瘤。嗜铬细胞瘤一般分泌大量去甲肾上腺素和少量肾上腺素。

【临床表现】

1. 高血压　**有阵发性高血压和持续性高血压，或持续性高血压伴阵发性加剧**。阵发性高血压患者平时血压不高，可由体位改变、情绪激动、创伤、劳累、大便、小便、扪压肿瘤等因素诱发，引起血压骤然升高。表现为剧烈头痛、面色苍白或潮红、四肢发冷、恶心呕吐、心悸、视物模糊等。严重者可因心力衰竭、肺水肿、脑出血而死亡。持续性高血压患者伴有畏寒、多汗、心动过速、心律失常、头痛、烦躁，站立时发生高血压。

2. 代谢紊乱　①大量儿茶酚胺引起基础代谢增高，可出现发热；②因肝糖原分解加速及胰岛素分泌受抑制引发糖代谢紊乱；③因脂肪分解加速，血非酯化脂肪酸和胆固醇增高；④低钾血症：可能与儿茶酚胺促使钾离子进入细胞内及促进肾素、醛固酮分泌所致；⑤便秘：儿茶酚胺使肠蠕动及张力减弱所致。

【辅助检查】

1. 实验室检查　高血压期儿茶酚胺明显升高、24h 尿儿茶酚胺及其代谢产物升高，可诊断为儿茶酚胺症。临床可疑，但儿茶酚胺不增高的高血压患者，可用酚妥拉明或可乐定做抑制试验；血压正常者，则用胰高糖素做激发试验。

2. 影像学检查　彩超和 CT 检查可发现嗜铬细胞瘤或肾上腺体积增大。MRI 检查多用于鉴别诊断。放射性核素 ^{131}I– 间位碘苄胍肾上腺髓质现象敏感性和特异性均较高，特别是对多发、异位或转移的嗜铬细胞瘤和髓质增生诊断意义更大。腔静脉分段采血测儿茶酚胺对体积较小的肿瘤及肾上腺外嗜铬细胞瘤的定位诊断有意义。

【治疗要点】①**术前准备：扩舒周围血管，控制血压在正常范围。术前准备一般在 2 周以上**。心率快的患者可加用 β– 肾上腺素能受体阻滞药，如普萘洛尔等；扩充血容量，如输血、补液，常用右旋糖酐–40 500ml/d 静脉滴注。②术中根据中心静脉压和动脉压变化，调整补液速度；肿瘤或增生腺体切除后，往往需加快输血、输液量，甚至应用升压药物。③**术后注意维持水、电解质平衡，需要时补充皮质激素，防止肾上腺功能不全或肾上腺危象发生**。

【护理措施】

1. 术前护理

（1）心理护理：耐心讲解疾病相关知识、检查目的、手术治疗的必要性，以消除焦虑、紧张、恐惧情绪，避免患者情绪激动而诱发或加重病情。

（2）**饮食护理**：患者基础代谢高，出汗多、消耗大，鼓励患者多饮水，给予营养丰富、高热量、高脂肪、高蛋白、低盐、高钾、高钙饮食，合并糖尿病者给予糖尿病饮食，以控制血糖。

（3）**控制血压**：观察血压变化，每日测量 2 次，发作时随时测量。可用药物控制血压。

用药前后均应注意观察血压的变化及用药后反应。控制血压正常或接近正常 2 ～ 4 周，病情稳定后方可手术。针对诱因，采取措施减少高血压的发作，并随时做好发作时的抢救准备。

（4）**活动指导**：嗜铬细胞瘤的患者可随时出现发作性高血压。因此，应限制患者活动的范围，加强保护措施，防止跌倒。

（5）**监测心律**：如心率快，心律失常可用 β 受体阻滞药等药物，用药后观察心率、心律的变化及用药后的反应。

（6）**输液治疗**：术前 1d 补充扩容。如有低血钾，遵医嘱补充钾离子。

（7）麻醉前用药：阿托品易导致心率加快、心律失常，应禁用。

2. 术后护理

（1）**维持血压稳定**：密切监测生命体征，严密观察血压变化，维持血压低于术前 20 ～ 30mmHg，以防重要脏器供血不足。还应观察有无高血压危象发生，必要时给予扩血管药物调整血压。

（2）**根据中心静脉压调整输液量及输液速度**：准确记录 24h 出入量。输液、输血速度不宜过快，保证 24h 液体准确输注，以防止肺水肿及左心功能不全发生。

（3）**预防并发症**：观察有无肺水肿、左心衰竭、脑水肿等并发症的发生。观察有无肾上腺皮质功能不全的现象，常规、准确、按时给予皮质激素。

第 44 单元　骨科病人的一般护理 *

一、牵引术与护理

牵引术是骨科常用的治疗方法，是利用牵引力和反牵引力作用于骨折部，达到复位或维持复位固定的治疗方法。

牵引术的适应证：①骨折、关节脱位的复位及维持复位后的稳定；②挛缩畸形的矫正治疗和预防；③炎症肢体的制动和抬高；④骨和关节疾病治疗前准备；⑤防止骨骼病变。

二、石膏绷带术与护理

石膏绷带术是常用的外固定材料之一，适用于骨关节损伤及术后的固定。常用的石膏类型可分为：石膏托、石膏夹板、石膏管型、躯干石膏及特殊类型石膏等。

1. 石膏绷带固定术的适应证包括：①骨折复位后的固定；②关节损伤和关节脱位复位后的固定；③周围神经、血管、肌腱断裂或损伤，皮肤缺损，手术修复后的制动；④急慢性骨、关节炎症的局部制动；⑤畸形矫正术后矫形位置的维持和固定。

2. 石膏绷带固定术的禁忌证包括：①全身情况差，如心、肺、肾功能不全，进行性腹水等；②伤口发生或疑有厌氧菌感染；③孕妇禁忌躯干部大型石膏固定；④年龄过大、新生儿、婴幼儿及身体衰弱者不宜行大型石膏固定。

三、骨科患者的功能锻炼

目的：①保持和恢复关节运动的幅度，防止关节僵硬；②保持和恢复肌肉力量及耐力，防止肌肉萎缩；③防止骨质脱钙，预防骨质疏松；④促进血液循环，改善局部条件，促进骨折愈合；⑤早日恢复正常的生活和工作。

第 45 单元　骨与关节损伤病人的护理

一、骨折概述 *

骨折是指骨的完整性和连续性中断。

【病因】

1. 直接暴力　暴力直接作用于局部骨骼，使受伤部位发生骨折。

2. 间接暴力　暴力通过传导、杠杆、旋转和肌肉收缩等方式使受力点以外的骨骼部位发生骨折。

3. 积累性劳损　长期、反复、轻微的直接或间接损伤可使肢体某一特定部位骨折，又称为疲劳性骨折。

【分类】

1. 根据骨折的程度和形态分类

（1）不完全骨折：按其形态又可分为裂缝骨折、青枝骨折。

（2）完全骨折：按骨折线的方向及其形态可分为横形骨折、斜形骨折、螺旋形骨折、粉碎性骨折、嵌插骨折、压缩骨折、凹陷骨折和骨骺分离等。

2. 根据骨折处是否与外界相通分类　①开放性骨折；②闭合性骨折。

3. 根据骨折端的稳定程度分类　①稳定性骨折；②不稳定性骨折。

【诊断】

1. 病史　损伤或相关病史。

2. 临床表现　特别是骨折专有体征，其中有一项即可确诊。

3. 辅助检查

（1）X 线检查：有助于了解骨折的部位、类型及移位情况，对于骨折的治疗具有重要指导意义。脂肪栓塞综合征时，胸部 X 线片可见多变的、进行性加重的肺部阴影。

（2）CT 和 MRI：可发现结构复杂的骨折和其他组织的损伤。

（3）骨扫描：有助于确定骨折的性质和并发症，如有无病理性骨折。

【骨折愈合过程及临床愈合标准】

1. 骨折愈合过程　骨折后的愈合是一个复杂而连续的过程。根据组织学和细胞学的变化，通常将其分为以下 3 个阶段。

（1）血肿炎症机化期：骨折后，在骨折断端及其周围形成血肿。伤后 6 ～ 8h，骨折断端的血肿凝结成血块。损伤可致部分软组织和骨组织坏死，在骨折处引起无菌性炎症反应。炎性细胞逐渐清除血凝块、坏死软组织和死骨，而使血肿机化形成肉芽组织。肉芽组织内成纤维细胞合成和分泌大量胶原纤维，转化为纤维结缔组织连接骨折两端，称为纤维连接。此过程约在骨折后 2 周完成。同时，骨折端附近骨外膜的成骨细胞伤后不久即活跃增生，1 周后即开始形成与骨干平行的骨样组织，并逐渐延伸增厚。骨内膜在稍晚时也发生同样改变。

（2）原始骨痂形成期：骨内、外膜增生，新生血管长入，成骨细胞大量增殖，合成并分泌骨基质，使骨折端附近内、外形成的骨样组织逐渐骨化，形成新骨，即膜内成骨。由骨内、外膜紧贴骨皮质内、外形成的新骨，分别称为内骨痂和外骨痂。填充于骨折断端间和髓腔内的纤维组织逐渐转化为软骨组织，软骨组织经钙化而成骨，即软骨内成骨，形成环状骨痂和髓腔内骨痂，即为连接骨痂。连接骨痂与内、外骨痂相连，形成桥梁骨痂，标志着原始骨痂形成。这些骨痂不断钙化加强，当其达到足以抵抗肌收缩及剪力和旋转力时，则骨折达到临床愈合，一般需4～8周。此时X线片上可见骨折处有梭形骨痂阴影，但骨折线仍隐约可见。

（3）骨板形成塑形期：原始骨痂中新生骨小梁逐渐增粗，排列越来越规则和致密。随着破骨细胞和成骨细胞的侵入，完成骨折端死骨清除和新骨形成的爬行替代过程。原始骨痂被板层骨所替代，使骨折部位形成坚强的骨性连接，此过程需8～12周。随着肢体活动和负重，在应力轴线上成骨细胞相对活跃，有更多的新骨形成坚强的板层骨；在应力轴线以外破骨细胞相对活跃，吸收和清除多余的骨痂。最终，髓腔重新沟通，骨折处恢复正常骨结构，在组织学和放射学上不留痕迹。骨折愈合过程有一期愈合（直接愈合）和二期愈合（间接愈合），临床上以二期愈合多见。以上即为二期愈合的主要生物学过程。

2. 临床愈合标准　临床愈合是骨折愈合的重要阶段，其标准为：①局部无压痛及纵向叩击痛；②局部无反常活动；③X线片显示骨折处有连续性骨痂通过，骨折线已模糊；④拆除外固定后，上肢能向前平举1kg重物持续达1min；下肢能不扶拐在平地连续步行3min，且不少于30步；⑤连续观察2周骨折处不变形。以上5条都必须达到。

【影响愈合的因素】影响骨折愈合的因素包括：①全身因素，如年龄、营养和代谢因素、健康状况；②局部因素，如骨折的类型和数量、骨折部位的血液供应、软组织损伤程度、软组织嵌入以及感染等；③治疗方法，如反复多次的手法复位、骨折固定不牢固、过早和不恰当的功能锻炼、治疗操作不当等。

二、常见的四肢骨折患者的护理*

（一）肱骨干骨折

肱骨干骨折是发生在肱骨外科颈下1～2cm至肱骨髁上2cm段内的骨折。在肱骨干中、下1/3段后外侧有桡神经沟，此处骨折容易发生桡神经损伤。

【病因】肱骨干骨折可由直接暴力或间接暴力引起。

【辅助检查】X线片可确定骨折类型、移位方向。

（二）肱骨髁上骨折

肱骨髁上骨折是指肱骨干与肱骨髁交界处发生的骨折，以儿童多见，多为间接暴力引起。在肱骨髁内、前方有肱动脉和正中神经，肱骨髁的内侧和外侧分别有尺神经和桡神经，骨折断端向前移位或侧方移位时可损伤相应的神经、血管。

【分类】根据暴力类型和骨折移位方向，肱骨髁上骨折可分为屈曲型和伸直型。伸直型较常见。

1. 伸直型骨折　跌倒时肘关节处于半屈或伸直位，手掌着地，暴力经前臂传至肱骨下端，引起骨折，骨折远端向后上方移位，近端向前下方移位，常同时有桡偏移位或尺偏移位，易合并肱动、静脉及正中神经、桡神经、尺神经损伤。

2. 屈曲型骨折　跌倒时肘关节屈曲位，肘后着地，暴力由肘后下方向前上传导引起骨折。骨折远端向前移位，近端向后移位，较少损伤血管和神经。

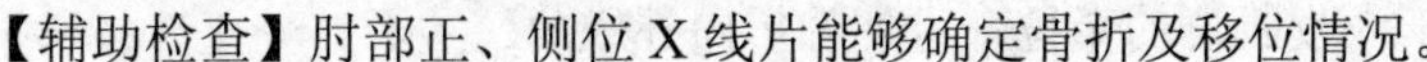

【辅助检查】肘部正、侧位X线片能够确定骨折及移位情况。

（三）前臂双骨折

尺、桡骨干双骨折较多见，以青少年多见，易发生骨筋膜室综合征。

【病因】

1. 直接暴力　多由于重物直接打击、挤压或刀砍伤引起。

2. 间接暴力　常为跌倒时手掌着地，由于桡骨负重较多，暴力作用向上传导后首先使桡骨骨折，继而残余暴力通过骨间膜向内下方传导，引起低位尺骨斜形骨折。

3. 扭转暴力　跌倒时手掌着地，同时前臂发生旋转，导致不同平面的尺、桡骨螺旋形骨折或斜形骨折，尺骨的骨折线多高于桡骨的骨折线。

【辅助检查】X线片检查可发现骨折的部位、类型、移位方向以及是否合并有桡骨头脱位或尺骨小头脱位。

（四）桡骨远端骨折

桡骨远端骨折是指距桡骨远端关节面3cm以内的骨折，常见于有骨质疏松的中、老年女性。

【病因与分类】多为间接暴力引起，根据受伤的机制不同，可发生伸直型骨折和屈曲型骨折。

1. 伸直型骨折（Colles骨折）　多因跌倒后手掌着地、腕关节背伸、前臂旋前而受伤。

2. 屈曲型骨折（Smith骨折）　常由于跌倒后手背着地、腕关节屈曲而受伤，也可由腕背部受到直接暴力打击发生，较伸直型骨折少见。

【辅助检查】X线片可见典型移位。骨折还可合并下尺桡关节损伤、尺骨茎突骨折和三角纤维软骨损伤。

（五）股骨颈骨折

股骨颈骨折多发生于中、老年女性，常出现骨折不愈合和股骨头缺血性坏死。

【病因】骨质疏松使骨质量下降，患者在遭受轻微扭转暴力时即可发生骨折。

【分类】

1. 按骨折线部位分类　分为**股骨头下骨折**、**经股骨颈骨折**、股骨颈基底骨折。前两者由于股骨头的血液供应大部分中断，因而骨折不易愈合和易造成股骨头缺血坏死。股骨颈基底骨折由于两骨折端的血液循环良好而较易愈合。

2. 按X线表现分类　分为①内收骨折：远端骨折线与两侧髂嵴连线的夹角＞50°，属于不稳定性骨折。②外展骨折：远端骨折线与两侧髂嵴连线的夹角＜30°，属于稳定性骨折。

3. 按移位程度分类　常采用Garden分型，分为：①不完全骨折；②完全骨折但不移位；③完全骨折，部分移位且股骨头与股骨颈有接触；④完全移位的骨折。

【辅助检查】髋部正、侧位X线片可明确骨折的部位、类型和移位情况。

（六）股骨干骨折

股骨干骨折是指股骨转子以下、股骨髁以上部位的骨折，多见于青壮年。

【病因与分类】当股骨遭受强大暴力时会发生股骨干骨折。

1. 股骨上1/3骨折　由于髂腰肌、臀中肌、臀小肌和外旋肌的牵拉，使近折端向前、外及外旋方向移位；远折端则由于内收肌的牵拉而向内、后方向移位；有缩短畸形。

2. 股骨中1/3骨折　由于内收肌群的牵拉，可使骨折向外成角。

3. 股骨下1/3骨折　远折端由于腓肠肌的牵拉以及肢体的重力作用而向后方移位，压迫或损伤腘动脉、腘静脉、胫神经或腓总神经；有缩短畸形。

【辅助检查】X线检查可确定骨折的部位、类型及移位情况。

（七）胫腓骨干骨折

胫腓骨干骨折指胫骨平台以下至踝以上部分发生的骨折。是长骨骨折中最常见的一种，多见于青壮年和儿童。

【病因】

1. 直接暴力　多为重物撞击、车轮碾轧等直接暴力损伤。

2. 间接暴力　多在高处坠落后足着地，身体发生扭转所致。

【分类】

1. 胫腓骨干双骨折　最多见，并发症多。

2. 单纯胫骨干骨折　少见，移位少。

3. 单纯腓骨骨折　少见，预后好。

【辅助检查】X线检查可确定骨折的部位、类型和移位情况。

试题精选

1. 下列描述符合肱骨髁上伸直型骨折断端移位方向的是

A. 远侧端向前移位　　B. 远侧端向后移位　　C. 远侧端向桡侧移位

D. 近侧端向后移位　　E. 近侧端向尺侧移位

答案：**B**。

2. 下列选项中最易并发股骨头坏死的是

A. 股骨头下骨折　　B. 骨盆骨折　　C. 股骨颈基底骨折

D. 股骨上1/3骨折　　E. 股骨中1/3段骨折

答案：**A**。

3. 以下部位损伤中，与股骨下1/3骨折密切相关的是

A. 股动脉损伤　　B. 腘动脉损伤　　C. 桡神经损伤

D. 胫后动脉损伤　　E. 坐骨神经损伤

答案：**B**。

三、脊柱骨折

以胸腰段脊柱骨折最多见，颈椎骨折－脱位合并有脊髓损伤者，易致残甚至致命。

（一）脊柱骨折

【病因】多数因间接暴力引起，少数脊柱骨折为直接暴力所致，如爆炸伤、直接撞伤等。

【分类】

1. 胸腰椎骨折的分类

（1）单纯性楔形压缩性骨折：多因高处坠落时身体猛烈向前屈曲引起，椎体通常成楔

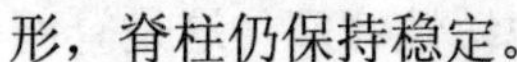

形，脊柱仍保持稳定。

（2）稳定性爆破型骨折：多因高空坠落时脊柱保持垂直，胸腰段脊柱的椎体受力最大，因挤压而破碎，脊柱稳定，破碎的椎体与椎间盘可突出于椎管前方，损伤脊髓而产生神经症状。

（3）不稳定性爆破型骨折：由于脊柱不稳定，会出现创伤后脊柱后突和进行性神经症状。

（4）Chance 骨折：为椎体水平状撕裂性损伤。属不稳定性骨折，临床上比较少见。

（5）屈曲 – 牵拉型损伤：往往是潜在性不稳定型骨折。

（6）脊柱骨折 – 脱位：此类损伤极为严重，伴脊髓损伤，预后差。

2. 颈椎骨折的分类

（1）屈曲型损伤：前柱压缩、后柱牵张损伤的结果。

①前方半脱位（过屈型扭伤）：有 30% ～ 50% 可发生迟发性脊椎畸形及四肢瘫痪，是一种隐匿型颈椎损伤。

②双侧脊椎间关节脱位：大都有脊髓损伤。

③单纯性楔形（压缩性）骨折：较多见，尤其多见于骨质疏松者。

（2）垂直压缩损伤：多见于高空坠落或高台跳水者。

①第 1 颈椎双侧性前、后弓骨折。

②爆破型骨折：为下颈椎椎体粉碎性骨折，瘫痪发生率可以高达 80%。

（3）过伸损伤

①过伸性脱位：最常发生于急刹车或撞车时。

②损伤性枢椎椎弓骨折：以往多见于被缢死者，故又名缢死者骨折。目前多发生于高速公路上的交通事故。

（4）齿状突骨折：受伤机制尚不清楚。

【辅助检查】X 线片有助于明确骨折的部位、类型和移位情况，是**首选的检查方法**。CT、MRI 可进一步显示骨骼、关节和椎管的变化。

（二）脊髓损伤 *

脊髓损伤是脊柱骨折的严重并发症，多发生于颈椎下部和胸腰段。

【病理生理】根据脊髓损伤的部位和程度可出现不同的病理变化。

1. 脊髓震荡　脊髓震荡是最轻微的脊髓损伤。脊髓遭受强烈震荡后立即发生弛缓性瘫痪，在组织形态学上无病理变化，数分钟或数小时内即可完全恢复。

2. 脊髓挫伤　为脊髓的实质性破坏，轻者为少量水肿和点状出血，重者有成片挫伤和出血，可有脊髓软化及瘢痕形成，预后差别很大。

3. 脊髓断裂　脊髓的连续性中断，可为完全性或不完全性。脊髓断裂后恢复无望，预后极差。

4. 脊髓受压　及时去除压迫物后脊髓的功能可望部分或全部恢复；如果压迫时间过久，则瘫痪难以恢复。

5. 马尾神经损伤　第 2 腰椎以下骨折脱位可产生马尾神经损伤，但马尾神经完全断裂者少见。

6. 脊髓休克　各种较重的脊髓损伤后均可立即发生损伤平面以下弛缓性瘫痪，这是脊髓失去高级中枢控制的一种病理生理现象，称为脊髓休克。脊髓休克与脊髓震荡是两个完全不同的概念。

【辅助检查】

1. X线检查　尽早摄X线片，观察骨折、脱位及移位情况。脊髓造影，观察造影剂下流是否受阻。

2. CT、MRI　可显示脊髓受压和椎管内软组织情况。

试题精选

脊髓损伤预后极差的病理类型中是

A. 脊髓挫伤　　B. 脊髓出血　　C. 脊髓断裂

D. 脊髓休克　　E. 脊髓受压

答案：C。

四、骨盆骨折*

【病因与病理生理】骨盆骨折多由直接暴力挤压骨盆所致。常合并静脉丛和动脉大量出血，以及盆腔内器官的损伤。年轻人骨盆骨折主要是由于交通事故和高处坠落引起，老年人最常见的原因是摔倒。

【辅助检查】X线检查可显示骨折类型及骨折块移位情况，但骶髂关节情况以CT检查更为清晰。

五、关节脱位

（一）概述*

关节脱位是指骨与骨之间相对关节面失去正常的对合关系；四肢大关节中以肩关节和肘关节脱位最为常见，髋关节次之，膝关节、腕关节脱位则少见。

【病因与病理生理】

1. 创伤　由外来暴力间接作用于正常关节引起的脱位，多发生于青壮年；是导致脱位最常见的原因。

2. 病理改变　关节结构发生病变，骨端遭到破坏，不能维持关节面正常的对合关系。

3. 先天性关节发育不良　胚胎发育异常导致关节先天性发育不良，出生后即发生脱位且逐渐加重。

4. 习惯性脱位　创伤性脱位破坏了关节囊、韧带，使关节松弛，以后再受到轻微外力引起脱位。

【分类】

1. 按脱位程度分类　分为全脱位与半脱位。

2. 按脱位发生的时间分类　分为新鲜性脱位与陈旧性脱位。

3. 按脱位后关节腔是否与外界相通分类　分为闭合性脱位与开放性脱位。

此外，还可以按远侧骨端的移位方向进行分类，分为前脱位、后脱位、侧方脱位、中央脱位等。

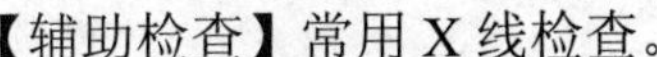

【辅助检查】常用 X 线检查。

（二）常见关节脱位 *

【病因与病理生理】

1. 肩关节脱位　肩关节脱位多发生在青壮年，以男性居多，多由间接暴力引起。肩关节脱位常合并肱骨大结节撕脱骨折和肩袖损伤。

2. 肘关节脱位　肘关节脱位的发生率仅次于肩关节脱位，好发于 10 ～ 20 岁的青少年，多由间接暴力所致，根据脱位的方向可分为后脱位、侧方脱位及前脱位。

3. 髋关节脱位　往往只有强大暴力才能导致髋关节脱位。按股骨头的移位方向，可分为后脱位、前脱位和中心脱位，其中以后脱位最常见，髋关节脱位常伴有髋臼骨折和多发性损伤。

【辅助检查】

1. 肩关节脱位　X 线检查能帮助明确脱位的类型及发现是否合并有骨折。

2. 肘关节脱位　X 线检查帮助明确脱位的类型、移位情况及有无合骨折。

3. 髋关节脱位　X 线前位、后位、侧位和斜位片可明确诊断。

六、断肢再植 *

【病因病理】按断离肢体损伤的原因及病理，可分为切割伤、碾压伤、撕裂伤。

第 46 单元　骨与关节感染病人的护理

一、化脓性骨髓炎

化脓性骨髓炎按病程发展可分为急性骨髓炎和慢性骨髓炎两类。急性骨髓炎多见于 12 岁以下的儿童，男性多于女性。好发部位为长骨的干骺端，还可见于脊椎骨及髂骨等。一般认为死骨形成是慢性骨髓炎的标志。

（一）急性血源性化脓性骨髓炎

【病因与病理生理】本病最常见的致病菌是**溶血性金黄色葡萄球菌**，其次为 β 溶血性链球菌。本病的病理变化是早期以**骨质破坏**为主，晚期以**修复性骨质增生**为主。

【辅助检查】

1. 实验室检查　血白细胞计数升高，中性粒细胞比例增加。红细胞沉降率加快，C 反应蛋白升高。患者高热或应用抗生素之前抽血培养，可获得阳性致病菌。

2. 影像学检查

（1）X 线检查：早期检查无异常，最少 2 周后才有所表现，病骨干骺区骨质破坏，之后骨密质破坏变薄，后期可见密度很高的死骨形成。

（2）CT、MRI：CT 可以发现骨膜下脓肿。MRI 有助于早期发现骨组织炎性反应。

（3）核素骨显像：发病 48h 内可发现感染灶核素浓聚，对早期诊断有一定价值。

3. 局部脓肿分层穿刺　抽出脓液、浑浊液或血性液时应及时送检。若涂片中发现脓细胞或细菌，即可明确诊断，同时可做细菌培养和药物敏感试验。

（二）慢性血源性化脓性骨髓炎

【病因与病理生理】大多继发于急性血源性化脓性骨髓炎，若细菌毒性低，也可在发病时即表现为慢性血源性化脓性骨髓炎。慢性骨髓炎的基本病理变化是病灶区域内有死骨、无效腔、骨性包壳和窦道。

【辅助检查】X线检查显示骨骼增粗、变形，骨质硬化，骨髓腔不规则，可见密度增高的死骨。死骨周围有透亮的无效腔。

试题精选

1. 急性血源性骨髓炎最常见的致病菌是

A. 溶血性金黄色葡萄球菌　B. 铜绿假单胞杆菌　C. 产气荚膜杆菌

D. 变形杆菌　E. 大肠埃希菌

解析：A。

2. 密度增高的死骨，可见于

A. 骨肉瘤X线表现　B. 骨髓炎后期X线表现

C. 骨折并发骨化性肌炎的X线表现

D. 关节脱位　E. 骨巨细胞瘤

答案：B。

二、化脓性关节炎

【病因与病理生理】多见于小儿，男性多于女性，成年人创伤后感染多见。**好发部位**为髋关节和膝关节，化脓性关节炎最常见的致病菌为**金黄色葡萄球菌**。病理改变分为以下3期。

1. 浆液性渗出期　此期如得到合理治疗，关节功能可完全恢复。

2. 浆液纤维素性渗出期　纤维蛋白沉积引起关节粘连，关节功能受损。

3. 脓性渗出期　遗留重度关节功能障碍。

【辅助检查】

1. 实验室检查　白细胞计数升高，中性粒细胞比例升高，红细胞沉降率增快，C反应蛋白增加。血培养可为阳性。

2. 影像学检查　X线检查早期可见关节周围软组织肿胀、关节间隙增宽；中期可见周围骨质疏松；后期可见骨质破坏或增生，甚至出现关节畸形或骨性强直。

3. 关节腔穿刺　关节腔穿刺液镜下可见大量脓细胞，细菌培养可明确致病菌。

试题精选

有关化脓性关节炎的叙述，不正确的是

A. 本病男性多于女性

B. 最常见的致病菌为金黄色葡萄球菌

C. 髋关节及膝关节最少发生

D. 可用皮牵引固定关节于功能位，以减轻疼痛，促进炎症消散

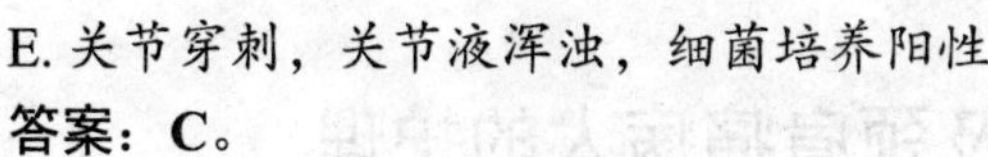

E. 关节穿刺，关节液浑浊，细菌培养阳性

答案：C。

三、骨与关节结核

（一）概述*

【病因与病理生理】在我国，骨与关节结核绝大多数原发于肺结核，好发于儿童和青少年。发生部位以**脊柱最为常**见，其次为膝关节、髋关节和肘关节。病原菌主要是人型结核分枝杆菌。

根据病变部位和发展情况不同，可分为单纯性骨结核、单纯性滑膜结核和全关节结核。

【辅助检查】

1. 实验室检查　结核活动期红细胞沉降率明显增快，是检测病变是否静止和有无复发的重要指标。患者可有轻度贫血、C 反应蛋白升高等。

2. 影像学检查　早期 X 线检查无明显改变，一般 6 ～ 8 周后可有骨质疏松、钙化、关节囊肿胀、骨折破坏等。CT 能确定软组织病变程度，MRI 有助于早期诊断。

（二）脊柱结核、髋关节结核、膝关节结核

【病理生理】

1. 脊柱结核　病理改变可分中心型和边缘型两种。中心型以骨质破坏为主；边缘型以溶骨性破坏为主。

2. 髋关节结核　髋关节结核中以单纯滑膜结核较多，其次为单纯骨结核和晚期全关节结核。

3. 膝关节结核　初始为炎症表现，以充血、水肿、浆液性渗出为主，后期易发生寒性脓肿破溃，并发混合感染使窦道经久不愈，常导致屈曲及内外翻畸形。

【辅助检查】

1. 脊柱结核　X 线可见椎骨中心或边缘骨质破坏。CT 检查可清晰显示病灶部位及有无空洞或死骨。MRI 观察脊髓受压情况，有早期诊断价值。

2. 髋关节结核　① X 线检查：早期可见骨质疏松、关节囊肿胀，后期出现死骨、空洞、股骨头部和颈部完全破坏。② CT、MRI 检查：可早期发生微小病变，获得早期诊断。

3. 膝关节结核

（1）影像学检查：单纯滑膜结核 X 线片可表现为髌上囊肿胀，局限性骨质疏松。中心型病变可呈磨砂玻璃样改变，可出现大块致密的死骨。边缘型主要表现在骨质边缘区的虫蚀样溶骨破坏，晚期全关节结核关节间隙狭窄或消失，严重者可见病理性脱位。

（2）关节镜检查：对膝关节滑膜结核早期诊断具有重要价值，可同时行组织活检及滑膜切除术。

第 47 单元　腰腿痛及颈肩痛病人的护理

一、腰椎间盘突出*

【病因与病理生理】最多见于中年人，20～50 岁为多发年龄，男性多于女性。内因主要是腰椎退行性变，外因则有外伤、劳损、受寒受湿等。其中，椎间盘退行性变是腰椎间盘突出的基本病因。腰椎间盘血液供应少，营养极为有限，容易发生退变。腰椎间盘突出以 L4–5 椎间盘及 L5–S1 椎间盘多见。

【辅助检查】X 线片能直接反映腰椎有无侧弯、椎间隙有无狭窄等；CT 可显示黄韧带是否增厚及椎间盘突出的大小、方向等；MRI 显示椎管形态，对本病有较大的诊断价值。

二、腰椎管狭窄

【病因与病理生理】在椎管发育不良的基础上发生退行性变是腰椎管狭窄最常见的原因。椎管发育不良及退行性变使椎管容积减少，压力增加，导致其内的神经血管组织受压或缺血，出现马尾神经或神经根受压症状。

【辅助检查】X 线检查可见腰椎椎间隙狭窄、骨质增生等改变。椎管内造影、CT、MRI 等检查，可帮助明确诊断。

三、颈椎病*

【病因与病理生理】**颈椎间盘退行性变**，是颈椎病发生和发展的最基本原因；损伤使已退变的颈椎和椎间盘损害加重，加速其退行性变的发展过程；先天性颈椎管狭窄，即使仅有轻微退行性变，也可出现临床症状和体征。根据受压部位和临床表现的不同，可分为神经根型颈椎病、脊髓型颈椎病、椎动脉型颈椎病、交感神经型颈椎病。其中，神经根型颈椎病占颈椎病的 50%～60%。

【辅助检查】

1. 实验室检查　脊髓型颈椎病患者行脑脊液动力学试验，显示椎管有梗阻现象。

2. 影像学检查　颈椎 X 线检查可见颈椎曲度改变，生理前凸减小、消失或反常，椎间隙狭窄，椎体后缘骨赘形成，椎间孔狭窄。CT 和 MRI 可示颈椎间盘突出，颈椎管矢状径变小，脊髓受压。

试题精选

颈椎病发生的最基本原因是

A. 颈椎间盘退行性变　　B. 先天性椎管狭窄

C. 急性损伤使椎间盘损害加重　　D. 睡眠体位不当

E. 长期劳损致使椎动脉受压

答案：A。

第 48 单元　骨肿瘤病人的护理

一、概述

【分类和病理生理】骨肿瘤分原发性骨肿瘤和继发性骨肿瘤两类。良性肿瘤中骨软骨瘤发病率最高，恶性肿瘤中骨肉瘤发病率最高。骨肿瘤男性发病率稍高于女性，骨肿瘤的发生具有年龄和部位特点。外科分期：G 表示病理分级，G_0 为良性，G_1 为低度恶性，G_2 为高度恶性。T 表示肿瘤与解剖学间室的关系，T_0 为囊内，T_1 为囊外、间室内，T_2 为间室外。M 表示远处转移，M_0 无远处转移，M_1 有远处转移。这一分期方法有利于判断预后，合理选择手术方案，指导骨肿瘤的治疗。

【辅助检查】

1. 实验室检查　恶性骨肿瘤患者有广泛溶骨性病变时，可有血钙升高；血清碱性磷酸酶升高有助于骨肉瘤诊断；男性酸性磷酸酶升高对前列腺癌骨转移有意义；血、尿中 Bence–Jones 蛋白阳性提示浆细胞骨髓瘤。

2. 影像学检查　X 线检查对骨肿瘤诊断有重要价值。良性肿瘤呈膨胀性骨病损，密度均匀，边界清楚。恶性肿瘤 X 线征象表现为骨质破坏呈虫蚀样或筛孔样。CT、MRI 或核素骨显像检查可辅助诊断。数字减影血管造影可显示肿瘤的血供。

3. 病理学检查　活检组织的病理学检查是确诊骨肿瘤的唯一可靠检查。

4. 现代生物技术检测　细胞遗传学研究揭示了骨肿瘤中有常染色体异常，能协助早期诊断和进行肿瘤分类。

二、常见骨肿瘤

（一）骨软骨瘤*

【病理生理】多见于 10 ～ 20 岁的青少年，男性多于女性。骨软骨瘤有单发性及多发性两种。以单发性多见，多发性骨软骨瘤恶变机会较单发性高。

【辅助检查】X 线检查表现为干骺端有骨性突起，可单发或多发，基底部可窄小成蒂或宽扁无蒂，其骨皮质和骨松质与正常骨相连，彼此骨髓腔相通。

（二）骨巨细胞瘤

【病理生理】发病年龄多在 20 ～ 40 岁，女性多于男性，好发部位为股骨远端和胫骨近端，属于潜在恶性或低度恶性肿瘤。

【辅助检查】X 线检查显示：长骨骨骺处偏心性溶骨性破坏，骨皮质膨胀变薄，界限较清晰，周围无骨膜反应。溶骨性破坏可呈**“肥皂泡”样改变**。血管造影可显示肿瘤血管丰富，并有动静脉瘘形成。

（三）骨肉瘤*

【病理生理】发病年龄以 10 ～ 20 岁青少年多见，男性发病率高于女性。好发于长管状骨干骺端，股骨远端、胫骨和肱骨近端。瘤体一般呈梭形，恶性程度高，预后差。

【辅助检查】

1. 实验室检查　血清碱性磷酸酶、乳酸脱氢酶中度至大幅度升高，与肿瘤细胞的成骨活动有关。术后碱性磷酸酶可下降至正常水平。

2. 影像学检查　X线检查显示病变多起于长骨干骺端，表现为成骨性、溶骨性或混合性骨质破坏。肿瘤生长顶起骨外膜，骨膜下产生新骨，表现为三角状骨膜反应阴影，称**Codman三角**；若恶性肿瘤生长迅速，肿瘤骨与反应骨沿放射状血管方向沉积，表现为“日光射线”形态。

试题精选

1. 患者，男性，15岁。发现左大腿下端肿物1年余，无压痛，未影响行走及工作，X线片示左股骨内侧外生性肿物，与骨皮质相连，考虑诊断为

A. 骨肉瘤　　B. 骨巨细胞瘤　　C. 膝关节结核

D. 痈　　E. 骨软骨瘤

答案：E。

2. 有关骨巨细胞瘤患者的X线检查，正确的是

A. Codman三角　　B. 日光射线现象　　C. 鸟嘴征

D. “肥皂泡”样骨质破坏阴影　　E. 虫蚀样骨破坏

答案：D。

3. Codman三角可见于

A. 骨肉瘤X线表现　　B. 骨髓炎后期X线表现　　C. 骨折并发骨化性肌炎

D. 关节脱位　　E. 骨巨细胞瘤

答案：A。

第3部分

妇产科护理学

第1单元　女性生殖系统解剖生理

一、外生殖器

女性外生殖器又称外阴，是女性生殖器官的外露部分。

1. 阴阜　为耻骨联合前面隆起的脂肪垫。青春期该部皮肤开始生长阴毛，分布呈倒置的三角形。

2. 大阴唇　为靠近两股内侧的一对隆起的皮肤皱襞，起自阴阜，止于会阴。

3. 小阴唇　位于大阴唇内侧的一对薄皱襞。表面湿润，色褐、无毛，富有神经末梢，故极敏感。

4. 阴蒂　为两侧小阴唇顶端的联合处，类似男性的阴茎海绵体组织，有勃起性。它分为3部分，前端为阴蒂头，中为阴蒂体，后为两个阴蒂脚。

5. 阴道前庭　此区域内有以下几部位。

（1）前庭球：又称球海绵体，位于前庭两侧，由具有勃起性的组织构成，表面为球海绵体肌覆盖。

（2）前庭大腺：又称巴氏腺，位于大阴唇后部，大小如黄豆，左、右各一。于性兴奋时分泌黄白色黏液以润滑阴道。正常检查不能触及此腺，遇有感染致腺管口闭塞，可形成脓肿或囊肿。

（3）尿道口：位于阴蒂头的下方及前庭的前部，为一不规则的圆孔，女性尿道的后壁有一对尿道旁腺，其分泌物有润滑尿道口的作用，但此腺常为细菌潜伏之处。

（4）阴道口及处女膜：阴道口位于尿道口下方，前庭的后部，其形状、大小常不规则。阴道口覆盖一层较薄的黏膜，称为处女膜。膜中央有一小孔，孔的形状、大小及膜的厚薄因人而异。处女膜多在初次性交时破裂，受分娩影响而进一步破损，经阴道分娩后仅留有处女膜痕。

二、内生殖器

女性内生殖器包括阴道、子宫、输卵管及卵巢，后二者常被称为子宫附件。

1. 阴道　是性交器官，也是排出月经血和娩出胎儿的通道，阴道壁由黏膜层、肌层和纤维层构成。

2. 子宫　位于骨盆腔中央，呈倒置的梨形，前面扁平，后面稍凸出，是产生月经和孕育胎儿的空腔器官。成年人子宫约重50g，长7～8cm，宽4～5cm，厚2～3cm；宫腔的容积约5ml。子宫上部较宽称子宫体。其上端隆突部分，称子宫底。子宫底两侧为子宫角，与输卵管相通。子宫下部较窄，呈圆柱状，称子宫颈。成年人子宫体与子宫颈的比例为2∶1；婴儿期为1∶2。子宫体与子宫颈之间形成的最狭窄部分，称子宫峡部，在非孕期约长1cm。子宫壁的外层为浆膜层，最薄，覆盖在子宫底及子宫的前后面，与肌层紧贴。维持子宫正常位置的韧带一共有4对，它们是圆韧带、阔韧带、主韧带和宫骶韧带。主韧带横行于子宫颈两侧和骨盆侧壁之间，对固定子宫颈的位置有重要作用。

3. 输卵管　为一对细长而弯曲的肌性管道，位于阔韧带上缘内，全长8～14cm，是精子和卵子相遇的场所。由内向外分为间质部、峡部、壶腹部及伞部；输卵管由三层构成，外层为浆膜层，中层为平滑肌层，内层为黏膜层，由单层高柱状上皮覆盖，上皮细胞分为纤毛细胞、无纤毛细胞、楔状细胞和未分化细胞4种；输卵管肌肉的收缩和黏膜上皮细胞的形态、分泌及纤毛摆动，均受性激素的影响而有周期性变化。

4. 卵巢　为一对扁椭圆形腺体，是妇女的腺器官，产生卵子和激素。成年女子的卵巢约为4cm×3cm×1cm，重5～6g，呈灰白色，青春期开始排卵，卵巢表面逐渐变得凹凸不平；绝经后，卵巢萎缩变小、变硬。表面无腹膜，有利于成熟卵子的排出，也易于卵巢癌的恶性细胞播散。

5. 内生殖器的邻近器官

（1）尿道：女性尿道长4cm，短而直，邻近阴道，故易发生泌尿系感染。

（2）膀胱：为一空腔器官，位于子宫与耻骨联合之间。妇科检查及手术前必须排空膀胱。

（3）输尿管：为一对肌性圆索状长管，约长30cm，粗细不一，最细部分的直径为3～4cm，最粗可达7～8cm。在行子宫切除结扎子宫动脉时，应避免损伤输尿管。

（4）直肠：前为子宫及阴道，后为骶骨，肛管长2～3cm，在其周围有肛门内括约肌、肛门外括约肌和肛提肌。妇科手术及分娩处理时均应注意避免损伤肛管、直肠。

（5）阑尾：其位置、长短、粗细变化颇大，有的下端可达右侧输卵管及卵巢部位。妇女患阑尾炎时可能累及子宫附件。

试题精选

1. 固定子宫颈于正常位置的韧带是

A. 骶结节韧带　　B. 主韧带　　C. 阔韧带

D. 宫骶韧带　　E. 圆韧带

答案：B。

2. 关于子宫解剖生理特点，下列错误的是

A. 子宫约重50g　　B. 子宫位于盆腔中央

C. 子宫腔呈上宽下窄的三角形　　D. 子宫峡部在非孕期约1cm

E. 子宫底与子宫颈之间的狭窄部分为子宫峡部

答案：E。

3. 关于输卵管的描述，正确的是

A. 有周期性的组织学变化　　B. 有纤毛但不摆动

C. 由黏膜、肌层和外膜构成　　D. 与子宫相连的部位是峡部

E. 其黏膜不受性激素的影响

答案：A。

4. 女性内生殖器官不包括

A. 卵巢　　B. 阴蒂　　C. 子宫

D. 输卵管　　E. 阴道

答案：B。

三、骨盆

1. 骨盆的组成及分界　骨盆由左、右 2 块髋骨和 1 块骶骨及 1 块尾骨组成。每块髋骨由髂骨、坐骨和雌骨融合而成；骶骨由 5 ～ 6 块骶椎合成；尾骨由 4 ～ 5 块尾椎组成。以耻骨联合上缘、髂耻缘、骶岬上缘的连线为界，分界线以上部分为假骨盆，又称大骨盆；分界线以下部分为真骨盆，又称小骨盆。真骨盆的标记有骶骨岬、坐骨棘、耻骨弓。

2. 骨盆的平面及径线

（1）骨盆分为 3 个假想平面。①骨盆入口平面：为真、假平面的交界面，呈横椭圆形，前方为耻骨联合上缘，两侧为髂耻线，后方为骶岬；②中骨盆平面：最狭窄，呈前后径长的纵椭圆形，其前为耻骨联合下缘，两侧为坐骨棘，后为骶骨下端。③出口平面：由两个不在同一平面的三角形组成，前三角形的顶端是骨联合下缘，两侧为耻骨联合降支，后三角的顶端是骶尾关节，两侧为骶结节韧带，坐骨结节间径为两个三角形的共同底边。

（2）骨盆的径线：骨盆测量分为骨盆外测量和骨盆内测量两种。

①骨盆外测量：a. 髂棘间径是测量孕妇两侧髂前上棘外缘的距离，正常值为 23 ～ 26cm。b. 髂嵴间径是测量孕妇两侧髂嵴外缘最宽的距离，正常值为 25 ～ 28cm。以上两径线可间接推测骨盆入口横径的长度。c. 骶耻外径是测量孕妇第 5 腰椎棘突下凹陷处至耻骨联合上缘中点的距离，正常值为 18 ～ 20cm。此径线可推测骨盆入口前后径长短，是骨盆外测量中最重要的径线。d. 坐骨结节间径又称出口横径，是测量两侧坐骨结节内侧缘的距离，正常值为 8.5 ～ 9.5cm，平均值为 9cm。出口横径与后矢状径之和＞15cm 者，一般足月胎儿可以娩出。e. 耻骨弓角度，正常为 90°，＜80° 为异常。

②骨盆内测量常用的径线有：a. 对角径也称骶耻内经，是自耻骨联合下缘至骶岬上缘中点的距离。正常值为 12.5 ～ 13cm，此值减去 1.5 ～ 2cm 即为真结合径值，又称入口前后径，正常值为 11cm。该径线是胎先露部进入骨盆入口的重要径线，其长短与分娩关系密切。b. 坐骨棘间径是测量两侧坐骨棘间的距离。正常值约 10cm。c. 坐骨切迹宽度为坐骨棘与骶骨下部间的距离，即骶骨韧带的宽度，代表中骨盆矢状径，正常能容纳 3 横指（5 ～ 5.5cm）。

3. 骨盆的类型　分为 4 种类型：女性型、男性型、类人猿型、扁平型。其中女性型骨盆宽，骨盆腔浅，结构薄且平滑，有利于胎儿的娩出。

四、血管、淋巴及神经

1. 血管　女性内、外生殖器官的血液供应，主要来自卵巢动脉、子宫动脉、阴道动脉及阴道内动脉。

2. 淋巴　女性生殖器官具有丰富的淋巴管及淋巴结，均伴随相应的血管而行。主要分为外生殖器淋巴与内生殖器淋巴两大组。

3. 神经　支配外阴部的神经主要为阴部神经，由第Ⅱ、第Ⅲ、第Ⅳ骶神经的分支组成，与阴部内动脉伴行，在坐骨结节内侧下方分为3支，分布于肛门、阴蒂、阴唇和会阴部。

五、骨盆底

1. 骨盆底是由多层肌肉和筋膜组成，封闭骨盆出口，但有尿道、阴道及直肠穿过。其主要作用是支持盆腔脏器并使之保持正常的位置。骨盆底的前面为耻骨联合下缘，后面为尾骨尖，两侧为耻骨降支、坐骨升支及坐骨结节。骨盆底有3层组织。

（1）外层：为浅层筋膜与肌肉。

（2）中层：即泌尿生殖膈。

（3）内层即盆膈，为骨盆底的最内层，由肛提肌及其筋膜组成，由前向后有尿道、阴道及直肠穿过。

2. 会阴指阴道口与肛门之间的软组织，包括皮肤、肌肉及筋膜，也是骨盆底的一部分，厚3～4cm，由外向内逐渐变狭，呈楔状，表面为皮肤及皮下脂肪，内层为会阴中心腱，又称会阴体。妊娠期会阴组织变软，伸展性很大，有利于分娩。分娩时要保护此区，以免造成会阴裂伤。

六、妇女一生各阶段的生理特点

1. 新生儿期　指出生后4周内的新生儿。阴道可有少量血性分泌物排出，即假月经；乳房可稍肿大，甚至分泌少量乳汁。这些都是正常生理现象，短期内会自行消失。

2. 幼儿期　从出生4周至12岁为儿童期。此期儿童体格生长发育很快，但生殖器官仍处于幼稚状态。10岁后，卵巢有少量卵泡发育，但不成熟也不排卵；乳房和内生殖器开始发育增大，脂肪分布开始出现女性特征，其他性征也开始出现。

3. 青春期　是指10～19岁，从月经初潮至生殖器官发育成熟的时期。这一时期是个体生长发育的重要时期，是从儿童向成年阶段的转变期，此期内身体生长发育迅速，妇女的第一性征进一步发育并出现第二性征，如声调较高、乳房丰满、阴毛和腋毛的出现、骨盆宽大、皮下脂肪增多并出现女性分布等。月经初潮是青春期的重要标志。

4. 性成熟期　又称生育期，从18岁开始，持续30年左右。此期的特征为卵巢功能成熟并分泌性激素，引起周期性排卵和行经。应做好月经期、孕期、分娩期、产褥期的健康教育和计划生育的指导工作。

5. 围绝经期　是指绝经前后的一段时期。一般于40岁起，历经10～20年，是妇女自有生育能力的性成熟期进入老年期的一个过渡时期，主要表现为卵巢功能逐渐减退，月经不规则，直至绝经，生殖器官开始逐步萎缩，丧失生育能力。

6. 老年期　是指60岁以后的妇女称老年期。此阶段卵巢及生殖器官进一步萎缩、退化。主要表现为雌激素水平下降，不能维持女性第二性征；容易发生老年性阴道炎、骨质疏松等，其他各脏器也容易发生疾病。

试题精选

妇女老年期开始的时间一般是

A. 50岁　　B. 65岁　　C. 60岁

D. 55 岁　　　　E. 70 岁

答案：C。

七、卵巢周期性变化及内分泌功能

1. 卵巢周期性变化　从青春期开始到绝经前，卵巢在形态和功能上发生周期性变化。在妇女一生中仅 400 ～ 500 个卵泡发育成熟并排卵，其余的卵泡发育到一定程度就自行退化，称卵泡闭锁。青春期时卵泡开始发育，形成生长卵泡，在许多生长卵泡中，每一个月经周期一般只有一个卵泡达到成熟，称成熟卵泡。排卵多发生在两次月经中间，一般在下次月经来潮之前 14d 左右，卵子可由两侧卵巢轮流排出，也可由一侧卵巢连续排出。排卵后，卵泡壁塌陷，卵泡膜血管壁破裂，血液流入腔内形成血体，继而卵泡的破口由纤维蛋白封闭，残留的颗粒细胞变大，胞质内含黄色颗粒状的类脂质，此时血体变为黄体。

若卵子未受精，在排卵后 9 ～ 10d 黄体开始萎缩，血管减少，细胞呈脂肪变性，黄色消退，最后细胞被吸收，组织纤维化，外观色白，称为白体。排卵日至月经来潮为黄体期，一般为 14d，黄体功能衰退后月经来潮，此时卵巢中又有新的卵泡发育，开始新的周期。

2. 卵巢分泌的激素　卵巢在 LH 及 FSH 作用下分泌雌激素、孕激素及少量雄激素。

（1）雌激素：卵巢主要合成雌二醇（E_2）及雌酮（E_1）。体内尚有雌三醇（E_3），系雌二醇和雌酮的降解产物。E_2 是妇女体内生物活性最强的雌激素。

雌激素的主要生理功能有：促进卵泡及子宫发育，使子宫内膜增生，增强子宫对催产素的敏感性；增加输卵管上皮细胞的活动；促进阴道上皮的增生、角化，使细胞内糖原增加；促进乳腺管增生；促进体内水、钠潴留及骨中钙质沉着等。

（2）孕激素：黄体酮是卵巢分泌的具有生物活性的主要孕激素。在排卵前，黄体酮主要来自肾上腺；排卵后，主要由卵巢内黄体分泌。

黄体酮的主要生理功能有：使子宫肌松弛，降低妊娠子宫对催产素的敏感性，有利于受精卵在子宫腔内生长发育；使增生期子宫内膜转化为分泌期内膜，抑制输卵管节律性收缩；促进阴道上皮细胞脱落；在已有雌激素影响的基础上，促进乳腺腺泡发育；孕激素通过中枢神经系统有升高体温的作用，正常妇女在排卵后基础体温可升高 0.3 ～ 0.5℃，此特点可作为排卵的重要指标。此外，黄体酮还促进体内水与钠的排泄等。

（3）雄激素：卵巢能分泌少量雄激素——睾酮。此外，卵巢合成雌激素的中间产物雄烯二酮，在外周组织中也能被转化为睾酮。也是维持女性正常生殖功能的重要激素。

排卵后随黄体的发育分泌量显著增加，排卵后 7 ～ 8d，黄体成熟时达到高峰。

试题精选

1. 对子宫发育不良的少女，可采用治疗的激素是

A. 雌激素　　　　B. 促卵泡素　　　　C. 孕激素

D. 促性腺激素释放激素　　　　E. 促黄体生成素

答案：A。

2. 关于雌激素的生理功能，以下叙述错误的是

A. 使乳腺腺管增生

B. 使子宫内膜增生变厚

C. 使子宫肌层发育、增厚，收缩力增加

D. 使宫颈口关闭，黏液减少变稠，拉丝度减弱

E. 使阴道上皮增生，角化变厚，糖原储存增加

答案：D。

3. 排卵后开始增多的激素是

A. 孕激素　　B. 雌激素　　C. 雄激素

D. 前列腺素　　E. 促卵泡素

答案：A。

（4—6题共用备选答案）

A. 雌激素　　B. 孕激素　　C. 雄激素

D. 催乳素　　E. 前列腺素

4. 使增生期子宫内膜转化为分泌期子宫内膜的激素是

5. 使宫颈黏液分泌量增加、稀薄、透明，拉丝度长达10cm以上的激素是

6. 维持女性第二性征，促进阴毛和腋毛的生长的激素是

答案：4. B。5. A。6. C。

八、生殖器官的周期性变化

1. 子宫内膜的周期性变化

（1）增殖期：月经周期的第5～14天。行经时子宫内膜功能层剥落，随月经血排出，仅留下子宫内膜的基底层。在雌激素的影响下，内膜很快修复，逐渐生殖变厚，细胞增生。子宫内膜的增生与修复在月经期即已开始。

（2）分泌期：月经周期的第15～28天，与卵巢周期中的黄体期对应。排卵后，卵巢内形成黄体，分泌雌激素、孕激素，使子宫内膜在增殖期的基础上，出现分泌期的变化。子宫内膜继续增厚，至月经周期的第24～28天，子宫内膜可厚达10mm，呈海绵状。

（3）月经期：月经周期的第1～4天。体内雌激素水平降低，已无孕激素存在。内膜血管远端的管壁及所供应的组织，由于缺血、缺氧而发生缺血性局灶性坏死，坏死的内膜剥落，与血液相混排出，表现为月经来潮。

2. 子宫颈、输卵管、阴道黏膜的变化

（1）子宫颈的变化：子宫颈内膜受雌激素、孕激素的影响，有明显的周期性变化。月经过后由于体内雌激素水平低，子宫颈黏液的分泌量也少。随激素水平不断增高，宫颈黏液分泌量也逐渐增多，并变稀薄透明，有利于精子通行。至排卵前黏液拉丝可长达10cm以上。取黏液涂于玻片，干燥后可见羊齿植物叶状结晶。这种结晶于月经周期的第6～7天即可出现，至排卵前最典型。排卵后，受孕激素影响，黏液分泌量减少，变浑浊、黏稠，拉丝易断，不利于精子通过，涂片干后，可见成排的椭圆体。

（2）输卵管的变化：受雌激素、孕激素的影响，输卵管也发生周期性变化，但不如子宫内膜明显。

（3）阴道黏膜的变化：在月经周期中，在雌激素、孕激素的影响下，阴道黏膜也发生周期性变化，阴道上段黏膜改变明显。在排卵期时，黏膜上皮增生和表层细胞角化明显。细胞内的糖原被分解为乳酸，使阴道保持酸性环境，抑制致病菌的繁殖。排卵后，阴道黏膜上皮大量脱落。临床上常根据阴道脱落细胞的变化，间接了解卵巢的功能。

第 2 单元　妊娠期妇女的护理

一、妊娠生理

（一）受精与着床

1. 受精　精子与卵子的结合过程称为受精。通常受精发生在排卵后 12h 内，整个受精过程约为 24h。当精子与卵子相遇后，精子顶体外膜破裂，释放出顶体酶，在酶的作用下，精子穿过放射冠、透明带，与卵子的表面接触，开始受精。

2. 受精卵的输送与发育　受精卵进行有丝分裂的同时，借助输卵管蠕动和输卵管上皮纤毛推动，向宫腔方向移动，约在受精后第 3 天，分裂成 16 个细胞的实心细胞团，称桑葚胚。约在受精后第 4 天，进入宫腔。受精后第 5 ～ 6 天，早期胚泡的透明带消失，在子宫腔内继续分裂发育成晚期囊胚。

3. 着床　晚期囊胚侵入子宫内膜的过程，称孕卵植入，也称着床。约在受精后第 6 ～ 7 天开始，第 11 ～ 12 天结束。着床需经过定位、黏着和穿透 3 个阶段。

4. 蜕膜的形成　受精卵着床后，子宫内膜迅速发生蜕膜样改变，此时致密层蜕膜样细胞增大变成蜕膜细胞。

（二）胎儿附属物的形成与功能

胎儿附属物是指胎儿以外的组织，包括胎盘、胎膜、脐带和羊水。

1. 胎盘

（1）胎盘的形成：胎盘由羊膜、叶状绒毛膜和底蜕膜构成，是母体与胎儿间进行物质交换的重要器官。

①羊膜：是胎盘的最内层，构成胎盘的胎儿部分。附着在绒毛膜板表面，为光滑、无血管、无神经或淋巴管的半透明薄膜，有一定弹性。

②叶状绒毛膜：构成胎盘的胎儿部分，是胎盘的主要部分。在受精卵着床后，滋养层细胞迅速增殖，内层为细胞滋养细胞，外层为合体滋养细胞，在滋养层内面有一层细胞称胚外胚层，与滋养层共同组成绒毛膜。胚胎发育至 13 ～ 21d 时，是绒毛膜分化发育最旺盛的时期，此时绒毛逐渐形成。绒毛的形成经历 3 个阶段，即一级绒毛、二级绒毛、三级绒毛。

③底蜕膜：底蜕膜是与囊胚及滋养层接触的蜕膜，将来发育成胎盘的母体部分。胎盘有母体和胎儿两套血液循环，两者的血液在各自封闭的管道内循环，互不相混，但可以通过绒毛间隙，隔着绒毛毛细血管壁、绒毛间质及绒毛表面细胞层，靠渗透、扩散以及细胞的选择力进行物质交换。

（2）胎盘的结构：妊娠足月时，胎盘为圆形或椭圆形盘状，重 450 ～ 650g（胎盘实际重量受胎血和母血影响较大），约为足月初生儿体重的 1/6，直径 16 ～ 20cm，厚约 2.5cm，中间厚，边缘薄。胎盘分为子面和母面，子面光滑，呈灰白色，表面为羊膜，中央或稍偏处有脐带附着。母面粗糙，呈暗红色，由18～20个胎盘小叶组成。

（3）胎盘的功能：包括气体交换、营养物质供应、排出胎儿代谢产物、分泌激素、防御功能和合成功能等。

①气体交换：O_2是维持胎儿生命最重要的物质。在母体和胎儿之间，O_2及CO_2以简单扩散的方式进行交换，替代胎儿呼吸系统的功能。

②营养物质供应：替代胎儿的消化系统的功能。

③排出胎儿代谢产物：替代胎儿的泌尿系统功能。胎儿的代谢产物如尿酸、尿素、肌酐、肌酸等，经胎盘进入母血，由母体排出体外。

2. 胎膜　由绒毛膜和羊膜组成。胎膜外层为绒毛膜。胎膜内层为羊膜。

3. 脐带　脐带是由胚胎发育过程中的体蒂发展而来，胚胎及胎儿借助于脐带悬浮于羊水中。脐带一端连接于胎儿腹壁脐轮，另一端附着于胎盘的子面。足月胎儿的脐带长30～70cm，平均约55cm，脐带的表面由羊膜覆盖，内有一条管腔大而管壁薄的脐静脉和两条管腔小而管壁厚的脐动脉，血管周围有保护脐血管的胚胎结缔组织，称华通胶。

4. 羊水　羊水为充满于羊膜腔内的液体。妊娠早期的羊水是由母体血清经胎膜进入羊膜腔的透析液，妊娠中期以后，胎儿尿液成为羊水的重要来源；羊水的吸收约50%由胎膜完成，羊水在羊膜腔内不断进行液体交换，以保持羊水量相对恒定。

羊水不断更新并保持母体、胎儿、羊水三者间的液体平衡。随着胚胎的发育，羊水的量逐渐增加，正常足月妊娠羊水量为1000～1500ml。妊娠期间羊水量超过2000ml，称为羊水过多。少于300ml称为羊水过少。足月妊娠时，羊水略浑浊，不透明，相对密度为1.007～1.025，呈中性或弱碱性，pH为7.20。内含有大量的上皮细胞及胎儿的胎脂、毳毛、毛发、少量白细胞、白蛋白、尿酸盐等。穿刺抽取羊水，进行细胞染色体检查或测定羊水中某些物质的含量，可早期诊断某些先天性畸形。羊膜和羊水在胚胎发育中起重要的保护作用，使胚胎在羊水中自由活动。

（三）胎儿发育及生理特点

1. 胎儿发育　受精后8周的人胚称胚胎，为主要器官、结构完全分化的时期；从受精第9周起称胎儿，为各器官进一步发育成熟的时期。胎儿发育的特征大致如下。

8周末：胚胎初具人形，头的大小约占整个胎体的一半。可以分辨出眼、耳、口、鼻，四肢已具雏形，超声显像可见早期心脏已形成且有搏动。

12周末：胎儿身长约9cm，体重约20g。胎儿外生殖器已发育，部分可辨男、女性别。

16周末：胎儿身长约16cm，体重约110g。从外生殖器可确定性别，头皮已长毛发，胎儿已开始有呼吸运动，除胎儿血红蛋白外，开始形成成年人血红蛋白。部分孕妇自觉有胎动，X线检查可见到脊柱阴影。

20周末：胎儿身长约25cm，体重约320g。临床可听到胎心音，全身有毳毛，出生后已有心跳、呼吸、排尿及吞咽运动。自20周至满28周前娩出的胎儿，称为有生机儿。

24周末：胎儿身长约30cm，体重约630g。各脏器均已发育，皮下脂肪开始沉积，但皮肤仍呈皱缩状。

28周末：胎儿身长约35cm，体重约1000g。皮下脂肪沉积不多，皮肤呈粉红色，可有呼吸运动，但肺泡Ⅱ型细胞中表面活性物质含量低，此期出生者易患特发性呼吸窘迫综合征，若加强护理，可以存活。

32 周末：胎儿身长约 40cm，体重 1700g。面部毳毛已脱，生活力尚可。此期出生者如注意护理，可以存活。

36 周末：胎儿身长约 45cm，体重 2500g。皮下脂肪发育良好，毳毛明显减少，指甲已超过指（趾）尖，出生后能啼哭及吸吮，生活力良好，此期出生者基本可以存活。

40 周末：胎儿已成熟，身长约 50cm，体重约 3400g。体形外观丰满，皮肤粉红色，男性睾丸已下降，女性大、小阴唇发育良好。出生后哭声响亮，吸吮力强，能很好存活。

2. 胎儿的生理特点

（1）循环系统解剖学特点

①脐静脉：1 条，带有来自胎盘氧含量较高、营养较丰富的血液进入胎体，脐静脉的末支为静脉导管。

②脐动脉：2 条，带有来自胎儿氧含量较低的混合血，注入胎盘与母血进行物质交换。

③动脉导管：位于肺动脉与主动脉弓之间，出生后动脉导管闭锁成动脉韧带。

④卵圆孔：位于左、右心房之间，多在出生后 6 个月完全闭锁。

（2）血液循环特点：来自胎盘的血液经胎儿腹前壁分 3 支进入体内。一支直接入肝，一支与门静脉汇合入肝，此二支血液最后由肝静脉入下腔静脉。还有一支经静脉导管直接注入下腔静脉。故进入右心房的下腔静脉血是混合血，有来自脐静脉含氧较高的血，也有来自下肢及腹部盆腔脏器的静脉血，以前者为主。

（3）血液

①红细胞生成：在妊娠早期主要是来自卵黄囊，妊娠 10 周时在肝，以后在脾、骨髓，妊娠足月时至少 90% 的红细胞是由骨髓产生的。

②血红蛋白：胎儿血红蛋白从其结构和生理功能上可分为 3 种，即原始血红蛋白、胎儿血红蛋白和成年人血红蛋白。随着妊娠的进展，血红蛋白的合成不只是数量的增加，其种类也从原始类型向成年人类型过渡。

③白细胞：妊娠 8 周后，胎儿循环中即出现白细胞，形成防止细菌感染的第一道防线，妊娠足月时可达（15 ～ 20）$\times 10^9$/L。当白细胞出现不久，胸腺及脾发育，两者均产生淋巴细胞，成为机体内抗体的主要来源，构成对抗外来抗原的第二道防线。

（4）呼吸系统：胎儿的呼吸功能是由母、儿血液在胎盘进行气体交换完成的。

（5）消化系统：早在妊娠 11 周时小肠即有蠕动，妊娠 16 周时胃肠功能即已基本建立。

（6）泌尿系统：胎儿肾在妊娠 11 ～ 14 周时有排泄功能，妊娠 14 周的胎儿膀胱内已有尿液。妊娠后半期胎尿成为羊水的重要来源之一。

（7）内分泌系统：胎儿甲状腺是胎儿期发育的第一个内分泌腺。早在受精后第 4 周甲状腺即能合成甲状腺素。胎儿肾上腺的发育最为突出，其重量与胎儿体重之比远超过成年人，且胎儿肾上腺皮质主要由胎儿带组成，占肾上腺的 85% 以上。孕妇测定血、尿雌三醇值已成为临床上了解胎儿、胎盘功能最常见的有效方法。

试题精选

1. 关于胎儿发育的特征，不正确的是

A. 妊娠 24 周末，皮下脂肪开始沉积

B. 妊娠 8 周末，已初具人形

C. 妊娠12周末，胎儿外生殖器已发育
D. 妊娠20周末，内脏器官已发育齐全
E. 妊娠32周末，面部毳毛已脱，可以存活
答案：**D**。

2. B超可辨别胎儿性别是在妊娠
A. 5周　　B. 7周　　C. 9周
D. 11周　　E. 12周
答案：**E**。

3. 妊娠足月正常的羊水量为
A. 400～500ml　　B. 700～800ml　　C. 900～1000ml
D. 1000～1300ml　　E. 1001～1500ml
答案：**E**。

4. 正常妊娠晚期羊水中不包括
A. 毛发　　B. 清蛋白　　C. 上皮细胞
D. 胎粪　　E. 毳毛
答案：**D**。

5. 一般孕妇自觉有胎动的时间是在妊娠
A. 8～14周　　B. 12～16周　　C. 16～17周
D. 18～20周　　E. 21～25周
答案：**D**。

二、妊娠期母体变化

（一）生理变化

1. 子宫

（1）子宫体：明显增大、变软，早期子宫呈球形且不对称，妊娠12周时，子宫增大均匀并超出盆腔。宫腔容积由非妊娠时5ml增加至妊娠足月时约5000ml，子宫大小由非妊娠时的7cm×5cm×3cm增大至妊娠足月时的35cm×22cm×25cm。

子宫各部的增长速度不一。宫底部于妊娠后期增长速度最快，宫体部含肌纤维最多，其次为子宫下段，宫颈部最少。此特点适应临产后子宫阵缩向下依次递减，促使胎儿娩出。随着子宫增大和胎儿、胎盘的发育，子宫的循环血量逐渐增加。妊娠足月时，子宫血流量为500～700ml/min，较非孕时增加4～6倍，其中5%供应肌层，10%～15%供应子宫蜕膜层，80%～85%供应胎盘。自妊娠12～14周起，子宫出现的无痛性收缩，由腹部可以触及。

（2）子宫峡部：是子宫体与宫颈之间最狭窄的部分。非妊娠期长约1cm，随着妊娠的进展，形成子宫下段，临产时长7～10cm。

（3）子宫颈：妊娠早期宫颈管内腺体肥大，宫颈黏液分泌增多，形成黏稠的黏液栓，保护宫腔不受感染。宫颈鳞、状柱上皮交界部外移，宫颈表面出现糜烂，称假性糜烂。

2. 乳房　妊娠早期乳房开始增大，充血明显，孕妇自觉乳房发胀。乳头增大、着色，易勃起，乳晕着色，乳晕上的皮脂腺肥大形成散在的小隆起，称蒙氏结节。近分娩期，挤压乳房时可有数滴稀薄黄色液体逸出，称为初乳。分娩后新生儿吸吮乳头时，乳汁正式分泌。

3. 循环及血液系统

（1）心脏：妊娠后期由于膈肌升高，心脏向左、向上、向前移位，更贴近胸壁，心尖部左移，心浊音界稍扩大。心脏容量从妊娠早期至妊娠末期约增加 10%，心率每分钟增加 10 ～ 15 次。由于血流量增加、血流加速及心脏移位使大血管扭曲，多数孕妇的心尖区及肺动脉区可闻及柔和的吹风样收缩期杂音，产后逐渐消失。

（2）心排血量和血容量：心排血量约自妊娠 10 周即开始增加，至妊娠 32 ～ 34 周时达高峰，维持此水平直至分娩。临产后，尤其是第二产程期间，心排血量显著增加。

血容量自妊娠 6 周起开始增加，至妊娠 32 ～ 34 周时达高峰，约增加 35%，平均约增加 1500ml，维持此水平至分娩。血浆的增加多于红细胞的增加，血浆约增加 1000ml，红细胞约增加 500ml，使血液稀释，出现生理性贫血。

如孕妇合并心脏病，在妊娠 32 ～ 34 周、分娩期（尤其是第二产程）及产褥期最初 3d 之内，因心脏负荷较重，需密切观察病情，防止心力衰竭。

（3）血压：妊娠早期及中期，血压偏低。妊娠晚期，血压轻度升高。

（4）静脉压：妊娠期孕妇下肢、外阴及直肠的静脉压增高，加之妊娠期静脉壁扩张，孕妇易发生痔、外阴及下肢静脉曲张。

（5）血液成分

①红细胞：妊娠期骨髓不断产生红细胞，网织红细胞轻度增加。为适应红细胞增生、胎儿生长和孕妇各器官生理变化的需要，应在妊娠中、晚期补充铁剂，以防缺铁性贫血的发生。

②白细胞：妊娠期白细胞数稍增加，约为 10×10^9/L，有时可达 15×10^9/L，主要为中性粒细胞增加，淋巴细胞增加不多，单核细胞和嗜酸性粒细胞均无明显变化。

③凝血因子：妊娠期凝血因子均增加，仅凝血因子Ⅺ、ⅩⅢ降低，使血液处于高凝状态，对预防产后出血有利。血小板数无明显改变。妊娠期红细胞沉降率加快，可达 100mm/h。

④血浆蛋白：血浆蛋白在妊娠早期即开始降低，妊娠中期时血浆蛋白值为 60 ～ 65g/L，主要是清蛋白减少，以后维持此水平至分娩。

4. 泌尿系统　由于孕妇及胎儿代谢产物增多，肾负担加重。肾小管对葡萄糖再吸收能力不能相应增加，故约 15% 的孕妇饭后可出现糖尿，应注意与真性糖尿病相鉴别。RPF 与 GFR 均受体位的影响，孕妇仰卧位时尿多于日尿量。妊娠早期，出现尿频，妊娠 12 周以后压迫膀胱的症状消失。妊娠末期，孕妇再次出现尿频，甚至腹压稍增加即出现尿液外溢现象。此现象产后可逐渐消失，孕妇无须减少液体摄入量来缓解症状。受孕激素的影响，泌尿系统平滑肌张力下降。孕妇易发生肾盂肾炎，且以右侧多见。可取左侧卧位预防。

5. 呼吸系统　妊娠早期孕妇呼吸时膈肌活动幅度增加。妊娠中期孕妇有过度通气现象。妊娠后期孕妇以胸式呼吸为主，气体交换保持不减。呼吸次数在妊娠期变化不大，每分钟不超过 20 次，但呼吸较深。呼吸道黏膜充血、水肿，易发生上呼吸道感染。妊娠后期因横膈上升，平卧后有呼吸困难感，睡眠时稍垫高头部可减轻症状。

6. 消化系统　妊娠早期（停经6周左右），孕妇出现恶心、呕吐，尤其于清晨起床时更为明显，如食欲缺乏、喜食酸咸食物、厌油腻，甚至偏食等，称为早孕反应，一般于妊娠12周左右自行消失。

由于雌激素的影响，牙限充血、水肿、增生，晨间刷牙时易有牙龈出血。孕妇常有唾液增多，有时有流涎。

由于孕激素的影响，易有上腹部饱胀感。妊娠中、晚期，易产生“灼热”感、便秘。

7. 内分泌系统　妊娠期腺垂体增大1～2倍，嗜酸细胞肥大、增多，形成“妊娠细胞”。于10d左右恢复。产后有出血性休克者，可使增生、肥大的垂体缺血、坏死，导致希恩综合征。

8. 皮肤　妊娠期孕妇面颊、乳头、乳晕、腹白线、外阴等处出现色素沉着。面颊呈蝶形分布的褐色斑，习称妊娠斑，于产后逐渐消退。随着妊娠子宫增大，腹壁皮肤出现紫色或淡红色不规则平行的裂纹，称妊娠纹。产后变为银白色，持久不退。

9. 新陈代谢

（1）基础代谢率：于妊娠早期略下降，妊娠中期略增高，妊娠晚期可增高15%～20%。

（2）体重：体重于妊娠12周前无明显变化，以后体重平均每周增加350g，正常不应超过500g，至妊娠足月时，体重平均约增加12.5kg，包括胎儿、胎盘、羊水、子宫、乳房、血液、组织间液、脂肪沉积等。

（3）糖类代谢：妊娠期孕妇空腹血糖略低于非妊娠妇女，糖耐量试验显示血糖增幅大且恢复延迟。

（4）脂肪代谢：妊娠期血脂增高，脂肪较多存积。妊娠期能量消耗多，容易发生酮血症。

（5）蛋白质代谢：孕妇妊娠期间对蛋白质的需求量增加，呈正氮平衡。

（6）水代谢：妊娠期间，机体水分平均增加约7L，水钠潴留与排泄形成适当的比例而不致水肿。但妊娠末期因组织间液增加1～2L，可导致水肿发生。

（7）矿物质代谢：胎儿生长发育需要大量的钙、磷、铁。孕妇至少应于妊娠后3个月补充维生素及钙，以提高血钙含量。胎儿造血及酶的合成需要较多的铁，孕妇体内储存铁量不够，需要补充铁剂，以免因血清铁值下降而发生缺铁性贫血。

10. 骨骼、关节及韧带　妊娠期间，骨质通常无变化。妊娠晚期，孕妇身体重心前移，为保持身体平衡，孕妇腰部向前挺出，头部、肩部向后仰，形成孕妇特有的姿势。

（二）心理变化

妊娠期良好的心理适应有助于产后亲子关系的建立及母亲角色的完善。孕妇常见的心理反应有：①惊讶和震惊；②接受；③情绪波动；④内省。

美国妇产科护理学专家鲁宾提出妊娠期孕妇为接受新生命的诞生，维持个人及家庭的功能完整，必须完成4项孕期母性心理发展任务：①确保自己及胎儿能安全顺利地渡过妊娠期、分娩期；②促使家庭重要成员接受新生儿；③学习为孩子贡献自己；④情绪上与胎儿连成一体。

试题精选

1. 下面乳房的变化与妊娠无关的是

A. 妊娠早期乳房开始增大　　B. 乳晕上的皮脂腺肥大，形成散在的小隆起

C. 乳头凹陷　　D. 在妊娠后期可挤出初乳

E. 乳头增大、着色

答案：C。

2. 妊娠晚期，孕妇心率每分钟可加快

A. 5 ～ 8 次　　B. 10 ～ 15 次　　C. 15 ～ 25 次
D. 20 ～ 25 次　　E. 20 ～ 30 次

答案：B。

3. 妊娠期总血容量最高比未妊娠时增加

A. 15% ～ 25%　　B. 25% ～ 35%　　C. 35% ～ 45%
D. 40% ～ 50%　　E. 50% ～ 65%

答案：C。

三、妊娠诊断

（一）早期妊娠诊断

1. 病史

（1）停经：月经周期正常的育龄妇女，一旦月经过期 10d 或以上，应首先考虑早期妊娠的可能。如停经已达 8 周，则妊娠的可能性更大。但停经不一定就是妊娠，精神因素、环境因素也可引起闭经，应予以鉴别。哺乳期妇女的月经虽未恢复，但可能再次妊娠。

（2）早孕反应：约有 50% 的妇女，在停经 6 周左右出现晨起恶心、呕吐、食欲减退、喜食酸物或偏食，称早孕反应。可能与体内 HCG 增多、胃酸分泌减少及胃排空时间延长有关。一般于妊娠 12 周左右早孕反应自然消失。

（3）尿频：妊娠早期因增大的子宫压迫膀胱而引起，约至妊娠 12 周，增大的子宫进入腹腔，尿频症状自然消失。

2. 相关检查

（1）妊娠试验：用免疫学方法测定受检者血或尿中 HCG 的含量，协助诊断早期妊娠。

（2）超声检查：是早期妊娠快速准确的方法。其最早在停经 4 ～ 5 周时，宫腔内可见椭圆形或圆形胚胎囊。内可见胚芽和原始心管搏动，诊断为宫内妊娠。并能听到有节律、单一高调的胎心音，胎心率为 120 ～ 160 次 / 分。

（3）宫颈黏液检查：涂片干燥后光镜下仅见排列成行的椭圆体，不见羊齿植物叶状结晶，则早期妊娠的可能性较大。

（4）黄体酮试验：孕激素在体内突然撤退能引起子宫出血的原理，对疑为早期妊娠的妇女，每日肌内注射黄体酮 20mg，连用 3 ～ 5d。如停药后 7d 仍未出现阴道流血，则早期妊娠的可能性大；如停药后 3 ～ 7d 出现阴道流血，则排除早期妊娠的可能。

（5）基础体温测定每日晨起前未做任何活动之前包括起床、进食、谈话等任何活动之前，量体温 5min（多测口腔体温）并记录于基础体温单上，按日连成曲线。如有感冒、发热或用药治疗等情况，在体温单上标明。停经后高温相持续 18d 不见下降者，早期妊娠的可能性大；如高温持续 3 周以上，则早期妊娠的可能性更大。

（二）中、晚期妊娠诊断

1. 病史　有早期妊娠的经过，且子宫明显增大，可感觉到胎动，触及胎体，听诊有胎心音，容易确诊。

2. 相关检查

（1）超声显像：能显示胎儿数目和胎盘位置，且能测定胎头双顶径，观察胎儿有无体表畸形。超声多普勒法可探胎心音、胎动音、脐带血流音及胎盘血流。

（2）胎儿心电图：通常于妊娠1周以后显示较规律的图形，妊娠20周以后的成功率更高。

试题精选

1. 患者，女性，24岁。已婚，月经规律，停经42d。近感食欲缺乏、恶心。该患者最可能的情况是

A. 病毒性肝炎　　B. 妊娠　　C. 胃肠道型感冒

D. 异位妊娠　　E. 闭经

答案：B。

2. 早孕反应不包括

A. 恶心　　B. 食欲减退　　C. 停经

D. 腹泻　　E. 喜食酸物或偏食

答案：D。

3. 妊娠8周不可能出现的是

A. 黑格征　　B. 晨起恶心、呕吐　　C. 乳晕着色

D. 子宫体增大，于耻骨联合上方可扪及　　E. 停经

答案：D。

4. 患者，女性，32岁。G1P0，停经60d，阴道不规则出血7d，时有阵发性腹痛。妇科检查：宫颈着色，宫体如妊娠4个月大小，附件未扪及肿块。确诊首选的辅助检查是

A. 宫颈黏液检查　　B. 妊娠试验　　C. B超检查

D. 黄体试验　　E. 基础体温的测定

答案：C。

5. 对胎心音的描述不正确的是

A. 正常胎心音120～160次/分　　B. 右骶前位在脐上两侧听取

C. 横位在脐周围听取　　D. 头先露在母腹上两侧听取

E. 妊娠6个月前，在正中线处听到

答案：D。

6. 胎儿在子宫内的姿势，除外

A. 脊柱略前弯　　B. 下颏部贴近胸壁　　C. 脊柱伸直

D. 四肢屈曲、交叉、弯曲于胸腹部前方　　E. 两臂抱拢胸前

答案：C。

7. 妊娠 24 周末，宫底的位置在

A. 脐上 1 横指　　B. 脐耻之间　　C. 脐下 1 横指

D. 脐上 3 横指　　E. 脐与剑之间

答案：A。

8. 关于胎先露与指示点的对应关系，不正确的是

A. 面先露——颏　　B. 肩先露——肩胛骨　　C. 臀先露——臀部

D. 前囟先露——前囟　　E. 单足先露——单足

答案：C。

四、胎产式、胎先露、胎方位

1. 胎产式　胎体纵轴与母体纵轴的关系称为胎产式。胎体纵轴与母体纵轴平行者，称为纵产式，占足月妊娠分娩总数的 99.75%；胎体纵轴与母体纵轴垂直者，称为横产式，仅占足月分娩总数的 0.25%；胎体纵轴与母体纵轴交叉者，称为斜产式。斜产式属暂时的，在分娩过程中多转为纵产式，偶尔转成横产式。

2. 胎先露　最先进入骨盆入口的胎儿部分称为胎先露。纵产式有头先露和臀先露，横产式为肩先露。根据胎头屈伸程度，头先露分为枕先露、前囟先露、额先露及面先露。臀先露分为混合臀先露、单臀先露、单足先露、双足先露。横产式时最先进入骨盆的是胎儿肩部，为肩先露。偶见胎儿头先露或臀先露与胎手或胎足同时入盆，称为复合先露。

3. 胎方位　胎儿先露部的指示点与母体骨盆的关系称为胎方位。枕先露以枕骨、面先露以颏骨、臀先露以骶骨、肩先露以肩胛骨为指示点。每个指示点与母体骨盆入口左右前、后、横而有不同胎位。头先露、臀先露各有 6 种胎方位，肩先露有 4 种胎方位，如枕先露时，胎头枕骨位于母体骨盆的左前方，应为枕左前位，余类推。

五、产前检查及健康指导

（一）病史

1. 年龄　年龄过小容易发生难产；35 岁以上的初孕妇容易并发妊娠期高血压疾病、产力异常等。

2. 职业　如接触有毒、有害或放射性物质的孕妇，应检测血常规和肝功能等相应检查。

3. 本次妊娠过程　了解妊娠早期有无病毒感染及用药史、发热及出血史；饮食营养、职业状况及工作环境、运动（劳动）、睡眠及大小便情况。

4. 推符预产期　按末次月经第 1 天算起，月份减 3 或加 9，如末次月经第 1 天是 2007 年 9 月 10 日，预产期应为 2008 年 6 月 17 日，若孕妇只知农历日期，应先换算成公历再推算预产期。实际分娩日期与推算的预产期有可能相差 1～2 周，若孕妇记不清末次月经日期或哺乳期尚未月经来潮而受孕者，可根据早孕反应开始出现时间、胎动开始时间、子宫底高度和 B 型超声检查的胎头大小、头臀长度、胎头双顶径及股骨长度值推算出预产期。

5. 月经史和孕产史　月经周期的长短影响预产期的推算和胎儿生长发育的监测。月经周期延长、缩短或不规律者应及时根据 B 型超声检查结果重新核对孕周并推算预产期。如月经周期 45 天的孕妇，其预产期应相应推迟 15 天。初产妇应了解孕次、流产史；经产妇应了解

有无难产史、死胎死产史、分娩方式及有无产后出血史，了解出生时新生儿情况。

6. 既往史和手术史　了解妊娠前有无高血压、心脏病、糖尿病、血液病、肝肾疾病、结核病等及做过何种手术。

7. 家族史　询问家族中有无妊娠合并症、双胎妊娠及其他遗传性疾病等。对有遗传疾病家族史者，可以在妊娠早期行绒毛活检或在妊娠中期做胎儿染色体核型分析；应由专科医师做遗传咨询，以减少遗传病儿的出生率。

8. 配偶情况　着重询问健康状况和有无遗传性疾病等。

（二）身体评估

观察孕妇发育、营养及精神状态；注意步态及身高，身材矮小（＜145cm）者常伴有骨盆狭窄；测量体重，计算体重指数（BMI），BMI＝体重（kg）/［身的平方（m^2）］，评估营养状况。测量血压，正常血压不应超过140/90mmHg；注意心脏有无病变，必要时应在妊娠20周以后行心脏超声检查；检查乳房发育情况、乳头大小及有无乳头凹陷；注意脊柱及下肢有无畸形；常规妇科检查了解生殖道发育及是否畸形。进行必要的辅助检查，如血常规和血型、尿常规、肝功能、肾功能、空腹血糖、梅毒螺旋体、HIV筛查和B型超声检查。妊娠早期B型超声检查可确定是否宫内妊娠和孕周、胎儿是否存活、胎儿颈项透明层、胎儿数目或双胎绒毛膜性质、子宫附件情况等。

（三）围生医学基本概念

是研究在围生期内加强对围生儿及孕产妇的卫生保健，也就是研究胚胎围生医学的发育、胎儿的生理病理以及新生儿和孕产妇疾病的诊断与防治的科学。

试题精选

1. 孕妇，30岁。平素月经规律，末次月经是1992年3月25日。护士推算其预产期是

A. 1992年12月28日　B. 1993年1月21日　C. 1992年12月12日

D. 1993年1月2日　E. 1993年2月17日

答案：D。

2. 某孕妇，月经周期是28d，末次月经是2017年5月14日，推算其预产期是

A. 2017年2月21日　B. 2017年12月5日　C. 2018年2月21日

D. 2018年5月5日　E. 2018年12月5日

答案：C。

3. 不能计算孕龄的是

A. 末次月经日期　B. 早孕反应出现时间　C. 胎动出现时间

D. 子宫底的高度　E. 羊水量的多少

答案：E。

4. 不属于首次产前检查内容的是

A. 测量基础血压　B. 心肺检查　C. 常规妇科检查

D. 骨盆内测量　E. 血常规、尿常规检查

答案：D。

5. 测量第 5 腰椎棘突下至耻骨联合上缘中点的距离是

A. 对角径　　B. 髂棘间径　　C. 髂嵴间径

D. 骶耻外径　　E. 出口横径

答案：D。

第 3 单元　分娩期妇女的护理

妊娠满 28 周及以后的胎儿及其附属物从临产发动到全部从母体娩出的过程，称为分娩。妊娠满 28 周至不满 37 足周（196 ～ 258d）期间分娩，称为早产；妊娠满 37 周至不满 42 足周（259 ～ 293d）期间分娩，称为足月产；妊娠满 42 周（294d）及以后分娩，称过期产。临产的标志为有规律且逐渐增强的子宫收缩，持续 30s 或以上，间歇 5 ～ 6min，同时伴随进行性子宫颈管消失、宫颈扩张和胎先露下降。

一、影响分娩的因素

1. 产力　子宫收缩力是临产后的主要产力，贯穿于整个分娩过程；子宫收缩力以子宫底部最强最持久，向下则逐渐减弱；腹肌收缩力及膈肌收缩力是第二产程时娩出胎儿的重要辅助力量；肛提肌收缩力有协助胎盘娩出、使胎头仰伸、协助胎头内旋转、使胎头俯屈的作用。

2. 产道

（1）骨产道：骨盆分为 3 个平面。

①骨盆入口平面：入口前后径又称真结合经。耻骨联合上缘中点至骶岬前缘中点的距离，正常值平均为 11cm，其长短与分娩机制关系密切。

②中骨盆平面：即骨盆最小平面，中骨盆平面有两条径线。中骨盆前后径，平均值约为 11.5cm。

③骨盆出口平面：即骨盆腔的下口。出口横径，也称坐骨结节间径。两坐骨结节间的距离，平均值为 9cm，是胎先露部通过骨盆出口的径线，其长短与分娩的关系密切。第 5 腰椎棘突下至耻骨联合上缘中点的距离是骶耻外径。

出口前后径是耻骨联合下缘至骶尾关节间的距离，正常值平均为 11.5cm。

（2）软产道

①子宫下段形成：临产后，宫口扩张主要是子宫收缩及缩复向上牵拉的结果。胎先露部衔接使前羊水于宫缩时不能回流，加之子宫下段的蜕变发育不良，胎膜容易与该处蜕变分离而向宫颈管突出，形成前羊水囊，协助扩张宫口。胎膜多在宫口近开全时自然破裂，破膜后，胎先露部直接压迫宫颈，扩张宫口的作用更显著。

②骨盆底组织。

3. 胎儿　①胎儿大小：胎儿大小是决定分娩难易的重要因素之一。②胎头颅骨。③胎头径线。④胎位。⑤胎儿畸形。

4. 精神心理状态　分娩既可产生生理上的应激，也可产生精神心理上的应激。产妇一系列的精神心理因素，能够影响机体内部的平衡、适应力和健康。必须关注产妇精神心理因素对分娩的影响，相当数量的初产妇通过各种渠道了解到有关分娩的负面信息，害怕和恐惧分娩过程，怕痛、怕出血、怕发生难产、怕自己不能坚持、怕胎儿性别不理想、怕胎儿畸形、怕有生命危险，致使临产后情绪紧张，常常处于焦虑、不安和恐惧的精神心理状态。开展家庭式产房，允许丈夫、家人或有经验的人员陪伴分娩，给予精神上的鼓励、心理上的安慰、体力上的支持，使产妇顺利度过分娩全过程。研究表明，陪伴分娩能缩短产程，减少产科干预，降低剖宫产率，减少围生期母儿患病率等。

试题精选

1. 正式临产的主要表现是

A. 腹痛　　B. 宫颈口扩张　　C. 胎头下降

D. 有规律的子宫收缩　　E. 见红

答案：D。

2. 孕妇，35 岁。G3P2，妊娠 38^{+2} 周，自诉有规律宫缩。急诊医生检查：宫颈口开大 4cm，宫缩每 3min 1 次，每次持续 40s，胎心 140 次 / 分，枕先露，骨盆正常。此时最佳的处理方法是

A. 征急诊室留观　　B. 监测胎心　　C. 观察生命体征

D. 吸氧　　E. 急送产房准备接生

答案：E。

3. 分娩过程中，子宫腔内压力在第二产程期间最高可达

A. 30 ～ 40mmHg　　B. 25 ～ 30mmHg　　C. 40 ～ 60mmHg

D. 80 ～ 100mmHg　　E. 100 ～ 120mmHg

答案：E。

4. 分娩时子宫收缩最强、最持久的部位是

A. 子宫底　　B. 子宫角　　C. 子宫体

D. 子宫下段　　E. 子宫颈

答案：A。

5. 肛提肌在分娩过程中的作用是

A. 协助胎先露俯屈及下降　　B. 协助胎先露俯屈及仰伸

C. 协助胎先露仰伸及外旋转　　D. 协助胎先露内旋转及仰伸

E. 协助胎先露俯屈及内旋转

答案：D。

6. 分娩的主要产力是

A. 腹肌收缩力　　B. 膈肌收缩力　　C. 提肛肌收缩力

D. 子宫收缩力　　E. 腹肌收缩力＋提肛肌收缩力

答案：D。

7. 临产后导致子宫颈口扩张的原因是
A. 子宫收缩力　　B. 子宫缩复向上牵拉　　C. 胎先露部的压迫
D. 子宫下段的蜕变发育不良　　E. 子宫颈炎症
答案：E。

8. 耻骨联合上缘中点至骶岬前缘中点的距离称为
A. 入口前后径　　B. 出口前后径　　C. 出口后矢状径
D. 出口前矢状径　　E. 中骨盆前后径
答案：A。

（9—10 题共用备选答案）
A. 11.5cm　　B. 11cm　　C. 10.5cm
D. 10cm　　E. 9cm

9. 正常中骨盆前后径平均长度为
10. 正常骨盆出口平面横径平均长度为
答案：9. B。10. E。

（11—12 题共用备选答案）
A. 13cm　　B. 12cm　　C. 11.5cm
D. 10cm　　E. 9cm

11. 骨盆入口平面前后径平均长度为
12. 骨盆出口平面横径平均长度为
答案：11. C。12 E。

二、正常分娩妇女的护理

1. 枕先露的分娩机制　①衔接：部分初产妇可在预产期前 1～2 周胎头衔接，经产妇多在分娩开始后衔接；②下降：胎头沿骨盆轴前进的动作称为下降，是胎儿娩出的首要条件，下降动作贯穿于分娩全过程，与其他动作相伴随；③俯屈；④内旋转；⑤仰伸；⑥复位及外旋转；⑦胎肩及胎儿娩出。

2. 先兆临产　出现预示不久将临产的症状，称为先兆临产。假临产孕妇在分娩发动前，常出现假临产。假临产的特点是：①宫缩持续时间短（<30s）且不恒定，间歇时间长且不规律，宫缩强度不增加；②宫缩时宫颈管不短缩，宫口不扩张，常在夜间出现，清晨消失；③给予强镇静药物能抑制宫缩。

3. 临产诊断　临产开始的标志为规律且逐渐增强的子宫收缩，持续约 30s，间歇 5～6min，同时伴随进行性宫颈管消失、宫口扩张和胎先露部下降。用强镇静药物不能抑制宫缩。

4. 总产程及产程分期　总产程即分娩全过程，是指从开始出现规律宫缩直到胎儿、胎盘娩出。分为 3 个产程。

（1）第一产程：又称宫颈扩张期。开始直至宫口完全扩张即开全（10cm）为止。初产妇的宫颈较紧，宫口扩张缓慢，需11～12h；经产妇的宫颈较松，宫口扩张较快，需6～8h。根据宫口扩张情况第一产程可分为潜伏期和活跃期，潜伏期约需8h，最长时限为16h，超过16h称潜伏延长期。活跃期约需4h，最长时限为8h，超过8h称跃期延长。

（2）第二产程：又称胎儿娩出期。从宫口开全到胎儿娩出的全过程。初产妇需1～2h，不应超过2h；经产妇通常数分钟即可完成，也有长达1h者，但不应超过1h。第二产程应每5～10分钟听胎心1次。

（3）第三产程：又称胎盘娩出期。从胎儿娩出后到胎盘、胎膜娩出，即胎盘剥离和娩出的全过程，需5～15min，不应超过30min。

试题精选

1. 整个分娩过程中一直存在的动作是

A. 仰伸　B. 复位　C. 衔接

D. 下降　E. 内旋转

答案：**D**。

2. 初产妇胎头衔接多在

A. 预产期前1～2周　B. 预产期前3～4周　C. 预产期前5～6周

D. 分娩开始后　E. 宫口开大1cm

答案：**A**。

3. 先兆临产中预示分娩最可靠的是

A. 见红　B. 腹痛　C. 不规律宫缩

D. 临产发动　E. 胎儿下降感

答案：**A**。

4. 正式临产的重要标志是

A. 子宫颈管消失　B. 规律宫缩　C. 胎膜破裂

D. 宫口扩张　E. 胎先露下降

答案：**B**。

5. 对分娩过程描述不正确的是

A. 宫口扩张是临产后规律宫缩的结果

B. 第三产程为胎盘娩出期

C. 潜伏期约需16h

D. 第一产程又称宫颈扩张期

E. 活跃期一般约4h

答案：**C**。

6. 经产妇，32岁。阴道分娩一女婴，体重3600g。此次分娩从规律宫缩至胎盘娩出共用时165min。此次分娩为

A. 早产　B. 急产　C. 引产

D. 早产足月产　　E. 顺产

答案：B。

7. 肛查了解胎头下降程度的骨性标志为

A. 骶骨　　B. 骶岬　　C. 坐骨棘

D. 坐骨结节　　E. 坐骨切迹

答案：C。

第4单元　产褥期妇女的护理

产褥期母体变化

从胎盘娩出至产妇全身器官除乳腺外恢复至正常未孕状态所需的一段时间，称为产褥期，一般为6周。

（一）生殖系统的变化

1. 子宫　产褥期子宫变化最大。在胎盘娩出后子宫逐渐恢复至未孕状态的全过程，称为子宫复旧，一般为6周，其主要变化为宫体肌纤维缩复和子宫内膜的再生，同时还有子宫血管变化、子宫下段和宫颈的复原等。

（1）子宫体肌纤维缩复：子宫复旧不是肌细胞数目减少，而是肌浆中的蛋白质被分解排出，使细胞质减少致肌细胞缩小。被分解的蛋白及其代谢产物通过肾排出体外。随着子宫体肌纤维不断缩复，子宫体积及重量均发生变化。胎盘娩出后，子宫体逐渐缩小，于产后1周子宫缩小至约妊娠12周大小，在耻骨联合上方可触及。于产后10d，子宫降至骨盆腔内，腹部检查触不到宫底。子宫于产后6周恢复到妊娠前大小。子宫重量也逐渐减少，分娩结束时约为1000g，产后1周时约为500g，产后2周时约为300g，产后6周恢复至50～70g。产后雌激素、孕激素水平急剧下降，至产后1周已降至未妊娠时水平。

（2）子宫内膜再生：胎盘、胎膜从蜕膜海绵层分离并娩出后，遗留的蜕膜分为2层，表层发生变性、坏死、脱落，形成恶露的一部分自阴道排出；接近肌层的子宫内膜基底层逐渐再生新的功能层，内膜缓慢修复，约于产后第3周，除胎盘附着部位外，宫腔表面均由新生内膜覆盖，胎盘附着部位全部修复需至产后6周。

（3）子宫血管变化：胎盘娩出后，胎盘附着面立即缩小，面积仅为原来的一半。子宫复旧导致开放的子宫螺旋动脉和静脉窦压缩变窄，数小时后血管内形成血栓，出血逐渐减少直至停止。若在新生内膜修复期间，胎盘附着面因复旧不良出现血栓脱落，可导致晚期产后出血。

（4）子宫下段及宫颈变化：产后子宫下段肌纤维缩复，逐渐恢复为非妊娠时的子宫峡部。胎盘娩出后的宫颈外口呈环状如袖口。于产后2～3d，宫口仍可容纳2指。产后1周后宫颈内口关闭，宫颈管复原。产后4周宫颈恢复至非妊娠时形态。分娩时宫颈外口3点及9点处常发生轻度裂伤，使初产妇的宫颈外口由产前圆形（未产型），变为产后“一”字形横裂（已产型）。

2. 阴道　分娩后阴道腔扩大，阴道黏膜及周围组织水肿，阴道黏膜皱襞因过度伸展而减少甚至消失，致使阴道壁松弛及肌张力低。阴道壁肌张力于产褥期逐渐恢复，阴道腔逐渐缩小，阴道黏膜皱襞约在产后 3 周重新显现，但阴道于产褥期结束时仍不能完全恢复至未妊娠时的紧张度。

3. 外阴　分娩后外阴轻度水肿，于产后 2 ～ 3d 逐渐消退。会阴部血液循环丰富，若有轻度撕裂或会阴后－侧切开缝合后，均能在产后 3 ～ 4d 内愈合，处女膜在分娩时撕裂，形成残缺的处女膜痕。

4. 盆底组织　在分娩过程中，由于胎儿先露部长时间的压迫，使盆底肌肉和筋膜过度伸展至弹性降低，且常伴有盆底肌纤维的部分撕裂，产褥期应避免过早进行较强的重体力劳动。若能于产褥期坚持做产后康复锻炼，盆底肌可能在产褥期内即恢复至接近未妊娠状态。若盆底肌及其筋膜发生严重撕裂造成盆底松弛，加之产褥期过早参加重体力劳动；或者分娩次数过多，且间隔时间短，盆底组织难以完全恢复正常，以上均是导致阴道壁脱垂及子宫脱垂的重要原因。

（二）乳房的变化

乳房的主要变化是分泌乳汁，当婴儿吸吮乳头时，由乳头传来的感觉信号，经传入神经纤维抵达下丘脑，通过抑制下丘脑分泌的多巴胺及其他催乳激素抑制因子，使腺垂体催乳素呈脉冲式释放，促使乳汁分泌。吸吮动作还反射性的引起神经垂体释放缩宫素，缩宫素使乳腺腺泡周围的肌上皮收缩，使乳汁从腺泡、小导管进入输乳导管和乳窦而喷出乳汁。因此，吸吮是不断排出泌乳的关键，不断排空乳房，也是维持泌乳的重要条件。

试题精选

1. 产后子宫颈恢复至妊娠前状态需

A. 15d　　B. 3 周　　C. 5 周

D. 4 周　　E. 10 周

答案：D。

2. 产后子宫新生内膜，除胎盘附着处外，完全修复的时间是

A. 1 周　　B. 4 周　　C. 3 周

D. 2 周　　E. 6 周

答案：C。

3. 产后保持产妇乳腺不断泌乳的最关键是

A. 早接触早吸吮　　B. 婴儿频繁吸吮乳头　　C. 哺乳后挤出多余的乳汁

D. 产妇良好的健康状况　　E. 产妇良好的心理状态

答案：B。

4. 产后 72h 内，回心血量增加

A. 1% ～ 10%　　B. 5% ～ 15%　　C. 10% ～ 20%

D. 15% ～ 25%　　E. 20% ～ 30%

答案：D。

5. 不属于产褥期母体生理状况的是

A. 产褥早期出汗多　　B. 产后 24h 内体温 38.5℃

C. 产后 10d 子宫降入盆腔　　D. 产后血性恶露持续 3 ～ 4d

E. 产后脉搏每分钟 60 ～ 70 次

答案：B。

6. 产后胎盘附着部子宫内膜全部修复时间约需

A. 2 周　　B. 3 周　　C. 4 周

D. 5 周　　E. 6 周

答案：E。

（**7—8 题共用备选答案**）

A. 7d　　B. 10d　　C. 14d

D. 30d　　E. 42d

7. 产后子宫颈外形及子宫颈内口完全恢复至非妊娠状态的时间是

8. 产后子宫降入骨盆腔内，耻骨联合上摸不到宫底的时间是

答案：7. A。8. B。

（**9—10 题共用备选答案**）

A. β 溶血性链球菌　　B. 革兰阳性球菌　　C. 大肠埃希菌

D. 葡萄球菌　　E. 产气荚膜杆菌

9. 产褥感染中，致病性最强能产生各种有毒物质，导致严重败血症的细菌是

10. 产褥感染中，产生内毒素易发生菌血症而致感染性休克的细菌是

答案：9. A。10. B。

第 5 单元　新生儿保健

一、正常新生儿的生理解剖特点

1. 体温　新生儿体温调节中枢发育不完善，其体温随外界环境温度的变化而波动。新生儿正常腋下体温为 36 ～ 37.2℃，体温＞37.5℃者见于室温高、保温过度或脱水；体温＜36℃者见于室温较低、早产儿或感染等。

2. 皮肤黏膜　新生儿出生时体表有一层白色乳酪状胎脂，具有保护作用。新生儿皮肤薄，易发生感染。新生儿出生后 2 ～ 3d 出现皮肤、巩膜发黄，持续 4 ～ 10d 后自然消退，称生理性黄疸。

3. 呼吸系统　新生儿出生后约 10s 有呼吸运动，以腹式呼吸为主，呼吸浅而快（40 ～ 60 次 / 分），2d 后降至 20 ～ 40 次 / 分。

4. 循环系统　新生儿耗氧量大，心率快。睡眠时心率 120 次 / 分，醒时心率 140 ～ 160

次/分。

5. 消化系统　易发生溢乳。

6. 泌尿系统　容易发生水、电解质紊乱，尿潴留或泌尿系感染。

7. 神经系统　新生儿肌张力高，睡眠时间长，痛觉、嗅觉、听觉较迟钝。

8. 免疫系统　新生儿出生6个月内具有抗传染病的免疫力。

9. 体重　新生儿出生后2～4d体重下降，下降范围一般不超过10%，4d后回升，7～10d恢复到出生时水平，属生理现象。

第6单元　高危妊娠妇女的护理

一、高危妊娠及监护

1. 范畴

（1）社会经济因素及个人条件：如孕妇及其丈夫职业及稳定性差、收入低下、居住条件差、未婚或独居、营养低下、孕妇年龄＜16岁或＞35岁、妊娠前体重超轻或超重、身高低于145cm、孕妇受教育时间＜6年、家属中有明显的遗传疾病、未做或极晚做产前检查。

（2）疾病因素：①产科病史；②各种妊娠合并症；③目前产科情况；④不良嗜好。

（3）胎盘功能检查：①胎动；②雌三醇的测定；③尿雌激素/肌酐的比值；④血清胎盘泌乳素测定。

（4）胎儿成熟度检查：①观察子宫底高度及胎儿大小；②测羊水磷脂酰胆碱/鞘磷脂比值了解胎儿肺成熟度；③测羊水肌酐值了解胎儿肾成熟度；④测羊水胆红素值了解胎儿肝成熟度；⑤B型超声检查胎头双顶径值，胎儿成熟值为9.3cm。

（5）胎儿电子监测：根据超声多普勒原理及胎儿心动电流变化制成的各种胎儿监护仪已在临床上广泛应用。其特点是可以连续观察并记录胎心率的动态变化而不受宫缩的影响。

2. 辅助检查　首先就是高危妊娠的孕妇需要做羊水穿刺，其次就是做好定期的妊娠期检查，最后就是在妊娠20～28周做超声及胎儿心脏超声。正常胎心率为120～160次/分。

试题精选

正常胎心率是每分钟

A. 80～100次　B. 100～120次　C. 120～160次
D. 150～190次　E. 190～200次

答案：C。

二、胎儿宫内窘迫及新生儿窒息的护理

【病因】

1. 胎儿宫内窘迫　①胎儿吸入羊水、黏液致呼吸道阻塞，造成气体交换受阻；②缺氧、滞产、产钳术使胎儿颅内出血及脑部长时间致呼吸中枢受到损害；③产妇在分娩过程中接近胎儿娩出时使用麻醉药、镇静药，抑制呼吸中枢及早产、胎儿肺发育不良、胎儿呼吸道畸形

等都可引起新生儿窒息。

（1）胎儿急性缺氧：系因母胎间血氧运输及交换障碍或脐带血循环障碍所致。常见因素有①前置胎盘、胎盘早剥；②脐带异常，如脐带绕颈、脐带真结、脐带扭转、脐带脱垂、脐带血肿、脐带过长或过短、脐带附着于胎膜等；③母体严重血液循环障碍致胎盘灌注急剧减少，如各种原因导致休克等；④缩宫素使用不当，造成过强及不协调宫缩，宫内压长时间超过母血进入绒毛间隙的平均动脉压；⑤孕妇应用麻醉药及镇静药过量，抑制呼吸。

（2）胎儿慢性缺氧：①母体血液含氧量不足，如合并先天性心脏病或伴心功能不全、肺部感染、慢性肺功能不全、哮喘反复发作及重度贫血等；②子宫胎盘血管硬化、狭窄、梗死，使绒毛间隙血液灌注不足，如妊娠期高血压疾病、慢性肾炎、糖尿病、过期妊娠等；③胎儿严重的心血管疾病、呼吸系统疾病，胎儿畸形，母儿血型不合，胎儿宫内感染、颅内出血及颅脑损伤，致胎儿运输及利用氧能力下降等。

2. 新生儿窒息

（1）母体疾病：如妊娠高血压综合征、先兆子痫、子痫、急性失血、严重贫血、心脏病、急性传染病、肺结核等。

（2）子宫因素：如子宫过度膨胀、痉挛和出血，影响胎盘血液循环。

（3）胎盘因素：如胎盘功能不全、前置胎盘、胎盘早剥等。

（4）脐带因素：如脐带扭转、打结、绕颈、脱垂等。

【病理生理】胎儿宫内窘迫：子宫胎盘单位提供胎儿氧气及营养，同时排出二氧化碳和胎儿代谢产物。胎儿对宫内缺氧有一定的代偿能力，当产时子宫胎盘单位功能失代偿时，会导致胎儿缺血缺氧（血氧水平降低）。胎儿缺血缺氧会引起全身血流重新分配，分流血液到胎心、脑及肾上腺等重要器官。在胎心监护时出现短暂的、重复出现的晚期减速。如果缺氧待续，则无氧糖酵解增加，发展为代谢性酸中畜乳酸堆积并出现胎儿重要器官尤其是脑和心肌的进行性损害，如不及时给予干预，则可能造成严重及永久性损害，如缺血缺氧性脑病甚至胎死宫内。重度缺氧可致胎儿呼吸运动加深，羊水吸入，出生后可出现新生儿吸入性肺炎。

妊娠期慢性缺氧使子宫胎盘泄注下降，导致胎儿生长受限，肾血流减少引起羊水过少。脐带因素的胎儿缺氧常表现为胎心突然下降或出现反复重度变异减速，可出现呼吸性酸中毒，如不解除诱因，则可发展为混合性酸中讲，造成胎儿损害。

【辅助检查】

1. 羊水监测　胎儿生活于羊水中，由于羊水与胎儿的特殊密切关系，可以利用羊水的性状及其量的异常，了解胎儿缺氧情况，判断胎儿安危。

2. 脐带血监测　妊娠期脐血监测可以反映胎儿酸碱状态平衡或失调的真实情况，对胎儿窘迫有较高的诊断准确率，正常胎儿脐静脉血的pH较母体低，$PaCO_2$则较高，PaO_2下降，胎血浆缓冲碱（BBP）和BE值与母血相似，从酸碱平衡方程图解分析结果，胎儿应划为“呼吸性酸中毒”状态。

3. 生化监测综合评分　由于近年生化检测方法的进步，尤其是放射免疫法的发展，使胎盘激素、酶及某些特异蛋白的研究由实验室转向临床，应用于胎儿－胎盘功能的监测，成为处理胎儿窘迫、高危妊娠的一项依据。

4. 胎儿心电图　胎儿心电图（FECG）可分成经腹壁和经阴道 2 类，由于距离较远、母体心电图的干扰，经腹壁 FECG 的信号不稳定，提取较困难；经阴道 FECG 是损伤性的试验，有宫内感染的顾虑，由于其本身的缺陷，FECG 的应用并不十分广泛。

5. 胎儿头皮血血气分析　胎儿动脉血的酸碱度和血气分析是判断胎儿窘迫较准确的方法。

当胎儿头皮血 pH≤7.25 时提示胎儿有严重缺氧征，需准备各种抢救措施。出生后应多次测 pH、$PaCO_2$ 和 PaO_2，为应用碱性溶液和供氧的依据。根据病情需要还可选择性测血糖、血钠、钾、钙。

6. X 线检查　胎儿胸部 X 线片可表现为边缘不清、大小不等的斑状阴影，有时可见部分或全部肺不张、灶性肺气肿，类似肺炎改变及胸腔可见积液等。

7. 心电图检查　P–R 间期延长，QRS 波增宽，波幅降低，T 波升高，ST 段下降。

试题精选

导致新生儿窒息的原因不包括

A. 脐带绕颈　B. 新生儿锁骨骨折　C. 肺发育不良
D. 心脏发育不全　E. 胎儿吸入羊水

答案：B。

第 7 单元　妊娠期并发症妇女的护理

一、流产

【病因】包括胚胎因素、母体因素、父亲因素和环境因素。

1. 胚胎因素　胚胎或胎儿染色体异常是早期流产最常见的原因，占 50%～60%，而中期妊娠流产中约占 1/3，晚期妊娠胎儿丢失中仅占 5%。染色体异常包括数目异常和结构异常。其中数目异常以三体居首，常见的有 13– 三体、16– 三体、18– 三体、21– 三体和 22– 三体，其次为 X 单体。三倍体及四倍体少见。结构异常引起流产并不常见，主要有平衡易位、倒置、缺失和重叠及嵌合体等。除遗传因素外，感染、药物等因素也可引起胚胎染色体异常。若发生流产多为空孕囊或已退化的胚胎。少数至妊娠足月可能娩出畸形儿或有代谢及功能缺陷。

2. 母体因素

（1）全身性疾病：孕妇患全身性疾病，如严重感染、高热疾病、严重贫血或心力衰竭、血栓性疾病、慢性消耗性疾病、慢性肝肾疾病或高血压等，有可能导致流产。TORCH 感染虽对孕妇的影响不大，但可感染胎儿导致流产。

（2）生殖器官异常：子宫畸形（如子宫发育不良、双子宫、双角子宫、单角子宫、子宫中隔等）、子宫肌瘤（如黏膜下肌瘤及某些壁间肌瘤）、子宫腺肌瘤等，且可影响胚胎着床发育而导致流产。宫颈重度裂伤、宫颈部分或全部切除术后、宫颈内口松弛等所导致的宫颈功能不全，可引发胎膜早剥而发生晚期自然流产。

（3）内分泌异常：女性内分泌功能异常（如黄体功能不全、高催乳素血症、多囊卵巢综合征等），甲状腺功能减退、糖尿病血糖控制不良等，均可导致流产。

（4）强烈应激与不良习惯：妊娠期尤论严重的躯体（如手术、直接撞击腹部、性交过频）或心理（过度紧张、焦虑、忧伤等精神创伤）的不良刺激均可导致流产。孕妇过量吸烟、酗酒，过度饮咖啡、吗啡（海洛因）等毒品，均有导致流产的报道。

（5）免疫功能异常：母体妊娠后母儿双方免疫不适应，导致母体排斥胎儿发生流产；母体内有抗精子抗体也常导致早期流产。

3. 父亲因素　有研究证实，精子的染色体异常可以导致自然流产。但临床上精子畸形率异常增高者是否与自然流产有关，尚无明确的依据。

4. 环境因素　过多接触放射线和镉、铅、汞等，均可能引起流产。

【病理】妊娠 8 周前的早期流产，胚胎多先死亡，随后发生底蜕膜出血并与胚胎绒毛分离，已分离的胚胎组织如同异物，可引起子宫收缩，妊娠物多能完全排出。由于此时胎盘绒毛发育不成熟，与子宫蜕膜联系尚不牢固，胚胎绒毛易与底蜕膜分离，出血不多。早期流产时胚胎发育异常，一类是全胚发育异常，即生长结构障碍，包括无胚胎、结节状胚、圆柱状胚和发育阻滞胚；另一类是特殊发育缺陷，以神经管畸形、肢体发育缺陷等最常见。

妊娠 8 ～ 12 周时胎盘绒毛发育旺盛，与底蜕膜联系较牢固，流产的妊娠物往往不易完整排出，部分妊娠物滞留在宫腔内，影响子宫收缩，导致出血较多。

妊娠 12 周以后的晚期流产，胎盘已完全形成，流产时先出现腹痛，然后排出胎儿、胎盘。胎儿在宫腔内死亡过久，被血块包割，形成血样胎块而引起出血不止。也可因血红蛋白被吸收而形成肉样胎块或胎儿钙化后形成石胎。其他还可见压缩胎儿 / 纸样胎儿、浸软胎儿、脐带异常等病理表现。

【辅助检查】

1. B 型超声检查　对疑为先兆流产者，根据妊娠囊的形态，有无胎心搏动，确定胚胎或胎儿是否存活，以指导正确的治疗方法。若妊娠囊形态异常或位置下移，则预后不良。不全流产及稽留流产均可借助 B 型超声检查协助确诊。

2. 妊娠试验　临床多采用尿早早孕诊断试纸条法，对诊断妊娠有价值，为进一步了解流产的预后，多选用各种敏感方法连续测定血 HCG 的水平。正常妊娠 6 ～ 8 周时，其值每日应以 66% 的速度增长，若 48h 增长速度＜66%，提示妊娠预后不良。

3. 孕激素测定　测定血孕酮水平，能协助判断先兆流产的预后。

试题精选

导致自然流产的最主要原因是

A. 宫颈松弛　　B. 子宫发育不良　　C. 内分泌功能失调
D. 母儿血型不合　　E. 染色体异常

答案：E。

二、异位妊娠

【病因】

1. 输卵管炎症　是输卵管妊娠的主要病因。可分为输卵管黏膜炎和输卵管周围炎。输卵管黏膜炎轻者可使黏膜皱褶粘连，管腔变窄，或使纤毛功能受损，从而导致受精卵在输卵管内运行受阻而于该处着床；输卵管周围炎病变主要在输卵管浆膜层或浆肌层，常造成输卵管周围粘连，输卵管扭曲，管腔狭窄，蠕动减弱，影响受精卵运行。

2. 结节性输卵管峡部炎　是一种特殊类型的输卵管炎，多由结核杆菌感染生殖道引起。该病变的输卵管黏膜上皮呈憩室样向肌壁内伸展，肌壁发生结节性增生，使输卵管近端肌层肥厚，影响其蠕动功能，导致受精卵运行受阻，容易发生输卵管妊娠。

3. 输卵管妊娠史或手术史　曾有输卵管妊娠史，不管是经过非手术治疗后自然吸收，还是接受输卵管保守性手术，再次妊娠复发的概率达10%。输卵管绝育史及手术史者，输卵管妊娠的发生率为10%～20%。

4. 输卵管发育不良或功能异常　输卵管过长、肌层发育差、黏膜纤毛缺乏、双输卵管、输卵管憩室或有输卵管副伞等，均可造成输卵管妊娠。输卵管功能（包括蠕动、纤毛活动以及上皮细胞分泌）受雌激素、孕激素的调节。若调节失败，可影响受精卵正常运行。此外，精神因素可引起输卵管痉挛和蠕动异常，干扰受精卵运送。

5. 辅助生殖技术　近年由于辅助生殖技术的应用，使输卵管妊娠的发生率增加，既往少见的异位妊娠，如卵巢妊娠、宫颈妊娠、腹腔妊娠的发生率增加。美国因助孕技术的应用所致输卵管妊娠的发生率为2.8%。

6. 避孕失败　包括宫内节育器避孕失败、口服紧急避孕药失败，发生异位妊娠的机会较大。

7. 其他　子宫肌瘤或卵巢肿瘤压迫输卵管，影响输卵管管腔通畅，使受精卵运行受阻。输卵管子宫内膜异位可增加受精卵着床于输卵管的可能性。

【病理生理】

1. 输卵管的特点　输卵管管腔狭小，管壁薄且缺乏黏膜下组织，其肌层远不如子宫肌壁厚与坚韧，妊娠时不能形成完好的蜕膜，不利于胚胎的生长发育，常发生以下结局。

（1）输卵管妊娠流产：多见于妊娠8～12周输卵管壶腹部妊娠。受精卵种植在输卵管黏膜皱襞内后，由于蜕膜形成不完整，发育中的胚泡常向管腔突出，最终突破包膜而出血，胚泡与管壁分离，若整个胚泡剥离落入管腔，刺激输卵管逆蠕动经伞端排出到腹腔，形成输卵管妊娠完全流产，出血一般不多。若胚泡剥离不完整，妊娠产物部分排出到腹腔，部分尚附着于输卵管壁，形成输卵管妊娠不全流产，滋养细胞继续侵蚀输卵管壁，导致反复出血。出血的量和持续时间与残存在输卵管壁上的滋养细胞多少有关。如果伞端堵塞血液不能流入盆腔，积聚在输卵管内，形成输卵管血肿或输卵管周围血肿。如果血液不断流出并积聚在直肠子宫陷窝，造成盆腔积血和血肿，量多时甚至流入腹腔。

（2）输卵管妊娠破裂：多见于妊娠6周左右输卵管峡部妊娠。受精卵着床于输卵管黏膜皱襞间，胚泡生长发育时绒毛向管壁方向侵蚀肌层及浆膜，最终穿破浆膜，形成输卵管妊娠破裂，输卵管肌层血管丰富，短期内可发生大量腹腔内出血，使患者出现休克，出血量远较输卵管妊娠流产多，腹痛剧烈，也可反复出血，形成盆腔血肿及腹腔血肿。

（3）陈旧性宫外孕：输卵管妊娠流产或破裂，若长期反复内出血形成的盆腔血肿不消散、血肿机化变硬并与周围组织粘连，临床上称为陈旧性宫外孕。机化性包块可存在多年，甚至钙化形成石胎。

（4）继发性腹腔妊娠：无论输卵管妊娠流产或破裂，胚胎从输卵管排入腹腔内或阔韧带内，大多数死亡，偶尔也有存活者。若存活胚胎的绒毛组织附着于原位或排至腹腔后重新种植而获得营养，可继续生长发育，形成继发性腹腔妊娠。

2. 子宫的变化　输卵管妊娠和正常妊娠一样，合体滋养细胞产生HCG维持黄体生长，使甾体激素分泌增加，致使月经停止来潮，子宫增大变软，子宫内膜出现蜕膜反应。

若胚胎受损或死亡，滋养细胞活力消失，蜕膜自子宫壁剥离而发生阴道流血。有时蜕膜可完整剥离，随阴道流血排出三角形蜕膜管型；有时呈碎片排出。排出的组织见不到绒毛，组织学检查无滋养细胞，此时血HCG下降。子宫内膜形态学改变呈多样性，若胚胎死亡已久，内膜可呈增生期改变，有时可见Arias-Stella（A-S）反应，镜检见内膜腺体上皮细胞增生、增大，细胞边界不清，腺细胞排列成团突入腺腔，细胞极性消失，细胞核肥大、深染，细胞质有空泡。这种子宫内膜过度增生和分泌反应，可能为甾体激素过度刺激所引起；若胚胎死亡后部分深入肌层的绒毛仍存活，黄体退化迟缓，内膜仍可呈分泌反应。

【辅助检查】

1. HCG测定　尿或血HCG测定对早期诊断异位妊娠至关重要。异位妊娠时，患者体内HCG水平较宫内妊娠低。连续测定血HCG，若倍增时间＞7d，则异位妊娠的可能性极大；倍增时间＜1.4d，则异位妊娠可能性极小。

2. 孕酮测定　血清孕酮的测定对判断正常妊娠胚胎的发育情况有帮助。输卵管妊娠时，血清孕酮水平偏低，多数在10～25ng/ml。如果血清孕酮值＞25ng/ml，异位妊娠的概率＜5%；如果其值＜10ng/ml，应考虑宫内妊娠流产或异位妊娠。

3. B型超声诊断　B型超声检查对异位妊娠诊断必不可少，还有助于明确异位妊娠部位和大小。阴道超声检查较腹部超声检查准确性高。异位妊娠的声像特点：宫腔内未探及妊娠。若宫旁探及异常低回声区，且见胚芽及原始心管搏动，可确诊异位妊娠；若宫旁探及混合回声区，子宫直肠陷凹有游离暗区，虽未见胚芽及胎心搏动，也应高度怀疑异位妊娠。由于子宫内有时可见到假妊娠囊（蜕膜管型与血液形成），应注意鉴别，以免误诊为宫内妊娠。将血HCG测定与超声检查相配合，对异位妊娠的诊断帮助很大。当血HCG＞2000U/L、阴道超声未见宫内妊娠囊时，异位妊娠的诊断基本成立。

4. 腹腔镜检查　腹腔镜检查是异位妊娠诊断的金标准，而且可以在确诊的同时行镜下“手术治疗”但有3%～4%的患者因妊娠囊过小而被漏诊，也可能因输卵管扩张和颜色改变而误诊为异位妊娠，应予注意鉴别。

5. 阴道后穹隆穿刺　是一种简单、可靠的诊断方法，适用疑有腹腔内出血的患者，腹腔内出血易积聚于直肠子宫陷凹，即使出血量不多，也能经阴道后穹隆穿刺抽出暗红色不凝血液，说明有血腹症存在。陈旧性宫外孕时，可抽出小块或不凝固的陈旧血液。若穿刺针头误入静脉，则血液较红，将标本放置10min左右即可凝结。当无内出血、内出血量很少、血肿位置较高或直肠子宫陷凹有粘连时，可能抽不出血液，因此阴道后穹隆穿刺阴性不能排除输卵管妊娠。

6. 诊断性刮宫　很少应用，适用于不能存活宫内妊娠的鉴别诊断和超声检查不能确定妊娠部位者。将宫腔排出物或刮出物做病理检查，切片中见到绒毛，可诊断为宫内妊娠；仅见蜕膜未见绒毛，有助于诊断异位妊娠。

试题精选

导致输卵管妊娠最常见的原因是

A. 输卵管过长　　B. 输卵管手术后粘连　　C. 输卵管功能障碍

D. 输卵管慢性炎症　　E. 输卵管发育不良

答案：D。

三、妊娠高血压综合征

【病因】至今病因不明，因该病在胎盘娩出后常很快缓解或可自愈，有学者称为“胎盘病”，但很多学者认为是母体、胎盘、胎儿等众多因素作用的结果。关于其病因，主要有以下学说。

1. 子宫螺旋小动脉重铸不足　正常妊娠时，子宫螺旋小动脉管壁平滑肌细胞、内皮细胞凋亡，代之以绒毛外滋养细胞，且深达子宫壁的浅肌层。充分的螺旋小动脉重铸使血管管径扩大，形成子宫胎盘低阻力循环，以满足胎儿生长发育的需要。但妊娠期高血压患者的滋养细胞浸润过浅，只有蜕膜层血管重铸，俗称“胎盘浅着床”。螺旋小动脉重铸不足使胎盘血流量减少，引发子痫前期一系列表现。造成子宫螺旋小动脉重铸不足的机制尚待研究。

2. 炎症免疫过度激活　胎儿是一个半移植物，成功的妊娠要求母体免疫系统对其充分耐受。子痫前期患者无论是母胎界面局部还是全身均存在着炎症免疫反应过度激活现象。

3. 遗传因素　妊娠期高血压疾病具有家族倾向性，提示遗传因素与该病的发生有关，但遗传方式尚不明确，由于子痫前期的异质性，尤其是其他遗传学和环境因素的相互作用产生了复杂的表型。在子痫前期遗传易感性研究中尽管目前已定位了十几个子痫前期染色体易感区域，但在该区域内进一步寻找易感基因仍面临很大的挑战。影响子痫前期基因型和表型的其他因素，包括：多基因型、基因种族特点遗传倾向和选择、基因相互作用及环境，特别是基因和环境相互作用是极重要的。

4. 营养缺乏　已发现多种营养如低清蛋白血症、钙、镁锌、硒等缺乏与子痫前期的发生发展有关。有研究发现，饮食中钙摄入不足者血清钙下降，导致血管平滑肌细胞收缩。硒可防止机体受脂质过氧化物的损害，提高机体的免疫功能，避免血管壁损伤。锌在核酸和蛋白质的合成中有重要作用。维生素E和维生素C均为抗氧化剂，可抑制磷脂过氧化作用，减轻内皮细胞的损伤。

5. 胰岛素抵抗　近年研究发现，有妊娠期高血压疾病患者存在胰岛素抵抗，高胰岛素血症可导致NO合成下降及脂质代谢紊乱，影响前列腺素的合成，增加外周血管的阻力，升高血压。因此，认为胰岛素抵抗与妊娠期高血压疾病的发生密切相关。

【病理】本病的基本病理生理变化是全身小血管痉挛，内皮损伤及局部缺血。全身各系统各脏器灌流减少，对母儿造成危害，甚至导致母儿死亡。

1. 脑　脑血管痉挛，通透性增加，脑水肿、充血、局部缺血、血栓形成及出血等。CT检查脑皮质呈现低密度区，并有相应的局部缺血和点状出血，提示脑梗死，并与昏迷及视力下降、失明相关。大范围脑水肿所致中枢神经系统症状主要表现为感觉迟钝、思维混乱。个别患者可出现昏迷，甚至发生脑疝。子痫前期脑血管阻力和脑灌注压均增加。高灌注压可致明显头痛。研究认为，子病与脑血管自身调节功能丧失相关。

2. 肾　肾小球扩张，内皮细胞肿胀，纤维素沉积于内皮细胞。血浆蛋白自肾小球漏出形成蛋白尿，尿蛋白的多少与妊娠期高血压疾病的严重程度相关。肾血流量及肾小球滤过率下降，导致血浆尿酸浓度升高，血浆肌酐上升约为正常妊娠的 2 倍。肾功能严重损害可致少尿及肾衰竭，病情严重时肾实质损害，血浆肌酐可达到正常妊娠的数倍，甚至超过 177 ～ 265μmol/L，若伴肾皮质坏死，肾功能损伤将无法逆转。

3. 肝　子痫前期可出现肝功能异常，如各种转氨酶水平升高、血浆碱性磷酸酶升高。肝的特征性损伤是门静脉周围出血，严重时门静脉周围坏死。肝包膜下血肿形成，甚至发生肝破裂危及母儿生命。

4. 心血管　血管痉挛，血压升高，外周阻力增加，心肌收缩力和射血阻力（即心脏后负荷）增加，心排血量明显减少、心血管系统处于低排高阻状态，心室功能处于高动力状态，加之内皮细胞活化使血管通透性增加，血管内液进入细胞间质导致心肌缺血、间质水肿、心肌点状出血或坏死、肺水肿，严重时导致心力衰竭。

5. 血液　由于全身小动脉痉挛，血管壁渗透性增加，血液浓缩，大部分患者血容量在妊娠晚期不能像正常孕妇增加 1500ml 达到 5000ml，血细胞比容上升。当血细胞比容下降时，多合并贫血或红细胞受损或溶血。

【辅助检查】

1. 妊娠期高血压患者应进行以下常规检查：血常规、尿常规、肝功能、血脂、肾功能、尿酸、凝血功能、心电图、胎心监测，B 型超声检查胎儿、胎盘、羊水。

2. 眼底检查可出现眼底小动脉痉挛、视网膜水肿、渗出及出血。

试题精选

产妇，37 岁。G3P2，妊娠 32^{+3} 周，今天突然全身抽搐 1 次，急诊入院。检查发现，神志尚清，血压 160/110mmHg，枕先露，胎心 144 次 / 分，水肿（＋＋），尿蛋白（＋＋＋）。该患者抽搐的病理生理基础是

A. 胎盘缺血缺氧　　B. 酸中毒　　C. 胎盘早剥

D. 颅内小动脉痉挛　　E. 脑外伤

答案：D。

四、前置胎盘

【病因】尚不清楚。多次流产及刮宫、高龄初产妇（＞35 岁）、产褥感染、剖宫产史、多孕产次、孕妇不良生活习惯（吸烟或吸毒妇女）、辅助生殖技术受孕、子宫形态异常、妊娠中期 B 型超声检查提示胎盘前置状态等为高危人群。

1. 子宫内膜病变或损伤，如多次流产及刮宫、产褥感染、剖宫产、子宫手术史、盆腔炎等为子宫内膜损伤引发前置胎盘的常见因素。上述情况可引起子宫内膜炎或萎缩性病变，再次受孕时子宫蜕膜血管形成不良，胎盘血供不足，为摄取足够营养而增大胎盘面积，延伸到子宫下段。前次剖宫产手术瘢痕可妨碍胎盘在妊娠晚期向上迁移，增加前置胎盘的可能性。辅助生殖技术，促排卵药物改变了体内性激素水平，使子宫内膜与胚胎发育不同步等，导致前置胎盘的发生。

2. 胎盘大小和形态异常，均可发生前置胎盘。胎盘面积过大而延伸至子宫下段，前置胎盘发生率双胎较单胎妊娠高1倍；胎盘位置正常而副胎盘位于子宫下段接近宫颈内口；膜状胎盘大而薄，可扩展到子宫下段。

受精卵滋养层发育迟缓：受精卵到达子宫腔后，滋养层尚未发育到可以着床的阶段，继续向下移，着床于子宫下段而发育成前置胎盘。

【辅助检查】

1. 超声检查　是最安全、有效的首选检查。

2. 产后检查胎盘、胎膜　胎盘的前置部分有陈旧性黑紫色血块附着或胎膜破口与胎盘边缘距离＜7cm。

3. 阴道检查　阴道检查有可能扩大前置胎盘剥离面导致阴道大出血，危及生命，一般不主张采用。

试题精选

1. 前置胎盘附着的位置是

A. 子宫体右侧壁　B. 子宫体左后壁　C. 子宫颈内口　D. 子宫体左前壁　E. 子宫底部

答案：C。

2. 患者，女性，G3P0，妊娠37周。阴道出血3d，无腹痛，出血量似月经量，胎心率正常，初步诊断为“前置胎盘”。为进一步明确出血原因，入院后最恰当的检查方法是

A. 肛门检查　B. 阴道内诊检查　C. B超检查　D. 胎心电子监测　E. 放射性同位素扫描

答案：C。

五、胎盘早剥

【病因】

1. 孕妇血管病变　妊娠期高血压疾病，尤其是重度子痫前期、慢性高血压、慢性肾病或全身血管病变的孕妇，由于底蜕膜螺旋小动脉痉挛或硬化，引起远端毛细血管变性坏死甚至破裂出血，血液在底蜕膜层与胎盘之间形成胎盘后血肿，致使胎盘与子宫壁分离。妊娠晚期或临产后，妊娠期长时间仰卧位，妊娠子宫压迫下腔静脉，回心血量减少、血压下降，子宫静脉淤血，静脉压突然升高，蜕膜静脉床淤血或破裂，形成胎盘后血肿，导致部分或全部胎盘剥离。

2. 宫腔内压力骤减，胎膜早破（妊娠足月前）　双胎妊娠分娩时，第一胎儿娩出过快；羊水过多时，人工破膜后羊水流出过快，宫腔内压力骤减，子宫骤然收缩，胎盘与子宫壁发生错位而剥离。

3. 机械性因素　外伤尤其是腹部直接受到撞击或挤压；脐带过短（＜30cm）或因脐带绕颈、绕体相对过短时，分娩过程中胎儿下降牵拉脐带；羊膜腔穿刺时，刺破前壁胎盘附着处血管，胎盘后血肿形成引起胎盘剥离。

4. 其他高危因素　如高龄孕妇、经产妇、吸烟、可卡因滥用、孕妇代谢异常、孕妇有血

栓形成倾向、子宫肌瘤（尤其是胎盘附着部位肌瘤）等。有胎盘早剥史的孕妇再次发生胎盘早剥的风险比无胎盘早剥史者高 10 倍。

【病理】主要病理改变是底蜕膜出血并形成血肿，使胎盘从附着处分离。按病理分为 3 种类型。

1. 显性剥离或外出血　为底蜕膜出血，量少，出血很快停止，多无明显的临床表现，仅在产后检查胎盘时发现胎盘母体面有凝血块及压迹。若底蜕膜继续出血，形成胎盘后血肿，胎盘剥离面随之扩大，血液经胎盘边缘沿胎膜与子宫壁之间自宫颈管向外流出，有阴道流血。

2. 隐性剥离或内出血　若胎盘边缘仍附着于子宫壁或由于胎先露部固定于骨盆入口，使血液存聚于胎盘与子宫壁之间，无阴道流血。

3. 混合型出血　内出血过多，血液冲开胎盘边缘。

【辅助检查】

1. B 型超声检查　可协助了解胎盘的部位及胎盘早剥的类型，并可明确胎儿大小及存活情况。典型声像图显示胎盘与子宫壁之间出现边缘不清楚的液性低回声区即为胎盘后血肿，胎盘异常增厚或胎盘边缘“圆形”裂开，同时可排除前置胎盘。需要注意的是，B 型超声检查阴性结果不能完全排除胎盘早剥，尤其是子宫后壁的胎盘。

2. 实验室检查　主要了解贫血程度及凝血功能，防止发生 DIC 和产后出血。重型胎盘早剥应检查肾功能和二氧化碳结合力。

试题精选

以下为胎膜早剥常见的原因是

A. 妊娠合并肝炎　　B. 胎位异常　　C. 前置胎盘

D. 胎先露衔接不良　　E. 妊娠期高血压疾病

答案：E。

六、早产

【病因】

1. 母体因素　孕妇合并子宫畸形、急慢性疾病、妊娠并发症、不良行为及精神刺激等。

2. 胎儿及胎盘因素　胎膜早破、绒毛膜羊膜炎最常见。此外，前置胎盘、胎盘早剥、胎儿畸形、羊水过多及多胎妊娠等也可导致早产。

七、过期妊娠

【病因与病理生理】

1. 胎盘　过期妊娠的胎盘病理有两种类型：一种是胎盘功能正常，除重量略有增加外，胎盘外观和镜检均与足月妊娠胎盘相似。另一种是胎盘功能减退。

2. 羊水　正常妊娠 38 周后，羊水量随妊娠推延逐渐减少，妊娠 42 周后羊水量迅速减少约 30%，减至 300ml 以下；羊水粪染率明显增高，是足月妊娠的 2 ～ 3 倍，若同时伴有羊水过少，羊水粪染率达 71%。

3. 胎儿　过期妊娠胎儿生长模式与胎盘功能有关，可分为以下 3 种。

（1）正常生长及巨大儿：胎盘功能正常者，能维持胎儿继续生长，约 25% 成为巨大儿，其中 4% 的胎儿出生体重＞4500g。

（2）胎儿过熟综合征：过熟儿表现出过熟综合征的特征性外貌，与胎盘功能减退、胎盘血流灌注不足、胎儿缺氧及营养缺乏等有关。典型表现为皮肤干燥、松弛、起皱、脱皮，脱皮尤以手心和足心明显；身体瘦长、胎脂消失、皮下脂肪减少，表现为消耗状；头发浓密，指（趾）甲长；新生儿睁眼、异常感觉和焦虑，容貌似“小老人”。因为羊水减少和胎粪排出，胎儿皮肤黄染，羊膜和脐带呈黄绿色。

（3）胎儿生长受限：小样儿可与过期妊娠共存，后者更增加胎儿的危险性，约1/3的过期妊娠死产儿为生长受限小样儿。

八、羊水量异常

（一）羊水量过多

【病因】在羊水过多的孕妇中，约1/3的患者原因不明，称为特发性羊水过多。明显的羊水过多患者多数与胎儿畸形以及妊娠合并症等因素有关。

1. 胎儿疾病　包括胎儿结构畸形、胎儿肿瘤、神经肌肉发育不良、代谢性疾病、染色体或遗传基因异常等。明显的羊水过多常伴有胎儿畸形，常见的胎儿结构畸形以神经系统和消化道畸形最常见。神经系统畸形主要是无脑儿、脊柱裂等神经管缺陷。神经管畸形因脑脊膜暴露，脉络膜组织增殖，渗出液增加；抗利尿激素缺乏，导致尿量增多；中枢吞咽功能异常，胎儿无吞咽反射，导致羊水产生增加和吸收减少。消化道畸形主要是食管及十二指肠闭锁，使胎儿不能吞咽羊水，导致羊水积聚而发生羊水过多。

2. 多胎妊娠　双胎妊娠羊水过多的发生率约为10%，是单胎妊娠的10倍，以单绒毛膜双胎居多。还可能并发双胎输血综合征，两个胎儿间的血液循环相互沟通，受血胎儿的循环血量多，尿量增加，导致羊水过多。

3. 胎盘脐带病变　胎盘绒毛血管瘤直径＞1cm时，15%～30%合并羊水过多。巨大胎盘、脐带帆状附着也可导致羊水过多。

4. 妊娠合并症　妊娠期糖尿病，羊水过多的发病率为13%～36%。母体高血糖致胎儿血糖增高，产生高渗性利尿，并使胎盘、胎膜渗出增加，导致羊水过多。母Rh血型不合，胎儿免疫性水肿，胎盘绒毛水肿，影响液体交换，以及妊娠期高血压疾病、重度贫血，均可导致羊水过多。

（二）羊水量过少

【病因】羊水过少主要与羊水产生减少或羊水外流增加有关。部分羊水过少原因不明，常见原因有以下几种。

1. 胎儿畸形　以胎儿泌尿系统畸形为主，胎儿肾缺如（Potter综合征）、肾小管发育不全、输尿管或尿道梗阻、膀胱外翻等引起少尿或无尿，导致羊水过少。染色体异常、膀胱膨出、法洛四联症、水艇状淋巴管瘤、小头畸形、甲状腺功能减低等也可引起羊水过少。

2. 胎盘功能减退　过期妊娠、胎儿生长受限和胎盘退行性变均能导致胎盘功能减退。胎儿慢性缺氧引起胎儿血液重新分配，为保障胎儿脑和心脏的血供，肾血流量降低，胎儿尿生成减少，导致羊水过少。

3. 羊膜病变　某些原因不明的羊水过少与羊膜通透性改变及炎症、宫内感染有关。胎膜破裂，羊水外流速度超过羊水生成速度，可导致羊水过少。

4. 母体因素　妊娠期高血压疾病可致胎盘血流量减少。孕妇脱水、血容量不足时，孕妇血浆渗透压增高，使胎儿血浆渗透压相应增高，尿液形成减少。孕妇服用某些药物，如前列腺素合成酶抑制药、血管紧张素转化酶抑制药等有抗利尿作用，使用时间过长，可发生羊水过少。

九、多胎妊娠

【病因】

1. 遗传　双方父母家庭中有分娩多胎者，多胎的发生率高。

2. 年龄及产次　由于年龄及产次增加，多胎妊娠的概率也增加。

3. 内源性促性腺激素　体内促卵泡激素较高，可导致自发性双卵双胎的发生。

4. 应用促排卵药物及辅助生殖技术　药物诱发排卵的主要并发症为引起多胎妊娠。

第 8 单元　妊娠期合并症妇女的护理

一、心脏病

【心脏病与妊娠的相互影响】随妊娠进展，胎盘循环建立，母体代谢增加，内分泌系统发生许多变化，对氧和循环血液的需求量大大增加，在血容量、血流动力学等方面均发生一系列变化，孕妇的总血容量较非妊娠期增加，一般自妊娠第 6 周开始，32 ～ 34 周达尚峰，较妊娠前增加 30% ～ 45%。此后维持在较高水平，产后 2 ～ 6 周逐渐恢复正常。妊娠早期主要引起心排出量增加，妊娠 4 ～ 6 个月时增加最多，平均较妊娠前增加 30% ～ 50%。心排出量受孕妇体位影响极大，约 5% 的孕妇可因体位改变使心排出量减少出现不适，如“仰卧位低血压综合征”。妊娠中、晚期需增加心率以适应血容量的增多，分娩前 1 ～ 2 个月心率每分钟平均约增加 10 次，对于血流限制性损伤的心脏病，如二尖瓣狭窄及肥大性心肌病患者，可能会出现明显症状甚至发生心力衰竭。妊娠晚期子宫增大、膈肌上升使心脏向左向上移位，心尖搏动向左移位 2.5 ～ 3cm，心排出量增加和心率加快，心尖第一心音和肺动脉第二心音增强，并可有轻度收缩期杂音，这种妊娠期心脏生理性改变有时与器质性心脏病难以区别，增加妊娠期心脏病诊断的难度。

【辅助检查】

1. 心电图　有严重心律失常，如心房颤动、心房扑动、三度房室传导阻滞、ST 段及 T 波异常改变等。

2. X 线检查　显示心脏显著扩大，尤其个别心腔扩大。

3. B 型超声心动图检查　示心肌肥厚、瓣膜运动异常，心内结构畸形。

二、病毒性肝炎

【病毒性肝炎与妊娠的相互影响】

1. 妊娠本身不增加对肝炎病毒的易感性，但妊娠期的生理变化及代谢特点，导致肝炎病情易波动。孕妇基础代谢率增高，各种营养物质需要量增加，肝内糖原储备减少；胎儿代谢产物部分靠母体肝完成解毒；妊娠期产生的大量雌激素需在肝内代谢和灭活；妊娠期内分泌系统变化，可导致体内 HBV 再激活；分娩时的疲劳、缺氧、出血、手术及麻醉等均加重肝的负担；以及妊娠期细胞免疫功能增强，因而妊娠期重型肝炎的发生率较非妊娠期增高。此外，妊娠并发症引起的肝损害、妊娠剧吐等，均易与病毒性肝炎的相应症状混淆，增加诊断的难度。

2. 妊娠期并发症增多：妊娠期高血压疾病的发生率增加，可能与肝对醛固酮的灭活能力下降有关。产后出血发生率增加，是由于肝功能损害使凝血因子产生减少致凝血功能障碍，尤其是重型肝炎常并发弥散性血管内凝血（DIC）；孕产妇病死率升高，与非妊娠期相比，妊娠合并肝炎易发展为重型肝炎，以乙型病毒性肝炎、戊型病毒性肝炎多见。妊娠合并重型肝炎的病死率可高达60%。对胎儿、新生儿的影响，妊娠早期合并急性肝炎易发生流产；妊娠晚期合并肝炎易出现胎儿窘迫、早产、死胎，新生儿死亡率增高。

【辅助检查】

1. 血清病原学检测

（1）甲型病毒性肝炎：检测血清HAV抗体及血清HAV RNA。

（2）乙型病毒性肝炎：检查血清中HBV标志物，主要是“乙肝两对半”和HBV DNA。

（3）丙型病毒性肝炎：单项HCV抗体阳性多为既往感染，不可作为抗病毒治疗的证据。

（4）丁型病毒性肝炎：HDV是一种缺陷的嗜肝RNA病毒，需依赖HBV的存在而复制和表达，伴随HBV引起肝炎。需同时检测血清中HDV抗体和“乙肝两对半”。

（5）戊型病毒性肝炎：由于HEV抗原检测困难，而抗体出现较晚，在疾病急性期有时难以诊断，即使抗体阴性也不能排除诊断，需反复检测。

2. 肝功能检查　主要包括ALT、AST等，其中ALT是反映肝细胞损伤程度最常用的敏感指标。

3. 影像学检查　主要是B型超声检查，必要时可行磁共振成像（MRI）检查，主要观察肝、脾大小，有无肝硬化存在，有无腹腔积液，有无肝脂肪变性等。

试题精选

1. 关于病毒性肝炎对妊娠的影响，错误的是

A. 妊娠早期可加重妊娠反应　　B. 妊娠中期增加糖尿病的发生

C. 分娩期易发生产后出血　　D. 围生儿患病率及死亡率高

E. 妊娠晚期使妊娠高血压疾病发生率增加

答案：B。

2. 孕妇，25岁。妊娠10周，出现厌食、恶心、呕吐及右上腹疼痛，皮肤黄疸，肝功能检查均高于正常，乙型表面抗原阳性。该孕妇最可能的情况是

A. 黄疸　　B. 急性丙型肝炎　　C. 急性甲型肝炎

D. 妊娠合并乙型肝炎　　E. 妊娠剧吐

答案：D。

三、糖尿病

【糖尿病与妊娠的相互影响】

1. 妊娠对糖尿病的影响　妊娠可使既往无糖尿病的孕妇发生GDM，也使原有糖尿病前

期患者的病情加重，妊娠早期空腹血糖较低，应用胰岛素治疗的孕妇如果未及时调整胰岛素用量，部分患者可能会出现低血糖。随妊娠进展，孕妇体内抗胰岛素样物质增加。胰岛素用量需要不断增加。分娩过程中体力消耗较大，进食过少，若不及时减少胰岛素用量，容易发生低血糖。产后胎盘排出体外，胎盘分泌的抗胰岛素物质迅速消失，胰岛素用量应立即减少。由于妊娠期糖代谢的复杂变化，应用胰岛素治疗的孕妇，若未及时调整胰岛素用量，部分患者可能会出现血糖过低或过高，严重者甚至导致低血糖昏迷及酮症酸中毒。

2. 糖尿病对妊娠的影响　妊娠合并糖尿病对母儿的影响及影响程度取决于糖尿病病情及血糖控制水平。凡病情较重或血糖控制不良者，对母儿的影响极大，母儿的近、远期并发症发生率较高。

（1）对孕妇的影响

①高血糖可使胚胎发育异常甚至死亡，流产发生率达 15% ～ 30%。糖尿病患者宜在血糖控制正常后再考虑妊娠。

②发生妊娠期高血压疾病的可能性较非糖尿病孕妇高 2 ～ 4 倍。GDM 并发妊娠高血压及子痫前期可能与存在严重胰岛素抵抗状态及高胰岛素血症有关。糖尿病孕妇因糖尿病导致微血管病变，使小血管内皮细胞增厚及管腔变窄，组织供血不足。糖尿病合并肾病变时，妊娠期高血压及子痫前期发病率高达 50% 以上。糖尿病孕妇一旦并发高血压，病情较难控制，母儿并发症发生率明显增加。

③感染是糖尿病主要的并发症。未能很好控制血糖的孕妇易发生感染，感染亦可加重糖尿病代谢紊乱，甚至诱发酮症酸中毒等急性并发症。与糖尿病有关的妊娠期感染有外阴阴道假丝酵母菌病、肾盂肾炎、无状症菌尿症、产褥感染及乳腺炎等。

④羊水过多发生率较非糖尿病孕妇多 10 倍。其原因可能与胎儿高血糖、高渗性利尿致胎尿排出增多有关。发现糖尿病孕期越晚，孕妇血糖水平越高，羊水过多越常见。

⑤因巨大胎儿发生率明显增高，难产、产道损伤、手术产概率增高，产程延长易发生产后出血。

⑥易发生糖尿病酮症酸中毒。由于妊娠期复杂的代谢变化，加之高血糖及胰岛素相对或绝对不足，代谢紊乱进一步发展到脂肪分解加速，血清酮体急剧升高，进一步发展为代谢性酸中毒。发生糖尿病酮症酸中毒的常见诱因有：GDM 未得到及时诊断而导致血糖过高；糖尿病患者未及时治疗或血糖控制不满意时妊娠，随孕周增加胰岛素用量未及时调整；使用肾上腺皮质激素和肾上腺素能受体兴奋药影响孕妇糖代谢；合并感染时胰岛素未及时调整用量等。糖尿病酮症酸中毒对母儿危害大，不仅是孕妇死亡的主要原因，发生在妊娠早期还有导致胎儿致畸作用，发生在妊娠中、晚期易导致胎儿窘迫及胎死宫内。

⑦ GDM 孕妇再次妊娠时，复发率高达 33% ～ 69%。远期患糖尿病的概率增加，17% ～ 63% 的患者将发展为 2 型糖尿病。同时，远期心血管系统疾病的发生率也高。

（2）对胎儿的影响

①巨大胎儿：发生率高达 25% ～ 42%。其原因为孕妇血糖高，胎儿长期处于母体高血糖所致的高胰岛素血症环境中，促进蛋白、脂肪合成和抑制脂解作用，导致躯体过度发育。GDM 孕妇过胖或体重指数过大是发生巨大儿的重要危险因素。

②胎儿生长受限（FGR）：发生率为 21%。妊娠早期高血糖有抑制胚胎发育的作用，导致妊娠早期胚胎发育落后。糖尿病合并微血管病变者，胎盘血管常出现异常，影响胎儿发育。

③流产和早产：妊娠早期血糖高可使胚胎发育异常，最终导致胚胎死亡而流产。合并羊水过多易发生早产，并发妊娠期高血压疾病、胎儿窘迫等并发症时，常需提前终止妊娠，早产发生率为10%～25%。

④胎儿畸形：发生率高于非糖尿病孕妇，严重畸形发生率为正常妊娠的7～10倍，与受孕后最初数周高血糖水平密切相关，是构成围生儿死亡的重要原因。以心血管畸形和神经系统畸形最常见，孕前患糖尿病者应在妊娠期加强对胎儿畸形的筛查。

【辅助检查】

1. 血糖测定　2次或2次以上空腹血糖≥5.8mmol/L即诊断为糖尿病。

2. 糖筛查试验　常在妊娠24～28周用于筛查妊娠期糖尿病。

四、急性肾盂肾炎

【急性肾盂肾炎与妊娠的相互影响】急性肾盂肾炎是妊娠期最常见而严重的内科并发症之一，一般是双侧感染，如果是单侧时，则以右侧为主。与菌尿及膀胱炎不同，妊娠期急性肾盂肾炎其危险性明显增加。妊娠期由于尿路的相对性梗阻引起尿液排空延迟及菌尿；其次，孕妇尿中含有营养物质，葡萄糖尿及氨基酸尿利于病菌的繁殖。妊娠期急性肾盂肾炎发病有若干倾向因素而与无症状菌尿相同，其中细菌的黏附性对妊娠期发生急性肾盂肾炎起主要作用。

【辅助检查】

1. 尿常规及细菌培养　尿色一般无变化，如为脓尿则浑浊；尿沉渣可见白细胞满视野、白细胞管型，红细胞每高倍视野可超过10个。首先细菌培养多数为阳性，尿路感染常见的病原菌为大肠埃希菌，占75%～85%；其次为副大肠埃希菌、变形杆菌、产气荚膜杆菌、葡萄球菌及粪链球菌，铜绿假单胞菌少见。如细菌培养阳性应做药敏试验。如尿细菌培养为阴性，应想到患者是否已使用过抗生素，因为许多肾盂肾炎患者以前曾有过泌尿道感染，故可能患者已自行开始抗生素治疗，即使抗生素单次口服剂量，也可使尿细菌培养呈阴性。

2. 血白细胞计数　变动范围很大，白细胞计数可以从正常到高达17×10^9/L或>17×10^9/L。

3. 其他实验室检查　①血清肌酐在约20%急性肾盂肾炎孕妇中可升高，而同时有24h尿肌酐清除率下降。②有些患者出现血细胞比容下降。

4. 血培养　对体温超过39℃者须做血培养，如阳性应进一步做分离培养及药敏试验。对血培养阳性者应注意可能发生败血症休克及DIC。

5. B超检查　可了解肾的大小、形状，肾盂、肾盏状态及有无肾积水。

五、贫血

【贫血与妊娠的相互影响】

1. 对孕妇的影响　贫血孕妇的抵抗力低下，对分娩、手术和麻醉的耐受能力也差，即使是轻度或中度贫血，孕妇在妊娠和分娩期间的风险也会增加。世界卫生组织资料表明，贫血使全世界每年数十万孕产妇死亡。例如，重度贫血可因心肌缺氧导致贫血性心脏病；胎盘缺氧易发生妊娠期高血压或妊娠期高血压性心脏病；严重贫血对失血耐受性降低，易发生失血性休克；贫血降低产妇抵抗力，容易并发产褥感染。

2. 对胎儿的影响　孕妇骨髓和胎儿在竞争摄取孕妇血清铁的过程中，胎儿组织占优势。

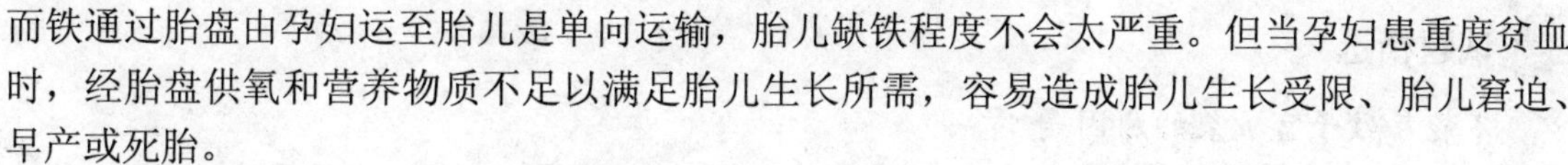

而铁通过胎盘由孕妇运至胎儿是单向运输，胎儿缺铁程度不会太严重。但当孕妇患重度贫血时，经胎盘供氧和营养物质不足以满足胎儿生长所需，容易造成胎儿生长受限、胎儿窘迫、早产或死胎。

【辅助检查】

1. 血象　外周血涂片为小红细胞低色素性贫血。血红蛋白＜110g/L，红细胞＜3.5×10^{12}/L，血细胞比容＜0.30，红细胞平均体积（MCV）＜80fl，红细胞平均血红蛋白浓度（MCHC）＜32%，而白细胞计数及血小板计数均在正常范围。

2. 血清铁浓度　能灵敏反映缺铁状况，正常成年妇女血清铁为 7 ～ 27μmol/L。若孕妇血清铁＜6.5μmol/L。可以诊断为缺铁性贫血。

3. 骨髓象　红系造血呈轻度或中度增生活跃，以中、晚幼红细胞增生为主，骨髓铁染色可见细胞内、外铁均减少，尤以细胞外铁减少明显。

试题精选

妊娠合并轻度贫血的诊断标准是

A. 血红蛋白＜120g/L　B. 血红蛋白＜110g/L　C. 血红蛋白＜100g/L
D. 血红蛋白＜80g/L　E. 血红蛋白＜70g/L

答案：B。

第 9 单元　异常分娩的护理

一、产力异常

在分娩过程中，子宫收缩的节律性、对称性及极性不正常或强度、频率有改变，称子宫收缩力异常，简称产力异常。

【原因】

1. 头盆不称或胎位异常　由于胎儿先露部下降受阻，不能紧贴子宫下段及宫颈内口，局部不能引起反射性子宫收缩，导致继发性宫缩乏力。

2. 子宫局部因素　子宫肌纤维过度伸展（如多胎妊娠、巨大胎儿、羊水过多等），使子宫肌纤维失去正常收缩能力。高龄产妇、经产妇或宫内感染者子宫肌纤维变性、结缔组织增加等均可引起原发性宫缩乏力。

3. 精神因素　产妇恐惧及精神过度紧张使大脑皮质功能紊乱。待产时间长、睡眠减少、疲乏、膀胱充盈，临产后禁食以及过多地消耗体力，水及电解质紊乱，均可导致宫缩乏力。

4. 内分泌失调　临产后产妇体内缩宫素、乙酰胆碱和前列腺素合成与释放不足，或子宫对这些促进子宫收缩的物质敏感性降低，以及雌激素不足致缩宫素受体量少，均可导致宫缩乏力。胎儿肾上腺发育未成熟时，胎儿胎盘单位合成与分泌硫酸脱氢表雄酮减少，致宫颈成熟度欠佳，亦可引起原发性宫缩乏力。

5. 药物影响　产程早期使用大量镇静、镇痛药及宫缩抑制药如硫酸镁、哌替啶、吗啡、盐酸利托君等，可使宫缩受到抑制。

试题精选

不能导致子宫破裂的原因是

A. 前次剖宫史　　B. 胎位不正　　C. 宫缩乏力

D. 骨盆狭窄　　E. 宫缩药使用不当

答案：C。

二、产道异常

单纯扁平骨盆是指骨盆外测量小于正常值的径线，是骶耻外径的一种症状。骶岬向前下突出，使骨盆入口前后径缩短而横径正常。

【骨盆分类及特征】

1. 骨盆入口平面狭窄，常见于扁平型骨盆、以骨盆入口平面前后径狭窄。Ⅰ级为临界性狭窄，大多数可以经阴道分娩；Ⅱ级为相对性狭窄，阴道分娩的难度明显增加；Ⅲ级为绝对性狭窄，必须以剖宫产结束分娩。扁平型骨盆常见以下两种类型：单纯扁平骨盆和佝偻病性扁平骨盆。

2. 中骨盆平面狭窄。

3. 骨盆出口平面狭窄：①漏斗骨盆；②横径狭窄骨盆。

4. 骨盆3个平面狭窄。

5. 畸形骨盆。

试题精选

符合单纯扁平骨盆特征的骨盆径线是

A. 入口平面呈横扁圆形　　B. 入口平面呈横椭圆形

C. 中骨盆平面呈纵扁圆形　　D. 出口盆平面呈纵椭圆形

E. 出口平面呈横椭圆形

答案：A。

三、胎位、胎儿发育异常

1. 胎位　异常胎位中临床最常见的是臀先露。胎位异常者于妊娠30周前多能自行转为头先露，若妊娠30周后仍不纠正，可指导孕妇行膝胸卧位，每日2次，每次15min，做1周后复查。妊娠28周以前，羊水较多、胎体较小，因此胎儿在子宫内的活动范围较大，胎儿在宫内的位置和姿势易于改变。妊娠32周以后，胎儿由于生长发育迅速、羊水相对减少，胎儿与子宫壁贴近，因此胎儿在宫内的位置和姿势相对恒定。

2. 胎儿发育异常

（1）胎头水肿或血肿：产程进展缓慢或停滞时，胎头先露部软组织长时间受产道挤压或牵拉使骨膜下血管破裂，形成胎头水肿（又称产瘤）或头皮血肿。

（2）胎头下降受阻：临产后，发现胎头下降受阻，应想到骨盆狭窄、胎位异常、子宫收缩乏力、软产道异常、胎头过大、胎儿畸形、子宫痉挛狭窄环等。潜伏期胎头迟迟不入盆，应检查胎头有无跨耻征，警惕宫缩乏力及头盆不称。活跃期及第二产程，胎头下降速度<1cm/h或停留原处，最多见为中骨盆狭窄及持续性枕后位及枕横位、脐带缠绕过紧等。分娩过程中，颅骨缝轻度重叠，有利于胎儿娩出。骨产道狭窄致产程延长时，胎儿颅骨缝过度重叠，表明存在头盆不称。

3. 胎儿窘迫　产程延长，尤其第二产程延长，导致胎儿缺氧，胎儿代偿能力下降或失代偿可出现胎儿窘迫征象。

试题精选

关于臀位经阴道分娩的说法，不正确的是

A. 临产后少活动　　B. 严密胎心监护　　C. 禁灌肠

D. 少做肛检　　E. 阴道口见胎足，为子宫颈口开全

答案：E。

第 10 单元　分娩期并发症妇女的护理

一、胎膜早破

胎膜早破是指在临产前胎膜自然破裂。

【病因】①维生素 C、锌及铜缺乏，使胎膜抗张能力下降。②下生殖道感染。③羊膜腔压力增高，如多胎妊娠、羊水过多、巨大儿等。④胎膜受力不均或发育不良。⑤宫颈内口松弛：宫颈内口松弛者应卧床休息，并遵医嘱于妊娠 14 ～ 16 周行宫颈环扎术。

【辅助检查】

1. 阴道液 pH 测定　正常阴道液 pH 为 4.5 ～ 5.5，羊水 pH 为 7.0 ～ 7.50 若 pH 为 6.5，提示胎膜早破，准确率达 90%，注意血液、尿液、宫颈黏液、精液及细菌污染可出现假阳性。

2. 阴道液涂片检验　取阴道后穹隆积液置载玻片上，干燥后镜检可见羊齿植物叶状结晶为羊水。用 0.5% 硫酸尼罗蓝染色于显微镜下见橘黄色胎儿上皮细胞。

3. 胎儿纤维结合蛋白测定　纤维结合蛋白胎膜分泌的细胞外基质蛋白。当宫颈及阴道分泌物内含量>0.05mg/L 时，胎膜抗张能力下降，易发生胎膜早破。

4. 胰岛素样生长因子结合蛋白检测　检测人羊水检测试纸，特异性强，不受血液、精液、尿液和宫颈黏液的影响。

5. 羊膜腔感染检测　羊水细菌培养，羊水涂片革兰染色检查细菌。

6. 羊膜镜检查　可直视胎先露部，看见头发或其他胎儿部分，看不到前羊膜囊即可诊断为胎膜早破。

7. B 型超声检查　羊水量减少可协助诊断。

试题精选

宫颈内口松弛的孕妇行宫颈环扎术的时间是妊娠

A. 10 ～ 12 周　　B. 14 ～ 16 周　　C. 18 ～ 20 周

D. 24～26周　　E. 28～30周

答案：**B**。

二、产后出血

产后出血指胎儿娩出后24h内失血量超过500ml，剖宫产时超过1000ml，是分娩期的严重并发症，居我国产妇死亡原因的首位。其发生率占分娩总数的2%～3%，其中80%以上发生在产后2h之内。

【病因】

1. 子宫收缩乏力　是最常见的原因。占产后出血总数的70%～80%。胎儿娩出后，子宫平滑肌的收缩和缩复对肌束间的血管起到有效的压迫作用，故影响子宫平滑肌收缩及缩复功能的因素均可引起子宫收缩乏力性出血。

2. 胎盘因素　胎盘滞留、胎盘粘连或植入、胎盘部分残留。

3. 软产道损伤

4. 凝血功能障碍

试题精选

1. 产后2h内产后出血的发生率占

A. 40%　　B. 50%　　C. 60%

D. 65%　　E. 80%

答案：**E**。

2. 目前我国产妇最常见的死亡原因是

A. 子宫破裂　　B. 产后出血　　C. 羊水栓塞

D. 产褥感染　　E. 妊娠合并心脏病

答案：**B**。

3. 目前我国产妇最常见的死亡原因是

A. 产褥感染　　B. 产后出血　　C. 羊水栓塞

D. 子宫破裂　　E. 妊娠合并高血压

答案：**E**。

4. 临床导致产后出血的主要原因是

A. 子宫收缩乏力　　B. 阴道纵隔　　C. 会阴Ⅲ度裂伤

D. 宫颈外口粘连　　E. 胎盘残留

答案：**A**。

5. 产后出血最常见的原因是

A. 胎盘残留　　B. 胎盘滞留　　C. 软产道裂伤

D. 子宫收缩乏力　　E. 凝血功能障碍

答案：**D**。

三、子宫破裂

子宫破裂是指在妊娠晚期或分娩期子宫体部或子宫下段发生裂开，是直接危及产妇及胎儿生命的严重并发症。子宫破裂的发生率随着剖宫产率增加有上升趋势。

【分类】根据发生的时间分为妊娠期子宫破裂和分娩期子宫破裂。根据破裂部位分为子宫体部破裂和子宫下段破裂。根据破裂程度分为完全性子宫破裂和不完全性子宫破裂。根据破裂原因分为自然性破裂和损伤性破裂。自然性破裂可发生在梗阻性难产致子宫下段过度延伸而破裂，也可发生在子宫手术后的切口瘢痕处；损伤性破裂是指难产手术操作不规范所致。

【病因】

1. 瘢痕子宫　是近年来导致子宫破裂的常见原因。如剖宫产术、子宫肌瘤剔除术、宫角切除术、子宫成形术后。在妊娠晚期或分娩期由于宫腔内压力增高可使瘢痕破裂。前次手术后伴感染、切口愈合不良、剖宫产后间隔时间过短再次妊娠者，临产后发生子宫破裂的危险性更大。

2. 梗阻性难产　主要见于高龄孕妇、骨盆狭窄、头盆不称、软产道阻塞、宫颈瘢痕、胎位异常、胎儿畸形等均可因胎先露下降受阻，为克服阻力子宫强烈收缩，使子宫下段过分伸展变薄发生子宫破裂。

3. 子宫收缩药物使用不当　胎儿娩出前缩宫素使用指征或剂量不当，或未正确使用前列腺素类制剂等，可导致子宫收缩过强，加之瘢痕子宫或产道梗阻可造成子宫破裂。

4. 产科手术损伤　宫颈口未开全时行产钳助产或臀牵引术，中—高位产钳牵引等可造成宫颈裂伤延及子宫下段；毁胎术、穿颅术可因器械、胎儿骨片损伤子宫导致破裂；肩先露无麻醉下行内转胎位术或强行剥离植入性胎盘或严重粘连胎盘，也可引起子宫破裂。

5. 其他　子宫发育异常或多次宫腔操作，局部肌层菲薄也可导致子宫破裂。

试题精选

1. 临产前应用可导致子宫破裂的是

A. 麦角新碱肌内注射　B. 垂体后叶素静脉滴注　C. 缩宫素静脉滴注

D. 吗啡垂体后叶素静脉滴注　E. 吗啡

答案：A。

2. 不易导致子宫破裂的原因是

A. 前次剖宫产史　B. 头盆不称　C. 宫缩乏力

D. 子宫壁病变　E. 宫缩药使用不当

答案：C。

四、羊水栓塞

羊水栓塞是指在分娩过程中羊水突然进入母体血液循环引起急性肺栓塞、过敏性休克、弥散性血管内凝血（DIC）、肾衰竭等一系列病理改变的严重分娩并发症。也可发生在足月分娩和妊娠 10 ～ 14 周钳刮术时，死亡率高达 60% 以上，是孕产妇死亡的主要原因之一。

【病因】一般认为羊水栓塞是由于胎粪污染的羊水中的有形物质（胎儿毳毛、角化上皮、胎脂、胎粪）进入母体血液循环所引起羊膜腔内压力增高（子宫收缩过强）、胎膜破裂和宫颈或宫体损伤处有开放的静脉或血窦，是导致羊水栓塞发生的基本条件。高龄初产妇和多产妇（较易发生子宫损伤）、自发或人为导致的宫缩过强、急产、胎膜早破、前植胎盘、胎盘早剥、子宫不完全破裂、剖宫产术等均可诱发羊水栓塞。

【病理生理】羊水进入母体血液循环后，可引起一系列病理生理变化。

1. 肺动脉高压　羊水中有形物质如胎儿毳毛、胎脂、胎粪、角化上皮细胞等直接进入肺循环，导致急性右心扩张，并出现充血性右心衰竭。而左心房回心血量减少，左心排血量明显减少，导致周围血液循环衰竭，血压下降，出现休克，甚至死亡。

2. 过敏性休克　羊水有形物质成为致敏原作用于母体，引起Ⅰ型变态反应，导致过敏性休克。

3. 弥散性血管内凝血（DIC）　羊水中含大量促凝物质，类似于组织凝血活酶，进入母血后易在血管内产生大量的微血栓，消耗大量凝血因子及纤维蛋白原而发生DIC。DIC时，由于大量凝血物质消耗和纤溶系统激活，产妇血液系统由高凝状态迅速转为纤溶亢进，血液不凝，极易发生严重产后出血及失血性休克。

4. 急性肾衰竭　由于休克和DIC使母体多脏器受累，常见为急性肾缺血导致肾功能障碍和衰竭。

第11单元　产后并发症妇女的护理

一、产褥感染

产褥感染是指分娩及产褥期生殖道受病原体侵袭，引起局部或全身感染，其发病率6%。产褥感染与产科出血、妊娠合并心脏病及严重的妊娠期高血压疾病，是导致孕产妇死亡的四大原因。

【病因】

1. 诱因　正常女性阴道对外界致病因子侵入有一定的防御能力。其对入侵病原体的反应与病原体的种类、数量、毒力和机体的免疫力有关。妇女的阴道有自净作用，羊水中含有抗菌物质。妊娠和正常分娩通常不会给产妇增加感染的机会。只有在机体免疫力、细菌毒力、细菌数量三者之间的平衡失调时，才会增加感染的机会，导致感染发生。如产妇体质虚弱、营养不良、孕期贫血、孕期卫生不良、胎膜早破、羊膜腔感染、慢性疾病、产科手术、产程延长、产前或产后出血过多、多次宫颈检查等，均可成为产褥感染的诱因。

2. 病原体种类　正常女性阴道寄生大量微生物，包括需氧菌、厌氧菌、真菌、衣原体和支原体，可分为致病微生物和非致病微生物。有些非致病微生物在一定条件下可以致病称为条件病原体，但即使致病微生物也需要达到一定数量或机体免疫力下降时才会致病。引起产褥感染的病原体种类较多，较常见者有链球菌、大肠埃希菌、厌氧菌等。①需氧性链球菌是外源性感染的主要致病菌，尤其β-溶血性链球菌产生外毒素与溶组织酶，有极强的致病力、毒力和播散力，可致严重的产褥感染。发展快者易并发菌血症、败血症。②大肠埃希菌属，包括大肠埃希菌及其相关的革兰阴性杆菌、变形杆菌等，也为外源性感染的主要致病菌之一，也是菌血症和感染性休克最常见的病原体。③球菌：以消化球菌和消化链球菌多见，多与需氧菌混合感染。

试题精选

1. 不属于产褥感染原因的是

A. 胎膜残留　　B. 产程延长　　C. 注射缩宫素

D. 产妇阴道或肠道的细菌　　E. 妊娠晚期性交及盆浴带入的细菌

答案：C。

2. 产褥病率的主要原因是

A. 急性乳腺炎　　B. 产褥感染　　C. 泌尿系感染

D. 上呼吸道感染　　E. 手术切口感染

答案：B。

（3—5 **题共用备选答案**）

A. β 溶血性链球菌　　B. 革兰阳性球菌　　C. 大肠埃希菌

D. 葡萄球菌　　E. 产气荚膜杆菌

3. 产褥感染中，致病性最强、能产生各种有毒物质，导致严重败血症的细菌是

4. 产褥感染中，产生内毒素且易发生菌血症而致感染性休克的细菌是

5. 产褥感染中，主要为消化链球菌和消化球菌属条件致病菌的是

答案：3. A。4. C。5. B。

二、晚期产后出血

晚期产后出血是指分娩 24h 后，在产褥期内发生的子宫大量出血。以产后 1 ～ 2 周发病最常见，亦有迟至产后 2 个月余发病者。阴道流血少量或中等量，持续或间断；亦可表现为急骤大量流血，同时有血凝块排出。产妇多伴有寒战、低热，且常因失血过多导致贫血或失血性休克。

【病因】①胎盘、胎膜残留最常见。②蜕膜残留。③子宫胎盘附着面复旧不全。④感染。⑤剖宫产术后子宫切口裂开。⑥产后子宫滋养细胞肿瘤、子宫黏膜下肌瘤等。

三、泌尿系统感染

泌尿道感染（UTI）是由各种病原体入侵泌尿系统引起的疾病。

【病因】UTI 95% 以上由单一细菌引起，革兰阴性肠杆菌属是主要致病菌，其中以大肠埃希杆菌最多见。约 90% 门诊患者和 50% 住院患者的病原菌是大肠埃希杆菌，多见于无症状性菌尿、非复杂性 UTI 及初次 UTI。克雷白肠杆菌、假单胞菌属和变形杆菌属感染则常见于复发 UTI。10% ～ 15% 的 UTI 还可由革兰氏阳性细菌引起，主要为葡萄球菌属和粪肠球菌。其中腐生性葡萄球菌是引起女性（尤其年轻女性）急性 UTI 的重要原因，对女大学生有症状 UTI 患者的调查发现，其感染率仅次于大肠埃希菌。真菌感染（主要为念珠菌属）多发生于留置导管、糖尿病、使用广谱抗生素或免疫抑制药的患者。某些病毒感染可累及尿路，临床多无症状，但腺病毒Ⅱ型感染可引起学龄期儿童急性出血性膀胱炎。支原体感染少见，但

能引起急性尿道综合征。多种病原体混合感染仅见于长期放置导尿管、尿道异物（结石或肿瘤）、尿潴留伴反复器械检查，以及尿道－阴道（肠道）瘘等患者。

第12单元　遗传咨询与产前诊断

一、遗传咨询

1. 遗传咨询，主要是利用人类遗传病学、基因诊断技术和数据，对不孕不育、单基因病、多基因病患者服务，以及产前诊断、结婚、妊娠、分娩和婴儿保健的指导，近亲婚姻的危险性，放射性对遗传的影响，亲子鉴定等。

2. 染色体与基因。

3. 遗传咨询的内容。

4. 遗传咨询的方法。

5. 遗传咨询的对象。

二、环境因素与出生缺陷

1. 原生环境与出生缺陷　我国国土面积中大多数地区处于边远落后地区，在环境分类上属于原生环境，大多为高氟区。氟可以通过胎盘进入胎儿体内，体内的氟与母体氟水钉有密切关系。

2. 理化因素与出生缺陷　理化因素所致出生缺陷占10%。随着工业尤其是化学工业的飞速发展，进入人类环境中的化学物质不断增多，有许多化学物质对人类致畸，对人们的身心健康造成极大的伤害。

三、产前检查

1. 产前诊断对象　①羊水过多或过少者；②胎儿发育异常或胎儿可疑畸形；③孕早期时接触过可能导致胎儿先天缺陷的物质；④夫妇一方患有先天性疾病或遗传性疾病，或有遗传病家族史；⑤曾分娩过先天性严重缺陷婴儿；⑥年龄35周岁及以上。

2. 产前诊断方法　①观察胎儿的结构；②分析染色体核型；③检测基因；④检测基因产物。

第13单元　妇科护理病历

一、病史采集方法

健康史采集方法：女性生殖系统疾病常常涉及患者隐私和与性生活有关的内容，收集资料时在可能的情况下要避免第三者在场，这样才能收集到护理对象真实的健康史、生理、心理和社会资料。

二、病史内容

1. 一般项目　姓名、年龄、婚姻、籍贯、职业、民族、教育程度、宗教信仰、家庭住址等，记录入院日期，观察患者的入院方式。

2. 主诉　了解患者入院的主要问题、主要症状、出现的时间和患者的应对方式。产科常见的就诊问题有停经、停经后阴道流血和（或）下腹疼痛不适、见红、产后发热伴下腹痛等。妇科常见症状有外阴瘙痒、阴道流血、白带异常、闭经、下腹痛、下腹包块及不孕等。

3. 现病史　围绕主诉了解发病的时间、发病的原因及可能的诱因、病情发展经过、就医经过、采取的护理措施及效果。还需要了解患者有无伴随症状及其出现的时间、特点和演变过程，特别是与主要症状的关系。

4. 月经史

5. 婚育史

6. 既往史　询问既往健康情况，曾患何种疾病，特别是妇科疾病及与妇产科疾病密切相关的病史。

7. 个人史　询问患者的生活和居住情况，出生地和曾居住地区、个人特殊嗜好、自理程度、生活方式、睡眠、饮食、营养、卫生习惯等。

试题精选

患者，女性，患子宫肌瘤，为行手术入院治疗。责任护士询问病史，病史中“疾病的伴随症状”属于

A. 既往史　　B. 现病史　　C. 主诉
D. 个人史　　E. 一般项目

答案：**B**。

三、身体评估

身体评估主要包括全身检查、腹部检查和盆腔检查。

1. 全身体格检查　测量体温、脉搏、呼吸、血压、身高、体重；观察精神状态、全身发育。

2. 腹部检查　是妇产科体格检查的重要组成部分。

3. 骨盆测量

4. 肛门指诊检查

5. 盆腔检查　妇科特有的检查。检查器械包括无菌手套、阴道窥器、宫颈刮板、玻片、棉拭子、消毒液、液状石蜡、肥皂水、生理盐水等。

6. 阴道窥器检查　如拟做宫颈细胞学检查或取阴道分泌物做涂片时，不宜用润滑剂，可改用生理盐水。

四、心理社会评估

心理社会评估包括：①病人对健康问题及医院环境的感知；②病人对疾病的反应；③病人的精神心理状态。

试题精选

拟做阴道分泌物涂片细胞学检查时，可用的润滑剂是

A. 乙醇　　B. 液体石蜡　　C. 温水
D. 生理盐水　　E. 新洁尔灭溶液

答案：D。

第14单元　女性生殖系统炎症病人的护理

一、概述

【女性生殖器官自然防御功能】女性生殖器的解剖和生理特点具有比较完善的自然防御功能，增强了对感染的防御能力。

1. 外阴　外阴皮肤为鳞状上皮，抵御感染能力强。两侧的大阴唇自然合拢，遮掩阴道口、尿道口，防止外界微生物污染。

2. 阴道　由于盆底肌的作用，阴道口闭合，阴道前、后壁紧贴，减少外界微生物的侵入。经产妇的阴道松弛，这种防御功能较差。生理情况下，阴道上皮在卵巢分泌的雌激素影响下增生变厚，增加抵抗病原体侵入的能力，同时上皮细胞中含有丰富的糖原，在阴道杆菌的作用下分解为乳酸，维持阴道正常的酸性环境（pH 3.8～4.4），使适应于弱碱性环境中繁殖的病原体受到抑制。此外，阴道分泌物可维持巨噬细胞活性，防止细菌侵入阴道黏膜。

3. 子宫颈　子宫颈内口紧闭，宫颈管黏膜为分泌黏液的高柱状上皮所覆盖，分泌大量黏液形成胶冻状黏液栓，为上生殖道感染的机械屏障；宫颈管黏膜形成皱褶、嵴突或陷窝，从而增加黏膜表面积；黏液栓内含乳铁蛋白、溶菌酶等，可抑制细菌侵入子宫内膜。

4. 子宫内膜　育龄妇女子宫内膜周期性剥脱，是消除宫腔感染的有利条件。此外，子宫内膜分泌液也含有乳铁蛋白、溶菌酶，清除少量进入宫腔的病原体。

5. 输卵管　输卵管黏膜上皮细胞的纤毛向子宫腔方向摆动以及输卵管的蠕动，均有利于阻止病原体的侵入。输卵管分泌液与子宫内膜分泌液一样，含有乳铁蛋白、溶菌酶，以清除偶尔进入输卵管的病原体。

6. 生殖道的免疫系统　生殖道黏膜如宫颈和子宫聚集有不同数量的淋巴组织及散在的淋巴细胞，包括T细胞、B细胞。此外，中性粒细胞、巨噬细胞、补体以及一些细胞因子均在局部有重要的免疫功能，发挥抗感染作用。

【病原体】

1. 细菌　大多为化脓菌，如葡萄球菌、链球菌、大肠埃希菌、厌氧菌、变形杆菌、淋病奈瑟菌、结核杆菌等。葡萄球菌为革兰阳性球菌，是产后、手术后生殖器炎症及伤口感染常见的病原菌，金黄色葡萄球菌致病力最强。革兰阳性链球菌的种类很多，乙型溶血性链球菌的致病力强，使感染扩散，并引起败血症。大肠埃希菌为革兰阴性杆菌，是肠道及阴道的正常寄生菌，一般不致病，但当机体极度衰弱时可引起严重感染，甚至产生内毒素。厌氧菌主要有革兰阴性脆弱类杆菌及革兰阳性消化链球菌、消化球菌等，脆弱类杆菌致病力最强，感

染的特点是容易形成盆腔脓肿、感染性血栓性静脉炎，脓液有粪臭并有气泡。消化链球菌和消化球菌多见于产褥感染、感染性流产、输卵管炎。

2. 原虫　以阴道毛滴虫最为多见，其次为阿米巴原虫。

3. 真菌　以假丝酵母菌为主。

4. 病毒　以疱疹病毒、人乳头瘤病毒为多见。

5. 螺旋体　多见苍白密螺旋体。

6. 衣原体　常见为沙眼衣原体，感染症状不明显，但常导致严重的输卵管黏膜结构及功能破坏，可引起盆腔广泛粘连。

7. 支原体　是正常阴道菌群的一种，在一定条件下可引起生殖道炎症，包括人型支原体、生殖支原体和解脲支原体。

【传播途径】沿生殖器黏膜上行蔓延，病原体侵入外阴、阴道后，或阴道内的菌群沿黏膜面经宫颈、子宫内膜、输卵管黏膜至卵巢及腹腔，是非妊娠期、非产褥期盆腔炎性疾病的主要感染途径。

1. 经血液循环蔓延。

2. 经淋巴系统蔓延。

3. 直接蔓延。

试题精选

可直接影响阴道上皮自净作用的激素是

A. 催乳素　　B. 雌激素　　C. 孕激素

D. 卵泡刺激素　　E. 黄体生成素

答案：**B**。

二、外阴部炎症*

（一）外阴炎

【病因】若不注意皮肤清洁，阴道分泌物、月经血、产后恶露、尿液、粪便等刺激均可引起外阴不同程度的炎症。其次如尿瘘患者的尿液、粪瘘患者的粪便、糖尿病患者的糖尿的长期浸渍等。此外，穿紧身化纤内裤、月经垫通透性差、局部经常潮湿等均可引起外阴部的炎症。

（二）前庭大腺炎

【病因】主要病原体为葡萄球菌、链球菌、大肠埃希菌、肠球菌等，随着性传播疾病发病率的增加，淋病奈瑟菌及沙眼衣原体已成为常见病原体。在性交、流产、分娩或其他情况污染外阴部时，病原体侵入引起炎症。急性炎症发作时，病原体首先侵犯腺管，导致前庭大腺导管炎，腺管开口处往往因肿胀或渗出物凝聚而阻塞，脓液不能外流、积存而形成脓肿，称为前庭大腺脓肿。

三、阴道炎症*

（一）滴虫阴道炎

【病因及发病机制】滴虫阴道炎是由阴道毛滴虫引起的常见的阴道炎。滴虫呈梨形，体积为多核白细胞的 2 ～ 3 倍，其顶端有 4 根鞭毛，体侧有波动膜，后端尖并有轴柱凸出，无色透明如水滴，鞭毛随波动膜的波动而活动。适宜滴虫生长的温度为 25 ～ 40℃、pH 为 5.2 ～ 6.6 的潮湿环境。滴虫滋养体生命力较强，能在 3 ～ 5℃生存 21d，在 46℃生存 20 ～ 60min，在半干燥环境中约生存 10h，在 pH 为 5.0 以下或 7.5 以上的环境中则不生长。滴虫阴道炎患者的阴道 pH 一般在 5.0 ～ 6.5，多数＞6.0。月经前后阴道 pH 发生变化，经后接近中性，故隐藏在腺体及阴道皱襞中的滴虫于月经前后常得以繁殖，引起炎症的发作。其次，妊娠期、产后等阴道环境改变，适于滴虫生长繁殖而发生滴虫阴道炎。滴虫能消耗或吞噬阴道上皮细胞内的糖原，阻碍乳酸生成，以降低阴道酸度而有利于繁殖。滴虫不仅寄生于阴道，还侵入尿道或尿道旁腺，甚至膀胱、肾盂及男性的包皮皱褶、尿道或前列腺中。

（二）外阴阴道假丝酵母菌病

【病因及发病机制】外阴阴道假丝酵母菌病是由假丝酵母菌引起的常见外阴阴道炎症。80% ～ 90% 的病原体为白假丝酵母菌，10% ～ 20% 为非白假丝酵母菌（光滑假丝酵母菌、近平滑假丝酵母菌、热带假丝酵母菌等）引起。酸性环境适宜假丝酵母菌生长，假丝酵母菌感染的患者阴道 pH 多在 4.0 ～ 4.7，通常＜4.5。假丝酵母菌对热的抵抗力不强，加热至 60℃后 1h 即可死亡，但对于干燥、日光、紫外线及化学制剂等抵抗力较强。

白假丝酵母菌为条件致病菌，10% ～ 20% 的非孕妇女及 30% 的孕妇阴道中有此菌寄生，但菌量极少，呈酵母相，并不引起症状。只有在全身及阴道局部细胞免疫能力下降、假丝酵母菌大量繁殖并转变为菌丝相才出现症状。常见发病诱因有：①长期应用抗生素，抑制乳杆菌生长，有利于假丝酵母菌繁殖；②妊娠及糖尿病患者，机体免疫力下降，性激素水平高，阴道组织内糖原增加，酸度增加，有利于假丝酵母菌生长；③大量应用免疫抑制药，如皮质类固醇激素或免疫缺陷综合征，使机体的抵抗力降低；④其他诱因有胃肠道假丝酵母菌、应用含高剂量雌激素的避孕药、穿紧身化纤内裤、肥胖等，可使会阴局部的温度及湿度增加，假丝酵母菌易于繁殖引起感染。

（三）老年性阴道炎

【病因及发病机制】常见于自然绝经及卵巢去势后妇女，也可见于产后闭经或药物假绝经治疗的妇女。因卵巢功能衰退，雌激素水平降低，阴道壁萎缩，黏膜变薄，上皮细胞内糖原含量减少，阴道内 pH 增高，多为 5.0 ～ 7.0，嗜酸性的乳杆菌不再为优势菌，局部抵抗力降低，其他致病菌过度繁殖或容易入侵引起炎症。

试题精选

对妇科门诊妇女行阴道分泌物悬滴检查用于

A. 防癌普查　　B. 了解卵巢功能　　C. 检查滴虫、真菌

D. 检查阴道 pH　　E. 了解子宫内膜情况

答案：C。

四、子宫颈炎症 *

【病因】正常情况下，宫颈具有多种防御功能，是阻止病原菌进入上生殖道的重要防线。但因宫颈容易受分娩、流产、性交或手术操作的损伤；同时，宫颈管的单层柱状上皮抗感染

的能力较差，容易发生感染。病原体主要为性传播疾病病原体和内源性病原体。性传播疾病的病原体，如淋病奈瑟菌、沙眼衣原体，主要见于性传播疾病的高危人群。因宫颈阴道部鳞状上皮与阴道鳞状上皮相延续，阴道炎症可引起宫颈阴道部炎症。

试题精选

慢性宫颈炎最常见的病变类型是

A. 宫颈糜烂　　B. 宫颈息肉　　C. 宫颈腺囊肿

D. 宫颈肥大　　E. 宫颈黏膜炎

答案：A。

五、盆腔炎症*

急性盆腔炎

【病因】女性生殖系统有较完整的自然防御功能，但当机体免疫力下降、内分泌发生变化及致病体侵入时，即可导致炎症的发生。引起盆腔炎症性疾病的病原体有：①内源性病原体，来自寄居于阴道内的菌群，包括需氧菌（金黄色葡萄球菌、溶血性链球菌等）和厌氧菌（脆弱类杆菌、消化球菌等）；②外源性病原体，主要是性传播疾病的病原体，如淋病奈瑟菌、沙眼衣原体、支原体等。需氧菌或厌氧菌可以单独引起感染，但以混合感染多见。病原体可经生殖道黏膜上行蔓延；或经外阴、阴道、宫颈及宫体创伤处的淋巴管经淋巴系统蔓延；或病原体先侵入人体的其他系统再经血液循环传播（结核），也可因腹腔内其他器官感染后直接蔓延到内生殖器，如阑尾炎可引起右侧输卵管炎。

六、尖锐湿疣*

【病因】尖锐湿疣是由人乳头瘤病毒（human papilloma virus，HPV）感染生殖器官及附近表皮引起的鳞状上皮疣状增生病变的性传播性疾病。近年发病率明显升高，仅次于淋病位居第二位，常与多种性传播性疾病同时存在。早年性交、多个性伴侣、免疫力低下、吸烟以及高性激素水平等是发病高危因素。温暖、潮湿的外阴皮肤易于 HPV 的生长。患糖尿病和影响细胞免疫功能的全身疾病者，尖锐湿疣生长迅速，且不易控制。妊娠者机体免疫功能受抑制，性激素水平高，阴道分泌物增多，外阴湿热，容易患尖锐湿疣。少部分患者的尖锐湿疣可自行消退，但机制不明。HPV 除可引起生殖道的尖锐湿疣外，还可能与生殖道恶性肿瘤有关。

【感染途径】主要的感染途径是经性交直接传播，患者性伴侣中约 60% 发生 HPV 感染；其次是通过污染的衣物、器械间接传播。新生儿则可在通过患病母亲的产道时吞咽含 HPV 的羊水、血液或分泌物而感染。

七、淋病

【病因】淋病是由淋病奈瑟菌（简称淋球菌）引起的以泌尿生殖系统化脓性感染为主要表现的性传播疾病。近年其发病率居我国性传播性疾病的首位。淋球菌为革兰阴性双球菌，离开人体不易生存，一般消毒剂易将其杀灭。淋球菌以侵袭生殖、泌尿系统黏膜的柱状上皮和移行上皮为特点，淋球菌外膜有菌毛，黏附于宫颈管柱状上皮而被上皮细胞吞饮。

【感染途径】

1. 直接感染　成年人淋病绝大多数是通过性交直接接触传染，多为男性先感染淋球菌后再传播给女性，可波及尿道、尿道旁腺、前庭大腺处，以宫颈管受感染最为多见。若病情继续发展，沿生殖道黏膜上行，可引起子宫内膜炎、输卵管黏膜炎或积脓、盆腔腹膜炎及播散性淋病。若急性淋病治疗不当，可迁延不愈或反复急性发作。

2. 间接感染　比例较小，可通过接触染菌衣物、毛巾、床单、浴盆等物品及消毒不彻底的检查器械等感染外阴和阴道。新生儿多在分娩通过软产道时接触污染的阴道分泌物传染。

八、梅毒

【病因】梅毒是由苍白密螺旋体引起的慢性全身性的性传播疾病。苍白密螺旋体在体外干燥条件下不易生存，一般消毒剂及肥皂水均可杀灭。但其耐寒力强，4℃存活3d，−78℃保存数年，仍具有传染性。

【感染途径】

1. 直接感染　最主要的传播途径是性接触直接传播，占95%。未经治疗的患者在感染后1年内最具传染性。随病期延长，传染性逐渐减弱，病期超过4年者基本无传染性。

2. 间接感染　少数患者可因医源性途径、接吻、哺乳、衣裤、被褥、浴具等直接接触患者的皮肤黏膜而间接感染，个别患者可通过输入有传染性梅毒患者的血液而感染。

3. 垂直感染　患梅毒的孕妇即使病期超过4年，其螺旋体仍可通过妊娠期胎盘感染给胎儿，引起先天梅毒，一般先天梅毒儿占死胎30%左右。若孕妇软产道有梅毒病灶，新生儿可通过软产道感染，但不属于先天梅毒。

试题精选

梅毒最主要的传播途径是

A. 污染衣物传播　　B. 母婴垂直传播　　C. 医源性传播
D. 血制品传播　　E. 性交传播

答案：E。

九、获得性免疫缺陷综合征（艾滋病）

【感染途径】

1. 性接触传染　是艾滋病的主要传染途径，同性恋、异性恋均可传播。

2. 注射及血源途径　药物依赖者共用针头或输注含病毒的血液及血制品。

3. 母婴传播　感染HIV的孕妇可通过胎盘、分娩过程及产后血性分泌物和哺乳传播给婴儿。

4. 其他途径　应用HIV感染者的器官移植或人工授精，被污染的针头刺伤或破损皮肤意外感染。

第 15 单元　月经失调病人的护理

一、功能失调性子宫出血*

【病因及发病机制】

1. 无排卵型功能失调性子宫出血　无排卵型功能失调性子宫出血好发于青春期和绝经过渡期，但也可发生于生育年龄。青春期功能失调性子宫出血的患者下丘脑－垂体－卵巢轴激素间的反馈调节尚未成熟，大脑中枢对雌激素的正反馈作用存在缺陷。绝经过渡期妇女因卵巢功能下降，卵巢对垂体促性腺激素的反应低下，卵泡发育受阻而不能排卵。生育年龄妇女有时因为应激等因素的干扰，也会发生无排卵。各种因素造成的无排卵，均导致子宫内膜受单一的雌激素刺激、无黄体酮对抗而发生雌激素突破性出血或撤退性出血。

2. 有排卵型功能失调性子宫出血　较无排卵型功能失调性子宫出血少见，多发生于生育期妇女，有周期性排卵，因此临床上仍有可辨认的月经周期。

试题精选

对于无排卵型功能失调性子宫出血妇女，刮取子宫内膜应在月经来潮

A. 24h 内　　B. 15h 内　　C. 2h 内

D. 18h 内　　E. 6h 内

答案：E。

二、闭经

【病因及发病机制】闭经是妇科常见症状，表现为无月经或月经停止。通常根据既往有无月经来潮将闭经分为原发性闭经和继发性闭经两类。原发性闭经是指年龄超过 16 岁（有地域性差异）、第二性征已发育、月经尚未来潮，或年龄超过 14 岁、尚无女性第二性征发育者；继发性闭经是指以往曾建立正常月经周期，后因某种病理性原因月经停止 6 个月以上者，或按自身原来月经周期计算停经 3 个周期以上者。根据其发生原因，闭经又可分为生理性闭经和病理性闭经两大类。原发性闭经较少见，往往由于遗传学原因或先天性发育缺陷引起，如苗勒管发育不全综合征、雄激素不敏感综合征、卵巢不敏感综合征等。继发性闭经发生率明显高于原发性闭经，病因复杂。闭经按生殖轴病变和功能失调的部位分为下丘脑性闭经、垂体性闭经、卵巢性闭经、子宫性闭经以及下生殖道发育异常性。

【辅助检查】

1. 妇科检查　检查第二性征发育情况，注意内、外生殖器的发育，有无缺陷、畸形和肿瘤，腹股沟区有无肿块。

2. 子宫功能检查　主要了解子宫、子宫内膜状态及功能。

3. 诊断性刮宫　适用于已婚妇女，用于了解宫腔深度和宽度，宫颈管或宫腔有无粘连。刮取子宫内膜做病理学检查，可了解子宫内膜对卵巢激素的反应，还可以确定子宫内膜结核的诊断，刮出物同时做结核菌培养。

4. 子宫输卵管碘油造影　了解宫腔形态、大小及输卵管情况，用于诊断生殖系统发育不良、畸形、结核及宫腔粘连等病变。

5. 子宫镜检查　在子宫镜直视下观察子宫腔及内膜有无宫腔粘连、可疑结核病变，常规取材送病理学检查。

6. 药物撤退试验　常用孕激素试验和雌、孕激素序贯试验：①孕激素试验用以评估内源性雌激素水平，服用孕激素（黄体酮或醋酸甲羟孕酮）5d，停药3～7d后出现撤药性出血（阳性反应），提示子宫内膜已受一定水平的雌激素影响，但无排卵；如孕激素试验无撤药性出血（阴性反应），说明患者体内雌激素水平低下，对孕激素无反应，应进一步做雌、孕激素序贯试验。②雌激素试验的目的是以雌激素刺激子宫内膜增生，停药后出现撤退性出血，可以了解子宫和下生殖道情况。服用雌激素20d，最后5d加用孕激素，停药后3～7d发生撤药性出血为阳性，提示子宫内膜功能正常，对甾体激素有反应，闭经是由于患者体内雌激素水平低落所致，应进一步寻找原因。若无撤药性出血为阴性，可再重复试验一次，若两次试验均为阴性，提示子宫内膜有缺陷或被破坏，可诊断为子宫性闭经。

7. 卵巢功能检查

（1）基础体温测定：有排卵者的基础体温在正常月经周期中显示双相型，即月经周期后半期的基础体温较前半期上升0.3～0.6℃，则提示卵巢有排卵或黄体形成。

（2）阴道脱落细胞检查：涂片见有正常周期性变化，提示闭经原因在子宫。涂片中见中底层细胞，表层细胞极少或无，无周期性变化，若FSH升高，提示病变在卵巢。涂片表现不同程度雌激素低落或持续轻度影响，若FSH、LH均低，提示垂体或以上中枢功能低下引起的闭经。

（3）宫颈黏液结晶检查：羊齿状结晶越明显、越粗，提示雌激素作用越显著。若涂片上见成排的椭圆体，提示在雌激素作用的基础上已受孕激素影响。

（4）血甾体激素测定：做雌二醇、黄体酮及睾酮的放射免疫测定。若雌激素、孕激素浓度低，提示卵巢功能不正常或衰竭；若睾酮值高，提示有多囊卵巢综合征、卵巢男性化肿瘤或睾丸女性化等疾病的可能。

（5）型超声监测：从周期第10天开始用B型超声动态监测卵泡发育及排卵情况。卵泡直径达18～20mm时为成熟卵泡，估计在72h内排卵。

（6）卵巢兴奋试验：又称尿促性素（HMG）刺激试验。用HMG连续肌内注射4d，了解卵巢是否产生雌激素。若卵巢对垂体激素无反应，提示病变在卵巢；若卵巢有反应，则病变在垂体或垂体以上。

8. 垂体功能检查　雌激素试验阳性提示患者体内雌激素水平低落，为确定原发病因在卵巢、垂体或下丘脑，需做以下检查。

（1）PRL、FSH、LH放射免疫测定：PRL＞25μg/L时称高催乳激素血症，PRL升高时应进一步摄头颅X线片或CT检查，以排除垂体肿瘤；FSH＞40U/L提示卵巢功能衰竭；LH＞25U/L，高度怀疑多囊卵巢；FSH、LH均＜5U/L，提示垂体功能减退，病变可能在垂体或下丘脑。

（2）垂体兴奋试验：又称GnRH刺激试验，用以了解垂体功能减退起因于垂体或下丘脑。静脉注射LHRH 15～60min后LH较注射前高2～4倍或以上说明垂体功能正常，病变在下丘脑；若经多次重复试验，LH值仍无升高或增高不显著，提示引起闭经的病变在垂体。

（3）影像学检查：疑有垂体肿瘤时应摄蝶鞍 X 线片，阴性时需再做 CT 或 MRI 检查。疑有子宫畸形、多囊卵巢、肾上腺皮质增生或肿瘤时可行 B 型超声检查。

（4）其他检查：疑有先天性畸形者，应做染色体核型分析及分带检查。考虑闭经与甲状腺功能异常有关者应测定血 TSH。闭经与肾上腺功能有关时可做尿 17- 酮类固醇、17- 羟类固醇或血皮质醇测定。

三、痛经

【病因及发病机制】原发性痛经多见于青少年期，其疼痛与子宫肌肉活动增强所导致的子宫张力增加和过度痉挛性收缩有关。

原发性痛经的发生受内分泌因素、遗传因素、免疫因素、精神因素、神经因素等的影响。

1. 内分泌因素　痛经经常发生在有排卵的月经周期，无排卵型子宫内膜因无黄体酮刺激，所含 PG 浓度甚低，月经周期一般不伴有腹痛。

2. 精神、神经因素　内在或外来的应激可使痛阈降低，精神紧张、焦虑、恐惧、寒冷刺激、经期剧烈运动以及生化代谢产物均可通过中枢神经系统刺激盆腔疼痛纤维。

3. 遗传因素　女儿与母亲发生痛经有相关关系。

4. 免疫因素　痛经患者免疫细胞和免疫反应有改变。

四、围绝经期综合征*

【病因及发病机制】

1. 内分泌因素　卵巢功能减退，血中雌 – 孕激素水平降低，使正常的下丘脑 – 垂体 – 卵巢轴之间平衡失调，影响自主神经中枢及其支配下的脏器官功能，从而出现一系列自主神经功能失调的症状。

2. 神经递质　血 13- 内啡肽及其自身抗体含量明显降低，引起神经内分泌调节功能紊乱。神经递质 5- 羟色胺（5–HT）水平异常，与情绪变化密切相关。

3. 种族、遗传因素　个体人格特征、神经类型，以及职业、文化水平均与围绝经期综合征的发病及症状严重程度可能有关。围绝经期综合征患者大多神经类型不稳定，且有精神压抑或精神上受过较强烈刺激的病史。另外，经常从事体力劳动的人发生围绝经综合征的较少，即使发生也较轻、消退较快。

第 16 单元　妊娠滋养细胞疾病病人的护理

一、葡萄胎

妊娠后胎盘绒毛滋养细胞增生、间质水肿变性，形成大小不一的水泡，水泡间借蒂相连成串形如葡萄，称为葡萄胎。葡萄胎可分为完全性葡萄胎和部分性葡萄胎两类。

【病理生理】病变局限于子宫腔内，不侵入肌层，也不发生远处转移。完全性葡萄胎大体检查水泡状物形如串串葡萄，大小自直径数毫米至数厘米，其间由纤细的纤维素相连，常混有血块及蜕膜碎片。部分性葡萄胎仅部分绒毛变为水泡，常合并胚胎或胎儿组织，胎儿多已死亡，合并足月儿极少，且常伴发育迟缓或多发性畸形。

试题精选

患者，女性，39岁。停经2个半月，阴道流血3d。妇科检查：子宫为妊娠12周大小，且质软，双侧附件有直径3cm的囊性肿物。此时急需进行的检查是

A. 血HCG测定　B. 血LH测定　C. 血AFP测定
D. 血FSH测定　E. 血CA125测定

答案：A。

二、侵蚀性葡萄胎

继发于葡萄胎排空后半年以内的妊娠滋养细胞肿瘤的组织学诊断多数为侵蚀性葡萄胎。

【病理生理】侵蚀性葡萄胎的大体检查可见子宫肌壁内有大小不等、深浅不一的水泡状组织。当侵蚀病灶接近子宫浆膜层时，子宫表面可见紫蓝色结节，侵蚀较深时可穿透子宫浆膜层或阔韧带。镜下可见侵入子宫肌层的水泡状组织的形态与葡萄胎相似，可见绒毛结构及滋养细胞增生和分化不良。绒毛结构也可退化，仅见绒毛阴影。

【辅助检查】

1. 妇科检查　子宫增大、质软，发生阴道、宫颈转移时局部可见紫蓝色结节。

2. 血和尿绒毛膜促性腺激素（HCG）测定　患者往往于葡萄胎排空后9周以上或流产、足月产、异位妊娠4周以上，血、尿HCG测定持续高水平或一度下降后又上升，排除妊娠物残留或再次妊娠，结合临床表现可诊断为滋养细胞肿瘤。

3. 超声检查　子宫正常大小或呈不同程度增大，肌层内可见高回声团，边界清但无包膜；或肌层内有回声不均区域或团块，边界不清且无包膜；彩色多普勒超声主要显示丰富的血流信号和低阻力型血流频谱。

4. 组织学诊断　在子宫肌层或子宫外转移灶中若见到绒毛结构或退化的绒毛阴影，则诊断为侵蚀性葡萄胎；若原发灶和转移灶诊断不一致，只要在任一组织切片中见有绒毛结构均可诊断为侵蚀性葡萄胎。

试题精选

侵蚀性葡萄胎多发生于葡萄胎清除术后

A. 12个月内　B. 3个月内　C. 6个月内
D. 10个月内　E. 5个月内

答案：C。

三、绒毛膜癌

1年以上者多数为绒毛膜癌。半年至1年者绒毛膜癌和侵蚀性葡萄胎均有可能，时间间隔越长，绒毛膜癌的可能性越大。

【病理生理】绒毛膜癌多原发于子宫，肿瘤常位于子宫肌层内，也可突入宫腔或穿破浆膜，单个或多个，无固定形态，与周围组织分界清，质地软而脆，解剖可见癌组织呈暗红

色，常伴出血、坏死及感染。镜下表现为滋养细胞不形成绒毛或水泡状结构，极度不规则增生，排列紊乱，广泛侵入子宫肌层及血管，周围大片出血、坏死。肿瘤不含间质和自身血管，瘤细胞靠侵蚀母体血管获取营养。

【辅助检查】

1. 妇科检查　子宫增大，质软，发生阴道、宫颈转移时局部可见紫蓝色结节。

2. 血和尿绒毛膜促性腺激素（HCG）测定　患者往往于葡萄胎排空后 9 周以上或流产、足月产、异位妊娠 4 周以上，血、尿 HCG 测定持续高水平或一度下降后又上升，排除妊娠物残留或再次妊娠，结合临床表现可诊断为滋养细胞肿瘤。

3. 超声检查　子宫正常大小或呈不同程度增大，肌层内可见高回声团，边界清但无包膜；或肌层内有回声不均区域或团块，边界不清且无包膜；彩色多普勒超声主要显示丰富的血流信号和低阻力型血流频谱。

4. 组织学诊断　若仅见大量的滋养细胞浸润和坏死、出血，未见绒毛结构者诊断为绒毛膜癌。

试题精选

患者，女性，33 岁。足月产后 4 个月，阴道持续不规则出血，镜检示滋养细胞极度不规则增生，绒毛结构消失，其最可能的医疗诊断是

A. 宫腔感染　　B. 侵蚀性葡萄胎　　C. 绒毛膜癌

D. 葡萄胎　　E. 子宫内膜癌

答案：C。

第 17 单元　妇科恶性肿瘤化疗病人的护理

一、常用药物

【常用药物的种类】

1. 烷化剂　是细胞周期非特异性药物。

2. 抗代谢药物　能干扰核酸代谢，导致肿瘤死亡，属细胞周期特异性药物，常用的有甲氨蝶呤及氟尿嘧啶。

3. 抗肿瘤抗生素　是由微生物产生的具有抗肿瘤活性的化学物质，属细胞周期非特异药物。常用的有放线菌素 D，即更生霉素。

4. 抗肿瘤植物药　此类药物有长春碱及长春新碱。长春碱类属细胞周期特异性药物，一般经静脉给药。

【化疗药物的作用机制】化疗药物的主要作用机制为：①影响去氧核糖核酸（DNA）的合成；②直接干扰核糖核酸（RNA）的复制；③干扰转录、抑制信使核糖核酸（mRNA）的合成；④阻止纺锤丝的形成；⑤阻止蛋白质的合成。

【常见的化疗不良反应】

1. 骨髓抑制　主要表现为外周血白细胞和血小板计数减少，且有一定的规律性。服药期

间细胞计数虽有下降，在停药后多可自然恢复。

2. 消化系统损害　最常见的表现为恶心、呕吐，大多数患者在用药后2～3d开始，5～6d后达高峰，停药后逐步好转。

3. 神经系统损害　长春新碱对神经系统有毒性作用，表现为指（趾）端麻木、复视等。

4. 药物中毒性肝炎　主要表现为用药后血转氨酶值升高，偶见黄疸。一般在停药后一定时期恢复正常，但未恢复时不能继续化疗。

5. 泌尿系统损伤　环磷酰胺对膀胱有损害，某些药物如顺铂、甲氨蝶呤对肾有一定的毒性，肾功能正常者才能应用。

6. 皮疹和脱发　皮疹最常见于应用甲氨蝶呤后，严重者可引起剥脱性皮炎。脱发最常见于应用放线菌素D（更生霉素）者，1个疗程即可全脱，但停药后均可生长。

二、化疗患者的护理

【化疗前的准备】

1. 准确测量并记录体重　化疗时应根据患者体重来正确计算和调整药量，一般在每个疗程的用药前及用药中各测量一次体重，应在早晨、空腹、排空大小便后进行测量，酌情减去衣服重量。如体重不准确，用药剂量过大，可发生中毒反应，过小则影响疗效。

2. 正确使用药物　根据医嘱严格“三查七对”，正确溶解和稀释药物，并做到现配现用，一般常温下不超过1h。如果联合用药，应根据药物的性质排出先后顺序。放线菌素D（更生霸素）、顺铂等需要避光的药物，使用时要用避光罩或黑布包好。

【化疗中的护理】一旦怀疑或发现药物外渗应重新穿刺，遇到局部刺激较强的药物，需立即停止滴入并给予局部冷敷，同时用生理盐水或普鲁卡因局部封闭，以后用金黄散外敷，防止局部组织坏死、减轻疼痛和肿胀。化疗结束前用生理盐水冲管，以降低穿刺部位拔针后的残留浓度，起到保护血管的作用。对经济条件允许的患者建议使用PICC及输液港等给药，以保护静脉，减少反复穿刺的痛苦。按医嘱定期测定白细胞计数，如$<3.0\times10^9/L$应与医师联系考虑停药；对于白细胞计数低于正常的患者要采取预防感染的措施，严格无菌操作。如白细胞数$<1.0\times10^9/L$，则机体几乎已没有自身免疫力，极易因轻微的感染而导致败血症威胁生命，要进行保护性隔离，尽量谢绝探视，禁止带菌者入室，净化空气；按医嘱应用抗生素、输入新鲜血或白细胞浓缩液、血小板浓缩液等。

【化疗不良反应的护理】化疗药的停药指征包括：①白细胞数$<3.0\times10^9/L$或血小板数$<80\times10^9/L$时，应停药观察；②肝、肾功能或心肌损伤严重者；③感染发热，体温>38℃以上者；④出现并发症，如胃肠道出血、穿孔，肺部大咯血。

【健康教育】讲解化疗护理的常识，包括：①化疗药物的类别，不同药物的给药时间、剂量浓度、滴速、用法的不同要求；②有些药物需要避光；③化疗药物可能发生的毒副作用的症状；④出现口腔溃疡或恶心、呕吐等消化道不适时仍需坚持进食的重要性；⑤化疗造成的脱发并不影响生命器官，化疗结束后就会长出秀发。

教会患者化疗时的自我护理，进食前后用生理盐水漱口，用软毛牙刷刷牙，如牙龈出血，改用手指缠绕纱布清洁牙齿；化疗时和化疗后2周内是化疗反应较重的阶段，不宜吃损伤口腔黏膜的坚果类和油炸类食品；为减少恶心、呕吐，避免吃油腻的、甜的食品，鼓励患者少量多餐，每次进食以不吐为度，间隔时间以下次进食不吐为准；与家属商量根据患者的口味提供高蛋白、高维生素、易消化饮食，保证所需营养的摄取及液体的摄入。

第 18 单元　妇科手术病人的护理

一、腹部手术病人的一般护理

【妇产科腹部手术种类】按手术急缓程度可分为择期手术、限期手术和急诊手术。按手术范围区分主要有剖腹探查术、全子宫切除术、次全子宫切除术、附件切除术、全子宫及附件切除术、次全子宫及附件切除术、子宫根治术、剖宫产术等。子宫、附件切除术也可经由阴道施行。

【手术前一日准备】

1. *皮肤准备*　备皮，其范围是上自剑突下，下至两大腿上 1/3 处及外阴部，两侧至腋中线。

2. *消化道准备*　一般手术前一日灌肠 1 ～ 2 次或口服缓泻药，使患者能排便 3 次以上。

【手术日护理】手术日晨，护士宜尽早看望受术者，核查体温、血压、脉搏、呼吸等，询问患者的自我感受。拟行全子宫切除术者，手术日晨常规冲洗后，分别用 2.5% 碘酊、75% 乙醇消毒宫颈口，擦干后再用 1% 甲紫涂宫颈及阴道穹隆（作为手术者切除子宫的标志）。

【手术后护理】

体位　按手术及麻醉方式决定患者的术后体位。采用全身麻醉的患者在尚未清醒前应有专人守护，去枕平卧，头侧向一旁，稍垫高一侧肩胸，以免呕吐物、分泌物呛入气管，引起吸入性肺炎或窒息。蛛网膜下腔麻醉者，去枕平卧 12h；硬膜外麻醉者，去枕平卧 6 ～ 8h。腰麻者术后宜多平卧一段时间，以防头痛。

二、子宫颈癌

子宫颈癌是最常见的妇科恶性肿瘤之一，原位癌的高发年龄为 30 ～ 35 岁，浸润癌为 50 ～ 55 岁，严重威胁妇女的生命。

【发病机制】宫颈上皮内癌变（CIN）是一组与宫颈浸润癌密切相关的癌前期病变的统称，包括宫颈不典型增生及宫颈原位癌。

宫颈上皮内瘤变分为 3 级：Ⅰ级，即轻度不典型增生。Ⅱ级，即中度不典型增生。Ⅲ级，即重度不典型增生和原位癌。

【辅助检查】

1. *盆腔检查*　通过双合诊或三合诊可见不同临床分期患者的局部体征。

2. *子宫颈刮片细胞学检查*　是普查常用的方法，也是目前发现宫颈癌前期病变和早期宫颈癌的主要方法。

3. *阴道镜检查*

4. *碘试验*

5. *宫颈锥切术*　适用于宫颈刮片检查多次阳性而宫颈活检阴性者；或宫颈活检为原位癌需要确诊者。可采用冷刀切除等方法行宫颈锥切，将切除组织送做连续病理切片（24 ～ 36

张）检查。目前采用的宫颈环形电切除术（electrosurgical excision procedure，LEEP）是治疗CIN Ⅱ和CIN Ⅱ较好的方法。

6. 宫颈和宫颈管活体组织检查　是确诊宫颈癌前期病变和宫颈癌的最可靠方法。

试题精选

患者，女性，42岁。性交后有接触性出血，检查宫颈糜烂重度，要排除宫颈癌，应首选较简便的诊断性检查是

A. 宫颈刮片　B. 宫颈锥切术

C. 宫颈和宫颈管活体组织检查　D. 阴道镜检查　E. 分段诊断刮宫

答案：**A**。

三、子宫肌瘤

子宫肌瘤是女性生殖器官中最常见的良性肿瘤，多见于育龄妇女。

【病因】发病因素尚不清楚。一般认为其发生和生长可能与女性性激素长期刺激有关。

【病理生理】

1. 巨检　多为球形实质性包块，表面光滑，质地较子宫肌层硬。

2. 镜检　可见肌瘤主要由梭形平滑肌细胞和不等量的纤维结缔组织相互交织而成，细胞大小均匀，排列成漩涡状或栅状，核为杆状。

【分类】

1. 肌壁间肌瘤　位于子宫肌壁间，周围均为肌层包绕，为最常见的类型。占总数的60%～70%。

2. 浆膜下肌瘤　肌瘤向子宫浆膜面生长，并突出于子宫表面，由浆膜层覆盖，占总数的20%。

3. 黏膜下肌瘤　肌瘤向宫腔方向生长，突出于宫腔，表面由子宫黏膜层覆盖，称为黏膜下肌瘤，占总数的10%～15%。

试题精选

肌壁间肌瘤的特点是

A. 容易发生扭转　B. 位于子宫肌层　C. 约占子宫肌瘤的20%

D. 肌瘤表面由黏膜层覆盖　E. 基底部位可形成较细的蒂

答案：**B**。

四、子宫内膜癌

子宫内膜癌是发生于子宫体内膜层的一组上皮性恶性肿瘤，以来源于子宫内膜腺体的腺癌最为常见。

【分类】①雌激素依赖型；②非雌激素依赖型。

【病理生理】

1. 巨检　①弥散型。②局灶型。

2. 显微镜检　①内膜样腺癌。②腺癌伴鳞状上皮样分化。③透明细胞癌。④浆液性腺癌。

【转移途径】①直接蔓延。②淋巴转移：是子宫内膜癌的主要转移途径。③血行转移。

五、卵巢肿瘤

【常见卵巢肿瘤及病理特点】

1. 卵巢上皮性肿瘤　是最常见的卵巢肿瘤，其恶性类型占卵巢恶性肿瘤 85% ～ 90%。

（1）浆液性囊腺瘤：表面光滑，囊内充满淡黄色清澈浆液。

（2）交界性浆液性囊腺瘤。

（3）浆液性囊腺癌。

（4）黏液性囊腺瘤。

（5）交界性黏液性囊腺瘤。

（6）黏液性囊腺癌。

2. 卵巢生殖细胞肿瘤

（1）畸胎瘤：成熟畸胎瘤属于良性肿瘤。未成熟畸胎瘤是恶性肿瘤。

（2）无性细胞瘤：属于中等恶性的实质肿瘤。对放疗最敏感。

（3）卵黄囊瘤：又称内胚窦瘤，属于高度恶性肿瘤，对化疗十分敏感。

3. 卵巢性索间质肿瘤

（1）颗粒细胞瘤：是最常见的功能性肿瘤，属于低度恶性肿瘤。肿瘤能分泌雌激素。

（2）卵泡膜细胞瘤：属于良性肿瘤。

（3）纤维瘤。

（4）支持细胞－间质细胞瘤：也称睾丸母细胞瘤，罕见。

（5）卵巢转移性肿瘤。

【卵巢瘤样病变】属于卵巢非赘生性肿瘤，是卵巢增大的常见原因。如：①滤泡囊肿；②黄体囊肿；③黄素囊肿：本身无手术指征；④多囊卵巢。⑤卵巢子宫内膜异位囊肿：又称卵巢巧克力囊肿。

【处理原则】原则上一经确诊首选手术治疗。

【辅助检查】

1. 妇科检查。

2. B 超检查。

3. 腹腔镜检查。

4. 细胞学检查。

5. 细针穿刺活检。

6. 放射学诊断。

7. 肿瘤标志物。

（1）血清 CA125：敏感性高，特异性较差。

（2）血清 AFP：对卵黄囊瘤有特异性诊断价值。

（3）HCG：对原发性卵巢绒毛膜癌有特异性。

（4）性激素：颗粒细胞瘤、卵泡细胞瘤产生较高水平的雌激素，浆液性囊腺瘤、黏液性囊腺瘤等有时也可分泌一定量的雌激素。

试题精选

能分泌雌激素的卵巢肿瘤是

A. 卵巢转移性肿瘤　　B. 颗粒细胞瘤　　C. 纤维瘤

D. 卵泡膜细胞瘤　　E. 支持细胞－间质细胞瘤

答案：B。

六、子宫内膜异位症

【病因与发病机制】尚未完全阐明。

1. 种植学说。

2. 体腔上皮化生学说。

3. 诱导学说。

第19单元　外阴、阴道手术病人的护理

一、外阴、阴道手术病人的一般护理

1. 外阴、阴道手术种类　按手术范围区分：外阴癌根治术、外阴切除术、局部病灶切除术、前庭大腺切开引流术、处女膜切开术、宫颈手术、陈旧性会阴裂伤修补术、阴道成形术、阴道前后壁修补术、尿瘘修补术、子宫黏膜下肌瘤摘除术、阴式子宫切除术。

2. 手术前准备　①心理准备：检查前保护患者隐私，尽量减少暴露部位。②全身情况准备：术前药物过敏试验，配血备用。③健康教育。④皮肤准备。⑤肠道准备。⑥阴道准备。⑦膀胱准备。⑧特殊用物准备。

3. 手术后护理　①体位：不同的手术采取相应的体位。②切口护理。③尿管的护理。④肠道护理。⑤避免增加腹压。⑥减轻疼痛。⑦出院指导：会阴部手术一般休息3个月，禁止性生活和盆浴。

二、外阴癌

【病因】尚不完全清楚。

【病理生理】外阴癌的癌前病变称为外阴上皮内瘤样病变，包括外阴上皮不典型增生及原位癌。

【辅助检查】①妇科检查。②特殊检查：外阴活体组织病理检查以明确诊断。

三、外阴阴道创伤

【病因】分娩是导致外阴、阴道创伤的主要原因。

四、先天性无阴道

先天性无阴道为双侧副中肾管发育不全的结果，大部分患者合并无子宫或只有始基子宫，但卵巢一般正常。

五、子宫脱垂

【病因】

1. 分娩损伤：为子宫脱垂最主要的原因。

2. 长期腹压增加。

3. 盆底组织发育不良或退行性变。

【临床分度】以患者平卧，用力向下屏气时子宫下降的最低点，将子宫脱垂分为三度。

Ⅰ度：轻型，宫颈外口距离处女膜缘<4cm，未达处女膜缘。重型，宫颈已达处女膜缘，阴道口可见子宫颈。

Ⅱ度：子宫颈及部分子宫体已脱出阴道口外。轻型，宫颈脱出阴道口，宫体仍在阴道内。重型，部分宫体脱出阴道口。

Ⅲ度：子宫颈及子宫体全部脱出阴道口外。

试题精选

患者，女性，65 岁，外阴脱出肿物 1 年。妇科检查：子宫颈和部分宫体脱出阴道，正确的诊断及相应的治疗是

A. 子宫Ⅰ度脱垂轻 – 子宫托　　B. 子宫Ⅲ度脱垂重 – 手术

C. 子宫Ⅱ度脱垂轻 – 手术　　D. 子宫Ⅱ度脱垂重 – 手术

E. 子宫Ⅰ度脱垂重 – 子宫托

答案：**D**。

六、尿瘘

【病因】

1. 产伤　是引起尿瘘的最主要原因。产伤尿瘘多为难产引起，如头盆不称、产程延长时，阴道前壁、尿道、膀胱等软组织较长时间被挤压在胎头和母体耻骨联合之间，因缺血、缺氧而坏死，最后坏死组织脱落形成瘘管。

2. 妇科手术创伤

3. 其他

试题精选

导致泌尿生殖瘘的最主要原因是

A. 产伤　　B. 膀胱癌　　C. 妇科手术损伤

D. 膀胱结石　　E. 长期放置子宫托

答案：**A**。

第 20 单元　不孕症妇女的护理

一、不孕症

凡婚后未避孕、有正常性生活、同居 2 年未曾受孕者，称为不孕症。婚后未避孕而从未妊娠者称为原发性不孕；曾有过妊娠而后未避孕连续 2 年不孕者称继发性不孕。

【病因】女方因素：①输卵管因素，是不孕症最常见的因素。②卵巢因素，包括排卵因素和内分泌因素。无排卵是最严重的一种导致不孕的原因。③子宫因素。④宫颈因素。⑤阴道因素。

【辅助检查】

1. 卵巢功能检查　方法有基础体温测定、宫颈黏液结晶检查、阴道脱落细胞涂片检查等，了解卵巢有无排卵及黄体功能状态。

2. 输卵管功能检查　常用方法有子宫输卵管通液术、子宫输卵管碘油造影、B 型超声下输卵管过氧化氢溶液通液术、腹腔镜直视下输卵管通液术。纤维输卵管镜检查能显著改善输卵管性不孕的诊治。

3. 宫腔镜检查　了解子宫内膜情况。

试题精选

1. 不孕症是指未避孕，有正常性生活，同居几年未受孕

A.1 年　　B. 2 年　　C. 3 年

D. 4 年　　E. 5 年

答案：B。

2. 某夫妇被诊断为原发不孕，其诊断标准是指夫妇婚后同居，未采用避孕措施而未能怀孕至少达

A. 1 年　　B. 2 年　　C. 3 年

D. 4 年　　E. 5 年

答案：B。

二、辅助生殖技术及护理

【常见并发症】卵巢过度刺激综合征（OHSS）：对中、重度患者遵医嘱给予人血白蛋白、右旋糖酐 –40 静脉滴注以增加胶体渗透压为主。

第 21 单元　计划生育妇女的护理

一、计划生育妇女的一般护理

【护理措施】计划生育措施的选择：①短期内不想生育的新婚夫妇可采用男用避孕套或

女用阴道套。若避孕套破裂或脱落时需采用紧急避孕措施，也可用口服短效避孕药或女性外用避孕药。②有一个孩子的夫妇宫内节育器是首选的避孕方法。③有两个或两个以上孩子的夫妇，最好采用绝育措施。④哺乳期妇女，宜选用宫内节育器、男用避孕套或女用阴道套，不宜选用药物避孕。⑤围绝经期妇女，可选用宫内节育器、避孕套或外用避孕药。年龄超过45岁的妇女一般不用口服避孕药。

试题精选

导致女方不孕最常见的因素是

A. 卵巢因素　　B. 子宫颈因素　　C. 输卵管因素
D. 子宫内膜因素　　E. 阴道因素

答案：C。

二、避孕方法及护理

（一）工具避孕

1. 阴茎套　也称男用避孕套，性生活前将其套在阴茎上，射精时精液排在阴茎套内，精子不能进入宫腔，从而达到避孕的目的。使用阴茎套还有防止艾滋病等性传播疾病的作用。

2. 女用避孕套　既有避孕作用，还有防止艾滋病等性传播疾病的作用。

3. 宫内节育器（IUD）

（1）适应证：已婚育龄妇女无禁忌证，自愿要求放置IUD者均可放置。

（2）禁忌证：①妊娠或可疑妊娠；②月经过频、经量过多或不规则阴道流血；③生殖器官急、慢性炎症；④生殖器官肿瘤；⑤子宫畸形。

4. 宫内节育器的不良反应　阴道流血常发生于放置宫内节育器前3个月内，主要表现为经量过多、经期延长和月经周期中期点滴出血。

5. 宫内节育器的并发症　①感染。②嵌顿或断裂。③异位。④脱落。

6. 带器妊娠　一旦发生带器妊娠，可行人工流产术终止妊娠。

（二）药物避孕

【原理】①抑制排卵。②干扰受精卵着床：孕激素可增加宫颈黏液黏稠度，不利于精子穿透，阻碍受精。

【避孕药的种类】

1. 短效口服避孕药　用法及注意事项：单相片，自月经周期第5天起，每晚1片，连续服用22d不间断。若漏服必须于次晨补服。三相片，于月经周期第3天开始服药，每天1片，连续21d不间断。

2. 速效口服避孕药　又称探亲避孕药服用方法是在探亲前1天或当天中午服用1片，以后每晚服用1片，连续服用10～14d。

试题精选

宫内节育器的避孕原理是

A. 促进输卵管的蠕动　　B. 阻止受精卵的着床　　C. 使宫颈黏液变得稀薄

D. 刺激引起细菌性炎症　　　　　E. 子宫内膜缺血，局部纤溶活性减弱

答案：B。

三、终止妊娠方法及护理

（一）早期终止妊娠方法及护理

1. 手术流产

（1）适应证：①妊娠 14 周内自愿要求终止妊娠而无禁忌证者。②因各种疾病不宜继续妊娠者。

（2）禁忌证：①生殖器官急性炎症；②严重的全身性疾病或全身状况不良，不能耐受者；③术前相隔 4h 两次体温均在 37.5℃以上者。

（3）操作方法

①负压吸引术：适用于妊娠 10 周以内者。

②钳刮术：适用于妊娠 10 ～ 14 周者。

（4）并发症及防治

①人工流产综合反应：是指在术中或手术即将结束时，部分受术者出现心动过缓、心律失常、血压下降、面色苍白、头晕、胸闷、大汗，甚至出现昏厥和抽搐等，也称人工流产综合征。一旦出现心率减慢，静脉注射阿托品 0.5 ～ 1mg，即可迅速缓解症状。

②子宫穿孔：是手术流产的严重并发症。当手术器械进入宫腔探不到宫底或进入宫腔深度明显超过检查时宫腔深度，提示子宫穿孔。难以排除腹腔内出血或脏器损伤时，应立即剖腹探查，修补损伤的器官。

③吸宫不全。

④漏吸。

⑤术中出血。

⑥术后感染。

⑦羊水栓塞：偶发于钳刮术。

2. 药物流产　适用于妊娠 49d 以内者。

（二）中期终止妊娠方法及护理

1. 适应证　妊娠 13 周至不足 28 周，患有严重疾病不宜继续妊娠者。妊娠早期接触导致胎儿畸形的因素，检查发现胚胎异常者。

2. 禁忌证　①严重的全身性疾病。②各种急性传染病或慢性传染病急性发作期。生殖器官急性炎症。③剖宫产术或肌瘤挖除术 2 年内。子宫壁有瘢痕、宫颈有陈旧性裂伤者慎用。④术前 24h 内体温两次超过 37.5℃。⑤前置胎盘或局部皮肤感染者。

四、女性绝育方法及护理

经腹输卵管绝育术、经腹腔镜输卵管绝育术。

适应证：①夫妻双方不愿再生育、自愿接受女性绝育手术且无禁忌证者。②患有严重心脏病、肝病等全身性疾病不宜生育者。③患遗传性疾病不宜生育者。

第 22 单元 妇女保健

一、概述

1. 妇女保健工作的意义

（1）妇女保健是我国卫生保健事业重要的组成部分，与临床医学、疾病预防控制构成。

（2）我国医学卫生防病的基体系。

（3）以预防为主，保健和临床相结合。

（4）以生殖健康为中心的妇女一生的保健内容。

2. 妇女保健的工作方法

（1）多部门协作。

（2）加强三级妇幼保健网的建设。

（3）深入调查研究。

（4）广泛开展社会宣传。

3. 妇女保健工作的组织机构

（1）行政机构：包括卫计委内设妇社司并下设妇女、儿童卫生保健部门、省卫生厅设基层卫生与妇幼保健处、市级卫生局设妇幼保健科、县级卫生局设妇幼保健所。

（2）专业机构：包括妇幼卫生专业机构、各级妇幼保健机构。

二、妇女保健工作范围

1. 青春期保健

（1）一级预防：保健指导。

（2）二级预防：减少或避免诱发因素。

（3）三级预防：治疗和康复。

2. 围婚期保健　是指围绕结婚前后，为保障婚配双方及其后代健康所进行的一系列保健服务措施，包括婚前医学检查、围婚期健康教育及婚前卫生咨询。

3. 生育期保健　①维护正常的生殖功能。②降低孕产妇和围生儿死亡率。③计划生育指导。④妇女病普查。

4. 围生期保健

（1）一般情况：男女双方年龄及健康状况；心理社会因素。

（2）疾病处理。

（3）职业因素。

（4）生活方面。

（5）受孕时机的选择。

（6）重视合理营养：叶酸。

（7）适宜的性生活。

（8）特殊孕产史：习惯性早流产、死胎、死产、新生儿死亡、遗传病史。

（9）孕前医学检查：妇科检查、白带常规、乳腺、盆腔 B 超、支原体及衣原体检查等。

①孕早期：营养指导，预防各种致畸因素。②孕中期：营养指导，补钙、遵医嘱补铁。产前检查，监测宫内发育情况及筛查畸形。孕期家庭监护，胎心、胎动、宫高、腹围、体重。胎教。③孕晚期：营养指导，分娩前准备。五防：防滞产、防感染、防产伤、防产后出血、防新生儿窒息。一加强：加强对高危妊娠的产时监护和产程处理。

5. 围绝经期保健　①健康宣教：卫生，营养，运动，生活。②预防子宫脱垂和张力性尿失禁。③综合保健措施：激素替代 HRT。④绝经1年后取出宫内节育器。⑤预防功血，警惕绝经后阴道流血。

6. 老年期保健　①老年期：65岁以后。②生理心理发生改变。③定期体检。④保持规律生活。⑤适当参加体力和脑力活动。

三、妇女病普查普治及劳动保护

卫生部关于《贯彻2011—2020年中国妇女儿童发展纲要实施方案》中提出：对妇女开展疾病防治行动，加强乳腺癌、宫颈癌、贫血等重大疾病防治，继续实施并逐步扩大农村妇女乳腺癌、宫颈癌检查及预防艾滋病梅毒和乙肝母婴传播等重大公共卫生服务项目。

1. 月经期　女职工在月经期不得从事装卸搬运等重体力劳动，包括高处、低温、冷水、野外作业。

2. 孕期　妇女怀孕后，在劳动时间进行产前检查可按劳动工时计算，孕期不得加班加点，妊娠满7个月后不得安排夜班劳动，不得从事工作中频繁弯腰、攀高下蹲的作业，不允许女职工孕产期、哺乳期降低基本工资及解除劳动合同。

3. 产期　女职工产假为90d，其中产前休息15d，难产增加产假15d。

4. 哺乳期　哺乳期为1年，每班工作应给予2次授乳时间，每次授乳时间单胎为30min，有未满1周岁婴儿的女职工，不得安排夜班及加班。

5. 围绝经期　应该得到社会广泛的体谅和关怀，经医疗保健机构诊断为围绝经期综合征者，经治疗效果不佳，已不适应现任工作时，应暂时安排其他适应的工作。

6. 其他　妇女应遵守国家计划生育法规，但也有不孕的自由，各单位对妇女应定期进行以防癌为主的妇女普查、普治。

第23单元　妇产科常用护理技术

一、会阴擦洗（冲洗）

【适应证】①妇科或产科手术后，留置导尿管者。②会阴部手术术后患者。③产后会阴有伤口者。④长期卧床的患者。

二、阴道灌洗

【适应证】①各种阴道炎、宫颈炎的治疗。②子宫切除术前或阴道手术前的常规阴道准备。

三、会阴热敷

【适应证】①会阴部水肿及会阴血肿的吸收期。②会阴伤口硬结及早期感染等患者。

四、阴道、宫颈上药

【目的】治疗各种阴道和子宫颈的炎症。

【适应证】各种阴道炎、子宫颈炎或术后阴道残端炎。

第 24 单元　妇产科诊疗及手术病人的护理

一、阴道及宫颈细胞学检查

【适应证】①早期宫颈癌筛查：30 岁以上的已婚妇女应每年检查 1 次。②宫颈炎症需除外癌变者。③卵巢功能检查：适用于卵巢功能低下、功能失调性子宫出血、性早熟等患者。④怀疑宫颈管恶性病变者。⑤胎盘功能检查：适用于疑似妊娠期间胎盘功能减退的孕妇。

【禁忌证】生殖性阴道炎和月经期。

【方法】

1. 阴道涂片　了解未孕妇女的卵巢功能或妊娠妇女的胎盘功能。受检者取膀胱截石位。

2. 宫颈刮片　是筛查早期宫颈癌的重要方法。取材应在宫颈外口鳞柱状上皮交界处，以宫颈外口为圆心，用木质小刮板轻轻刮取 1 周，避免损伤组织引起出血而影响涂片质量和检查结果。白带过多的患者，应先拭净黏液后再刮取标本，然后均匀地涂在玻片上并固定。

3. 宫颈管涂片　用于了解宫颈管内状况。

【描述性诊断】巴氏 5 级分类法。

巴氏Ⅰ级：未见不典型细胞或异常细胞，为正常阴道细胞涂片。

巴氏Ⅱ级：发现不典型细胞，但无恶性特征细胞，属良性改变或炎症。

巴氏Ⅲ级：发现可疑恶性细胞，为可疑癌。

巴氏Ⅳ级：发现不典型癌细胞，待证实，为高度可疑癌。

巴氏Ⅴ级：发现大量典型的癌细胞。

二、子宫颈活体组织检查 *

【适应证】①宫颈脱落细胞涂片检查巴氏Ⅲ级及以上者；宫颈脱落细胞涂片检查巴氏Ⅱ级经过抗感染治疗后复查仍为巴氏Ⅱ级者；TBS 分类为鳞状上皮细胞异常者。②阴道镜检查时反复可疑阳性或阳性者。③疑似有宫颈癌或慢性特异性炎症者。

【禁忌证】①生殖道急性或亚急性炎症。②妊娠或月经期。③血液病有出血倾向者。

【护理要点】术后观察有无阴道流血，12h 后自行取出带尾棉球或带尾纱布卷，保持会阴清洁，1 个月内禁止性生活及盆浴。

三、诊断性刮宫 *

诊断性刮宫是刮取子宫内膜组织做病理学检查，以明确诊断、指导治疗，又可以治疗疾病。

【适应证】

1. 月经失调，如功能失调性子宫出血或闭经者，需了解子宫内膜变化及其对性激素的反应。

2. 子宫异常出血，如不规则阴道出血、经间期出血、绝经后阴道出血者等。

3. 不孕症。了解有无排卵或子宫内膜炎症（如子宫内膜结核）。

4. 不全流产、过期流产、葡萄胎等导致子宫长时间出血者。刮宫不仅能协助诊断，还有止血的效果。

【注意事项】不同的刮宫目的，选择刮宫的部位和侧重点应不同。

1. 功能失调性子宫出血者，应将肥厚的内膜全面、彻底地刮干净，既可送病理学检查明确诊断，达到止血的目的。

2. 闭经怀疑为结核性子宫内膜炎者，应注意刮取两侧子宫角部的组织。

3. 分段诊刮：先用小刮匙刮取子宫颈管内组织，然后再刮取子宫腔组织，将刮取组织分别送检，以确定疾病原发部位是在子宫颈或子宫腔。

4. 因不孕症进行诊刮，应选择月经来临前或月经来潮12h内，以便判断有无排卵。

【术后护理】

1. 术后严密观察患者有无腹痛和阴道出血情况，如无异常，1h后可让患者回家休息。

2. 嘱患者注意保持外阴清洁、禁止性生活和盆浴2周，1周后来医院复查并了解病理检查结果。

四、输卵管通畅术

输卵管通畅术是测定输卵管是否通畅的方法，主要有输卵管通气术、输卵管通液术及输卵管造影术。临床上主要用于女性不孕症的检查、诊断和治疗。

【适应证】

1. 原发性或继发性不孕症，男方精液正常，疑有输卵管阻塞者。

2. 检验或评价各种绝育手术、输卵管再通术或输卵管成形手术效果。

3. 对轻度粘连的输卵管有通畅作用。输卵管再通术后经子宫腔注液或通气，可防止吻合口粘连，保证手术效果。

【禁忌证】

1. 生殖器官急性炎症或慢性盆腔炎急性或亚急性发作者。

2. 月经期或有不规则阴道流血者。

3. 有严重的心、肺疾病患者。

4. 碘过敏不能做输卵管造影术者。

【术前护理】

1. 手术时间一般选在月经干净后3～7d进行。

2. 器械必须严格消毒。检查用物是否完备，各种导管是否通畅。通水所用的生理盐水应适当加温，使其接近体温。

3. 对输卵管碘油造影术者，术前应询问患者过敏史，做好碘过敏试验。

4. 术前向患者解释通畅术的目的、步骤及配合要求，以取得合作。

【术中护理】

1. 在通畅术过程中，宫颈导管必须紧贴宫颈，以免漏气、漏液。通气、通液时，速度以 60ml/min 为宜，每加压 10mmHg 应稍停，而且最高压力不可超过 200mmHg，以免输卵管损伤、破裂，甚至引起内出血。

2. 畅通过程中随时了解患者的感受，观察患者下腹部疼痛的性质、程度，如有异常应及时处理。

3. 对通气术需重复试验者，应先放出气体，休息片刻再进行，一般重复不超过 2 次。

4. 在碘油造影过程中注意观察患者有无过敏症状。

【术后护理】

1. 对通气术者，由于气体对横膈的刺激，患者可出现胸闷、呼吸困难等，严重者可出现休克。所以，术后应嘱患者取头低臀高位，使腹部气体趋向盆腔，减轻刺激后症状可缓解。

2. 手术后按医嘱使用抗生素。

3. 通畅术后 2 周内禁止性生活和盆浴。

五、阴道后穹隆穿刺术

【适应证】①疑有子宫直肠陷凹积液、积血需要明确诊断者。②盆腔积脓者在抽取脓液以后注入抗生素。

【操作方法】

1. 患者排尿或导尿后，取膀胱截石位，外阴、阴道常规消毒，戴手套，铺无菌孔巾。

2. 用阴道窥器暴露宫颈及后穹隆部，再次消毒。

3. 用子宫颈钳夹持宫颈后唇向前牵引，以充分暴露阴道后穹隆，用碘酊、乙醇消毒穿刺部位。

4. 注射器接上腰椎穿刺针头，于宫颈阴道黏膜交界下方 1cm 后穹隆中央部位与宫颈平行方向刺入，当针穿过阴道壁后失去阻力、有落空感时，表示进入直肠子宫陷凹，穿刺深度为 2～3cm，抽出标本 5ml。

5. 拔出针头，观察局部有无出血，出血时用纱布压迫止血，取出窥器。

6. 整理用物，脱手套，洗手。

六、内镜检查术

内镜检查已成为目前妇产科临床诊断与治疗的常用技术。目前临床上常用的内镜有阴道镜、宫腔镜和腹腔镜。

（一）阴道镜检查术

阴道镜检查是利用阴道镜将子宫颈的阴道部黏膜放大 10～40 倍，来观察宫颈异常上皮细胞、异型血管及早期癌变，以便准确选择可疑部位做宫颈活体组织检查。

【护理要点】

1. 在检查前 24h 内不应有性交、阴道检查、冲洗等操作。

2. 做好解释。

3. 备齐检查用物，协助医生调整灯光，接通电源。

4. 使用阴道窥器时不蘸润滑剂，以免影响观察。

5. 术中配合医生调整光源，及时传递所需用物。

6. 术后嘱患者休息，如有标本注明标记，及时送检。

（二）宫腔镜检查术

宫腔镜检查是利用宫腔镜直接观察子宫颈管及子宫腔情况，用于指导诊刮、活检和疾病治疗等。

【适应证】子宫异常出血的探查、原发性或继发性不孕的子宫内病因诊断；宫内节育器的定位与取出，宫内异物取出，输卵管粘连的治疗等。

【禁忌证】急性或亚急性生殖道炎症、活动性子宫出血者；近期有子宫手术史者；早期宫内妊娠者希望继续妊娠者；宫颈恶性肿瘤者；严重心、肺或血液疾病患者。

【护理要点】

1. 一般选择月经干净5d内进行检查，因为此时子宫内膜薄，检查时不易出血，子宫镜下图像清晰。

2. 术中注意观察患者的身体情况。

3. 子宫镜检查的并发症有宫颈裂伤、子宫穿孔、感染等，在术中、术后应密切观察患者的情况，如有异常应及时处理。

4. 术后嘱患者按医嘱使用抗生素3～5d。告知患者子宫镜检查后2～7d可能有少量的血性分泌物，需保持会阴清洁。检查后2周内禁止性交和盆浴。

（三）腹腔镜检查术

腹腔镜检查是将腹腔镜自腹壁插入盆、腹腔内观察病变的部位、形态，必要时取组织送病理学检查，以明确诊断的方法。目前临床上已普遍使用腹腔镜对腹部（盆腔）疾病进行检查与治疗。

【适应证】

1. 诊断不清的盆腔包块、肿瘤、炎症、不孕症、异位妊娠、子宫内膜异位等。

2. 生殖道发育异常。

3. 如不明原因的急、慢性下腹痛。

4. 不孕症及内分泌疾病。

5. 人工流产放环术后可疑子宫穿孔。

6. 恶性肿瘤手术和化疗后的效果评价。

【禁忌证】

1. 严重心、肺疾患不能耐受检查者，膈疝、脐疝、脐部感染者，血液病及严重神经症者不宜进行此项检查。

2. 结核性腹膜炎等原因造成的腹腔粘连者禁忌检查。

3. 腹部巨大肿瘤者。

4. 过度肥胖者。

【并发症】

1. 腹膜外气肿　因通气针尚未进入腹腔前充气所致。

2. 大出血　因手术过程中损伤腹主动脉或下腔静脉。

3. 膈肌气肿　腹腔充气压力过高，气体通过横膈裂孔进入纵隔。

4. 气栓　充气过急，气体进入血管或组织。

5. 器官损伤　充气针误伤腹腔器官。

6. 感染　原有感染灶被激惹扩散等。

【护理要点】

1. 术前准备

（1）评估患者的身心状况，做好解释。

（2）患者排空膀胱，取膀胱截石位，进行检查时患者臀部抬高 15°。

（3）腹部常规消毒，范围与一般腹部手术相同，皮肤切口局部选用相应的麻醉方式。

2. 术中配合

（1）体位：随 CO_2 气体进入腹腔，将患者改为臀高头低位，并按医生要求及时更换所需体位。

（2）严密观察患者的生命体征，如有异常及时处理。

（3）陪伴患者，并指导患者与医生配合的技巧。

3. 术后护理

（1）卧床休息 30min，询问患者感受，注意观察患者的生命体征，有无并发症的出现，发现异常及时向汇报医生并处理。

（2）向患者讲解可能因腹腔残留气体而感肩痛及上肢不适等症状会逐渐缓解。2 周内禁止性交；如有发热、出血、腹痛等应及时到医院就诊。

（3）遵照医嘱应用抗生素。

（4）观察脐部伤口情况，鼓励患者每天下床活动。

（5）嘱其按时复查。

七、会阴切开缝合术

会阴切开术是为了减轻分娩时的阻力，避免会阴严重裂伤，在胎儿娩出前切开会阴的一种手术。常用的有会阴侧切术及会阴正中切开术两种。

【操作方法】

1. 会阴侧切缝合术

（1）评估患者一般情况，听胎心音，了解胎儿大小、产力情况，会阴部情况，根据情况选择切开的方式和切口大小。

（2）向产妇解释会阴切开的目的。

（3）选择切口部位，用 2.5% 碘酊、75% 乙醇消毒局部皮肤，用 0.5% 普鲁卡因进行局部麻醉，一般的麻醉方法有局部浸润麻醉和会阴部神经阻滞麻醉。

（4）切开会阴：术者将左手示、中指伸入胎头先露和阴道侧壁之间，以保护胎儿并指示切口位置，右手持剪刀自会阴后联合向左下方与正中线成 45°～ 60°，在宫缩时剪开会阴全层，切口长 3 ～ 5cm，局部压迫或结扎止血。

（5）缝合：胎儿、胎盘娩出后，检查宫颈、阴道有无撕裂伤，阴道内填塞纱条 1 根，用 0 号或 1 号铬制肠线自切口顶端间断或连续缝合阴道黏膜，再用 0 号或 1 号铬制肠线间断缝合肌层和皮下组织，最后用丝线间断缝合皮肤。缝合时注意解剖关系，对合整齐，不留无效腔。

（6）缝合完毕，取出阴道内的纱球，常规进行肛门检查。

2. 会阴正中切开缝合术　消毒后沿会阴后联合中线垂直切开2～3cm。此法出血少，易缝合，但分娩过程中应注意避免会阴切口延长，造成会阴重度撕伤，其他步骤同会阴侧切缝合术。

【护理要点】

1. 进行会阴切开术前，向产妇及家属说明情况，解释目的和意义，征得产妇及其丈夫的同意。

2. 关心体贴产妇，给予支持与安慰，消除紧张心理。

3. 密切观察产程进展，备好会阴切开的各种用物，选择最佳时机切开会阴。

4. 术后保持会阴清洁、干燥，嘱产妇取健侧卧位，及时更换卫生巾。术后3d内每天外阴冲洗2次。

5. 注意观察外阴伤口有无渗血、红肿、脓性分泌物及硬结等，如有异常及时通知医生处理；如有外阴伤口肿胀、疼痛者可用50%硫酸镁或95%乙醇湿热敷。

6. 会阴伤口术后3～5d拆线。

八、胎头吸引术

胎头吸引术是将胎头吸引器置于胎头上，形成负压后吸住胎头，通过牵引帮助胎儿娩出的手术。目前常用的胎头吸引器有直筒状、牛角形或扁圆形3种。

【适应证】

1. 第二产程延长者；胎头拨露于会阴部达30min，胎儿未能娩出者。

2. 妊娠合并心脏病、妊娠期高血压疾病、临产宫缩乏力或胎儿宫内窘迫，需缩短第二产程者。

3. 有剖宫产史或子宫有瘢痕，不宜过分用力者。

【禁忌证】

1. 胎儿不能或不宜由阴道分娩者；如严重头盆不称、产道阻塞、尿瘘修补术后。

2. 宫颈口未开全或胎膜未破者。

3. 胎头先露位置高，未达阴道口者。

4. 除头顶先露以外的其他异常头位，如面先露、额先露等。

【护理要点】

1. 做好解释。

2. 注意吸引器压力适当，如负压不足容易滑脱、负压过大则易使胎儿头皮受损；胎头娩出阴道口时，应立即放松负压，取下吸引器。

3. 牵引时间不宜过长，一般20min内结束分娩。

4. 牵引过程中如有滑脱，可重新放置，但一般不超过2次，如牵引失败应改用产钳助产或剖宫产。

5. 术后注意检查子宫颈和阴道，如有裂伤应及时缝合。

6. 新生儿护理

（1）密切观察新生儿头皮产瘤位置、大小及头皮有无血肿、头皮损伤和颅内出血征象。

（2）观察新生儿面色、反应、肌张力等，并做好新生儿抢救的准备。

（3）新生儿静卧 24h，避免搬动，3d 以内禁止洗头。

（4）将新生儿处理好后，遵医嘱肌内注射维生素 K_1 10mg。

九、人工剥离胎盘术

人工剥离胎盘术是指徒手剥离并取出滞留于子宫腔内的胎盘的手术。

【适应证】

1. 胎盘滞留：胎儿娩出后 30min 胎盘仍未剥离者。

2. 胎盘剥离不全：胎儿娩出后胎盘部分剥离引起子宫出血，经按摩子宫、使用宫缩药、牵拉脐带等方法，胎盘不能排出者。

3. 胎儿娩出后，胎盘娩出前有活动性出血者。

4. 前置胎盘或胎盘早期剥离，胎儿娩出后仍有活动性出血者。

十、产钳术

产钳术是指使用产钳牵引胎头，帮助胎儿娩出的手术。根据放置产钳时胎头在盆腔内位置的高低分为：①低位产钳，指胎头骨质部分已达骨盆底，矢状缝在骨盆出口前后径上；②中位产钳，指胎头双顶径已过骨盆入口，但未达到骨盆底；③高位产钳，指胎头尚未衔接，即双顶径未过骨盆入口。目前低位产钳较常用。

【适应证】

1. 同胎头吸引术。

2. 臀位分娩后出头困难者。

3. 胎头吸引术失败者。

【禁忌证】

1. 同胎头吸引术。

2. 胎头骨质部的最低点在坐骨棘水平或以上，有明显头盆不称时。

3. 确定死胎、胎儿畸形者，应尽可能做穿颅术，以免损伤产道。

十一、剖宫产术

剖宫产术是指经腹切开子宫取出胎儿的手术。

【适应证】

1. 产道异常　骨盆狭窄或畸形，软产道阻塞（如肿瘤、畸形）。

2. 产力异常　子宫收缩乏力，发生滞产经处理无效者。

3. 胎儿方面　胎位异常，如横位、初产臀位、胎儿宫内窘迫或巨大胎儿。

4. 妊娠合并症及并发症　妊娠合并心脏病；严重妊娠期高血压疾病；前置胎盘。

5. 其他　高危初产妇、瘢痕子宫、生殖道修补术后，以及各种头盆不称者。

【手术方式】

1. 子宫下段剖宫产术：在妊娠期或临产后，于子宫下段切开子宫膀胱腹膜反折，下推膀胱，暴露子宫下段，在子宫下段前壁正中做横小切口，并钝性撕开 10 ～ 12cm，取出胎儿、胎盘的方法。

2. 子宫体剖宫产术。

3. 腹膜外剖宫产术。

【护理要点】

1. 术前护理

（1）评估产妇的一般情况，测量生命体征，了解产程进展和胎儿情况。观察子宫收缩、听胎心音，进行产科检查，了解先露和宫口扩张情况，注意检查有无阴道流血等情况。

（2）向产妇家属讲解剖宫产的必要性、手术过程、麻醉方法、手术方式及术后注意事项，取得产妇家属配合。

（3）按要求备皮和药物过敏试验。

（4）常规留置导尿管，做好输血准备。

（5）按医嘱给予术前用药，听取胎心音并记录，配合手术室护士送产妇进手术室。

2. 术中护理配合

（1）协助摆放好产妇的体位，一般为仰卧位，对有血压下降或胎儿宫内窘迫者，可稍倾斜手术台或取侧卧位。

（2）术中密切观察产妇的血压、脉搏、呼吸等生命体征情况，根据情况按医嘱输液、输血，配合医生完成手术。

3. 术后护理

（1）按一般腹部手术常规护理及产褥期产妇的护理。

（2）产妇回病房后了解手术情况，及时测量血压、脉搏、呼吸；检查输液管、导尿管是否通畅；查看腹部切口敷料是否干燥，有无渗血；并做好记录。

（3）术后24h内应密切观察子宫收缩及阴道流血情况，流血多者应遵医嘱给予子宫收缩药。

（4）鼓励产妇术后早期活动，术后24h拔除尿管后早下床活动，并鼓励产妇术后做深呼吸，在床上勤翻身，早期下床活动，以防肺部感染和肠粘连等并发症的发生。

（5）保持外阴清洁：每日擦洗外阴2次，防止逆行感染。

（6）术后留置导尿管24h，拔除导尿管后注意产妇排尿情况。

（7）健康教育：包括产后保健操，会阴、乳房、饮食等护理及性生活指导，术后6周内禁止性生活；术后42d复查，落实避孕措施等。

试题精选

1. 分娩的主要力量是

A. 腹肌收缩力　　B. 膈肌收缩力　　C. 肛提肌收缩力

D. 子宫收缩力　　E. 臀大肌收缩力

答案：**D**。

2. 贯穿于整个分娩过程中的最主要产力为

A. 腹肌收缩力　　B. 盆底肌收缩力　　C. 肛提肌收缩力

D. 骨骼肌收缩力　　E. 子宫收缩力

答案：**E**。

3. 分娩过程中，子宫腔内压力在第二产程期间最高可达

A. 5～10mmHg　　B. 25～30mmHg　　C. 40～60mmHg

D. 80 ～ 100mmHg　　　　E. 100 ～ 150mmHg

答案：E。

4. 分娩时子宫收缩最强、最持久的部位是

A. 子宫底　　　　B. 子宫体　　　　C. 子宫角

D. 子宫下段　　　　E. 子宫峡部

答案：A。

5. 初产妇，27 岁。足月妊娠，现宫口已开全，先露 S^{+3}。护士在指导用力时，告之现在的产力包括

A. 子宫收缩力＋腰肌收缩力

B. 臀肌收缩力＋肛提肌收缩力

C. 子宫收缩力＋膈肌收缩力＋腰大肌收缩力

D. 子宫收缩力＋膈肌收缩力＋臀大肌收缩力

E. 子宫收缩力＋腹肌收缩力＋膈肌收缩力＋肛提肌收缩力

答案：E。

6. 肛提肌在分娩过程中的作用是

A. 协助胎先露俯屈及内旋转　　　　B. 协助胎先露俯屈及仰伸

C. 协助胎先露仰伸及外旋转　　　　D. 协助胎先露内旋转及仰伸

E. 协助胎先露下降

答案：D。

7. 耻骨联合下缘至骶尾关节间的距离称为

A. 出口后矢状径　　　　B. 出口前后径　　　　C. 中骨盆前后径

D. 出口前矢状径　　　　E. 入口前后径

答案：B。

第4部分

儿科护理学

第1单元　绪论

一、儿科护理学的任务和范围

1. 儿科护理学的任务　儿科护理学的任务是从体格、智能、社会和行为等各方面来研究和保护儿童，利用先进的医学、护理学及相关学科的理论和技术为儿童提供护理，以增强儿童体质，降低儿童发病率和死亡率，提高疾病治愈率，保障和促进儿童身心健康，提高人类整体健康素质。

2. 儿科护理学的范围　涉及儿童时期健康和卫生的问题均都属于儿科护理学的范围，包括儿童生长发育、正常儿童身心方面的保健、儿童疾病的防治与护理，并与产科学、儿童心理学、社会学、教育学等多门学科存在广泛联系。因此，多学科间协作是儿科护理发展的必然趋势。

二、儿科护士的角色与素质要求

（一）素质要求

1. 思想道德素质

（1）热爱护理事业，有高度的责任感和严谨的工作态度，爱护儿童，具有奉献精神。

（2）具有诚实的品格、较高的慎独修养、高尚的道德情操。以理解、友善、平等的心态，为儿童及其家庭提供帮助。

（3）具有正视现实、面向未来的目光，忠于职守，救死扶伤，廉洁奉公，实行人道主义。

2. 科学文化素质　具备一定的文化素养，了解自然科学、社会科学、人文科学等多学科知识；掌握一门外语及现代科学发展的新理论及新技术。

3. 专业素质

（1）掌握系统完整的专业理论知识和较强的实践技能。

（2）具有敏锐的观察力和综合分析判断能力，具有与儿童及其家庭有效沟通的能力，能用护理程序解决患儿的健康问题。

（3）具有开展护理教育和护理科研的能力。

4. 身体心理素质

（1）具有健康的心理和身体，言行举止得体。

（2）具有较强的适应能力，良好的忍耐力及自我控制力。

（3）具有强烈的进取心，不断学习新知识，进行自我丰富和完善。

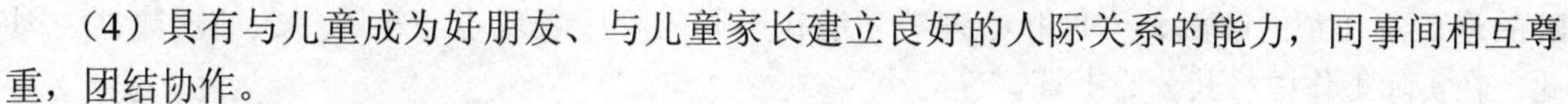

(4) 具有与儿童成为好朋友、与儿童家长建立良好的人际关系的能力，同事间相互尊重，团结协作。

（二）儿科护士的角色

随着护理学科的发展，护士的角色有了更大的扩展，儿科护士作为一个有专门知识的独立的实践者，被赋予多元化角色。

1. *专业照护者*　儿童身体各器官、系统的功能尚未发育完善，生活尚不能自理或不能完全自理。儿科护士最重要的角色是在帮助儿童保持、促进或恢复健康的过程中，给儿童及其家庭提供直接的专业照护。如摄取营养、预防感染、正确药物、心理支持、健康指导等以满足儿童身、心发展的需要。

2. *护理计划者*　护士运用专业的知识和技能，收集儿童生理、心理、社会状况等方面的资料，全面评估儿童的健康状况及儿童家庭在面临疾病和伤害时所产生的反应，找出健康问题，并根据儿童不同阶段生长发育的特点，制订全面可行的护理计划，采取有效的护理措施，以减轻儿童的痛苦，帮助儿童适应医院、社区、家庭的生活。

3. *健康教育者*　在儿童护理过程中，护士应根据各年龄阶段儿童智力发展的水平，向其解释疾病的治疗和护理过程，帮助其建立自我保健意识，培养良好的生活习惯，纠正其不良行为。护士还应向儿童家长宣传科学的育儿知识，使其了解诊断和治疗过程，使其采取健康的态度和行为，来达到预防疾病、促进健康的目的。

4. *健康协调者*　护士需协调有关人员及机构的相互关系，维持一个有效的沟通网，以使诊断、治疗、救助及儿童保健工作得以相互协调配合，保证儿童获得最适宜的整体性医护照顾。如护士需要与医师联络，讨论有关治疗和护理方案；护士需要与营养师联系，讨论有关膳食的安排；护士还需与儿童及家长进行有效的沟通，让家庭共同参与儿童护理过程，以保证护理计划的顺利执行。

5. *健康咨询者*　护士通过倾听患儿及其家长的讲诉、了解儿童及其家长在医院环境中的感受、解答他们的问题、提供有关治疗信息、给予健康指导等。为儿童及其家长解答疾病和健康相关的问题，使其以积极有效的方式去应对压力，找到满足生理、心理、社会需要最合适的方法。

6. *儿童及其家庭代言*　护士是儿童及其家庭权益的维护者，当儿童不会表达或表达不清个人的要求和意愿时，护士有责任解释并维护儿童及其家庭的权益不受侵犯或损害。护士还要评估有碍儿童健康的问题及事件，提供给医院行政部门加以改进，或提供给卫生行政单位作为拟定卫生政策和计划的参考。

7. *护理研究者*　护理应积极进行护理研究，以此来验证、扩展护理理论和知识，发展护理新技术，指导、改进护理工作，提高儿科护理质量，促进专业发展。

第 2 单元　生长发育

一、小儿生长发育及其影响因素*

1. *小儿年龄分期*　儿童的生长发育是一个连续渐进的动态过程，在这个过程中，随着年龄的增长，儿童的解剖、生理和心理等功能在不同的阶段表现出与年龄相关的规律性。因此，在实际工作中将其分为七期。

（1）胎儿期：从受精卵形成到胎儿出生为止为胎儿期，共40周。胎儿的周龄即为胎龄。母亲妊娠期间如受感染、创伤、滥用药物、接触放射性物质、毒品等，以及营养缺乏、严重疾病和心理创伤等都可能影响胎儿的正常生长发育，导致流产、畸形或宫内发育不良等。

（2）新生儿期：从胎儿娩出脐带结扎至28d前称为新生儿期。按年龄划分，此期包含在婴儿期内。由于此期在生长发育和疾病方面具有明显的特殊性，且发病率及死亡率高，因此单独列为婴儿期中的一个特殊时期。在此期，小儿脱离母体转为独立生存，所处的内外环境发生根本的变化，但其适应能力尚不完善。此外，分娩过程中的损伤、感染延续存在，先天性畸形也常在此期表现。

（3）婴儿期：从出生到1周岁前为婴儿期。此期是小儿生长发育最迅速的阶段，因此对营养的需求量亦相对较高。此期各系统器官的生长发育继续进行，但不够成熟完善，尤其是消化系统常常难以适应对大量食物的消化吸收，容易发生营养和消化紊乱。同时，来自母体的抗体逐渐减少，而自身的免疫功能尚未成熟，因此抗感染能力较弱，易发生各种感染和传染性疾病。

（4）幼儿期：从满1周岁至3周岁前为幼儿期。此时体格生长发育速度较前略减慢，但智能发育迅速。同时，活动范围渐广，接触社会事物渐多。此阶段消化系统功能仍不完善，营养的需求量仍然相对较高，而断乳和其他食物添加须在此期完成，因此正确的喂养仍是保持正常生长发育的重要环节。此期小儿对危险的识别和自我保护能力有限，导致意外伤害事故发生率非常高，应加强防护。

（5）学龄前期：从3周岁至6～7岁入小学前为学龄前期。体格生长发育速度减慢，呈稳步增长状态；而智能发育更加迅速，与同龄儿童和社会事物进行广泛的接触，知识面得以扩大，自理能力和初步社交能力得到锻炼。

（6）学龄期：从入小学开始（6～7岁）至青春期前为学龄期。儿童的体格生长速度相对缓慢，除生殖系统外，各系统器官外形均已接近成人。智能发育更加成熟，可以接受系统的科学文化教育。

（7）青春期：以性发育为标志进人青春期，一般女孩从11～12岁开始到17～18岁，男孩从13～14岁开始到18～20岁。此期开始与结束年龄可相差2～4岁。此时，体格生长再次加速，出现第二个生长高峰。同时，生殖系统发育加速并趋于成熟。至本期末各系统发育已成熟，体格生长逐渐停止。与其他年龄组儿童相比，此时的患病率和死亡率相对较低，但由于接触社会增多，不断遇到新的问题，受外界环境影响越来越大，常出现心理、行为、精神方面的问题。因此，在保证营养供给，加强体格锻炼，注意充分休息的同时，还要进行生理、心理卫生和性知识的教育，使之树立正确的人生观和养成优良的道德品质，建立健康的生活方式。

2. 生长发育的规律

（1）生长发育的连续性和阶段性：生长发育是连续的过程，但各年龄阶段生长发育的速度不同，具有阶段性。生后6个月内生长最快，尤其是头3个月，出现生后第一个生长高峰，后半年生长速度逐渐减慢，至青春期生长速度又加快，出现第二个生长高峰。

（2）各系统器官发育的不平衡性：各系统的发育快慢不同。神经系统发育先快后慢，生殖系统发育先慢后快，淋巴系统则先快而后回缩，年幼时皮下脂肪发育较发达，肌肉组织到学龄期才发育加速。

（3）生长发育的个体差异性：小儿生长发育虽按一定规律发展，在一定范围内受遗传、环境等各种因素的影响，每个人生长的“轨道”不会完全相同。生长差异较大，到青春期则差异更明显。

（4）生长发育的顺序性：生长发育遵循由上到下、由近到远、由粗到细、由低级到高级、由简单到复杂的规律。

3. 影响生长发育的因素

（1）遗传因素：遗传因素和外界因素是影响小儿生长发育的两个最基本因素。不同种族、家族性别间的差异影响着人的皮肤颜色、面形特征、身材高矮、性成熟的早晚及对疾病的易感性等。

（2）环境因素

①营养：充足和合理的营养是小儿生长发育的物质基础，宫内营养不良的胎儿不仅体格生长落后，严重时还影响脑的发育；生后营养不良，特别是第 1 ～ 2 年的严重营养不影响体重、身高及智能的发育。

②疾病：疾病对生长发育的阻扰作用十分明显。急性感染常使体重减轻；长期慢性疾病则影响体重和身高的发育；内分泌疾病常引起骨骼生长和神经系统发育迟缓；先天性疾病，如先天性心脏病可造成生长迟缓。

③母亲情况：胎儿在宫内的发育受孕母生活环境、营养、情绪、疾病等各种因素的影响。

④生活环境：小儿的生活环境不仅包括物理环境，还包括家庭的经济、社会、文化状况等。良好的居住环境、卫生条件能促进小儿生长发育。

二、小儿体格生长发及评价*

（一）体格生长指标

体格生长常选择易于测量、有较大人群代表性的指标来指示。一般常用的形态指标有体重、身高（长）、坐高（顶臀长）、头围、胸围、上臂围、皮下脂肪等。

1. 体重　体重为各器官、系统、体液的总重量。其中骨骼、肌肉、内脏、体脂、体液为主要成分。因体脂与体液变化较大，体重在体格生长指标中最易波动。体重易于准确测量，是最易获得的反映儿童生长与营养状况的指标。儿科临床中用体重计算药量、静脉输液量。

新生儿出生体重与胎次、胎龄、性别以及宫内营养状况有关。我国 2005 年九市城区调查结果显示平均男婴出生体重为 3.3±0.4kg，女婴为 3.2±0.4kg。出生后体重增长应为胎儿宫内体重生长的延续。部分新生儿在生后 1 周内因奶量摄入不足，加之水分丢失、胎粪排出，可致暂时性体重下降，称生理性体重下降，在生后 3 ～ 4d 达最低点，下降范围为 3%～ 9%，以后逐渐回升，至出生后第 7 ～ 10 天应恢复到出生时的体重。

新生儿出生前 3 个月体重增长最快，6 个月内婴儿体重每月平均增长 600 ～ 700g，6 ～ 12 个月婴儿体重每月平均增长 250 ～ 300g，之后儿童体重每年增长 2.5 ～ 3kg。因此，生后 3 月末达出生体重 2 倍；出生后 12 个月是达出生体重的 3 倍。生活第一年是体重增长的最快速时期，为“第一个生长高峰”。

儿童体重增长为非匀速增长，存在个体差异。当无条件测量体重时，为计算儿童药量和液体量，可用公式简单估算体重：

1～6个月婴儿体重（kg）＝出生体重＋月龄×0.7

7～12个月婴儿体重（kg）＝6＋月龄×0.25

2岁致青春前期体重（kg）＝年龄×2＋7（或8）

2. 身高（长） 身高为头部、脊柱与下肢骨骼长度的总和。多数3岁以下儿童立位测量不易准确，应仰卧位测量，称为身长。身高（长）的增长规律与体重相似，年龄越小增长越快，也出现婴儿期和青春期两个生长高峰。新生儿出生时仅50cm，生后第1年身长增长最快，约为25cm；前3个月身长增长11～12cm，约等于后9个月的增长值，1岁时身长约75cm；第2年身长增长速度减慢，为10～12cm，即2岁时身长约87cm；2岁以后身高每年增长5～7cm，至青春期出现第二个身高增长加速期。

2～10岁身长（高）估算公式：身高（cm）＝年龄×7（岁）＋77

3. 坐高（顶臀长） 坐高是头顶到坐骨结节的长度。3岁以下儿童仰卧位测量为顶臀长。坐高增长代表头颅与脊柱的生长。

4. 头围 头围指从眉弓上缘经枕骨结节绕头1周的长度，是反应脑发育及颅骨生长的重要指标。新生儿出生时头围33～34cm，1岁内增长迅速，1岁使达46cm。1岁后增长速度减慢，2岁时48cm。头围的测量在2岁以内最有价值。15岁时54～58cm，基本同成人。若有头小畸形，提示脑发育不良；若头围过大，则要怀疑脑积水。

5. 胸围 胸围是乳头下缘经肩胛骨下绕胸一周的长度，反应胸廓与肺的发育。出生时胸围32cm，略小于头围1～2cm。1岁左右胸围约等于头围。1岁至青春前期胸围应大于头围（约为头围＋年龄－1cm）。

6. 上臂围 上臂围指沿肩峰与尺骨鹰嘴连线中点的水平绕上臂一周的长度。上臂围代表肌肉、骨骼、皮下脂肪和皮肤的生长。1岁以内上臂围增长迅速，1～5岁增长缓慢。在无条件测体重和身高的地区，可用测量上臂围筛查5岁以下儿童营养状况：＞13.5cm为营养良好；12.5～13.5cm为营养中等；＜12.5cm为营养不良。

（二）骨骼、牙齿的发育

1. 骨骼发育

（1）颅骨发育：婴儿出生时前囟1.5～2cm，1～1.5岁时闭合。前囟过小或过早闭合见于小头畸形；前囟迟闭、过大见于佝偻病、先天性甲状腺功能减低症等；前囟饱满常提示颅内压增高，见于脑积水、脑瘤、脑出血等疾病，而前囟凹陷则见于极度消瘦或脱水者。后囟出生时很小或闭合，最迟生后6～8周闭合

（2）脊柱发育：脊柱的增长反映脊椎骨的生长。生后第1年脊柱生长快于四肢，以后四肢生长快于脊柱。3个月左右抬头动作的出现使颈椎前凸；6个月后能坐，出现胸椎后凸；1岁左右开始行走，出现腰椎前凸。这样的脊椎自然弯曲至6～7岁才为韧带所固定。

（3）长骨发育：长骨的生长主要由长骨干骺端的软骨骨化，骨膜下成骨，使长骨增长、增粗。用X线检查测定不同年龄儿童长骨干骺端骨化中心的出现的时间、数目、形态的变化，并将其标准化，即为骨龄。腕部于出生时无骨化中心，其出生后的出现次序为：头状骨、钩骨（3个月左右）、下桡骨骺（约1岁）、三角骨（2～2.5岁）、月骨（3岁左右）、大、小多角骨（3.5～5岁）、舟骨（5～6岁）、下尺骨骺（6～7岁）、豆状骨（9～10岁）。

10 岁时出全，共 10 个，故 1 ～ 9 岁腕部骨化中心的数目大约为其岁数加 1。

2. *牙齿发育*　人的一生有乳牙 20 颗、恒牙 32 颗两副牙齿。生后 4 ～ 10 个月乳牙开始萌出，2 ～ 2.5 岁出齐，2 岁以内乳牙萌出数目为月龄减 4 ～ 6，12 个月后未萌出为乳牙萌出延迟。6 岁左右萌出第一颗恒牙，12 岁萌出第二恒磨牙，18 岁以后萌出第三恒磨牙，但也有人终身不出此牙。

出牙为生理现象，出牙时个别婴儿可有低热，唾液增多、发生流涎及睡眠不安、烦躁等症状。牙齿的健康生长与蛋白质、钙、磷、氟、维生素 A、维生素 C、维生素 D 等营养素和甲状腺激素有关。食物的咀嚼有利于牙齿生长。牙齿生长异常时可见外胚层生长不良、钙或氟缺乏、甲状腺功能低下等疾病。

3. *生殖系统发育*　受下丘脑 – 垂体 – 性腺轴的调节，生殖系统直至青春期前才开始发育，在体格生长明显加速，出现生长发育第二高峰的同时，性器官迅速发育，出现第二性征。青春期持续 7 ～ 10 年，分为 3 个阶段：①青春前期（2 ～ 3 年）：女孩 9 ～ 11 岁，男孩 11 ～ 13 岁体格生长明显加速，出现第二性征；②青春中期（2 ～ 3 年）：出现生长发育的第二个高峰，第二性征全部出现，性器官在解剖和生理功能上均已成熟；③青春后期（2 ～ 4 年）：体格生长停止，生殖系统发育完全成熟。

青春期开始和持续时间受多种因素的影响，个体差异较大。女孩在 8 岁以前，男孩在 9 岁以前出现第二性征，为性早熟，即青春期提前出现：女孩 14 岁以后，男孩 16 岁以后无第二性征出现，为性发育延迟。

（1）女性生殖系统发育：女性生殖系统发育包括女性生殖器官的形态、功能发育和第二性征发育。出生时卵巢发育已较完善，而卵泡处于原始状态。进入青春前期后卵巢内滤泡发育。通常 9 ～ 10 岁时骨盆加宽，乳头发育，子宫逐渐增大；10 ～ 11 岁时乳房发育，出现阴毛；13 岁左右乳房进一步增大，有较多阴毛、腋毛，出现初潮。月经初潮是性功能发育的主要标志，大多在乳房发育一年后或第二生长高峰后出现，受遗传、营养和经济文化水平等因素的影响。

（2）男性生殖系统发育：男性生殖系统发育包括男性生殖器官的形态、功能发育和第二性征发育。第二性征主要表现为阴毛、腋毛、胡须、变声及喉结的出现。出生时睾丸大多已降至阴囊，少数未降者即为隐睾。男孩进入青春期后，睾丸进一步发育，睾丸增大是男性青春期的第一性征，其分泌的雄激素促进第二性征的出现。通常 10 ～ 11 岁时睾丸、阴茎开始增大；12 ～ 13 岁时开始出现阴毛；14 ～ 15 岁时出现腋毛，声音变粗；16 岁后长胡须，出现痤疮、喉结，肌肉进一步发育。首次遗精是男性青春期的生理现象，多在阴茎生长 1 年后或第二生长高峰后出现。

三、小儿神经、心理行为发展及评价

（一）神经系统的发育

神经心理发育主要反映为日常的行为，包括感知、运动、语言的发育，以及记忆、思维、情感、性格等心理活动的发展，故此期的发育也称为行为发育。儿童神经心理的发育与环境密切相关。

在胎儿期，神经系统的发育领先于其他各系统，尤其是脑的发育最为迅速，新生儿脑重已达成人脑重 25% 左右，此时神经细胞数目已与成人相同，但其树突与轴突少而短。出生后脑重的增加主要由于神经细胞体积增大和树突的增多、加长，以及神经髓鞘的形成和发育。

出生时大脑皮质下中枢如丘脑、下丘脑、苍白球系统发育已成熟，故初生时的活动主要由皮质下系统调节，动作不自主且肌张力高，以后随脑实质逐渐增长、成熟，运动转为由大脑皮质中枢调节，对皮质下中枢的抑制作用也趋明显。生长时期的脑组织耗氧较大，小儿脑耗氧在基础代谢状态下占总耗氧的50%，而成人为20%。

脊髓的发育在出生时相对较成熟，其发育与运动功能进展平行，脊髓下端在胎儿时位于第2腰椎下缘，4岁时上移至第1腰椎，做腰椎穿刺时应注意。

出生时小儿即具有觅食、吸吮、吞咽、拥抱、握持等一些非条件反射和对强光、寒冷、疼痛的反应。其中有些无条件反射如吸吮、握持、拥抱等反射会随年龄增长和大脑皮质的发育而逐渐消退，否则将影响动作发育。如握持反射应于3～4个月时消失，如继续存在则将妨碍手指精细动作的发育。新生儿和婴儿肌腱反射不如成人灵敏，腹壁反射和提睾反射也不易引出，到1岁时才稳定。3～4个月前小儿肌张力较高，克氏征可为阳性，2岁以下小儿巴氏征阳性也可为生理现象。

（二）感知的发育

感知是通过各种感觉器官从环境中选择性地获取信息的能力。感知的发育对儿童运动、语言、社会能力的发育起着重要促进作用。

1. *视感知发育* 新生儿具有视觉感应功能，瞳孔有对光反应，但因视网膜视黄斑区发育不全和眼外肌协调较差，只对15～20cm范围内事物最清晰。在安静清醒状态下可短暂注视和追随近处缓慢移动的物体；在第2个月起可协调地注视物体，开始有头眼协调；3～4个月时头眼协调较好；6～7个月时目光可随上下移动的物体垂直方向转动，出现眼手协调动作，追随跌落的物体，开始认识母亲和常见物品如奶瓶，喜红色等鲜艳明亮的颜色；8～9个月时开始出现视深度感觉，能看到小物体；18个月时已能区别各种形状；2岁时两眼调节好，可区别垂直线和横线；5岁时已可区别各种颜色；6岁时视深度已充分发育。

2. *听感知发育* 出生时鼓室内无空气，听力差但对强声可有瞬目、震颤等反应；生后3～7d听觉已发育良好，声音可引起呼吸节律改变；1个月时可分辨“吧”和“啪”的声音；3～4个月时头可转向声源（定向反应），听到悦耳声时会微笑；6个月时能区别父母声音，唤其名有应答反应；7～9个月时能确定声源，区别语言的意义；1岁时听懂自己名字；2岁时能区别高低不同的声音，听懂简单吩咐；4岁时听觉发育完善。

3. *味觉和嗅觉发育* 出生时味觉发育已很完善。新生儿对不同味道如甜、酸、苦、咸等可产生不同的面部表情；4～5个月甚至对食物轻微的味道改变已很敏感，此期应适时添加各类转乳期食物。

出生时嗅觉中枢与神经末梢已发育成熟；生后1～2周的新生儿可分辨母亲与其他人的气味，3～4个月时能区别愉快与不愉快的气味；7～8个月开始对芳香气味有反应。

4. *皮肤感觉的发育* 皮肤感觉包括触觉、温度觉、痛觉及深感觉等。新生儿以眼、口周、手掌、足底等部位触觉最为敏感，触之即有瞬目、张口、缩回手足等反应，而前臂、大腿、躯干的触觉则较迟钝。新生儿已有痛觉，但较迟钝，疼痛刺激后出现泛化的现象，第2个月起逐渐改善。新生儿温度觉灵敏，冷的刺激比热的刺激更能引起明显的反应。2～3岁时儿童通过接触能区分物体的软、硬、冷、热等属性；5～6岁时能分辨体积和重量不同的物体。

5. 知觉发育　知觉为人对事物各种属性的综合反应。随着语言的发展，小儿的知觉开始在语言的调节下进行。1 岁开始有空间和时间知觉的萌芽；3 岁能辨上下；4 岁能辨前后；5 岁开始辨别以自身为中心的左右；4 ～ 5 岁已有时间的概念，能区别早上、晚上、今天、明天、昨天；5 ～ 6 岁时逐渐掌握周内时序、四季等感念。

（三）运动功能的发育

运动发育可分为大运动和精细运动两大类。大运动是身体对大运动的控制，如抬头、坐、爬、站、走、跑、跳等；精细动作是相对于大运动而言较小的动作，如抓握物品、涂画等。运动的发育遵循自上而下、由近到远、从不协调到协调、先正向动作后反向动作的规律。

1. 平衡和运动

（1）抬头：新生儿俯卧位时能抬头 1 ～ 2s；3 个月时抬头较稳；4 个月时抬头很稳可自由转动。

（2）翻身：出现翻身动作的先决条件是不对称颈紧张反射的消失。婴儿大约 7 个月时能有意识从仰卧位翻至俯卧位，然后从俯卧位翻至仰卧位。

（3）坐：新生儿 3 个月扶坐时腰呈弧形；6 个月能双手向前撑住独坐；8 个月时坐稳并左右转身；1 岁左右身体前倾时出现向后伸手的保护性反应。

（4）匍匐、爬：新生儿俯卧位时已有反射性的匍匐动作；2 个月俯卧位时能交替踢腿；3 ～ 4 个月时能用手撑起上身数分钟；7 ～ 8 个月时能用手支撑胸腹在原地转动身体或后退；8 ～ 9 个月时能用双上肢向前爬。通过爬行有助于胸部及智力的发育，并能提早接触周围环境，促进神经系统的发育。

（5）站、走、跳：将新生儿直立时出现踏步反射和立足反射；5 ～ 6 个月扶立时双下肢可负重做上下跳动；8 ～ 9 个月时可扶站片刻；10 个月左右能扶走；11 个月时可独站片刻；15 个月时可独自走稳；18 个月时已能跑及倒退；2 岁时可并足跳；2 岁半时可独足跳 1 ～ 2 次；3 岁时可双足交替走下楼梯；5 岁时能跳绳。

2. 精细动作　新生儿双手呈握拳状，3 ～ 4 个月时握持反射消失，开始有意识的取物；6 ～ 7 个月时能独自玩弄或摇摆小物体，出现捏、敲、物品换手等探索性动作；9 ～ 10 个月时可用拇、示指取物，爱抓纸；12 ～ 15 个月时学会用匙，乱涂画，可几页几页地翻书；18 个月时能叠 2 ～ 3 块积木；2 岁时可叠 6 ～ 7 块方积木，一页一页翻书，可握杯喝水；3 岁时在帮助下会穿衣服，临摹简单图形；4 岁时基本上能自己脱衣服；5 岁时能学习写字。

（四）语言的发育

语言是人类特有的高级神经活动，是儿童学习、社会交往、个性发展中的一个重要能力，与智能关系密切。儿童语言发育是其发育的标志。正常儿童天生就具备发展语言技能的机制和潜能，但是必须提供适当的环境条件。语言发育必须具备听觉、发音器官和大脑正常功能，并须经过发音、理解和表达 3 个阶段。

1. 发音阶段　新生儿已能哭叫，并且因饥饿、疼痛等不同刺激所反映出来的哭叫声在音响度、音调上有所不同。婴儿 3 ～ 4 个月咿呀发音，7 ～ 8 个月能发“爸爸”“妈妈”等叠音，8 ～ 9 个月时喜欢模仿成人的口唇动作练习发音。

2. 理解语言阶段　婴儿在发音的过程中逐渐理解语言。小儿通过视觉、触觉、体位觉等与听觉联系，逐渐理解一些日常用品，如奶瓶、电灯等的名称。6 个月时小儿可听懂自己的名字，9个月左右已能听懂简单的词意，如“再见”“张嘴”等。亲人对婴儿发音及时做出恰当的应答，多次反复，可促进儿童逐渐理解这些语音的特定含义。10个月左右的婴儿已能有意识地叫“爸爸”“妈妈”。

3. 表达语言阶段　在理解的基础上，小儿学会表达语言。一般12个月龄开始会说单词，如“再见”“没了”；18个月时可用15～20个字，并正确说出家庭主要成员的称谓；24个月时能指认常见的物品，会说短歌谣；4岁能讲述简单的故事情节。

（五）心理活动的发展

小儿出生时不具备心理现象，条件反射的形成即标志着心理活动发育的开始，且随着年龄增长，心理活动不断发展。

1. 注意的发展　注意是人的心理活动集中于一定的人或物，可分无意注意和有意注意，前者为自然发生的，后者为自觉的、有目的的行为。婴儿期以无注意为主。3个月能短暂集中注意人脸和声音。强烈的刺激如鲜艳的色彩，较大的声音能成为小儿无意注意的对象。随着年龄增长、活动范围的扩大儿童逐渐出现有意注意，但幼儿时期的稳定性差，易分散、转移；5～6岁后儿童才能较好地控制自己的注意力。

2. 记忆力的发展　记忆是将所获得的信息“贮存”和“读出”的神经心理活动过程，可分为感觉、短暂记忆和长久记忆3个阶段。长久记忆又分为再认和重现两种。1岁内婴儿只有再认而无重现，随年龄增长，重现能力增强。婴幼儿时期的记忆特点是时间短、内容少，易记忆带有欢乐、愤怒、恐惧等情绪的事情，且以机械记忆为主，精确性差。随着年龄的增长和思维，理解、分析能力的发展，儿童有意识的逻辑记忆逐渐发展，记忆内容广泛、复杂，记忆的时间变长。

3. 思维的发展　思维是人应用理解、记忆和综合分析能力来认识事物的本质和掌握其发展规律的一种高级心理活动。1岁以后儿童开始产生思维。婴幼儿的思维为直觉活动思维；学龄前期小儿则以具体形象思维为主；随着年龄增大，小儿逐渐学会综合、分析、分类、比较等抽象思维方法，使思维具有目的性、灵活性和判断性，在此基础上进一步发展独立思考的能力。

4. 想象的发展　想象是对感知过的事物进行思维加工改造，形成现实中从未有过的事物的形象的思维活动。新生儿没有想象能力；1～2岁儿童有想象的萌芽；3岁后儿童想象内容稍多，但仍为片段、零星的；学龄前期儿童想象力有所发展，但以无意想象和再想象为主，想象的主题易变；学龄期儿童有意想象和创造性想象迅速发展。

5. 情绪、情感的发展　情绪指个体生理或心理需要是否得到满足时的心理体验和表现。情感则指在情绪的基础上产生的对人、物的关系的体验，属较高级复杂的情绪。新生儿因不适应宫外环境，常表现出不安、啼哭等消极情绪。6个月后小儿能辨认陌生人，易产生对母亲的依恋及分离性焦虑情绪，9～12个月时依恋达高峰。

6. 意志的发展　意志是自觉主动地克服困难以达到预期目标或完成任务的心理过程。新生儿无意识，婴幼儿开始有意识行动或抑制自己某些行动时即为意志的萌芽。积极的意志主要表现为自觉、坚持、果断和自制；消极的意志表现为依赖、顽固、易冲动等。

7. 个性和性格的发展　个性指在处理环节关系时所表现出来的与他人不同的习惯行为和倾向性，包括思想方法、情绪反应、行为风格等。性格是在人的内动力与外环境产生矛盾和解决矛盾的过程中发展起来的，具有阶段性。婴儿期具有对亲人的依赖性和信任感；幼儿期常出现违拗言行与依赖行为交替现象。学龄前期儿童生活基本自理，主动性增强，当主动行为失败时易出现失望和内疚；学龄期儿童可因学习不好而产生自卑；青春期少年体格生长和性发育开始成熟，社交增多，心理适应能力加强但容易波动，在感情问题、伙伴问题、职业问题、道德评价和人生观等问题上处理不当时易发生性格变化。

试题精选

1. 5 岁小儿生长发育正常，其身高应为

A. 70cm　　B. 80cm　　C. 100cm

D. 105cm　　E. 125cm

答案：**D**。

2. 正常发育小儿，体重 9kg，身长 75cm，身长中点在脐以上，头围 45cm，乳牙 6 颗，其可能的年龄为

A. 7 月龄　　B. 9 月龄　　C. 12 月龄

D. 10 月龄　　E. 14 月龄

答案：**C**。

3. 根据小儿年龄段的划分，婴儿期是指

A. 生后 0 ～ 28 天　　B. 生后 1 ～ 12 个月　　C. 生后 1 个月至 2 岁

D. 生后 3 ～ 4 岁　　E. 生后 1 ～ 5 岁

答案：**B**。

4. 判断小儿体格发育的重要指标是

A. 听感知发育　　B. 知觉发育　　C. 对外界反应能力

D. 运动发育　　E. 体重、身高

答案：**E**。

5. 根据儿童语言发育的规律，开始能发“爸爸”“妈妈”等复音的年龄是

A. 4 ～ 5 月龄　　B. 6 ～ 7 月龄　　C. 7 ～ 8 月龄

D. 8 ～ 10 月龄　　E. 10 ～ 12 月龄

答案：**C**。

第 3 单元　小儿保健

一、不同年龄期小儿保健特点

（一）新生儿期保健

1. 新生儿的特点　新生儿脱离母体后解剖、生理发生巨大变化，以适应宫外新环境。新生儿各器官系统发育尚未成熟，对外界环境变化的适应性差，抵抗力弱，易患各种疾病。新生儿发病率和死亡率极高，婴儿死亡中约 2/3 是新生儿，＜1 周的新生儿占新生儿死亡数的

70%左右。故新生儿保健是儿童保健的重点，而生后1周内新生儿的保健是重中之重。

2. 新生儿的保健

（1）家庭访视：新生儿期一般家访2～3次，高危儿适当增加访问次数。①询问新生儿出生情况、生后生活状态；②观察新生儿居住环境及一般情况，重点观察有无产伤、黄疸、畸形、皮肤与脐部感染等；③体格检查，包括头颅、前囟、心肺腹、四肢、外生殖器，测量头围、体重等，视、听觉筛查；④提供指导及咨询，问题严重者应立即就诊。

（2）合理喂养：母乳是新生儿的最佳食品，宣传母乳喂养的优点，教授哺乳的方法和技巧，并指导母亲观察乳汁分泌是否充足，新生儿吸吮是否有力。母乳充足，新生儿哺乳后则安静入睡，二便正常，体重正常增长；低出生体重儿但吸吮力强者可按正常新生儿的喂养方法进行；吸吮力弱者可将母乳挤出，用滴管哺喂，一次量不宜过多，以免误吸。食后右侧卧位，略抬高床头，避免溢奶引起窒息。无母乳或母乳不足者，指导母亲采取科学的人工喂养方法。

（3）保暖：新生儿室应阳光充足，空气清新，温湿度适宜。室内温度保持在22～24℃，湿度55%。冬季环境温度过低可使新生儿体温不升，影响代谢和血液循环，导致发生新生儿寒冷损伤综合征。因此，在寒冷季节要特别注意新生儿保暖。指导家长正确使用热水袋及代用品保暖以止烫伤。若环境温度过高、衣被过厚或包裹过严，可引起新生儿体温上升。因此，要随着气温的变化适时增减衣被及包裹。

（4）日常护理：指导家长观察新生儿的精神状态、面色、呼吸、体温、哭声和大小便等情况。新生儿新陈代谢旺盛，应每日沐浴，水温37～39℃，用中性的婴儿沐浴露或肥皂。新生儿脐带未脱落前要保持局部清洁干燥。着棉质柔软衣物以防过敏。使用白色尿布，便于观察大小便的颜色，注意应勤换勤洗，保持臀部皮肤清洁干燥，防尿布性皮炎。

（5）预防疾病和意外：定时通风换气，保持室内空气清新。新生儿食具专用，用后要消毒。保持衣服、被褥和尿布清洁干燥。母亲在哺乳和护理新生儿前应洗手。家人患感冒时必须戴口罩接触新生儿。尽量减少亲友探视和亲吻新生儿。患传染性疾病者不能接触新生儿。按时接种卡介苗和乙肝疫苗。新生儿出生2周后应遵医嘱口服维生素D，预防佝偻病的发生。注意防止因包被蒙头过严、哺乳姿势不当导致乳房堵塞新生儿口鼻等造成新生儿窒息。新生儿早期应进行先天性遗传代谢性疾病的筛查。如先天性甲状腺功能减退症、苯丙酮尿症、半乳糖血症和听力筛查。

（6）早期教养：新生儿的视、听、触觉已初步发展，可通过反复的视、听觉训练，建立各种条件反射，培养新生儿定向力以及反应能力。鼓励家长与新生儿进行眼神交流、皮肤接触，促进父母与新生儿的情感连接以及其感知觉发育；父母对新生儿说话和唱歌等，可促进新生儿的智力发育。

（二）婴儿期保健

1. 婴儿的特点　婴儿期的体格生长十分迅速，需大量各种营养素满足其生长的需要，但婴儿的消化功能尚未成熟，故易发生消化紊乱和营养缺乏性疾病。随着月龄的增加，婴儿通过胎盘从母体获得的免疫物质逐渐减少，而自身的免疫功能尚未成熟，故易患肺炎等感染性疾病和传染病。

2. 婴儿的保健

（1）合理喂养：4～6个月以内婴儿提倡纯母乳喂养。部分母乳喂养或人工喂养则首选配方奶粉。6 个月以上婴儿要及时添加换乳食品，为断奶做准备；使其适应多种食物，减少日后挑食、偏食的发生。家长应掌握换乳食品添加的顺序和原则、食物的选择和制作方法等。在添加换乳食品的过程中，家长要注意观察婴儿的大便情况以及时判断换乳食品添加是否得当。根据具体情况指导断奶。断奶应采用渐进的方式，以春、秋两季较为宜。在婴儿断奶时家长应给予特别的关心和爱抚。自换乳食品添加开始训练婴儿用勺进食；7 ～ 8 个月后学习用杯，以促进咀嚼、吞咽及口腔协调动作的发育；9 ～ 10 个月的婴儿学习自己用勺进食，促进眼、手协调，使婴儿的独立性、自主性得到发展。

（2）日常护理

①清洁卫生：每天早晚给婴儿洗脸、脚和臀部，勤换衣裤，用尿布保护会阴部皮肤清洁。有条件者每日沐浴，可保持婴儿清洁；为婴儿提供嬉戏和运动的机会；家长利用这一时间观察婴儿的健康状况。浴后要特别注意揩干皮肤皱褶处，如颈、腋、腹股沟等部位，并敷爽身粉。

②衣着：婴儿应着简单、宽松而少接缝的衣物。衣服上不宜用纽扣，以免婴儿误食或误吸，造成意外伤害。婴儿颈短，上衣不宜有领。不用松紧腰裤，最好穿连衣裤或背带裤，以利胸廓发育。注意按季节增减衣服和被褥，以婴儿两足温暖为宜。

③睡眠：充足的睡眠是保证婴儿健康的先决条件之一。睡眠不足婴儿会烦躁、易怒、食欲减退、体重下降。婴儿所需的睡眠时间个体差异较大。随年龄增长睡眠时间逐渐减少，且两次睡眠的间隔时间延长。一般 1 ～ 2 个月小婴儿尚未建立昼夜生活节律，可夜间哺乳 1 ～ 2 次，但不应含乳头入睡；3 ～ 4 个月后逐渐停止夜间哺乳。婴儿睡前避免过度兴奋，保持身体清洁、干爽和舒适；婴儿应有固定的睡眠场所和睡眠时间。习惯养成后，不要轻易破坏。

④牙齿：4 ～ 10 个月乳牙开始萌出，婴儿会有适的表现，如吸手指、咬东西，严重的会表现烦躁不安、无法入睡和拒食等。婴儿不宜含着奶嘴入睡，以免发生"奶瓶龋病"。不良吸吮习惯还可对口腔产生异常压力，导致反胎、颜面狭窄等畸形，注意吸吮奶嘴的正确姿势。

⑤户外活动：家长应每日带婴儿到户外活动，呼吸新鲜空气和晒太阳；有条件者可进行空气浴和日光浴，以增强体质和预防佝偻病的发生。

（3）早期教育

①大小便训练：婴儿 3 个月以后可以把尿当婴儿大便次数逐渐减少至每日 1 ～ 2 次时，即可开始训练定时大便。婴儿会坐后可以练习大便坐盆，每次 3 ～ 5min。婴儿坐盆时不要分散其注意力。

②视、听能力训练：3 个月内的婴儿，可在其床上悬吊颜色鲜艳、能发声及转动的玩具，逗引婴儿注意。3 ～ 6 个月婴儿可选择各种颜色、形状、发声的玩具，逗引婴儿看、摸和听。对 6 ～ 12 个月的婴儿应培养其稍长时间的注意力，以询问方式让其看、指、找，从而使其视觉、听觉与心理活动紧密联系起来。

③动作的发展：家长为婴儿提供运动的空间和机会。2 个月时，婴儿可练习空腹俯卧，培养俯卧抬头，扩大婴儿的视野。3 ～ 6 个月时应用玩具练习婴儿的抓握能力、训练翻身等。7 ～ 9 个月，用能够滚动的玩具逗引婴儿爬行。10 ～ 12 个月，鼓励婴儿学走路。

④语言的培养：语言的发展是一个连续的有序过程。首先是练习发音，其次是感受语言或理解语言，最后才是用语言表达即说话。婴儿出生后，家长就要和婴儿说话或逗引婴儿

“咿呀”学语，以促进其语言发育。5～6个月可以培养其对简单语言作出动作反应，以发展理解语言的能力。9个月开始注意培养婴儿有意识地模仿发音，如“爸爸”“妈妈”等。

（4）防止意外防止意外：此期常见的意外事故有异物吸入、窒息、中毒、跌伤、触电、溺水和烫伤等。应向家长特别强调意外的预防。

（5）预防疾病和促进健康：婴儿对传染性疾病普遍易感。必须切实完成计划免疫程序的基础免疫，预防急性传染病的发生。定期为婴儿进行健康检查和体格测量，6个月以内婴儿体检每月1次，7～12个月婴儿2～3个月1次，高危儿、体弱儿适当增加体检次数。预防佝偻病、营养不良、肥胖症和营养性缺铁性贫血等疾病。婴儿期常见健康问题包括婴儿腹泻、营养物过敏、湿疹、尿布性皮炎和脂溢性皮炎等。

（三）幼儿期保健

1. 幼儿的特点　幼儿生长发育速度较前减慢，但神经心理发育迅速，对周围环境产生好奇、乐于模仿。自主性及独立性发展，语言及动作能力迅速增强。免疫功能不健全，对危险事物识别能力差，故感染性及传染性疾病高发，意外事故多发。

2. 幼儿的保健

（1）合理安排膳食：供给足够的能量及优质蛋白以保证营养素充足及均衡。乳类供应不低于总量的1/3。2岁以前，乳牙未出齐，咀嚼和消化能力弱，食物应细、软、烂，多样化。幼儿生长发育速度减慢，需要量相对下降，以及受外界环境的吸引，18个月左右出现生理性厌食，幼儿表现为对食物缺乏兴趣及偏食。此时指导家长掌握合理的喂养方法及技巧。如鼓励幼儿自己进食，一次不要投入大量食物到幼儿碗里，吃完后再添加，使幼儿有成就感。创造良好的进餐环境等。培养良好进餐习惯，餐前15min做好生理及心理上的就餐准备。定时专心进食、不挑食、不偏食、不吃零食。

（2）日常护理

①衣着：幼儿衣着应颜色鲜艳便于辨认，穿脱方便以便自理。3岁学习穿脱衣服，整理个人用物。

②睡眠：幼儿睡眠时间逐渐减少。每晚可睡10～12h，白天小睡1～2次。睡前常需家人或喜爱的玩具陪伴，以增加安全感。睡前不做剧烈的游戏或讲紧张的故事。

③口腔保健：幼儿不能自理时，家长协助其清洁牙齿。2～3岁后，指导幼儿自己刷牙，早晚各1次，做到饭后漱口。少吃易致龋齿的食物，如糖果、甜点等。定期进行口腔检查。

（3）早期教育

①大小便训练：18～24个月时，幼儿开始能自主控制肛门和尿道括约肌，知道何时何地适合排便，能够表达便意。在训练排便过程中，家长采用鼓励和赞赏的方式，失败时不要表示失望或责备幼儿。大便训练较小便先完成，用尿布不会影响大小便能力的培养。2～3岁时幼儿已多能控制膀胱排尿，如5岁后仍不能随意控制排尿应就医。

②动作的发展：玩具可促进动作的发育，根据不同年龄选择合适的玩具。12～15个月对走路、扔捡或取放东西等感觉快乐；18个月喜欢喜欢能推拉的玩具；2岁后开始模仿成人的活动，喜欢玩水、泥沙、橡皮泥等，喜欢奔跑、蹦跳，喜欢在纸上涂鸦。故2～3岁选择形象玩具、能装拆的玩具。

③语言的发展：幼儿具有较强的好奇心、求知欲及表现欲，爱问问题、唱简单的歌谣、翻看故事书或看动画片。

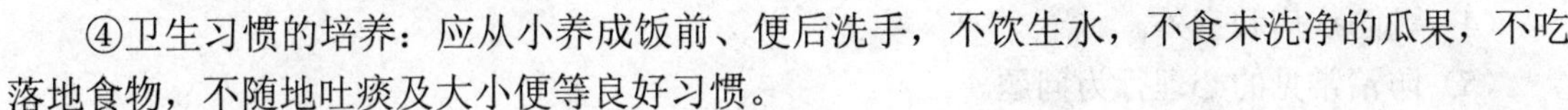

④卫生习惯的培养：应从小养成饭前、便后洗手，不饮生水，不食未洗净的瓜果，不吃落地食物，不随地吐痰及大小便等良好习惯。

⑤品德教育：幼儿要学习尊敬长辈，礼貌待人，关爱他人，懂得分享。因幼儿模仿力强，家长要树立榜样。在对做错事的小孩进行惩罚时，要保护幼儿的自尊。

（四）学龄前期保健

1. 学龄前儿童特点　学龄前儿童体格发育减慢，神经精神、语言、思维发育较快，具有好奇多问的特点。喜模仿，易发生意外事故。防病能力增加，但易患急性肾炎、风湿病等免疫性疾病。学龄前期是儿童性格形成的关键时期，加强早期教育。

2. 学龄前儿童保健

（1）合理营养：注意饮食均衡，保证能量和蛋白的摄入，优质蛋白占总蛋白的1/2。

（2）日常护理：①锻炼儿童的自理能力；②营造良好的睡眠环境。如睡前讲做轻松愉快的游戏。

3. 早期教育　①培养儿童良好的品德及多方面的兴趣爱好。②注意智力的发展，培养儿童的动手能力。

4. 预防疾病和意外　每年进行1～2次体格检查，3岁后每年测视力及血压各一次。开展安全教育，预防意外事故的发生。如外伤、溺水、中毒等。

5. 防治常见的心理行为等问题　吮拇指、咬指甲、遗尿、手淫、攻击性和破坏性行为等是学龄前儿童常见的心理问题。

（五）学龄期保健

1. 学龄儿童的特点　学龄儿童具有分析、理解事物的能力，认知和社会心理发展迅速。学龄期是接受科学教育的关键时期，也是心理发展的重大转折时期。此期儿童抗病能力强，但要注意眼卫生和口腔卫生，防治精神行为的方面的疾。

2. 学龄儿童保健

（1）合理营养：饮食营养充分而均衡，保证身心发展及学习的需要。

（2）加强体格锻炼，促进儿童体力、耐力的发展。锻炼要循序渐进，切勿操之过急。

（3）预防疾病：①保证充足的休息和睡眠；②每年体检一次，按时预防接种；③防止近视及龋齿。④养成正确的坐立行走姿势。

（4）学习安全知识，防止意外事故发生。如车祸、溺水、隔着、擦伤等。

（5）遵守社会公德，培养良好习惯。如不吸烟、不随地吐痰、不饮酒等。

（6）防治常见的心理行为问题。

（六）青春期保健

1. 青春期少年特点　在性激素作用下，青少年体重身高明显增加，出现第二个生长发育高峰，有明显性别差异。心理与社会适应能力发展缓慢，常感到压抑。具有反抗性与依赖性，闭锁性与开放性，自卑和自满。此期小儿神经内分泌调节不稳定。

2. 青春期少年的保健

（1）供给充足的营养。

（2）加强健康教育：①培养良好的卫生习惯；②保证充足睡眠；③养成健康的生活方式；④进行性教育。

（3）注重法制和品德教育。

（4）预防疾病和意外。

（5）防治常见的心理行为问题。

二、预防接种

（一）人工获得的免疫方式

人工获得的免疫方式包括主动免疫和被动免疫两种。

1. *主动免疫及常用制剂* 主动免疫是指给易感者接种非特异性抗原，刺激机体产生特异性的免疫力。主动免疫是预防接种的主要方式，须经过一定期限产生抗体，持续1～5年后逐渐减少，故要加强免疫，以巩固免疫效果。

主动免疫制剂统称为疫苗。按其生物性质可分为灭活疫苗、减毒活疫苗、类毒素疫苗、组分疫苗（亚单位疫苗）及基因工程疫苗。

2. *被动免疫及常用制剂* 未接受主动免疫的易感者在接触传染源后，被给予相应的抗体，而立即获得免疫力，称之为被动免疫。抗体留在体内的时间一般约3周，因此主要用于应急预防和治疗。如给未注射麻疹疫苗的麻疹易感儿注射丙种球蛋白以预防麻疹；受伤时注射破伤风抗毒素以预防破伤风。

被动免疫制剂包括特异性免疫球蛋白、抗毒素、抗血清。此类制剂来源于动物血清，对人体是一种异性蛋白，注射后易引起过敏反应或血清病，尤其是重复使用时，更应慎重。

（二）计划免疫

儿童计划免疫是根据小儿免疫特点和感染病疫情的监测情况制定的免疫程序，是有计划、有目的地将生物制品接种到婴幼儿体中，以确保儿童可获得可靠的抵抗疾病的能力，从而达到预防控制乃至消灭传染病的目的。预防接种是计划免疫的核心。2008年颁布扩大免疫计划，全国范围内使用的疫苗包括：卡介苗，脊髓灰质炎减毒活疫苗，无细胞百白破疫苗，乙肝疫苗，麻疹疫苗，麻腮风疫苗，乙脑疫苗，甲肝疫苗，白破疫苗，流脑疫苗。详见表4–1。

1. *乙肝疫苗* 属于基因工程疫苗。其接种的禁忌对象有乙肝病毒携带者、对疫苗中任何成分过敏者、神经系统疾病者、重度营养不良者、先天性免疫功能缺陷者及正在应用免疫抑制剂治疗者。现正在发热、患有急性或慢性严重疾病者（如活动性肝炎、活动性肺结核、严重心肾疾病者等）及其痊愈不足2周者，建议推迟接种。乙肝疫苗很少引起不良反应，个别儿童可有低热或局部轻度红肿、疼痛，一般不必处理。

2. *卡介苗* 系减毒活疫苗。其接种的禁忌对象为患有结核病、急性传染病、肾炎、心脏病、湿疹、免疫缺陷证或其他皮肤疾病者。卡介苗接种后，2周左右可出现局部红肿，6～8周显现结核菌素试验阳性，8～12周后结痂。如出现化脓、形成小溃疡，腋下淋巴结肿大，可局部处理以防感染扩散。

3. *脊髓灰质炎疫苗* 属于减毒活疫苗。其接种禁忌对象有：①患有免疫缺陷性疾病或正在接受免疫抑制剂治疗者；②对牛奶及其他乳制品过敏者；③凡有发热、腹泻及急性传染病者暂缓接种。脊髓灰质炎疫苗接种后，极少数婴儿可出现低热、腹泻，但能自愈。

4. *无细胞百白破疫苗及白破疫苗* 无细胞百白破疫苗由无细胞百日咳疫苗（系灭活疫苗）、精制白喉类毒素和精制破伤风类毒素组成。其接种禁忌对象有：①患有神经系统疾病或癫痫有抽搐史者；②有明确过敏史者；③急性传染病（包括恢复期）、发热者暂缓接种。接种百白破疫苗后，局部可出现红肿、疼痛。伴或不伴低热、疲倦等，偶见过敏性皮疹、血管性水肿。若全身反应严重者，应及时就诊。白破疫苗禁忌证及不良反应参见百白破疫苗。

5. *麻疹疫苗及麻腮风疫苗*　均为减毒活疫苗。其接种禁忌对象为：①先天性免疫功能缺陷及免疫力低下者，如接收大剂量皮质激素治疗者；②有过敏史者，尤其是鸡蛋过敏者慎用；③患有严重疾病、发热、传染病（包括恢复期）者暂缓接种。疫苗接种后，局部一般无反应，少数儿童可在 6 ～ 11d 出现一过性发热，产生轻微麻疹，或伴有耳后及枕后淋巴结肿大，2 ～ 3d 内可自行消退，必要时对症处理。

6. *乙脑疫苗*　有减毒活疫苗和灭活疫苗两种制剂。其接种禁忌对象为发热及中耳炎、急性传染病、严重慢性疾病、脑及神经系统疾病、免疫系统功能缺陷或正在使用免疫抑制剂治疗、过敏性疾病者。疫苗接种后，一般无不良反应。少数人局部红肿、疼痛。偶见低热和过敏性皮疹。

7. *流脑疫苗*　属于组分疫苗。其接种禁忌对象有：①神经系统疾病及精神病者，如癫痫、癔症、脑炎后遗症、抽搐者或有上述病史者；②有过敏史者；③有严重疾病者，如肾脏病、心脏病等；④急性传染病及发热者。疫苗接种后一般无严重的局部反应和全身反应。个别儿童局部出现红晕、轻疼痛；低热；偶有过敏反应。一般自行恢复必要时对症处理。

8. *甲肝疫苗*　有减毒活疫苗和灭活疫苗两种剂型。其接种禁忌对象有发热、急性传染病（包括恢复期）、严重疾病、免疫缺陷或正在接受免疫抑制剂治疗及过敏体质者。接种疫苗后，大多数儿童没有不良反应。少数儿童可能出现局部疼痛、红肿，头痛、疲劳、发热、恶心和食欲下降，偶见皮疹。一般可自行缓解，不需要特殊处理，必要时可对症处理。

表 4–1　儿童计划免疫程序

疫苗	接种对象月（年）龄	接种剂次	接种部位	接种途径	接种剂量 / 剂次	备注
乙肝疫苗	0、1 月龄、6 月龄	3	上臂三角肌	肌内注射	酵母苗 5μg/0.5ml；CHO 苗 10μg/1ml、20μg/1ml	出生后 24h 内接种第 1 次，第 1、2 剂次间隔≥28d
卡介苗	出生时	1	上臂三角肌中部略下处	皮内注射	0.1ml	
脊灰疫苗	2 月龄、3 月龄、4 月龄，4 周岁	4		口服	1 粒	第 1、2 剂次，第 2、3 剂次间隔均≥28d
百白破疫苗	3 月龄、4 月龄、5 月龄，18 ～ 24 月龄	4	上臂外侧三角肌	肌内注射	0.5ml	第 1、2 剂次，第 2、3 剂次间隔均≥28d
白破疫苗	6 周岁	1	上臂三角肌	肌内注射	0.5ml	
麻风疫苗（麻疹疫苗）	8 月龄	1	上臂外侧三角肌下缘附着处	皮下注射	0.5ml	8 月龄接种 1 次麻风疫苗，麻风疫苗不足部分继续使用麻疹疫苗

续表

疫苗	接种对象月（年）龄	接种剂次	接种部位	接种途径	接种剂量 / 剂次	备注
麻腮风疫苗（麻腮疫苗，麻疹疫苗）	18 ～ 24 月龄	1	上臂三角肌下缘附着处	皮下注射	0.5ml	18 ～ 24 月龄接种一次麻腮风疫苗，麻腮风疫苗不足部分使用麻腮疫苗替代，麻腮疫苗不足部分继续使用麻疹疫苗
乙脑减毒活疫苗			上臂三角肌下缘附着处	皮下注射	0.5ml	
乙脑灭活疫苗			上臂三角肌下缘附着处	皮下注射	0.5ml	第 1、2 剂次间隔 7 ～ 10d
A 群流脑疫苗			上臂三角肌附着处	皮下注射	30μg/0.5ml	第 1，2 剂次间隔 3 个月
A＋C 流脑疫苗	3 周岁，6 周岁	2	上臂三角肌附着处	皮下注射	100μg/0.5ml	2 剂次间隔≥3 年；第 1 剂次与 A 群流脑疫苗第 2 剂次间隔≥12 个月
甲肝减毒活疫苗	18 月龄	1	上臂外侧三角肌附着处	皮下注射	1ml	
甲肝灭活疫苗	18 月龄，24 ～ 30 月龄	2	上臂三角肌附着处	肌内注射	0.5ml	2 剂次间隔≥6 个月

（三）预防接种准备注意事项

1. *环境准备*　室内光线充足，空气新鲜，温度适宜；接种及急救物品摆放有序。

2. *心理准备*　做好健康宣教，消除家长和儿童的紧张、恐惧心理；接种不宜空腹进行。

3. *严格掌握禁忌证*　通过问诊及查体，了解儿童有无接种禁忌证。

4. *严格执行免疫程序*　掌握接种剂量、次数、间隔时间和不同疫苗的联合免疫方案。做好记录预约，交代接种后的注意事项及处理措施。

5. *严格执行查对制度及无菌操作原则*　接种活疫苗时，只用 70% ～ 75% 乙醇消毒；抽吸后如有剩余药液放置不能超过 2h；接种后剩余活菌应烧毁。

6. *其他*　①2 个月以上婴儿接种卡介苗前应做 PPD 试验，阴性者才能接种。②脊灰灰质炎疫苗冷开水送服，且服用后 1h 内禁热饮。③接种麻疹疫苗前 1 个月及接种后 2 周避免使用胎盘球蛋白、丙种球蛋白制剂。

（四）预防接种的反应及处理

疫苗是异体蛋白，在诱导机体免疫系统产生对特定疾病的抵抗力的同时，疫苗本身的生物学特性和人体的个体差异（如健康状况、过敏性体质、免疫功能、精神因素等）可能会导致儿童出现一些不良反应。

1. 一般反应　即疫苗本身所引起的反应。多为一过性，于 24h 内出现，主要变现为发热、局部红肿、疼痛，可伴食欲减退，全身乏力不适等。多数儿童的反应轻微，一般持续 2 ～ 3d 自行消退，无需特殊处理。适当休息，多饮水即可。反应较重者，可对症处理，如物理降温，局部热敷等；反应严重者，如局部红肿持续扩大，高热不退，应到医院就诊。

2. 异常反应　极少数儿童可能出现晕厥、血管神经性水肿、过敏性休克、过敏性皮疹等。一旦发生，应立即抢救治疗。

3. 偶合症　是指受种者正处于某种疾病的潜伏期，或者存在尚未发现的基础疾病，接种后巧合发病，因此，偶合症的发生与疫苗接种无关，仅是时间上的巧合，如冬季偶合流感，夏季偶合腹泻等。

试题精选

1. 脊髓灰质炎疫苗复种的时间是

A. 1.5 岁　　B. 2.5 岁　　C. 3.5 岁

D. 4 岁　　E. 6 岁

答案：D。

2. 接种活疫苗、菌苗时，应选择的皮肤消毒液是

A. 安尔碘　　B. 0.2% 碘酊　　C. 75% 乙醇

D. 2% 双氧水　　E. 0.5% 碘酊

答案：C。

第 4 单元　小儿营养与喂养

一、能量与营养素的需要

（一）能量

适宜的能量供应，是维持小儿健康的必要前提，能够供给人体能量的三大营养素是蛋白质、脂肪、糖类，它们在体内实际产能约为：蛋白质 4kcal/kg（17kJ/kg），脂肪 9kcal/kg（38kJ/kg），糖类 4kcal/kg（17kJ/kg）。小儿对能量的需要包括以下五方面：基础代谢率、食物的热力作用、活动、生长、排泄。

1. 基础代谢率　婴幼儿时期，基础代谢的能量需要占总能量的 50% ～ 60%。小儿按每日每千克体重计算，1 岁以内约需 230.2kJ（55kcal），7 岁 184.2kJ（44kcal），12 岁时与成人相近 104.6 ～ 125.6kJ（25 ～ 30kcal）。

2. 食物热力作用　人体进食后，产热比进食前有所增加，食物这种刺激能量代谢的作用称为食物的热力作用。蛋白质的热力作用最高，为本身产生能量的 30%。婴儿饮食中蛋白质较多，食物的热力作用占总热量 7% ～ 8%，年长儿占 5%。

3. 生长所需　这一部分热能消耗为小儿所特有。所需热量与生长速度成正比，若饮食所供给的热量不足，生长发育即会停顿或迟缓。婴儿此项热量占总热量的 25% ～ 30%。初生数月的婴儿达 167.4 ～ 209.3kJ［40 ～ 50kcal/（kg · d）］，1 岁时为 62.8kJ（15kcal）。

4. 活动所需　不同年龄的小儿活动所需能量差异很大，新生儿只能啼哭、吮奶，这项需要较少，婴儿为 62.8 ～ 83.7kJ［15 ～ 20kcal/（kg · d）］，需要量随年龄增长而增加，12 岁时约为 125.6kJ/（kg · d）［30kcal/（kg · d）］。

5. 排泄的消耗　每天摄入的食物不能完全吸收，一部分食物未经消化吸收即排泄于体外，此项热量损失不超过 10%，但腹泻时，此项热量丢失大增。

以上五方面的总和是小儿每日需要的总能量。实际应用时，主要依据年龄、体重来估计总热量的需要。每千克体重每日所需热量：新生儿第 1 周约为 60kcal，第 2 ～ 3 周为 100kcal，第 2 ～ 6 个月需 110 ～ 120kcal。简单计算法：＜1 岁 110kcall/（kg · d），以后每 3 岁减去 10kcal，至 15 岁时为 60kcal 左右，成年人为 30kcal 左右。

（二）营养素

1. 宏量营养素

（1）蛋白质：小儿对蛋白质的需要量相对较多，因小儿不仅需要蛋白质补充损耗，还需蛋白质构成和增长新的组织，维持正常的生长发育。蛋白质所供给的能量约占每日总热量的 15%。蛋白质来源于动、植物食品，其中奶、蛋、肉、鱼和豆类中含有的必需氨基酸高，其生物学价值比谷类食物中蛋白质高。

（2）脂肪：作用是提供能量（供能占总能量的 35%），提供必需脂肪酸，协助脂溶性维生素的吸收，防止散热，机械的保护作用。脂肪所提供的能量占每天总能量的比例依年龄不同略有变化，如婴儿期的饮食以乳类为主，脂肪所提供的能量占每日总能量的 45%（35% ～ 50%），随年龄增长，其比例逐渐下降，但仍应占总能量的 25% ～ 30%。脂肪来源于食物中的乳类、肉类、植物油或由体内糖类和蛋白质转化而来，必需脂肪酸（如亚麻油酸）必须由食物供给。

（3）糖类：是食物的重要成分之一，为人体最主要的供能物质。还可储存糖原，构成组织细胞。由糖类所产生的能量应占总能量的 50% ～ 60%。婴儿对糖类的需要量相对较多，每天需 12g/kg。食物中乳类、谷类、水果、蔬菜中均富含糖类。

2. 微量能营养素

（1）维生素：虽不能供给能量，但是维持正常生长及生理功能所必需的营养素，参与和调节代谢过程，并可构成某些辅酶成分。人体对维生素的需要量有限，但因体内不能合成或合成的数量不足，而必须由食物供给。维生素的种类很多，按其溶解性可分为脂溶性（维生素 A、维生素 D、维生素 E、维生素 K）与水溶性（B 族维生素和维生素 C）两大类。其中脂溶性维生素可储存于体内，无需每天供应，但因排泄较慢，缺乏时症状出现较迟，过量易中毒。如维生素 A 可促进生长发育，维持上皮细胞的完整性，增加皮肤黏膜的抵抗力，为形成视紫红质所必需成分，促进免疫功能，来源于肝、牛乳、鱼肝油、胡萝卜素等。水溶性维生素易溶于水，其多余部分可迅速从尿中排泄，不易在体内储存，必须每天供给，若体内缺乏可迅速出现相应症状，但过量常不易发生中毒现象。

（2）矿物质：不供给能量，但参与机体的构成，具有维持体液渗透压、调节酸碱平衡的作用。包括常量元素和微量元素。每日膳食需要量在 100mg 以上的元素为常量元素，又称宏量元素，体内除氢、氧、氮、碳四种基本元素外，钙、磷、镁、钠、钾、氯、硫也为常量元素。铁、铜、锌及碘、氟等均为微量元素，虽体内含量很少，但与小儿营养关系密切，如碘与人体的新陈代谢、体格生长和智能发育关系密切，一旦缺乏可引起甲状腺肿。

（3）水：机体内新陈代谢和能量的需要量决定水的需要量，小儿新陈代谢旺盛，能量需要量大，因此对水的需要量大。婴儿每日需水 150ml/kg，以后每增 3 岁减少 25ml/kg，9 岁时每日约为 75ml/kg，至成人则每日需 45 ～ 50ml/kg.

（4）膳食纤维：分可溶性膳食纤维（如果胶）和非可溶性膳食纤维（如纤维素、半纤维素、木质素）。纤维素可吸收水分，使粪便体积增加，促进排便；半纤维素可结合铁、锌、钙、磷而使其吸收减少；果胶在吸水后可形成凝胶，有降低食物中糖密度、减少食饵性胰岛素分泌之功用。来源为新鲜蔬菜、水果和谷类。

二、婴儿喂养

婴儿喂养方式有母乳喂养、部分母乳喂养及人工喂养 3 种。

（一）母乳喂养

母乳时婴儿出生数天内天然的最好食物，母乳喂养是全球提倡的婴儿健康喂养方式。一般健康的母亲可提供足月儿正常生长到 4 ～ 6 个月所需营养素、能量及液体量。

1. 母乳的成分

（1）蛋白质：生物效价高，易被婴儿利用。母乳含必需氨基酸比例适宜；蛋白质以乳清蛋白为主，母乳中酪蛋白与乳清蛋白的比例为 1∶4，在胃内形成凝块小，易被消化吸收。

（2）糖类：母乳中乙型乳糖（β- 双糖）含量丰富，利于脑发育；利于双歧杆菌、乳酸杆菌生长，并产生 B 族维生素；利于促进肠蠕动；乳糖在小肠远端与钙形成螯合物，降低钠在钙吸收时的抑制作用，避免了钙在肠腔内沉淀，同时乳酸使肠腔内 pH 下降，有利小肠钙的吸收。

（3）脂肪：母乳含不饱和脂肪酸较多，初乳中更高，有利于脑发育。人乳的脂肪酶使脂肪颗粒易于消化吸收。

（4）矿物质：母乳中电解质浓度低、蛋白质分子小，适宜婴儿不成熟的肾发育水平。母乳中钙、磷比例适当（2∶1），含乳糖多，钙吸收好；母乳中含低分子量的锌结合因子 – 配体，易吸收，锌利用率高；人乳中铁含量为 0.05mg/dl 与牛奶（0.05mg/dl）相似但人乳中铁吸收率（49%）高于牛奶（4%）。

（5）维生素：母乳中维生素 D 含量较低，婴儿出生后 3 周起，应补充维生素 D10μg/d，并鼓励家长让婴儿生后尽早户外活动，促进维生素 D 皮肤的光照合成；母乳中维生素 K 含量亦较低，新生儿出生时一次性肌注维生素 $K_1$0.5 ～ 1mg（早产儿连用 3d），预防维生素 K_1 缺乏所致出血性疾病。

（6）免疫物质：①免疫物质：初乳含丰富的 SIgA，具有抗感染和抗过敏作用。②细胞成分：有较多的巨噬细胞、淋巴细胞、中性粒细胞等免疫活性物质发挥免疫调节作用。③乳铁蛋白：母乳含乳铁蛋白，乳铁蛋白对铁有较强的螯合能力，夺走大肠埃希菌、多数厌氧菌及白色念珠菌赖以生长的铁，从而抑制其生长。④溶菌酶：有杀菌、抗病毒、抗炎、调理细胞因子的作用。⑤其他：促进乳酸杆菌的生长，抑制大肠埃希菌。

（7）生长调节因子：为一组对细胞增殖、发育有重要作用的因子，如牛磺酸、激素样蛋白（上皮生长因子、神经生长因子），以及某些酶和干扰素。

2. 母乳成分的变化

（1）产后4d内乳汁：质稠而发黄，脂肪球含量少而蛋白质含量多，又富有微量元素及免疫物质，特别适合新生儿的需要，应尽量让新生儿得到宝贵的初乳。

（2）过渡乳：5～14d的乳汁，含脂肪最高，而蛋白质和矿物质逐渐减少。

（3）成熟乳：14d以后的乳汁，质较稳定，量随乳儿增长而增加

（4）晚乳：10个月以后的乳汁，各种营养成分均有所下降，量也减少。

3. 母乳喂养的优点

（1）营养丰富，比例合适，增强婴儿免疫力。

（2）母乳喂养经济方便，温度适宜，不易污染。

（3）新鲜无污染。

（4）有利于母婴感情建立。

（5）利于母亲子宫复原，起到一定的避孕作用。也较少发生乳腺癌和卵巢癌等。

（6）利于母亲形体的恢复。

4. 母乳喂养的护理

（1）喂哺时间：尽早开奶：产后15min至2h内，满月前按需哺乳，婴儿2个月内每2～3h喂一次，每次喂奶时间15～20min，3～4个月每4h 1次。

（2）喂哺方法：喂乳前换尿布，洗净双手，清洁乳头、乳晕，乳母宜取坐位，斜抱婴儿，一手的示指、中指轻夹乳晕两旁，使婴儿含住大部分乳晕及乳头，防止乳房堵住鼻孔而影响呼吸。

（3）注意事项：①注意个人卫生和乳头清洁。②孕母精神愉快，生活规律，保证足够睡眠。③加强营养，禁烟酒，禁用通过乳汁排泄的药物。④母亲患急慢性传染病或重症精神疾病，不利喂乳。⑤患乳腺炎、乳头有裂口、硬块，暂停喂乳。⑥每次喂乳应先吸空一侧，再吸另一侧，有利于乳汁分泌。⑦哺乳结束后应将婴儿竖抱，头靠母亲肩上用手掌轻拍背部，帮助空气排出，防止发生溢乳。⑧禁止含空乳头睡觉。

（二）混合喂养

母乳与配方乳或其他食物同时喂养婴儿为混合喂养，有两种情况。

1. 补授法　母乳量不足的喂养方法。母乳喂哺次数一般不变，每次先喂母乳，待两侧乳房吸空后，再根据婴儿需要补充其他乳品。补授法可使婴儿多得母乳，且刺激乳汁分泌，防止母乳进一步减少。

2. 代授法　用配方奶或其他乳品一次或数次代替母乳的方法。代授法多在4～6月龄儿准备断离母乳、开始引入配方奶或其他乳品时采用。即在某一次母乳哺喂时，有意减少哺母乳量，以增加配方乳或其他乳品量，逐渐替代此次母乳量。以此类推直到完全替代所有母乳。

（三）人工喂养

以配方奶或其他代乳品完全替代母乳喂养的方法，称为人工喂养4～6个月以内的婴儿由于各种原因不能进行母乳喂养时采用此方法。

1. 配方奶　以母乳组成为生产依据，对牛乳进行改造，不具备母乳中的免疫物质和酶，不能代替母乳，在不能母乳喂养时首选配方奶粉，按不同年龄段选用。婴儿用配方奶粉，

20g/（kg·d），加 7 倍水即可。

2. 牛乳　人工喂养时常用牛乳，但成分不适合婴儿。需经稀释、加糖、煮沸，加水使之适合婴儿的消化能力及肾功能。

（1）稀释：降低牛乳矿物质、蛋白质浓度，减轻婴儿消化道、肾负荷。稀释度应据婴儿月龄而定。生后不足 2 周者采用 2∶1 奶（2 份奶加 1 份水）；以后逐渐过渡到 3∶1 奶或 4∶1 奶；满月后即可用全奶。

（2）加糖：加糖改变宏量营养素的比例，利于吸收，软化大便。一般 100ml 牛奶加 5～8g 糖，以蔗糖常用。

（3）加热：煮沸可达到灭菌的要求，且能使奶中的蛋白质变性，使之在胃中不易凝成大块。煮沸时间不宜过长，否则短链脂肪酸易挥发而失去香味，酶及维生素也易破坏。

3. 奶量摄入的估计

（1）配方奶粉摄入量估计：婴儿能量需要量约为 460kJ（110kcal）/（kg·d），一般市售婴儿配方奶粉 100g 供能约 2029kJ（500kcal），故婴儿配方奶粉约 20g/（kg·d）可满足需要。按规定调配的配方奶可满足婴儿每日营养素、能量及液体总量需要。

（2）全牛奶摄入量估计：100ml 全牛奶 272kJ（65kcal），8% 糖牛奶 100ml 供能约 418kJ（100kccal），婴儿的能量需要量为 460kJ（110kcal）/（kg·d），故婴儿需 8% 糖牛奶 100ml/（kg·d）。全牛奶喂养时，因蛋白质与矿物质浓度较高，应两次喂哺之间加水。婴儿每日总液量 150ml/kg，减去进乳量即为饮水量。

4. 人工喂养的注意事项

（1）选择适宜的奶瓶、奶嘴：奶嘴软硬度应适宜，奶嘴孔的大小以奶瓶盛水倒置时液体呈滴状连续滴出为宜，乳汁应充满奶嘴，避免空气吸入。

（2）新鲜配制。

（3）乳汁的浓度不可过稀、过浓或过少，乳液温度与体温相似，滴在成人手腕腹面不感到过热为宜。

（4）正确喂养：哺喂时斜抱起婴儿，将奶瓶斜置，使乳汁充满奶嘴。喂毕抱起婴儿轻拍后背，使吞咽的气体排出。

（5）加强奶具卫生：所用用具每次用后均要洗净，消毒。

（6）因人而异，随时调整乳量。

（四）辅助食品的添加

1. 辅助食品添加的目的

（1）补充乳类营养素的不足。

（2）改变食物的性质，为断奶做准备。

（3）培养小儿的良好的饮食习惯。

2. 辅助食品添加的原则　由少到多、由稀到稠、由细到粗、由一种到多种。在婴儿健康、消化功能正常时逐步添加。

3. 添加辅助食品的顺序　汁、泥、末、碎（表 4–2）。

（1）出生 15d：给浓缩鱼肝油滴剂或维生素 D 制剂。

（2）3～4 周：水状食物为主，供给富含维生素 C 的液体，如水果汁、菜汤。

表4-2　添加辅食顺序

月龄	食物状态	添加辅食	供给营养素
4～6	泥状食物	米汤、米糊、粥、蛋黄、豆腐、动物血、菜泥、水果泥	补充能量、动、植物蛋白、铁、维生素、纤维素、矿物质
7～9	末状食物	粥、烂面、饼干、蛋、鱼、肝泥、肉末	补充能量、动、蛋白质、铁、锌、维生素
10～12	碎食物	稠粥、软饭、面条、馒头、豆制品、碎肉、油	补充能量、维生素、蛋白质、矿物质、纤维素

三、儿童、少年膳食安排

1. 幼儿的膳食　幼儿的生长发育较快，牙齿渐出齐，食物需多样化，但蛋白质应以优质蛋白为主，能量需要充分，比例要适宜，食物制作要求做到细、烂、软、碎、易于咀嚼，此期是培养习惯的关键期，主要培养幼儿的良好饮食习惯。

2. 学龄前儿童的膳食　以成人饮食接近，须做到粗细、粮交替，荤素食搭配，营养素比例适宜，保证营养均衡，避免坚硬、油腻、辛辣食品。食物制作多样化，以促进小儿食欲，达到营养均衡的目的。

3. 学龄儿童的膳食　与成年人食物近同，但因其体格、智力发育加快，学习紧张，活动量大，故对营养素和总能量的需求均比成年人相对多。因此，早餐一定要吃好，营养素搭配合理，以增强理解力及记忆力。满足商务的体力活动和脑力消耗，提倡课间加餐，随身带水。

4. 青春发育期少年的膳食　青春期少年体格发育进入第2高峰期，尤其是肌肉、骨骼的增长速度快，对各种营养素和总能量的需要量明显增加。尤其是蛋白质，应以优质蛋白为主。保证营养素要充足、合理搭配，此外，女孩因月经来潮，应补铁剂。

试题精选

1. 母乳喂养有利于预防佝偻病的发生，是因为母乳中

A. 含有IgG　　B. 含有SIgA　　C. 含有双歧因子

D. 乳铁蛋白含量多　　E. 钙、磷比例合适

答案：E。

2. 对于母乳乳汁的营养成分，描述正确的是

A. 维生素K含量多　　B. 含花生四烯酸酸较多

C. 钙、磷比例合理，吸收率高　　D. 含酪蛋白较多

E. 乙型乳糖含量较低

答案：C。

3. 下列母乳喂养的优点中描述正确的是

A. 清蛋白和球蛋白多，酪蛋白少，易于吸收

B. 含饱和脂肪酸与牛乳大致相同，有利于消化吸收

C. 含有大量IgG及IgM，增加免疫力

D. 含酪蛋白较多，易于吸收
E. 含有多种免疫成分，尤以成熟乳为高
答案：A。

4. 母乳中含量丰富的免疫物质是

A. IgE　　B. SIgA　　C. IgG
D. IgM　　E. 补体

答案：B。

第 5 单元　小儿心理、用药护理及护理技术

一、住院患儿的心理护理

（一）儿童对疾病的认识

由于认知能力的局限，小儿对患病，住院的认识因年龄的不同而有所差异。各年龄阶段小儿对疾病的认识有以下特点。

1. 幼儿与学龄前期小儿　此期小儿知道自己身体各部位的名称，但不知道其功能；开始了解和知道疾病，但只注重疾病的现象，认为疾病是外在的事物，仅仅是使其身体感到不适，而不能从疾病的现象中找出原因，常将疼痛等感觉与惩罚相联系，对疾病的发展和预后缺乏认识。

2. 学龄期小儿　此期小儿具有一定的抽象思维能力，开始了解身体各部分的功能，对疾病的病因有一定的认识，认为道德行为与病因有关，并能注意疾病的程度，开始恐惧身体的伤残和死亡。

3. 青少年　此期小儿的抽象思维能力进一步发展，能够认识到疾病的原因，明确疾病与器官功能不良有关，对疾病的发生及治疗有一定的理解，能够用言语表达身体的不适，并具有一定的自我控制能力。患儿往往焦虑、恐惧，并且常常夸大疾病的程度，产生对死亡的恐惧。甚至因不当的幻想而失眠，无法得到充分的休息。

（二）住院儿童的主要压力来源

小儿患病住院来到陌生环境，有不安全感，所以在住院期间患儿会有一定的精神压力，护士要关心每一个住院儿童，追寻患病儿童的心理变化，帮助他们尽快适应新的环境。

1. 环境陌生、缺乏安全感　小儿患病由家庭来到医院，环境发生巨大的变化，不仅环境陌生，而且面对的全是陌生面孔，加之各种检查仪，特殊的药味，使患儿失去安全感。在住院期间患儿要经过一段适应新环境的过程。

2. 与父母分离　由于住院治疗需要患儿与父母及朋友分离，在经历分离的焦虑时，患儿还要接受各种检查以及治疗的疼痛，所以患儿表现出一些不同寻常的哭闹，甚至打闹，常表现出攻击行为，拒绝护士的关爱，因找不到父母而失望、无助。

3. 疾病本身及各种治疗所带来的痛苦　疾病的本身往往给患儿带来了躯体上的不适，如疼痛、发热、食欲不振等；而各种频繁的检查，如抽血、肌注、吸痰、腰穿、骨穿等连接不

断的检查与治疗不仅使患儿感到医院很恐怖，而且觉得自己是不听话才被送到医院的，这给住院患儿带来了极大的痛苦。

4. 自主与独立功能丧失　由于住院要遵守医院的规章制度，很多活动都受到了限制，日常生活被打乱，如抽血前不能吃饭，输液时不能下床，每天要按时打针、吃药等使其感到失去了自己的控制和自身的力量，从而感到忧虑重重。

5. 对疾病的认识不足　患儿由于对疾病不能正确的认识，常把疾病与惩罚联系在一起，离开父母后，感到孤独、郁闷、害怕被抛弃，使患儿不敢睡觉，无法得到充分的休息，直接影响到治疗效果。

6. 躯体形象改变　当患儿患病后，应用一些激素、免疫抑制药，使身体部分功能发生改变，尤其是身体外形的改变使患儿精神受到创伤，患儿感到焦炉、恐惧，甚至觉得无法到人群中去。

7. 学习中断　患儿患病后学习中断，离开学校，离开每天在一起学习的同学，年长儿还担心自己考不上大学，甚至还担心日后工作。所以患儿在住院期间情绪低落，随着时间的推移，易产生退化行为。

8. 父母不良情绪的影响　由于儿童患病，家庭每一个成员都很担心，尤其是患儿的父母，父母的情绪与患儿疾病的严重程度有关，父母的面部表情直接影响患儿的情绪。他们每时每刻都在观察自己父母的情绪直到父母露出笑容，他们才能高兴。

（三）各年龄阶段儿童对住院的心理反应及护理

1. 婴儿对住院的反应　6个月以内的婴儿，如生理需要获得满足，一般比较平静，较少哭闹。6个月后婴儿开始认生，对母亲或抚育者的依恋性越来越强。对住院的主要反应是分离性焦虑，即婴儿与其父母或最亲密的人分开所表现出来的行为特征，可有哭闹不止、寻找父母、避开和拒绝陌生人，也可有抑郁、退缩等表现。

护理措施如下。

（1）了解患儿的生活习惯，耐心细致进行护理。

（2）多与患儿沟通，了解患儿的喜好。

2. 幼儿对住院的反应

（1）分离性焦虑。

（2）退化现象：即小儿倒退出现过去发展阶段的行为，如尿床、吸吮奶嘴和过度依赖等，这是小儿逃避压力常用的一种行为方式。

（3）无安全感：陌生的人，陌生的环境，缺乏安全感。

（4）孤独感：由于语言表达能力及理解能力有限，使他们易被误解和忽视，因而产生孤独感和反抗情绪。此期心理变化具体表现为3个阶段。

①反抗：哭闹，采用打、踢、跑等行为，寻找父母，拒绝他人的劝阻、照顾。

②失望：因不能找到父母而悲哀、沮丧，对周围事物不感兴趣。

③否认：长期与父母分离者可进入此阶段。即把对父母的思念压抑下来，克制自己的情感，能与周围人交往，以满不在乎的态度对待父母来院探望或离去。

护理措施如下：①实施责任制整体护理，为患儿提供持续护理服务。采用讲故事，玩玩具，做游戏的方法消除患儿恐惧感。②多与患儿进行语言沟通。③注意患儿行为方面的护理。允许患儿发泄自己的情绪，不责备患儿，帮助患儿恢复应有的行为及生活习惯。

3. 学龄前小儿对住院的反应

（1）分离性焦虑。

（2）恐惧陌生环境。

（3）疑虑被遗弃和受惩罚。

（4）恐怕身体的完整性和器官功能被破坏。

护理措施：①重视入院介绍；②用患儿能理解的语言及方式讲明病因及治疗；③鼓励患儿参加力所能及的工作；④组织患儿参加治疗性游戏。

4. 学龄儿对住院的反应

（1）担心住院与学校及同学分离，怕陌生的环境和医护人员。

（2）缺乏对疾病了解，担心疾病的诊断、治疗及愈后。

（3）担心住院给家庭造成严重的经济负担而感到内疚。

护理措施：①多与患儿交谈，增强患儿的信任与安全感；讲解疾病相关知识，使其正确认识疾病。②关心与尊重患儿。③帮助患儿保持与学校及同学的联系。④将疾病的治疗过程作为教育过程。多采用示范法，帮助患儿形象的理解和掌握健康知识。

5. 青春期少年对住院的反应　青春期少年的个性基本形成，住院后常常不愿受医护过多的干涉，心理适应能力加强但情绪容易波动，也易出现日常生活被打乱的问题。

二、小儿用药的护理

药物治疗是小儿综合治疗的重要组成成分，合理、正确地用药在治疗中常常起到关键作用。但由于小儿具有许多和成人不相同的解剖生理特点，且小儿病情多变，因此，对小儿用药必须慎重、准确、针对性强，做到合理用药。

1. 药物选择　小儿用药应慎重选择，不可滥用。应结合小儿的年龄、病情有针对性地选择药物，注意观察用药效果和毒副作用。

（1）抗生素的应用：严格掌握适应证，有针对性地使用。通常应用一种抗生素为宜，一旦抗生素滥用可引起二重感染（霉菌感染）或细菌耐药性的发生，如婴儿应用大量或多种抗生素，尤其是口服广谱抗生素时，较易发生鹅口疮、肠道菌群失调和消化功能紊乱等。在应用抗生素时还要注意药物的毒副作用，如患儿应用链霉素、卡那霉素、庆大霉素等时，注意有无听神经、肾脏损害，且此类药剂量不要过大，疗程不宜过长。

（2）镇静药的应用：小儿有高热、过度兴奋、烦躁不安、频繁呕吐等情况，使用镇静药可以使患儿得到休息，以利病情恢复。小儿对吗啡类药物（可待因等）特别敏感，易产生呼吸中枢抑制。常用药物有苯巴比妥、地西泮、水合氯醛等，使用中特别应注意观察呼吸情况，以免患儿发生呼吸抑制。

（3）镇咳、化痰、平喘药：小儿呼吸道较窄，发生炎症时黏膜肿胀，分泌物较多，咳嗽反射较弱，容易出现呼吸困难。因此，在呼吸道感染时一般不用镇咳药，而应用祛痰药或雾化吸入法稀释分泌物，配合体位引流排痰，使之易于咳出。哮喘患儿应用平喘药时应注意观察有无精神兴奋、惊厥等。

（4）泻药和止泻药：小儿便秘应先调整饮食，可吃些蜂蜜、水果、蔬菜等，在十分必要的时候才使用缓泻剂。小儿腹泻时也应先调整饮食，补充液体，一般不主张使用止泻药，因为使用止泻药后虽然腹泻可以得到缓解，但是可以加重肠道毒素吸收甚至发生全身中毒现象。

（5）退热药：小儿疾病中，多有发热表现，通常使用对乙酰氨基酚退热，但剂量不可过大，用药时间不可过长。用药后注意观察患儿的体温和出汗情况，及时补充液体。复方解热止痛片（APC），对胃有一定刺激性，可引起白细胞减少、再生障碍性贫血、过敏等不良反应，大量服用时会因出汗过多、体温骤降而导致虚脱，婴幼儿应禁用此类药物。

（6）肾上腺皮质激素的应用及护理：严格掌握使用指征，在诊断未明确时避免滥用，以免掩盖病情。不可随意减量或停药，防止出现反弹现象。较长期使用，可影响蛋白质、脂肪、糖代谢，抑制骨骼生长，降低机体免疫力。此外，患水痘时用药可使病情加重，应禁止使用。

2. 药物剂量的计算　小儿用药剂量较成人更应计算准确，可按下列方法计算。

（1）按体重计算：是最基本的计算方法，按体重计算总量方便易行，故在临床广泛应用。

每日（次）剂量＝患儿体重（kg）× 每日（次）每千克体重所需药量。

患儿体重应按照实际测得值为准。若计算结果超出成人剂量，则以成人量为限。

（2）按体表面积计算：按体表面积计算药物剂量较其他方法更为准确，但计算过程相对复杂。

每日（次）剂量＝患儿体表面积（m^2）× 每日（次）每平方米体表面积所需药量

小儿体表面积可按下列公式计算，也可按“小儿体表面积图或表”求得

$<$30kg 小儿体表面积（m^2）＝体重（kg）×0.035＋0.1

$>$30kg 小儿体表面积（m^2）＝［体重（kg）−30］×0.02＋1.05

（3）按年龄计算：方法简单易行，用于剂量幅度不大、不需十分精确的药物，如营养类药物。

（4）从成人剂量折算：仅用于未提供小儿剂量的药物，所得剂量一般偏小，故不常用。

3. 小儿给药方法　小儿给药的方法应以保证用药效果为原则，综合考虑患儿的年龄、疾病、病情，决定适当的剂型、给药途径，以排除各种不利因素，减少患儿的痛苦。

（1）口服法：是最常用的给药方法，对患儿身心的不良影响小，只要条件许可，尽量采用口服给药。婴幼儿通常选用糖浆、水剂或冲剂，也可将药片捣碎加糖水吞服。年长者可用片剂或药丸。

注意不要让婴儿完全平卧或在其哽咽时给药，喂药时最好抱起小儿或抬高其头部，以防呛咳。婴儿喂药应在喂奶前或两次喂奶间进行，以免因服药时呕吐而将奶吐出引起误吸。任何药不应混于奶中喂哺。

（2）注射法：奏效快，但对小儿刺激大，易造成患儿恐惧，且肌肉注射次数过多可造成臀肌挛缩，影响下肢功能，故非病情必需不宜采用。对年长儿注射前应做适当解释，注射中给予鼓励。肌内注射一般选择臀大肌外上方，对不合作、哭闹挣扎的婴幼儿，可采取“三快”的特殊注射技术，即进针、注药及拔针均快，以缩短时间，防止发生意外。

第 6 单元　新生儿及新生儿疾病患儿的护理

一、概述

新生儿系指从脐带结扎到生后 28d 内的婴儿。

围生期是指产前、产时和产后的一个特定时期。我国将围生期定义为自妊娠 28 周至生后 7d，围生期的婴儿称围生儿。新生儿分类有以下几种。

1. 根据胎龄分类

（1）足月儿是胎龄满 37 周未满 42 周（259 ～ 293d）的新生儿。

（2）早产儿是胎龄未满 37 周（＜259d）的新生儿。

（3）过期产儿是胎龄大于等于 42 周（≥294d）的新生儿。

2. 根据出生体重分类

（1）正常出生体重儿是出生体重在 2500 ～ 4000g 的新生儿。

（2）低出生体重儿是出生体重小于 2500g 的新生儿，其中体重小于 1500g 称极低出生体重儿，体重小于 1000g 称超低出生体重儿。

（3）巨大儿是出生体重大于 4000g 的新生儿。

3. 根据出生体重和胎龄的关系分类

（1）适于胎龄儿是婴儿的体重在同胎龄儿平均出生体重的第 10 ～ 90 百分位。

（2）小于胎龄儿是婴儿的体重在同胎龄儿平均出生体重的第 10 百分位以下

（3）大于胎龄儿是婴儿的体重在同胎龄儿平均出生体重的第 90 百分位以上。

4. 高危儿　高危儿指已发生或可能发生危重疾病而需要监护的新生儿。常见于以下情况。

（1）母亲疾病史：母有糖尿病、妊娠高血压、先兆子痫、阴道流血、感染、吸烟、吸毒或酗酒史，母亲为 Rh 阴性血型，过去有死胎、死产或性传播病史等。

（2）异常分娩史：难产、手术产、急产、产程延长、分娩过程中使用镇静和止痛药物史等。

（3）出生时异常的新生儿：窒息、多胎儿、早产儿、小于胎龄儿、巨大儿、宫内感染和先天畸形等。

二、足月新生儿的特点

（一）新生儿的特点

正常足月儿是指胎龄≥37 周并＜42 周，出生体重≥2500g 并≤4000g，无畸形或疾病的活产婴儿。

1. 外观特点　正常足月儿体重在 2500g 以上（约 3000g），身长 47cm 以上（约 50cm），哭声响亮，肌肉有一定张力，四肢屈曲状，皮肤红润，胎毛少，耳壳软骨发育良好，乳晕清楚，乳头突起，乳房可扪及结节，整个足底有足纹较深，男婴睾丸下降，女婴大阴唇覆盖小阴唇。

2. 生理特点

（1）呼吸系统：新生儿呼吸中枢发育不完善，安静时呼吸约为 40 次 / 分。胸廓呈圆桶状，肋间肌薄弱，呼吸主要靠膈肌的升降，呈腹式呼吸。

（2）循环系统：出生后血液循环动力学发生重大变化：①胎盘 – 脐血循环终止；②肺循环阻力下降，肺血流增加；③回流至左心房血量明显增多，体循环压力上升；④卵圆孔、动脉导管功能上关闭。新生儿心率波动范围较大，通常为 90 ～ 160 次 / 分。足月儿血压平均为 70/50mmHg（9.3/6.7kPa）。

（3）消化系统：足月儿吞咽功能已经完善，但食管下部括约肌松弛，胃呈水平位，幽门括约肌较发达，易溢乳甚至呕吐。消化道面积相对较大，利于营养物质的吸收。除淀粉酶外，消化道已能分泌充足的消化酶，因此不宜过早喂淀粉类食物。胎便由胎儿肠道分泌物、胆汁及咽下的羊水等组成，呈糊状，为墨绿色。足月儿在生后 24h 内排胎便，2 ～ 3d 排完。若生后 24h 仍不排胎便，应排除肛门闭锁或其他消化道畸形。

（4）血液系统：足月儿出生时血红蛋白为 170g/L（140 ～ 200g/L），血红蛋白中胎儿血红蛋白占 70%～ 80%，随后逐渐被成人型血红蛋白取代。血容量为 85 ～ 100ml/kg，由于胎儿肝脏维生素 K_1 储存量少，故生后常规注射维生素 K_1。

（5）泌尿系统：足月儿一般在生后 24h 内开始排尿。如生后 48h 无尿，需检查原因。生后 1 周内每日排尿可达 20 次。

（6）神经系统：新生儿脑相对较大，重 300 ～ 400g，占体重 10%～ 20%（成年人仅 2%）。新生儿期间视、听、味觉、触觉、温觉发育良好，痛觉、嗅觉（除对母乳外）相对差些。足月儿出生时已具有原始的神经反射如觅食反射、吸吮反射、握持反射、拥抱反射和交叉伸腿反射。新生儿巴氏征、克氏征、佛斯特征阳性属正常现象。

（7）免疫系统：新生儿非特异性和特异性免疫功能均不成熟。免疫球蛋白 IgG 可通过胎盘，因此新生儿对一些传染病如麻疹不易感染。IgA 和 IgM 不能通过胎盘，因此易发生呼吸道、消化道感染和大肠埃希菌、金黄色葡萄球菌败血症。

（8）体温调节：新生儿体温调节中枢功能尚不完善，皮下脂肪薄，体表面积相对较大，易散热。寒冷时无寒战反应而靠棕色脂肪化学产热。环境温度过低可引起寒冷损伤综合征。生后环境温度显著低于宫内温度，新生儿生后 1 小时体温下降 2.5℃，如环境温度适中体温可回至 36 ～ 37℃。适中温度是指使机体维持体温正常所需的代谢率和耗氧量最低时的最适环境温度。

（9）能量、水及电解质代谢：新生儿总能量消耗为：生后第 1 周每天 50 ～ 70kcal/kg，以后增至每日 100 ～ 120kcal/kg。初生婴儿体内含水量占体重的 70%～ 80%，生后第 1 天需液体量为每日 60 ～ 100ml/kg，以后每日增加 30ml/kg，直至每日 150 ～ 180ml/kg。

（二）新生儿常见的特殊生理状态

1. 生理性黄疸

2. “马牙”和“螳螂嘴”　在口腔上腭中线和齿龈部位，有黄白色、米粒大小的小颗粒，是由上皮细胞堆积或黏液腺分泌物积留形成，俗称“马牙”，数周后可自然消退；两侧颊部各有一隆起的脂肪垫，有利于吸吮乳汁。两者均属正常现象，不可挑破，以免发生感染。

3. 乳腺肿大　男女新生儿生后 4 ～ 7d 均可有乳腺增大，如蚕豆或核桃大小，2 ～ 3 周消退，切忌挤压，以免感染。

4. 假月经　部分女婴生后 5 ～ 7d 阴道流出少许血性分泌物，或大量非脓性分泌物，可持续 1 周。上述现象均由于来自母体的雌激素中断所致。

5. *新生儿红斑及粟粒疹*　生后 1 ～ 2d，在头部、躯干及四肢常出现大小不等的多形性斑丘疹，称为“新生儿红斑”，1 ～ 2d 后自然消失。也可因皮脂腺堆积在鼻尖、鼻翼、颜面部形成小米粒大小黄白色皮疹，称为“新生儿粟粒疹”，脱皮后自然消失。

6. *生理性体重下降*　新生儿初生数日内，因丢失水分较多及胎粪排出，出现体重下降，但一般不超过 10%，生后 10d 左右，恢复到出生时体重。

三、早产儿的特点

1. *外观特点*　早产儿体重大多在 2500g 以下，身长不到 47cm，哭声轻，颈肌软弱，四肢肌张力低下，皮肤红嫩，胎毛多，耳壳软，乳晕不清，足底纹少，男婴睾丸未降或未全降，女婴大阴唇不能盖住小阴唇。

2. *生理特点*

（1）呼吸系统：早产儿呼吸中枢相对更不成熟，呼吸不规则；常发生呼吸暂停。呼吸暂停指呼吸停止时间达 15 ～ 20s，或虽不到 15s，但伴有心率减慢（＜100 次 / 分）和出现发绀。早产儿的肺发育不成熟，表面活性物质少，易发生肺透明膜病。有宫内窘迫史的早产儿，易发生吸入性肺炎。

（2）循环系统：早产儿心率快，血压较足月儿低，部分伴有动脉导管未闭。

（3）消化早产儿：吞咽反射弱，容易呛乳而发生乳汁吸入。胃贲门括约肌松弛、容量小，易溢乳。早产儿以母乳喂养为宜，但需及时增加蛋白质。早产儿易发生坏死性小肠炎，要注意乳汁的渗透压不可超过 460mmol/L。早产儿肝不成熟，葡萄糖醛酸转换酶不足，生理性黄疸较重，持续时间长，易引起核黄疸。因肝功能不完善，肝内维生素 K 依赖凝血因子合成少，易发生出血症。

（4）血液系统：血小板数量较足月儿低，贫血常见，维生素 K、铁及维生素 D 储备少，更易发生贫血、出血及佝偻病。

（5）泌尿系统：肾功能更差易发生低钠血症；葡萄糖阈值低，易发生糖尿。

（6）神经系统：神经系统的功能和胎龄有密切关系，胎龄越小，反射越差。早产儿易发生缺氧，导致缺氧缺血性脑病。此外，由于早产儿脑室管膜下存在发达的胚胎生发层组织，因而易导致颅内出血。

（7）免疫系统：皮肤娇嫩，屏障功能差，IgG 和补体水平更低，易感染。

（8）体温调节：体温调节功能更差，棕色脂肪少，基础代谢低，产热少，而体表面积相对大，皮下脂肪少，易散热，汗腺发育不成熟和缺乏寒冷发抖反应。因此，早产儿的体温易随环境温度变化而变化。

四、新生儿窒息

【病因及发病机制】

1. *孕母因素*　①孕母有慢性或严重疾病，如心、肺功能不全、严重贫血、糖尿病、高血压等；②妊娠并发症：妊娠高血压综合征；③孕妇吸毒、吸烟或被动吸烟、年龄≥35 岁或＜16 岁及多胎妊娠等。

2. *胎盘和脐带因素*　前置胎盘、胎盘早剥和胎盘老化等。脐带脱垂、绕颈、打结、过短或牵拉等。

3. 胎儿因素　①早产儿或巨大儿；②先天性畸形：如食道闭锁、喉蹼、肺发育不全、先天性心脏病等；③宫内感染；④呼吸道阻塞：羊水、黏液或胎粪吸入等。

4. 分娩因素　头盆不称、宫缩乏力、臀位，使用高位产钳、胎头吸引、臀位抽出术，产程中麻醉药、镇痛药或催产药使用不当等。

五、新生儿缺血缺氧性脑病

【病因及发病机制】

1. 病因　缺氧是发病的核心，其中围生期窒息是最主要的病因。另外，出生后肺部疾患，心脏病变及严重失血或贫血也可引起脑损伤。

2. 发病机制

（1）脑血流改变：当缺氧缺血为部分性或慢性时，体内血液出现代偿性重新分配，以保证小脑的血液供应。随着缺氧时间延长，这种代偿机制丧失，脑血流最终因心功能受损、全身血压下降而锐减，遂出现第2次血流重新分配，大脑半球血流减少，以保证代谢最旺盛部位，如基底神经节、脑干、丘脑及小脑的血液供应。而大脑皮层矢状旁区及其下部的白质（大脑前、中、后动脉的边缘带）最易受损。缺氧和高碳酸血症还可导致脑血管自主调节功能障碍，形成"压力被动性脑血流"，即脑血流灌注完全随全身血压的变化而波动。当血压高时，脑血流过度灌注可致颅内血管破裂出血；当血压下降、脑血流减少，则引起缺血性脑损伤。

（2）脑组织代谢改变：葡萄糖是人类脑组织能量的最主要来源。缺氧时，由于脑组织无氧酵解增加，组织中乳酸堆积，产生低血糖和代谢性酸中毒。出细胞膜上钠-钾泵、钙泵功能不足，破坏脑细胞膜的完整性及通透性。

（3）神经病理学改变：①脑水肿：为其早期主要的病理改变。②选择性神经元死亡及梗死：足月儿主要病变在脑灰质，包括脑皮质、海马、基底节、丘脑、脑干和小脑半球，后期表现为软化、多囊性变或瘢痕形成。③出血：包括脑室、原发性蛛网膜下腔、脑实质出血。④早产儿主要表现为脑室周围白质软化和脑室周围室管膜下-脑室内出血。

【辅助检查】

1. 血清肌酸磷酸激酶同工酶（CPKBB）正常值＜10U/L，脑组织受损时升高。

2. 神经元特异性烯醇化酶（NSE）正常值＜6μg/L，神经元受损时此酶活性升高。

3. 脑电图根据脑损害程度显示不同程度的改变。轻度脑电图正常；中度可见癫痫样波或电压改变；重度脑电图及影像诊断明显异常。脑干诱发电位也异常。

4. 头颅B超可见脑室及其周围出血，具有较高的特异性。

5.CT扫描有助于了解水肿范围、颅内出血类型，对预后的判断有一定的参考价值，最适合的检查时间为生后2～5d。

六、新生儿颅内出血

【病因和发病机制】

1. 产伤性颅内出血　以足月儿多见。因胎头过大、臀产、急产、产程过长、高位产钳、多次吸引器助产等，均可使胎儿头部受挤压而导致小脑天幕撕裂而致硬脑膜下出血，大脑表面静脉撕裂常伴有蛛网膜下腔出血。

2. 缺氧缺血性颅内出血

（1）32 周以下的早产儿，因毛细血管发育不成熟、脆弱，当动脉压突然升高时，易导致毛细血管破裂、出血。

（2）缺血缺氧窒息时，引起低氧及酸中毒，直接损伤毛细血管内皮细胞，使其通透性增加或破裂出血，可导致颅内出血的发生。

（3）缺氧和酸中毒还可导致脑血管自主调节功能障碍，形成压力被动性脑血流，当血压升高过大时，可造成脑室周围毛细血管破裂出血，而低血压时脑血流减少，又可引起缺血性损伤。

3. 其他　新生儿肝功能不成熟，凝血因子不足；高渗透压的液体输入过快；机械通气不当；血压波动过大；操作时对头部按压过重均可引起颅内出血；还有少数颅内出血者，是由原发性出血性疾病或脑血管畸形引起。

七、新生儿黄疸

（一）新生儿胆红素代谢特点

1. 胆红素生成较多　新生儿每日生成胆红素约 8.8mg/kg，而成人仅为 3.8mg/kg。其原因是：①胎儿期处于氧分压偏低的环境，故生成的红细胞数较多，出生后环境氧分压提高，红细胞相对过多、破坏也多；②胎儿血红蛋白半衰期短，新生儿红细胞寿命比成人短 20 ～ 40d（早产儿低于 70d，足月儿约 80d，成人 120d），形成胆红素的周期缩短；③其他：来自肝脏等器官的血红素蛋白（过氧化氢酶、细胞色素 P450 等）和骨髓中无效造血（红细胞成熟过程中有少量被破坏）的胆红素前体较多。

2. 运转胆红素的能力不足　胆红素进入血循环，与白蛋白联结后，运送到肝脏进行代谢 . 与白蛋白联结的胆红素，不能透过细胞膜及血 – 脑脊液屏障引起细胞和脑组织的损伤。刚娩出的新生儿常有不同程度的酸中毒。影响血中胆红素与白蛋白的联结，早产儿白蛋白的数量较足月儿为低，均使运送胆红素的能力不足。

3. 肝功能发育未完善　①新生儿肝细胞内摄取胆红素必需的 Y、Z 蛋白含量低，5 ～ 10d 后才达成人水平。②新生儿肝细胞内脲苷二磷酸葡萄糖醛酸基转移酶（UDPGT）的含量低且活力不足（仅为正常的 0 ～ 30%），形成结合胆红素的功能差，不能有效地将脂溶性未结合胆红素（间接胆红素）与葡萄糖醛酸结合成水溶性结合胆红素（直接胆红素）；此酶活性在 1 周后逐渐正常。③排泄结合胆红素的能力差，易致胆汁郁积。

4. 肠肝循环的特性　初生婴儿的肠道内细菌量少，不能将肠道内的胆红素还原成粪胆原、尿胆原；肠腔内葡萄糖醛酸酶活性较高，能将结合胆红素水解成葡萄糖醛酸及未结合胆红素，后者又被肠吸收经门脉而达肝脏。

由于上述特点，新生儿摄取、结合、排泄胆红素的能力仅为成人的 1% ～ 2%，因此极易出现黄疸，尤其当新生儿处于饥饿、缺氧、胎粪排出延迟、脱水、酸中毒、头颅血肿或颅内出血等状态时黄疸加重。

（二）新生儿黄疸的分类

1. 生理性黄疸　出生后 2 ～ 3d 全身皮肤发黄，头面部、颈部、躯干、腿部及口腔黏膜比较明显，5 ～ 7d 达到高峰，以后逐渐消退。在此期间，患儿的体温、体重、食欲及大小便均正常，可自行痊愈。血清胆红素＜205.2μmol/L（12mg/dl）。

2. 病理性黄疸　①生后 24h 内出现黄疸，并迅速加重。②黄疸程度重、发展快，血清胆红素迅速增高，＞205.2μmol/L（12mg/dl）或每天上升＞85μmol/L（5mg/dl）。③黄疸持续时间过长（足月儿＞2 周，早产儿＞4 周）。④黄疸退而复现。⑤血清结合胆红素＞26μmol/L（1.5mg/dl）。

（三）病理性黄疸的常见病因

1. 感染性　①新生儿肝炎：以巨细胞病毒、乙型肝炎病毒为常见；②新生儿败血症、尿路感染等。

2. 非感染性　①新生儿溶血：AB0 系统和 Rh 系统血型不合最为常见。②胆道闭锁。多在出生后 2 周开始出现黄疸并呈进行性加重，粪便颜色由浅黄转为白色，肝进行性增大，边硬而光滑；肝功能改变以结合胆红素增高为主。3 个月后逐渐发展为肝硬化。③胎粪延迟排出。④母乳性黄疸：发生率 0.5% ～ 2%；其特点是非溶血性未结合胆红素增高，常与生理性黄疸重叠且持续不退，血清胆红素可高达 342μmol/L（20mg/dl），婴儿一般状态良好，黄疸于 4 ～ 12 周后下降，不引起其他疾病。停止母乳喂养后 3d，如黄疸下降即可确诊。目前认为是因为此种母乳内 B- 葡萄糖醛酸酶活性过高，使胆红素在肠道内重吸收增加而引起黄疸；也有学者认为是此种母乳喂养患儿肠道内能使胆红素转变为尿粪胆原的细菌过少所造成。⑤遗传性疾病：红细胞 6- 磷酸葡萄糖脱氢酶（G6PD）缺陷在我国南方多见，核黄疸发生率较高；其他如红细胞丙酮酸激酶缺陷病、球形红细胞增多症、半乳糖血症、囊性纤维病等。⑥药物性黄疸：如由维生素 K_3、维生素 K_4、樟脑丸等药物引起。⑦其他：如低血糖、酸中毒、缺氧、体内出血和失水等原因可加重黄疸。

八、新生儿肺透明膜病

【病因和发病机制】PS 由肺泡Ⅱ型上皮细胞合成和分泌，具有降低肺泡表面张力，保持功能残气量，防止呼气末肺泡萎陷，稳定肺泡内压和减少液体自毛细血管向肺泡渗出的功能。PS 在孕 18 ～ 20 周开始产生，增加缓慢，到 35 ～ 36 周迅速增加，故本病在胎龄＜35 周的早产儿更为多见。此外，糖尿病孕母的新生儿由于血中高浓度胰岛素拮抗肾上腺皮质激素对 PS 合成的促进作用，故 NRDS 发生率比正常高 5 ～ 6 倍。另外，围生期窒息、低体温、各种原因所致的胎儿血流量减少，均可影响 PS 合成，从而诱发 NRDS。PS 的缺乏使肺泡壁表面张力增高，肺顺应性降低。呼气时功能残气量降低，肺泡萎陷；吸气时肺泡不能充分扩张，潮气量和肺泡通气量减少，导致缺氧和 CO_2 潴留。由于肺泡通气量较少，而肺泡逐渐萎陷，导致通气不良，出现缺氧发绀。缺氧、酸中毒引起肺血管痉挛，阻力增加，导致在动脉导管、卵圆孔水平亦发生右向左分流，青紫加重，缺氧明显，同时也可导致肺动脉高压。肺灌流量下降使肺组织缺氧更加严重，毛细血管通透性增高，纤维蛋白渗出沉积，透明膜形成，缺氧、酸中毒更加严重，造成恶性循环。

【辅助检查】

1. X 线检查有特征性表现　早期两肺野普遍透明度降低，内有散在的细小颗粒和网状阴影，以后出现支气管充气征，重者可整个肺野不充气呈“白肺”。

2. 血气分析　PaO_2 低，PaO_2 增高，pH 降低。

3. 分娩前抽取羊水测卵磷脂（PL）和鞘磷脂（S）的比值　如低于 2∶1，提示胎儿肺发育不成熟。

4. 胃液振荡试验　胃液（代表羊水）1ml 加 95% 乙醇 1ml，振荡 15s 后静止 15min，如

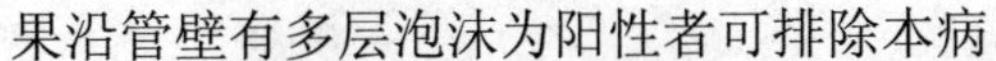

果沿管壁有多层泡沫为阳性者可排除本病。

九、新生儿肺炎

【病因与发病机制】

1. 吸入性肺炎　羊水、胎粪、乳汁等吸入，其中以胎粪吸入所致肺炎最为严重。新生儿肺炎通过羊水感染常见的致病菌是大肠埃希菌。

胎粪吸入引起气管、细支气管阻塞而出现肺不张和肺气肿，肺内水肿、充血等炎性反应。羊水吸入性肺炎主要由于宫内或生产过程中，胎儿因缺氧而出现呼吸运动加强引起。

2. 感染性肺炎

（1）产前感染：在宫内吸入污染的羊水；胎膜早破时孕母阴道细菌上行导致感染；母孕期感染病毒、细菌等，病原体通过胎盘达胎儿血液循环至肺部引发感染。

（2）产时感染：在分娩过程中吸入污染的产道分泌物或断脐消毒不严发生血行感染。

（3）产后感染：由上呼吸道下行感染肺部或病原体通过血液循环直接引发肺部感染。

十、新生儿败血症

【病因及发病机制】

1. 自身因素　新生儿免疫系统功能不完善，屏障功能差，血中补体少，白细胞在应激状态下杀菌力下降，T 细胞对特异性抗原反应差，细菌一旦入侵易致全身感染。

2. 病原菌　我国以葡萄球菌最常见，其次是大肠埃希菌，近年来由于极低出生体重儿的存活率提高和血管导管，气管插管技术的广泛使用，表皮葡萄球菌、克雷白杆菌、铜绿假单胞菌等条件致病菌败血症增多。

3. 感染途径　新生儿败血症感染可发生在产前、产时，或产后。

【辅助检查】外周血检测，血培养，直接涂片找细菌，病原菌抗体检测，急相蛋白和血沉检查等有助于明确诊断。

十一、新生儿寒冷损伤综合征

新生儿寒冷损伤综合征又称新生儿冷伤，主要由受寒引起，其临床特征是低体温和多器官功能损伤，严重者出现皮肤和皮下脂肪变硬和水肿，此时又称新生儿硬肿症。以早产儿发病率高。

【病因】寒冷、早产、感染和窒息是其主要致病因素。

1. 新生儿体温调节与皮下脂肪组成特点　①新生儿体温调节中枢不完善；②体表面积相对大，皮下脂肪层薄而易散热；③能量贮备少，产热不足，尤以早产儿、低出生体重儿和小于胎龄儿明显；④皮下脂肪中饱和脂肪酸含量多，其熔点高，遇冷时易凝固变硬；⑤早产儿体内棕色脂肪少，产热贮备量小，在窒息、严重感染时因缺氧使产热过程受到抑制。

2. 寒冷损伤　寒冷环境或保温不当使新生儿失热增加，当产热不抵失热时，体温随即下降。

3. 其他　新生儿严重感染（肺炎败血症化脓性脑膜炎等）、早产出颅内出血和红细胞增多症等也易发生体温调节和能量代谢紊乱，出现低体温和硬肿。

十二、新生儿破伤风

【病因】破伤风杆菌为革兰氏阳性厌氧菌，其芽胞抵抗力强，普通消毒剂无效。破伤风杆菌广泛存在于土壤、尘埃和粪便中，当用该菌污染的器械断脐或包扎时破伤风杆菌即进入脐部，包扎引起的缺氧环境更有利于破伤风杆菌繁殖。其产生的痉挛毒素沿神经干、淋巴液等传至脊髓和脑干运动神经核，与中枢神经组织中神经节苷脂结合，使后者不能释放抑制性神经介质（甘氨酸、氨基丁酸），引起全身肌肉强烈持续收缩。此毒素也可兴奋交感神经，引起心动过速、血压升高、多汗等。

十三、新生儿胃 – 食管反流

【病因及发病机制】

1. 食管下端括约肌抗反流屏障功能低下　① LES 压力降低：是引起 GER 的主要原因；② LES 周围组织薄弱或缺陷：缺少腹腔段食管，致使腹内压增高时不能将其传导至 LES 使之收缩达到抗反流的作用。

2. 食管廓清能力降低　正常情况下，食管廓清能力是依靠食管的推动性蠕动、唾液的冲洗、对酸的中和作用、食丸的重力和食管黏膜细胞分泌的碳酸氢盐等多种因素完成其对反流物的清除作用，以缩短反流物和食管黏膜的接触时间。当食管蠕动减弱或消失、或出现病理性蠕动时，食管清除反流物的能力下降，这样就延长了有害的反流物质在食管内停留时间，增加了对黏膜的损伤。

3. 食管黏膜的屏障功能破坏　反流物中的某些物质，如胃酸、胃蛋白酶，以及从十二指肠反流入胃的胆盐和胰酶使食管黏膜的屏障功能受损，引起食管黏膜炎症。

4. 胃、十二指肠功能失常　胃排空能力低下，使胃内容物及其压力增加，当胃内压增高超过 LES 压力时可使 LES 开放。胃容量增加又导致胃扩张，致使贲门食管段缩短，使其抗反流屏障功能降低。十二指肠病变时，幽门括约肌关闭不全则导致十二指肠胃反流。

十四、新生儿低血糖

【病因及发病机制】

1. 葡萄糖产生过少和需要量增加　①早产儿、小于胎龄儿，主要与肝糖原、脂肪、蛋白贮存不足和糖原异生功能低下有关。②败血症、寒冷损伤、先天性心脏病，主要由于能量摄入不足，代谢率高，而糖的需要量增加，糖原异生作用下降。③先天性内分泌和代谢性缺陷疾病常出现持续性顽固低血糖。

2. 葡萄糖消耗增加　多见于糖尿病母亲婴儿、Rh 溶血病 Beckwith 综合征、窒息及婴儿胰岛细胞增多症等，均由高胰岛素血症所致。

试题精选

1. 引起新生儿颅内出血的病因除外

A. 产伤　B. 臀位产　C. 滴注高渗性溶液

D. 新生儿窒息　E. 妊娠早期母患风疹

答案：A。

2. 不属于新生儿具有的原始神经反射的是

A. 交叉伸腿反射　　B. 吸吮反射　　C. 肌腱反射

D. 拥抱反射　　E. 握持反射

答案：A。

3. 男婴，生后 4d。洗澡时发现双乳腺有一鸽蛋大小肿块，下述描述正确的是

A. 抗炎治疗　　B. 热敷乳腺　　C. 挤压乳房

D. 手术治疗　　E. 无须处理，继续观察

答案：E。

（4—5 题共用备选答案）

A. 大肠埃希菌　　B. 克雷伯菌　　C. 链球菌

D. 葡萄球菌　　E. 厌氧菌

4. 临床上新生儿败血症的常见病原菌是

5. 新生儿化脓性脑膜炎的病因临床上常见病原菌是

答案：4.D。5.A。

第 7 单元　营养性疾病患儿的护理

一、营养不良

【病因】

1. 长期摄入不足　喂养不当是婴儿营养不良的主要原因。①母乳不足而未及时添加其他乳品；②骤然断奶而未及时添加辅食；③奶粉配制过稀；④长期以淀粉类食品喂养为主。较大儿的营养不良是婴儿营养不良的继续，或因不良饮食习惯如长期偏食、挑食、吃零食过多、早餐过于简单、学校午餐摄入不足等引起。

2. 消化吸收障碍　消化系统解剖或功能的异常，如唇裂、腭裂、幽门梗阻、迁延性腹泻、过敏性肠炎、肠吸收不良综合征等，均可影响食物的消化和吸收。

3. 需要量增多　急、慢性传染病（如麻疹、伤寒、肝炎、结核）后的恢复期，双胎早产、生长发育快速时期等均可因需要量增多而造成相对不足。

4. 消耗量过大　糖尿病、大量蛋白尿、长期发热、烧伤、甲状腺功能亢进、恶性肿瘤等均可使蛋白质消耗或丢失增多。

【发病机制】

1. 蛋白质　由于蛋白质摄入不足或蛋白质丢失过多，使体内蛋白质代谢处于负平衡新陈代谢异常。当血清总蛋白浓度＜40g/L、白蛋白＜20g/L 时，便可发生低蛋白性水肿。抗体合成减少，重者肌肉萎缩。

2. 脂肪　能量摄入不足时，体内脂肪大量消耗血清胆固醇浓度下降。当体内脂肪消耗过多，超过肝脏的代谢能力时可造成脂肪肝。

3. 糖类　由于摄入不足和消耗增多，轻度时症状并不明显，重者可引起低血糖昏迷甚至猝死。

4. 水、盐代谢　由于脂肪大量消耗，故细胞外液容量增加，低蛋白血症可进一步加剧而呈现水肿，易出现低渗性脱水、酸中毒、低血钾、低血钠、低血钙和低镁血症。

5. 消化系统　由于消化液和酶的分泌减少、酶活力降低，肠蠕动减弱，菌群失调，致消化功能低下，易发生腹泻。

6. 循环系统　心脏收缩力减弱，心排出量减少，血压偏低，脉细弱。

7. 神经系统　精神抑郁但时有烦躁不安、表情淡漠、反应迟钝、记忆力减退、条件反射不易建立。

8. 泌尿系统　肾小管重吸收功能减低，尿量增多而尿比重下降。

9. 免疫系统　由于免疫功能全面低下，患儿极易并发各种感染。

【辅助检查】血清白蛋白浓度降低是最重要的改变，胰岛素样生长因子1（IGF1）不仅反应灵敏且受其他因素影响较小，是诊断蛋白质营养不良的较好指标。牛磺酸、转铁蛋白、血清淀粉酶、脂肪酶、胆碱酯酶、转氨酶、碱性磷酸酶、胰酶和黄嘌呤氧化酶等活力均下降。

二、小儿肥胖症

【病因】单纯性肥胖占肥胖的95%～97%，不伴有明显的内分泌和代谢性疾病。

1. 能量摄入过多　摄入的营养超过机体代谢需要，多余的能量便转化为脂肪贮存体内、导致肥胖。

2. 活动量过少　长期体力活动少是发生肥胖症的重要因素，即使摄食不多，也可引起肥胖。

3. 遗传因素　肥胖有高度的遗传性，肥胖双亲的后代发生肥胖者高达70%～80%；双亲之一肥胖者，后代肥胖发生率为40%～50%；双亲正常的后代发生肥胖者仅10%～14%。

4. 其他　如进食过快，或饱食中枢和饥饿中枢调节失衡以致多食；精神创伤以及心理异常等因素也可致儿童过量进食。

【辅助检查】三酰甘油、胆固醇大多增高；常有高胰岛素血症；血生长激素水平减低，生长激素刺激试验的峰值也较正常小儿为低。肝脏超声波检查常有脂肪肝。

三、维生素D缺乏性佝偻病

【病因】

1. 围生期维生素D不足　母亲妊娠期，特别是妊娠后期维生素D营养不足，以及早产、双胎均可使婴儿的体内储存不足。

2. 日照不足　因紫外线不能通过玻璃窗，婴幼儿缺少室外活动，使内源性维生素D生成不足。城市高大建筑、大气污染、气候可影响内源性维生素D的生成。

3. 生长速度快，需要增加　生长发育快，需要维生素D多。婴儿早期生长速度较快，也易发生佝偻病。重度营养不良婴儿生长迟缓，发生佝偻病者不多。

4. 食物中补充维生素D不足　因天然食物中含维生素D少，即使纯母乳喂养，婴儿若户外活动少也易患佝偻病。

5. *疾病影响*　胃肠道或肝胆疾病影响维生素 D 吸收，如婴儿肝炎综合征、慢性腹泻等，肝、肾严重损害可致维生素 D 羟化障碍，长期服用抗惊厥药物可使体内维生素 D 不足，如苯妥英钠、苯巴比妥，可刺激肝细胞微粒体的氧化酶系统活性增加，使维生素 D 和 25-(OH)D_3 加速分解为无活性的代谢产物。糖皮质激素有对抗维生素 D 对钙的转运作用。

【发病机制】维生素 D 缺乏性佝偻病可以看成是机体为维持血钙水平而对骨骼造成的损害。长期严重维生素 D 缺乏造成肠道吸收钙、磷减少和低血钙症，以致甲状旁腺功能代偿性亢进，PTH 分泌增加以动员骨钙释出使血清钙浓度维持在正常或接近正常的水平；但 PTH 同时也抑制肾小管重吸收磷，继发机体严重钙、磷代谢失调，特别是严重低血磷的结果。细胞外液钙、磷浓度不足破坏了软骨细胞正常增殖、分化和凋亡的程序；钙化管排列紊乱，使长骨钙化带消失、骺板失去正常的形态，参差不齐；骨基质不能正常矿化，成骨细胞代偿增生，碱性磷酸酶分泌增加，骨样组织堆积于干骺端，骺端增厚，向两侧膨出形成“串珠”“手足镯”。骨膜下骨矿化不全，成骨异常，骨皮质被骨样组织替代，骨膜增厚，骨皮质变薄，骨质疏松；负重出现弯曲；颅骨骨化障碍而颅骨软化，颅骨骨样组织堆积出现“方颅”。

四、维生素 D 缺乏性手足搐搦症

【病因及发病机制】血清钙离子降低是引起惊厥、喉痉挛、手足抽搐的直接原因。维生素 D 缺乏的早期，钙吸收减少，血钙降低，而甲状旁腺分泌不足，不能促进骨钙动员和增加尿磷排泄，致血钙进一步下降。血钙的正常值 2.1 ～ 2.6mmol/L，当血钙低于 1.75 ～ 1.88mmol/L 或血清钙离子浓度在 1mmol/L 时即可导致神经肌肉兴奋性增高，出现惊厥、喉痉挛、手足抽搐等症状。

五、锌缺乏症

【病因】

1. *摄入不足*　动物性食物不仅含锌丰富而且易于吸收，坚果类（核桃、板栗、花生等）含锌也不低，其他植物性食物则含锌少，故素食者容易缺锌。

2. *吸收障碍*　各种原因所致的腹泻皆可妨碍锌的吸收。谷类食物中含大量植酸和粗纤维，妨碍锌吸收。长期纯牛乳喂养也可致缺锌。肠病性肢端皮炎是一种常染色体隐性遗传病，因小肠缺乏吸收锌的载体，故可表现为严重缺锌。

3. *需要量增加*　在生长发育迅速阶段的婴儿，或组织修复过程中，或营养不良恢复期等状态下，机体对锌需要量增多，如未及时补充，可发生锌缺乏。

4. *丢失过多*　如反复出血、溶血、大面积灼伤、慢性肾脏疾病、长期透析、蛋白尿以及应用金属螯合剂（如青霉胺）等均可因锌丢失过多而导致锌缺乏。

【辅助检查】

1. *血清锌测定*　正常最低值为 11.47μmol/L（75μg /dl）。

2. *餐后血清锌浓度反应试验（PICR）*　测空腹血清锌浓度（A_0）作为基础水平，然后给予标准饮食（按全天总热量的 20% 计算，其中蛋白质为 10% ～ 15%，脂肪为 30% ～ 35%，糖类为 50% ～ 60%），2h 后复查血清锌（A_2），按公式 PICR＝（A_0－A_2）/A_0×100% 计算，若 PICR＞15%提示缺锌。

3. 发锌测定　不同部位的头发和不同的洗涤方法均可影响测定结果，轻度缺锌时发锌浓度降低，严重时头发生长减慢，发锌值反而增高，故发锌不能反映近期体内的锌营养状况。

试题精选

1. 小儿维生素D缺乏性手足搐搦症的病因是

A. 血清氯降低　B. 血钠降低　C. 血清 Ga^{2+}降低

D. 血磷降低　E. 血镁降低

答案：C。

2. 2岁以上儿童，供给机体热量的最主要的营养素是

A. 矿物质　B. 碳水化合物　C. 蛋白质

D. 微量元素　E. 无机盐

答案：B。

第8单元　消化系统疾病患儿的护理

一、小儿消化系统解剖生理特点

1. 口腔　足月新生儿出生时已具有较好的吸吮及吞咽功能；早产儿则较差。新生儿及婴幼儿口腔黏膜薄嫩，血管丰富，唾液腺不发达，口腔黏膜干燥，易受损伤和发生局部感染。3个月以下小儿唾液中淀粉酶含量低，不宜喂淀粉类食物。3～4个月婴儿唾液分泌开始增加，5～6个月时明显增多，因婴儿口底浅，不能及时吞咽所分泌的唾液，常出现生理性流涎。

2. 食管　食管长度新生儿时为8～10cm，1岁时为12cm，5岁时为16cm，学龄期儿童时为20～25cm，成年人时为25～30cm。婴儿的食管呈漏斗状，黏膜纤弱、腺体缺乏、弹力组织和肌层不发达，食管下端贲门括约肌发育不成熟，控制能力差，常发生胃食管反流，一般在8～10个月时症状消失。

3. 胃　婴儿胃呈水平位，幽门括约肌发育良好而贲门括约肌发育不成熟，加上吸奶时常吞咽过多空气，易发生溢奶和呕吐。胃容量小，新生儿为30～60ml，1～3个月时为90～150ml，1岁时为250～300ml，5岁时为700～850ml，成年人时约为2000ml。胃排空时间因食物种类不同而异，水1.5～2h，母乳2～3h，牛乳3～4h。早产儿胃排空慢，易发生胃潴留。

4. 肠及肠道菌群　小儿肠管相对比成年人长，一般为身长的5～7倍，黏膜血管丰富，小肠绒毛发育较好，有利于消化吸收。但肠黏膜肌层发育差，肠系膜柔软而长，固定差，易发生肠套叠和肠扭转。肠壁薄，通透性高，屏障功能差，故肠内毒素、消化不全产物及过敏原等易通过肠黏膜吸收进入体内，引起全身感染和变态反应性疾病。婴幼儿肠道正常菌群脆弱，易受内外界因素影响而致菌群失调，引起消化功能紊乱。

5. 肝　肝细胞发育尚不完善，肝功能也不成熟。解毒能力较差。婴儿期胆汁分泌较少，对脂肪的消化、吸收功能较差。

6. 消化酶　出生时胰液分泌量少，3～4 个月随着胰腺的发育而增多，但 6 个月以内胰淀粉酶活性较低，1 岁后才接近成人。婴儿胰脂肪酶和胰蛋白酶的活性均较低，故对脂肪和蛋白质的消化吸收不够完善，易发生消化不良。

7. 婴儿粪便　食物进入消化道至粪便排出时间因年龄及喂养方式而异，母乳喂养儿平均为 13h，人工喂养儿平均为 15h，成人平均为 18～24h。

（1）纯人乳喂养儿粪便呈黄色或金黄色，均匀糊状，偶有细小乳凝块，不臭，有酸味，每日排便 2～4 次。一般在添加辅食后次数减少，1 周岁后减至 1～2 次 / 日。

（2）人工喂养儿粪便呈淡黄色或灰黄色，较稠，为碱性或中性，量多，较臭，每日 1～2 次，易发生便秘。

（3）混合喂养儿粪便与单纯牛乳喂养儿相似，但较软、黄色。添加辅食后，粪便性状逐渐接近成年人。每日 1～2 次。

二、小儿腹泻

【病因】

1. 易感因素

（1）婴幼儿消化系统发育不完善：胃酸及消化酶分泌少，消化酶活性低，对食物量和质的变化耐受性差。

（2）生长发育快：对营养物质的需求相对较多，胃肠道负担重。

（3）机体防御功能较差：胃酸低、血液中免疫球蛋白和胃肠道 SIgA 均较低，对感染的防御能力差。

（4）肠道菌群失调：正常的肠道菌群对入侵的致病微生物具有拮抗作用，新生儿出生后尚未建立正常的肠道菌群，或因使用广谱抗生素等导致肠道菌群失调，而引起肠道感染。

（5）人工喂养：不能从母乳中获得 SIgA 等成分，且食物和食具易被污染。发病率明显高于母乳喂养者。

2. 感染因素

（1）肠道内感染：可由病毒、细菌、真菌、寄生虫引起。主要由病毒、细菌引起，秋冬季节的婴幼儿腹泻 80% 以上是由病毒感染所致，以轮状病毒感染最为常见；其次是埃可病毒和柯萨基病毒等。细菌感染（不包括法定传染病）以致病性大肠埃希菌为主。

（2）肠道外感染：如肺炎等疾病可因发热、病原体毒素作用使消化功能紊乱或肠道外感染的病原同时感染肠道而引起腹泻。

3. 非感染性因素

（1）饮食因素：主要是喂养不当。如喂养不定时、食物的质和量不适宜、过早给予淀粉类或脂肪类食物等均可引起腹泻。

（2）过敏因素：如对牛奶及某些食物成分过敏或不耐受而引起腹泻。

（3）气候因素：腹部受凉使肠蠕动增加或天气过热使消化液分泌减少等可诱发消化功能紊乱而引起腹泻。

【发病机制】

1. 感染性腹泻　病原微生物多通过污染的水、食物、日用品、手、玩具等进入消化道，或通过带菌者传播。病原微生物能否引起肠道感染，取决于宿主的防御能力、病原微生物数量的多少及毒力。当机体的防御功能下降、大量的微生物侵袭并产生毒力时可引起腹泻。病原体侵入消化道，可致肠黏膜发生充血、水肿、炎症细胞浸润、溃疡和渗出等病变，使食物的消化、吸收发生障碍，未消化的食物被细菌分解（腐败、发酵），其产物造成肠蠕动亢进及肠腔内渗透压升高引起腹泻。另外，病原体产生毒素，使小肠液分泌增加，超过结肠的吸收能力导致腹泻。腹泻后丢失大量的水和电解质，引起脱水、酸中毒及电解质紊乱。

2. 非感染性腹泻　主要由饮食不当引起。当摄入食物量过多或食物的质发生改变，食物不能被充分消化吸收而堆积于小肠上部，使局部酸度减低，肠道下部细菌上移和繁殖，使未消化的食物发生腐败和发酵造成消化功能紊乱、肠蠕动亢进，引起腹泻、脱水、电解质紊乱。

【辅助检查】

1. 粪便检查　轻型腹泻患儿粪便镜检可见大量脂肪球；中重度腹泻患儿粪便镜检可见大量白细胞，有些可有不同数量红细胞。粪便细菌培养可做病原学检查。

2. 血液生化检查　血钠测定可提示脱水性质，血钾测定可反映体内缺钾的程度，血气分析可了解酸碱平衡性质和失衡程度。

三、急性坏死性小肠结肠炎

【病因及发病机制】目前有关其确切机制尚不清楚，多认为与下列因素有关。

1. 早产儿胃肠道功能不成熟　胃酸分泌少，胃肠动力差，消化酶活力不足，消化道黏膜通透性高，消化吸收能力及局部免疫反应低下。

2. 肠黏膜缺氧缺血　机体缺氧缺血时将重新分配全身血液，以保证心、脑等重要脏器的血液供应，而此时肠系膜血管收缩、肠道血流可减少至正常的 35%～50%，若肠黏膜缺血持续存在或缺血后再灌注发生，均可导致肠黏膜损伤而发生 NEC。如围生期窒息、严重呼吸暂停、严重心肺疾病、休克、脐动脉插管、低体温、红细胞增多症等。

3. 感染　败血症或肠道感染时，细菌及其毒素可直接损伤肠道黏膜，或通过激活免疫细胞产生多种细胞因子，从而介导肠黏膜的损伤。此外，因肠道内细菌的过度繁殖而造成的肠管胀气也导致肠道黏膜损伤。较常见的细菌有大肠埃希菌、梭状芽胞杆菌、铜绿假单胞菌、沙门菌、克雷伯杆菌、产气荚膜杆菌等。病毒和真菌也可引起本病。

4. 其他　摄入渗透压过高（＞460mmol/L）的配方乳、渗透压较高的药物如维生素 E、茶碱、吲哚美辛等，使大量液体由血管渗入肠腔，减少肠黏膜的血流灌注。此外高渗乳或高渗液也可直接损伤尚未发育成熟的肠黏膜。

【辅助检查】腹部 X 线摄片对诊断本病有重要意义。主要表现为麻痹性肠梗阻、肠壁间隔增宽、肠壁积气、门静脉充气征，重者肠襻固定（肠坏死）、腹水（腹膜炎）和气腹（肠穿孔）。肠壁积气和门静脉充气征为本病的特征性表现。严重者常伴有外周血中性粒细胞及血小板的减少，代谢性酸中毒和（或）呼吸性酸中毒，休克及 DIC 等，故血气分析、血常规、C- 反应蛋白、血培养及 DIC 的监测对判定病情尤为重要。

四、肠套叠

【病因及发病机制】肠套叠分原发和继发两种。95%为原发性，多为婴幼儿；5%继发性，病例多为年长儿。发生套叠的肠管多有明显的机械原因，如梅克尔憩室翻入回肠腔内，成为肠套叠的起点。肠息肉、肠肿瘤、肠重复畸形、腹型紫癜致肠壁血肿等均可牵引肠壁而发生肠套叠。此外，饮食改变、病毒感染及其腹泻等可导致肠蠕动的节律发生紊乱，从而诱发肠套叠。

五、先天性巨结肠

【病因及发病机制】该病发生是多基因遗传和环境因素共同作用的结果。其基本病理变化是肠壁肌间和黏膜下神经丛内缺乏神经节细胞，在形态学上可分为痉挛段、移行段和扩张段三部分。除形成巨结肠外，其他病理生理变化还有排便反射消失等。根据病变肠管痉挛段的长度，本病可分为：①常见型（约占 85%）；②短段型（10%左右）；③长段型（4%左右）；④全结肠型（1%左右）。

六、小儿液体疗法及护理

（一）小儿体液平衡的特点

1. 体液的总量和分布　体液的总量和分布与年龄有关。年龄越小，体液总量相对越多，这主要是间质液的比例增高，而血浆和细胞内液的比例基本稳定，与成年人相近（表 4–3）。

表 4–3　不同年龄小儿的体液分布（占体重的 %）

年　龄	细胞内液	血　浆	间质液	体液总量
新生儿	35	6	37	78
～ 1 岁	40	5	25	70
～ 14 岁	40	5	20	65
成年人	40 ～ 45	5	10 ～ 15	55 ～ 60

2. 体液的成分　电解质组成与成年人相似，新生儿血钾、氯、磷、乳酸偏高，血钠、钙、碳酸氢盐偏低。细胞内液以 K^+、Mg^{2+}、HPO^-和蛋白质为主，细胞外液以 Na^+、Cl^-、CO^-为主，Na^+占阳离子总量的 90% 以上，对维持细胞外液的渗透压起主要作用，临床上常测定血钠来判断血浆的渗透压，血浆渗透压（mmol/L）＝（血钠＋10）×2。

3. 水代谢的特点

（1）水的交换：小儿需水量大，交换快，不显性失水较多，对缺水的耐受力差，病理情况下如呕吐，腹泻时易出现脱水小儿每代谢 100kal 热量，约需消耗水 120 ～ 150ml，且年龄越小，所需热量越高，需水量越多。

（2）体液调节：正常情况下水分排出的多少主要靠肾浓缩和稀释功能调节，小儿肾功能不成熟，体液调节功能差，易出现水、电解质代谢紊乱。

（3）小儿体液的特点：①年龄越小，体液总量相对越多；②年龄越小，间质液所占比例越大；③年龄越小，需水量越大，与热量成正比；④年龄越小，出入量越大，不显性失水增多，水的交换率快，易出现脱水；⑤年龄越小，肾脏调节能力愈不成熟，易出现水电解质紊乱。

（二）水、电解质和酸碱平衡紊乱

1. 脱水　是指水分摄入不足或丢失过多所致的体液总量尤其是细胞外液的减少。除失水外，尚有钠、钾等电解质的丢失。

（1）脱水程度：根据病史及临床表现，将脱水分为轻、中、重三度。

（2）由于腹泻时水和电解质丢失比例不同而导致体液渗透压发生不同的改变，据此可分为低渗、等渗、高渗脱水，临床以等渗性、低渗性脱水多见。

2. 酸碱平衡紊乱

（1）代谢性酸中毒：发生原因①呕吐、腹泻丢失大量碱性物质；②进食少，肠吸收不良，热能不足导致脂肪分解增加，产生大量酮体；③血容量减少，血液浓缩使血流缓慢，组织缺氧导致乳酸堆积；④肾血流量不足，尿量减少，酸性代谢产物滞留体内。

（2）代谢性碱中毒：是细胞外液强碱或碳酸氢盐的增加。常见原因为严重呕吐、低血钾、摄入或输入过多的碳酸氢盐。

（3）呼吸性酸中毒：是原发于呼吸系统紊乱，引起肺泡 PCO_2 增加所致。常见原因：呼吸道阻塞、肺部及胸部疾病。呼吸性酸中毒治疗主要应针对原发病，必要是应用人工辅助通气。

（4）呼吸性碱中毒：是由于肺泡通气过度增加致血二氧化碳分压降低。常见原因为呼吸过度、水杨酸中毒、高热等。典型临床表现为呼吸深快。呼吸性碱中毒的治疗主要针对原发病。

（5）混合性酸碱平衡紊乱：当有两种或两种以上的酸碱紊乱分别同时作用于呼吸或代谢系统称为混合性酸碱平衡紊乱。积极治疗原发病，保持呼吸道通畅，必要时给以人工辅助通气。

3. 钾代谢异常

（1）低钾血症：当血清钾浓度低于3.5mmol/L时称为低钾血症。常见原因包括：①呕吐、腹泻时大量丢失钾盐；②进食少，钾摄入不足；③肾脏保钾功能比保钠差，故腹泻时患儿多有不同程度的低钾。

（2）高钾血症：血清钾浓度≥5.5mmol/L 时称为高钾血症。常见原因①排钾减少肾衰竭、肾小管性酸中毒、肾上腺皮质功能低下等使排钾减少；②分布异常：休克、重度溶血以及严重挤压伤等使钾分布异常；③摄入过多：由于输入含钾溶液速度过快或浓度过高等。

（3）低钙和低镁血症：发生原因为腹泻患儿进食少，吸收不良，从大便丢失钙、镁，使体内钙、镁减少，表现为抽搐或惊厥。

（三）常用液体的种类、成分及配置

1. 非电解质溶液　常用 5% 或 10% 葡萄糖溶液，主要供给水分和供应部分能量，5% 葡萄糖溶液为等渗液，10% 葡萄糖溶液为高渗液，因葡萄糖输入体内将被氧化分解成水，没有维持血浆渗透。

2. 电解质溶液　主要用于补充损失的体液、电解质和纠正酸碱失衡。

（1）生理盐水（0.9% 氯化钠溶液）：为等渗液，常与其他液体混合后使用，含 Na^+ 和 Cl^- 的量各为 154mmol/L，Na^+ 接近于血浆浓度（142mmol/L），Cl^- 高于血浆浓度（103mmol/L），输入过多可使血氯过高，尤其在酸中毒或肾功能不佳时有加重酸中毒的危险，故临床常以 2 份生理盐水和 1 份 1.4% 碳酸氢钠混合，使其 Na^+ 与 Cl^- 之比为 3∶2，与血浆中钠氯之比相近。

（2）氯化钾溶液：用于补充缺钾、生理需要和继续丢失的钾。常用的有 10% 和 15% 氯化钾溶液，均不能直接应用，须稀释成 0.15% ～ 0.3% 浓度的溶液静脉滴注，含钾溶液不能静脉推注，注入速度过快可发生心肌抑制而死亡。

（3）碳酸氢钠溶液：可直接增加缓冲碱，纠正酸中毒作用迅速，是治疗代谢性酸中毒的首选药物，1.4% 溶液为等渗液，市售 5% 碳酸氢钠为高渗液，临床一般用 10% 葡萄糖按 3.5 倍稀释为等渗液使用。乳酸钠溶液：经肝脏代谢，显效慢，临床少用。

3. 混合溶液　为适应临床不同情况的需要，将几种溶液按一定比例配制成不同的混合液，以互补其不足。

4. 口服补液盐（ORS）溶液　是世界卫生组织（WHO）推荐用于急性腹泻合并脱水的一种溶液。有多种配方。传统口服补液盐配方（2/3 张），总渗透压为 310mmol/L。氯化钠 3.5g，枸橼酸钠 2.5g，氯化钾 1.5g，葡萄糖 20g，加水 1000ml 溶解。WHO 2002 年推荐的低渗透压口服补液盐配方（1/2 张），总渗透压为 245mmol/L。氯化钠 2.6g，枸橼酸钠 2.9g，氯化钾 1.5g，葡萄糖 13.5g，用前以温开水 1000ml 溶解。适用于轻、中度脱水无明显呕吐者。新生儿和有明显呕吐、腹胀、心肾功能不全等患儿不宜采用。在用于补充继续损失量和生理需要量时需适当稀释。

试题精选

1. 小儿易发生体液平衡紊乱的最主要原因是
A. 体液调节功能不完善　B. 神经系统发育不完善　C. 间质液比例较高
D. 体液占体重大　E. 肾浓缩、稀释功能差
答案：C。

2. 下列小儿腹泻的饮食指导，错误的是
A. 禁食到腹泻停止，可以减轻肠道症状
B. 腹泻期间不增加新的辅食
C. 人工喂养者可喂米汤
D. 母乳喂养者可继续喂养
E. 减少哺乳次数
答案：A。

3. 患儿腹泻，粪便镜检可见大量脂肪球，该腹泻是
A. 细菌性腹泻　B. 食饵性腹泻　C. 渗出性腹泻
D. 病毒性腹泻　E. 分泌性腹泻
答案：B。

4. 6 个月小儿，纯母乳喂养，大小便正常，其粪便的特点是
A. 金黄色糊状有酸味　B. 黄绿色硬膏状有酸味　C. 淡黄色膏状多为碱性
D. 黄绿色膏状为碱性或中性　E. 金黄色色粪便多为碱性或中性
答案：A。

5. 患儿腹泻，常见护理诊断为“有皮肤完整性受损的危险”其主要的危险因素是
A. 大便刺激臀部皮肤　B. 皮肤潮湿、弹性差　C. 皮肤潮湿、局部受压
D. 营养不良、消瘦　E. 营养失调低于机体需要量
答案：A。

第9单元　呼吸系统疾病患儿的护理

一、小儿呼吸系统解剖生理特点

【解剖特点】呼吸系统以**环状软骨下缘**为界，分为上、下呼吸道。

婴幼儿鼻根宽而扁，鼻腔相对短小，后鼻道狭窄，黏膜柔嫩并富于血管婴幼儿咽部较狭窄且垂直。**咽鼓管较宽**，呈**水平位**，**直而短**，故鼻咽炎时**易致中耳炎**。儿童喉部呈漏斗状，较窄，淋巴组织和血管丰富，所以发生炎症时易有水肿、充血，导致喉头狭窄，从而出现吸气性呼吸困难和声音嘶哑等症状。

试题精选

1. 划分上、下呼吸道的解剖部位是

A. 喉　　B. 肺泡　　C. 毛细支气管

D. 环状软骨　　E. 支气管

答案：D。

2. 婴幼患上呼吸道感染后，易致中耳炎的原因是

A. 耳咽管较窄、长，呈水平位　　B. 耳咽管易充血水肿

C. 咽鼓管较宽、短，呈水平位　　D. 咽鼓管较窄、短，呈水平位

E. 小儿免疫力低下

答案：C。

二、急性上呼吸道感染

急性上呼吸道感染是由各种病原引起的上呼吸道的急性感染，简称上感，是小儿最常见的疾病。该病主要侵犯鼻、鼻咽和咽部。该病虽然一年四季均可发生，但是以冬、春季及气候骤变时多见。主要是空气飞沫传播。可反复患病。

【病因】各种细菌和病毒均可致病。90%以上为病毒感染，主要有鼻病毒、腺病毒、呼吸道合胞病毒、冠状病毒、流感病毒、副流感病毒等。病毒感染后可继发细菌感染，最常见为溶血性链球菌，其次为肺炎链球菌、流感嗜血杆菌等。肺炎支原体不仅可引起肺炎，也可引起上呼吸道感染。婴幼儿时期由于上呼吸道的解剖生理特点和免疫特点而易患本病。疱疹性咽峡炎：病原体为**柯萨奇A组病毒**。咽结合膜热：病原体为腺病毒。

试题精选

疱疹性咽峡炎的常见病原体是

A. 柯萨奇A组病毒　　B. 流感病毒　　C. 腺病毒

D. 单纯疱疹病毒　　E. 埃可病毒

答案：A。

三、急性感染性喉炎

急性感染性喉炎是指喉部黏膜急性弥漫性炎症。以声嘶、喉鸣、犬吠样咳嗽、吸气性呼吸困难为临床特征。冬春季节多发，且多见于婴幼儿。

【病因】由病毒或细菌感染引起，也可并发于百日咳、麻疹及流感等急性传染病。常见的病毒为副流感病毒、腺病毒及流感病毒，常见的细菌为金黄色葡萄球菌、肺炎链球菌、链球菌。

四、急性支气管炎

急性支气管炎是指由于各种致病原引起的支气管黏膜炎症，由于气管常同时受累，故称为急性气管支气管炎。常继发于上呼吸道感染或为急性传染病一种表现。是儿童时期常见的呼吸道疾病，婴幼儿多见。

【病因】病原体为各种病毒或细菌，或为混合感染。能引起上呼吸道感染的病原体都可引起支气管炎。以病毒为主要病因。特应性体质、免疫功能低下、佝偻病、营养障碍和支气管局部结构异常等均为本病的危险因素。

【辅助检查】

1. 血常规检查　白细胞正常或稍高，合并细菌感染时，可明显增高。

2. 胸部 X 线检查　无异常改变或有肺纹理增粗。

五、小儿肺炎

小儿肺炎是指不同病原体及其他因素所引起的肺部炎症。多由急性上呼吸道感染或支气管炎向下蔓延所致，以冬、春寒冷季节及气候骤变时多见，是婴幼儿时期的常见病。本病是我国儿童保健重点防治的“四大疾病”之一，其发病率高、病死率高，占我国住院儿童死因的第一位。

金黄色葡萄球菌肺炎：冬、春季高发，常见于新生儿及婴幼儿，病原体可由呼吸道侵入或经血行播散入肺。临床表现为起病急、进展快、病情重、中毒症状明显。患儿烦躁不安、面色苍白、呻吟、呼吸困难、咳嗽、可伴有腹胀、呕吐，皮肤可见荨麻疹样皮疹或猩红热样皮疹，严重者出现惊厥、休克。肺部体征出现早，双肺可闻及中、细湿啰音。容易并发脓胸、脓气胸、肺脓肿、肺大疱等。胸部 X 线表现依病变不同，可出现**小片浸润影、肺大疱、小脓肿或胸腔积液**等。

试题精选

金黄色葡萄球菌肺炎的典型 X 线表现是

A. 肺门阴影增浓　　B. 均一的片状影　　C. 小脓肿、肺大泡

D. 多为单侧肺下叶浸润　　E. 两肺可见小点片状、斑片状阴影

答案：**C**。

六、支气管哮喘

是由嗜酸性粒细胞、T 淋巴细胞、肥大细胞等多种细胞参与的气道慢性炎症性疾病。

【病因】病因尚未完全清楚。本病大多为多基因遗传病，多数患儿在 5 岁以前发病，20% 有家族史，发病常与环境因素（呼吸道感染、气候变化、过敏原吸入等）有关。

【发病机制】主要为慢性气道炎症、气流受限及气道高反应性。气道的慢性炎症是哮喘的本质；哮喘的基本特征之一是气道高反应性。气道炎症通过气道上皮损伤、炎症介质、细胞因子的作用引起气道高反应性。

【诱因】

1. 接触或吸入过敏原　室内的尘螨、蟑螂、花粉、动物毛屑及排泄物、室内真菌、真菌、室外的花粉等。

2. 食入过敏原　摄入异体蛋白，如蛋、奶、鱼、虾和花生等。

3. 感染　呼吸道感染，尤其是病毒及支原体感染。

4. 强烈的情绪变化

5. 运动和过度通气

6. 药物　如阿司匹林等。

7. 其他　空气干燥、寒冷，职业粉尘，强烈气味的化学制剂等。

【辅助检查】

1. 肺功能测定　5 岁以上患儿适用。1s 用力呼气容积占用力肺活量比值及呼气峰流速值均降低。用力呼气容积占用力肺活量比值为成人＞75%，儿童＞85%，比值＜70% ～ 75% 提示气流受限，比值越低受限程度越重。若测定有气流受限，吸入支气管扩张剂 15 ～ 20min 后，比值增加 12% 或更多，则表明可逆性气流受限，为诊断支气管哮喘的有利依据。

2. 胸部 X 线检查　急性期胸片可正常或呈间质性改变，可有肺气肿或肺不张。

3. 变态反应状态测试　过敏原皮肤试验是诊断变态反应的首要工具。血清特异性 IgE 检测可了解患儿过敏状态。痰或鼻分泌物查找嗜酸细胞可作为哮喘气道炎症指标。

七、毛细支气管炎

【病因】主要由**呼吸道合胞病毒**引起，副流感病毒、鼻病毒、人类偏肺病毒、某些腺病毒及肺炎支原体也可引起本病。

试题精选

引起小儿毛细支气管炎的主要病毒是

A. 腺病毒　　B. 流感病毒　　C. 鼻病毒

D. 合胞病毒　　E. 柯萨奇病毒

答案：D。

第 10 单元　循环系统疾病患儿的护理

一、小儿循环系统解剖生理特点

【解剖生理特点】

1. 心脏的胚胎发育　原始心脏开始形成的时间是**胚胎第 2 周**，它是一个纵直管道，外表收缩环把它分为 3 部分：心房、心室、心球。在遗传基因的作用下，心管逐渐扭曲生长，构成静脉窦、心球、共同心室、共同心房和动脉总干。胚胎第 4 周时心室和心房是共腔的。至胚胎第 5、6 周，第一房间隔右侧长出第二房间隔。心脏在胚胎第 4 周开始有循环作用，在胚胎第 8 周房室中隔完全形成，成为具有四腔的心脏。胚胎 2 ～ 8 周是心脏胚胎发育的关键时期，在此期间如受到某些理化因素或生物因素的影响，则易引起心血管发育畸形。

2. 出生后血液循环的改变　主要改变是胎盘血液循环停止而肺循环建立，血液气体交换由胎盘转移至肺。卵圆孔生后 5 ～ 7 个月解剖上关闭。动脉导管解剖上关闭时间 **80% 在生后 3 个月内**，95% 在生后 1 年内，若 1 岁后仍未闭，即认为畸形存在。

新生儿收缩压平均 60 ～ 70mmHg，1 岁时 70 ～ 80mmHg，2 岁以后收缩压计算公式：**收缩压＝年龄×2＋80mmHg，舒张压＝收缩压的 2/3**。收缩压高于此标准 20mmHg 为高血压，低于此标准 20mmHg 为低血压。

试题精选

1. 开始形成原始心脏的时间，是在胚胎

A. 第 2 周　　B. 第 3 周末　　C. 第 5 ～ 6 周

D. 第 8 周　　E. 第 10 周

答案：A。

2. 3 岁儿童的正常血压值大约是

A. 55/33mmHg　　B. 60/30mmHg　　C. 85/54mmHg

D. 110/80mmHg　　E. 120/90mmHg

答案：C。

3. 80% 婴儿动脉导管解剖性闭合的时间是生后

A. 3 ～ 4 个月　　B. 6 个月左右　　C. 12 个月

D. 1.5 岁　　E. 2.5 岁

答案：A。

二、先天性心脏病

【病因和预防】目前认为心血管畸形的发生主要由**遗传和环境因素**及其相互作用所致。

1. 遗传因素　主要包括染色体易位与畸变、多基因病变、单一基因突变和先天性代谢紊乱。

2. 环境因素　主要的是孕早期宫内感染；孕妇患代谢紊乱性疾病；引起子宫内缺氧的慢性疾病；孕妇接触大剂量的放射线和服药史；妊娠早期吸食毒品、饮酒等。对孕妇加强保健工作，特别在妊娠早期积极预防流感、风疹等病毒性疾病和避免接触与发病有关的高危因素，谨慎用药物，对预防先天性心脏病是很重要的。

【临床常见的先天性心脏病】

1. 房间隔缺损　体格检查：体格消瘦、发育落后，心前区隆起，心浊音界扩大，心尖搏动弥散，胸骨左缘2～3肋间可闻及Ⅱ～Ⅲ级收缩期杂音，呈喷射性（肺动脉瓣相对狭窄），肺动脉瓣区第二心音增强或亢进，并固定分裂（肺动脉瓣延迟关闭）。分流量大时，胸骨左缘下方可闻及舒张期隆隆样杂音（三尖瓣相对狭窄）。

2. **室间隔缺损**　是最常见的先天性心脏病，发病率占小儿先天性心脏病的30%～50%。根据缺损位置不同分为膜部缺损、肌部缺损和干下型缺损三类。

3. 动脉导管未闭　动脉导管是胎儿时期主动脉与肺动脉间的正常通道，是胎儿循环的重要途径。于生后数小时至数天在功能上关闭，生后3个月左右解剖上完全关闭。若持续开放、出现左向右分流者即为动脉导管未闭。一般分为3个类型：漏斗型、窗型、管型。

4. 法洛四联症　由4种畸形组成：肺动脉狭窄；室间隔缺损；主动脉骑跨；右心室肥厚。以**肺动脉狭窄最主要**，对患儿的病理生理和临床表现有重要影响。

试题精选

1. 决定法洛四联症患儿病情轻重的病变是

A. 室间隔缺损　　B. 动脉导管未闭　　C. 右心室肥厚
D. 肺动脉狭窄　　E. 房间隔缺损

答案：D。

2. 最常见的小儿先天性心脏病是

A. 右心室肥厚　　B. 房间隔缺损　　C. 室间隔缺损
D. 主动脉骑跨　　E. 大动脉错位

答案：C。

3. 导致先天性心脏病的主要因素是

A. 宫内缺氧　　B. 遗传因素　　C. 母亲患高钙血症
D. 母亲吸食毒品　　E. 孕期母亲有服药史

答案：B。

三、病毒性心肌炎

【病因和发病机制】很多病毒感染可引起心肌炎，主要是肠道和呼吸道病毒，柯萨奇病毒B1～B6型最常见，其次为埃可病毒。其他病毒有脊髓灰质炎病毒、流感和副流感病毒、腺病毒、腮腺炎病毒、单纯疱疹病毒等。轮状病毒也可引起心肌的损害。

【实验室检查】

1. 血清心肌酶谱测定　病程早期血清肌酸激酶及其同工酶、血清谷草转氨酶、乳酸脱氢酶及其同工酶增高。心肌肌钙蛋白升高，具有高度的特异性。恢复期血清中检测相应抗体，病程中多有抗心肌抗体增高。

2. 血象及血沉　急性期白细胞总数轻度增高，中性粒细胞为主；部分血沉轻度或中度增快。

3. 病毒分离　疾病早期可从咽拭子、血液、粪便、心包液或心肌中分离出病毒，但阳性率低。

4. PCR　早期可检测出病毒核酸。

第 11 单元　血液系统疾病患儿的护理

一、儿童造血和血液特点

【造血特点】分两个阶段：胚胎期造血、生后造血。

1. 胚胎期造血　开始于卵黄囊，然后在肝、脾、胸腺和淋巴结，最后在骨髓。胚胎期造血又分为 3 个时期：中胚叶造血期、肝造血期、骨髓造血期。

2. 生后造血　主要是骨髓造血，特殊情况下出现髓外造血。

二、小儿贫血

（一）概述

贫血，是指单位容积末梢血中血红蛋白量或红细胞数低于正常。我国小儿贫血的诊断标准：新生儿期血红蛋白（Hb）＜145g/L，1 ～ 4 个月时 Hb＜90g/L，4 ～ 6 个月时 Hb＜100g/L；6 个月以上按 WHO 标准：6 个月至 6 岁 Hb＜110g/L，6 ～ 14 岁 Hb＜120g/L 为贫血。海拔每升高 1000m，Hb 上升 4%。

1. 贫血的程度　根据外周血血红蛋白含量，贫血可分为 4 度（表 4–4）。

表 4–4　根据外周血血红蛋白含量贫血分度（g/L）

	轻度	中度	重度	极重度
新生儿	120 ～ 144	90 ～ 120	60 ～ 90	＜60
儿童	90 ～ 120	60 ～ 90	30 ～ 60	＜30

2. 病因分类法分类　①红细胞和血红蛋白生成不足；②溶血性贫血；③失血性贫血。

（二）缺铁性贫血

缺铁性贫血为小儿贫血中最常见的类型，以 6 个月至 2 岁发病率最高。是由于体内铁缺乏致血红蛋白合成减少引起的一种小细胞低色素性贫血。

【病因】

1. 先天储铁不足。足月新生儿从母体所获得的铁量足以满足其生后 4 ～ 5 个月的造血所需。

2. 铁摄入不足。食物铁供应不足是缺铁性贫血的主要原因。婴儿未及时添加换乳期食物，年长儿偏食、挑食等饮食习惯可导致铁摄入量不足。

3. 生长发育快。

4. 铁丢失过多。

5. 铁吸收减少。

【发病机制】

1. 对造血的影响　铁是合成血红蛋白的原料。铁缺乏时，生成血红素不足，合成血红蛋白减少，细胞质较少，细胞变小；而缺铁对细胞的分裂、增殖影响较小，所以血红蛋白量减少比红细胞数量减少的程度明显，从而形成小细胞低色素性贫血。

2. 对非造血的影响　铁缺乏可影响肌红蛋白的合成。当铁缺乏时，体内许多酶活性下降，细胞功能紊乱而出现一系列非血液系统的表现。

【实验室检查】

1. 血常规　血红蛋白量降低较红细胞数减少更明显，呈小细胞低色素性贫血。红细胞以小细胞为多，中央淡染区扩大。网织红细胞数正常或轻度减少。

2. 骨髓象　幼红细胞增生活跃，以中、晚幼红细胞增生为主。

3. 铁代谢的检查　血清铁蛋白测定值＜12μg/L提示缺铁；红细胞内游离原卟啉＞0.9μmol/L提示红细胞内缺铁；血清铁＜10.7μmol/L，运铁蛋白饱和度＜15%，总铁结合力＞62.7μmol /L，这三项反映血浆中铁的含量。

（三）营养性巨幼细胞贫血

本病是由于维生素 B_{12} 和（或）叶酸缺乏所引起的一种大细胞性贫血。

【病因】

1. 维生素 B_{12} 缺乏的原因　储存不足；摄入量不足；吸收和运输障碍；需要量增加。

2. 叶酸缺乏的原因　摄入量不足；吸收不良；药物作用；代谢障碍。

【发病机制】在二氢叶酸还原酶的还原作用和维生素 B_{12} 的催化作用下叶酸转变成合成DNA必需的四氢叶酸。维生素 B_{12} 和叶酸缺乏，DNA合成障碍，红细胞的分裂延迟，细胞核的发育落后于胞质发育，红细胞变大，骨髓中巨幼红细胞增生而出现巨幼细胞贫血。粒细胞核也因DNA不足而胞体增大，出现巨大幼稚粒细胞和中性粒细胞分叶过多现象。叶酸缺乏主要引起情感改变，偶有深感觉障碍。维生素 B_{12} 与神经髓鞘中脂蛋白的形成有关，能保持有髓鞘的神经纤维的完整功能。缺乏时可致中枢和外周神经髓鞘受损，出现神经精神症状；使巨噬细胞和中性粒细胞作用减退而易感染。

【实验室检查】

1. 血象　呈大细胞性贫血，红细胞数的减少比血红蛋白量的减少更为明显。中性粒细胞变大并有分叶过多现象。

2. 骨髓象　增生明显活跃，红细胞系统增生为主，粒、红系均巨幼变，中性粒细胞和巨核细胞核分叶过多。

3. 叶酸和血清维生素 B_{12} 测定　叶酸＜3μg/L，血清维生素 B_{12}＜100ng/L。

三、特发性血小板减少性紫癜

【病因及发病机制】本病目前认为是一种**自身免疫性疾病**，急性病例发病前1～3周通常有呼吸道感染史。因外来抗原或自身免疫过程缺陷的作用，机体产生血小板相关抗体，它与血小板结合，或抗原－抗体复合物附着于血小板表面，导致单核－巨噬细胞系统对血小板的破坏、吞噬增加，血小板寿命缩短，而引起血小板减少。此外，血小板相关抗体与巨噬细胞结合，抑制血小板生成。导致出血的主要原因是血小板数量减少。毛细血管通透性和脆性增加，是出血的促进因素。

试题精选

特发性血小板减少性紫癜（ITP）属于

A. 传染性疾病　　B. 结缔组织病　　C. 免疫性疾病

D. 遗传代谢性疾病　　E. 内分泌性疾病

答案：C。

四、血友病

血友病是一组遗传性凝血功能障碍的出血性疾病，包括：血友病甲，即因子Ⅷ缺乏症；血友病乙，即因子Ⅸ缺乏症；血友病丙，即因子Ⅺ缺乏症。血友病甲最常见，占 75% ～ 85%。共同特点为终生轻微损伤后发生长时间的出血。

【病因及发病机制】本病为遗传性疾病。血友病甲、乙为 X- 连锁隐性遗传，女性传递，男性发病，多数有家族史。血友病丙为常染色体不完全性隐性遗传，双亲均可传递，两性均可发病。因子Ⅷ、Ⅸ、Ⅺ缺乏，使凝血过程第一阶段中的凝血活酶生成减少，引起血液凝固障碍，导致出血倾向。

【实验室检查】①初筛试验：出血时间、血小板计数及凝血酶原时间正常；凝血时间延长，凝血酶原消耗不良，部分凝血活酶时间延长。②凝血因子活性测定。③基因诊断：有助于诊断和胎儿基因诊断。

五、急性白血病

【病因及发病机制】病因尚不清楚，可能与下列因素有关。

1. 逆转录病毒感染

2. 理化因素刺激　电离辐射、核辐射及细胞毒药物激发、诱导。

3. 遗传素质　虽不是遗传病，但与遗传有关。

发病机制可能与细胞凋亡受抑制（起重要作用）、原癌基因转化为肿瘤基因、抑癌基因突变有关。

【分类和分型】根据增生的白细胞种类不同可分为急性淋巴细胞性白血病（ALL）和急性非淋巴细胞性白血病（ANLL）。小儿以**急性淋巴细胞白血**病居多，占 75% ～ 80%。

【辅助检查】

1. 外周血象　红细胞、血红蛋白均减少，大多为正细胞正色素性贫血，网织红细胞数多降低，血小板减少。白细胞增高者约占 50% 以上，以原始细胞和幼稚细胞为主。

2. **骨髓象**　骨髓检查是确立诊断和评定疗效的重要依据。原始及幼稚细胞极度增生，幼红细胞和巨核细胞减少。

3. 组织化学染色和溶菌酶检查　协助鉴别细胞类型。

试题精选

1. 急性白血病患儿死亡的最主要原因是

A. 颅内出血　　B. 肝脾淋巴结肿大　　C. 严重贫血

D. 消化道出血　　E. 持续高热合并感染

答案：A。

2. 我国儿童急性白血病最常见的类型为

A. 粒－单核细胞白血病　　B. 急性淋巴细胞白血病

C. 急性巨核细胞白血病　　D. 急性髓细胞白血病

E. 原粒细胞白血病分化型

答案：B。

3. 下列治疗儿童急性白血病的项目中，最主要的是

A. 化学治疗　　B. 造血干细胞移植　　C. 免疫治疗

D. 防治感染、营养支持　　E. 成分输血

答案：A。

第12单元　泌尿系统疾病患儿的护理

一、小儿泌尿系统解剖生理特点

【排尿及尿液特点】

1. 排尿次数　93%新生儿在生后24h内开始排尿，99%在48h内排尿。出生后最初几天排尿仅4～5次/日；1周后增至20～25次/日；1岁时15～16次/日；幼儿10次/日；学龄前和学龄期6～7次/日。

2. 尿量

（1）正常尿量：新生儿为每小时1～3ml/kg；婴儿为400～500ml/d；幼儿为500～600ml/d；学龄前期为600～800ml/d；学龄期为800～1400ml/d。

（2）少尿：新生儿每小时尿量<1.0ml/kg，婴幼儿<200ml/d，学龄前期<300ml/d，学龄期<400ml/d，或其他任何年龄每日尿量<250ml/m^2均为少尿。

（3）无尿：新生儿尿量每小时<0.5ml/kg、其他年龄小儿每天尿量<30～50ml均为无尿。

试题精选

1. 婴幼儿少尿，是指24h尿量

A. <400ml　　B. <300ml　　C. <200ml

D. <100ml　　E. <50～100ml

答案：C。

2. 学龄前期儿童的每日正常尿量为

A. ＜500ml　　B. 400 ～ 600ml　　C. 600 ～ 800ml

D. 800 ～ 1400ml　　E. ＜1500ml

答案：**C**。

二、急性肾小球肾炎

本病简称急性肾炎，是感染后免疫反应引起的急性弥漫性肾小球炎性病变，男女比例为 2∶1，多见于 5 ～ 14 岁儿童，特别是 6 ～ 7 岁小儿。主要临床表现为急性起病，多有前驱感染，水肿、血尿、蛋白尿和高血压。本病在小儿常呈良性自限过程，预后良好。

【病因和发病机制】本病多由 A 组 β– 溶血性链球菌中的"致肾炎菌株"感染后引起的免疫复合物性肾炎，继发于呼吸道和皮肤感染。其他如肺炎链球菌、金黄色葡萄球菌和革兰阴性杆菌等也可致病。此外，乙型肝炎病毒、柯萨奇病毒 B4 和埃柯病毒 9 型、腮腺炎病毒、肺炎支原体、真菌、钩端螺旋体、流行性感冒病毒、立克次体和疟原虫等也可致病。

机体对链球菌的某些抗原成分产生抗体，抗原抗体结合形成免疫复合物，其不易被吞噬清除，随血流抵达肾脏，引起炎症和免疫反应，损伤基底膜，血液成分从毛细血管漏出，尿中出现蛋白、白细胞、红细胞及各种管型。细胞因子刺激肾小球内皮和系膜细胞增生、肿胀，肾小球滤过率降低，出现少尿、无尿，严重者发生急性肾衰竭；因滤过率降低，水钠潴留，血容量和细胞外液增多，出现不同程度的水肿，循环充血和高血压，严重者可出现高血压脑病。

【辅助检查】

1. 尿液检查　尿蛋白＋～＋＋＋，镜下大量红细胞，可见颗粒、透明或红细胞管型。

2. 血液检查　血沉增快；血清抗链球菌抗体升高，是诊断链球菌感染后肾炎的依据；血清总补体及 C3 在病程早期下降，6 ～ 8 周恢复正常；少尿期有轻度氮质血症，肌酐、尿素氮暂时升高。

三、肾病综合征

【病理生理】

1. 蛋白尿　是本病**最根本和最重要**的病理生理改变，是**导致**肾病综合征**其他三大临床特点的基本原因**。

2. 低蛋白血症　是病理生理改变中的关键环节。

3. 水肿　①低蛋白血症使血浆胶体渗透压降低，水由血管内渗到组织间隙，当血浆白蛋白＜25g/L 时，液体主要潴留在间质区，＜15g/L 时形成腹水和胸腔积液。②水由血管内渗到组织间隙，有效循环血量减少，远端肾小管对水、钠的重吸收增多，引起水钠潴留。③低血容量增强了交感神经的兴奋性，近端肾小管钠的重吸收增加。

4. 高胆固醇血症　持续高脂血症可促进肾小球硬化和间质纤维化。

试题精选

肾病综合征最重要的病理生理改变是

A. 蛋白尿　　B. 低蛋白血症　　C. 高胆固醇血症

D. 水肿　　　　　　　　E. 少尿

答案：A。

四、泌尿道感染

【发病机制】

1. 感染途径

（1）上行感染：致病菌从尿道口上行进入膀胱，再经输尿管移行至肾脏，引起肾盂肾炎，是小儿最主要的感染途径。

（2）血源性感染：主要见于新生儿和小婴儿，金黄色葡萄球菌是经血源途径侵袭尿路的主要致病菌。

（3）淋巴感染和直接蔓延。

2. 易感因素　与小儿解剖生理特点有关；小儿泌尿系统畸形；膀胱输尿管反流；其他：如泌尿道器械检查、不及时更换尿布、蛲虫症、留置导尿管、机体防御能力低下、肾病综合征等均是易致感染的原因。

3. 细菌毒力　感染微生物的毒力是决定细菌能否引起上行性感染的主要因素。

试题精选

泌尿道感染是儿童泌尿系统常见疾病之一，它的最主要的感染途径是

A. 垂直感染　　　　　　B. 上行感染　　　　　　C. 下行感染

D. 淋巴感染　　　　　　E. 直接蔓延

答案：B。

第13单元　内分泌系统疾病患儿的护理

一、生长激素缺乏症

【病因】

1. 原发性　遗传性生长激素缺乏，特发性下丘脑、垂体功能障碍，发育异常。

2. 继发性　产伤是国内生长激素缺乏症最主要的病因。

3. 暂时性　暂时性生长激素分泌功能低下，在消除外界不良因素或治疗原发疾病后即可恢复。

二、先天性甲状腺功能减低症

【病因及发病机制】

1. 散发性先天性甲低

（1）甲状腺不发育、发育不全或异位：是先天性甲低最主要的原因，约占90%。多见于女孩。

（2）甲状腺激素合成障碍。

（3）促甲状腺素、促甲状腺激素释放激素缺乏。

（4）甲状腺或靶器官反应低下。

（5）母亲因素（暂时性甲低）：通常可在 3 个月内好转。

2. 地方性先天性甲低　多因孕妇饮食缺碘，致使胎儿在胚胎期即因碘缺乏而甲状腺功能低下。

【辅助检查】①新生儿筛查。②血清 T_4、T_3、TSH 测定，如 T_4 降低、TSH 明显升高即可确诊。③ TRH 刺激试验。④骨龄测定。⑤基础代谢率测定。⑥甲状腺扫描。

三、儿童糖尿病

由于胰岛素缺乏所造成的糖、蛋白质、脂肪代谢紊乱，使血糖、尿糖增高的病症。分为：1 型糖尿病（胰岛素依赖性）和 2 型糖尿病（非胰岛素依赖性）。98％的儿童糖尿病为 1 型糖尿病，2 型糖尿病儿童发病少。

【病因】病因包括：①遗传易感性；②环境因素；③自身免疫因素。

【发病机制】糖尿病患儿的胰岛素分泌不足或缺如，葡萄糖的利用减少，反调节激素增高，从而又促进了葡萄糖异生和肝糖原分解作用，蛋白质和脂肪分解加速，造成血糖和细胞外液渗透压增高，导致渗透性利尿，临床出现多尿症状，造成电解质失衡和慢性脱水。由于机体的代偿，患儿呈现渴感增强、饮水增多；因为组织不能利用葡萄糖，能量不足而产生饥饿感，引起多食。

【辅助检查】

1. 尿液检查　尿糖阳性；尿蛋白阳性提示可能有肾脏继发损害；有酮症酸中毒时尿酮体呈阳性。

2. 血糖　任意时刻血糖≥11.1mmol/L。空腹血浆血糖或全血血糖≥7.8mmol/L、≥6.7 mmol/L。可诊断为糖尿病。

3. 糖化血红蛋白检测　可作为患儿在以往 2～3 个月血糖是否得到满意控制的指标。

4. 血气分析　pH＜7.30，HCO_3^-＜15mmol/L 时，即有代谢性酸中毒存在。

5. 其他　糖耐量试验，胰岛细胞抗体阳性，胆固醇、游离脂肪酸及三酰甘油均增高。

第 14 单元　神经系统疾病患儿的护理

一、儿童神经系统解剖生理特点

1. 脑　是中枢系统的核心。儿童对缺氧的耐受性较成人差。

2. 脊髓　是脑部神经冲动上传下递的通道。新生儿脊髓下端在第 2 腰椎下缘，4 岁时达到第 1～2 腰椎之间。所以婴幼儿时期行腰椎穿刺的位置要低，以免损伤脊髓，常以第 4～5 腰椎间隙为宜，4 岁以后应以第 3～4 腰椎间隙为宜。腰椎穿刺后的患儿要去枕平卧 4～6h，其目的是防止因颅内压减低引起头痛的发生。

3. 脑脊液　正常小儿脑脊液的量和压力随着年龄的增长和脑室的发育逐渐增加。

4. 生理反射

（1）出生时已存在终身不消失的反射：瞳孔对光反射、角膜反射、吞咽反射、结膜反射。

（2）出生时已存在以后逐渐消失的反射：觅食反射、握持反射及拥抱反射（生后3～4个月消失），颈肢反射（生后5～6个月消失），吸吮反射（1岁左右完全消失）。

（3）出生时不存在以后逐渐出现并终身不消失的反射：腱反射、提睾反射、腹壁反射。

二、化脓性脑膜炎

【病因】致病菌的侵袭：**2个月以下患儿**，易发生肠道革兰阴性杆菌（**大肠埃希菌最多见**）和金黄色葡萄球菌脑膜炎；3个月至3岁多以流感嗜血杆菌感染为主；5岁以上患儿主要以脑膜炎双球菌及肺炎链球菌感染为主，由**脑膜炎双球菌**是导致**暴发型化脑的最主要的致病菌**。

【辅助检查】脑脊液检查：**脑脊液检查是确诊本病的重要依据**。典型病例表现为压力增高，**外观浑浊或呈乳白色**，白细胞≥1000×10^6/L，中性粒细胞为主。糖和氯化物含量常有明显降低，蛋白显著增高。

试题精选

1. 导致暴发型化脓性脑膜炎的最主要的致病菌是

A. 脑膜炎荼瑟菌（脑膜炎双球菌）

B. 变形杆菌

C. 大肠埃希菌

D. 肺炎链球菌

E. 铜绿假单胞菌

答案：A。

2. 化脓性脑膜炎患儿的脑脊液外观特点是

A. 清亮　B. 黄色　C. 呈脓性浑浊

D. 呈血性浑浊　E. 静置24h有网状薄膜形成

答案：C。

3. 患儿，男，1个月。因发热3天、呕吐3次入院。患儿面色苍白，精神萎靡，脑膜刺激征阳性。初步诊断为化脓性脑膜炎。导致发病的主要病原菌是

A. 大肠埃希菌　B. 变形杆菌　C. 铜绿假单胞菌

D. 金黄色葡萄球菌　E. 脑膜炎双球菌

答案：A。

三、病毒性脑膜炎、脑炎

【辅助检查】

1. 脑电图　病程早期以弥漫性或局限性异常慢波背景活动为特征。

2. 脑脊液检查　外观清亮，压力正常或增加。白细胞数正常或轻度增多。

3. 病毒学检查　恢复期血清特异性抗体滴度高于急性期 **4 倍以上**有诊断价值。

试题精选

病毒性脑膜脑炎患儿，具有诊断价值的是恢复期的血清特异性抗体滴度高于急性期的

A. 1.5 倍　　B. 2.5 倍　　C. 3 倍

D. 4 倍　　E. 6 倍

答案：D。

四、吉兰－巴雷综合征

本病目前是我国和多数国家小儿最常见的急性周围神经病。**易发于夏、秋季节**。该病以**肢体对称性弛缓性瘫痪**为**主要临床特征**。本病病程自限，大多在数周内完全恢复，但严重者急性期可死于呼吸肌麻痹。

【辅助检查】

1. 脑脊液检查　80%～90%的患者出现脑脊液特征性表现：蛋白－细胞分离现象。

2. **神经肌电检查**　以髓鞘脱失为主者，神经传导速度明显减慢；以轴索变性为主要病变者，运动神经反应电位波幅显著减低，传导速度基本正常。

试题精选

1. 急性感染性多发性神经根神经炎的高发季节是

A. 2～3 月　　B. 3～4 月　　C. 5～6 月

D. 7～9 月　　E. 10～12 月

答案：D。

2. 下列属于急性感染性神经根神经炎的主要临床特征的是

A. 非对称性僵硬性肢体瘫痪　　B. 急性对称性非弛缓性肢体瘫痪

C. 急性对称性弛缓性肢体瘫痪　　D. 慢性对称性非弛缓性肢体瘫痪

E. 慢性非对称性弛缓性肢体瘫痪

答案：C。

3. 吉兰－巴雷综合征发病 2～3 周时，证明髓鞘受损的辅助检查是

A. 脑电图　　B. 磁共振　　C. 神经系统检查

D. 肌电图　　E. 脑脊液检查

答案：D。

五、脑性瘫痪

【病因及发病机制】包括：①母亲妊娠期各种异常因素；②出生时不良因素；③婴儿期感染或创伤。

【辅助检查】包括：①脑电图及影像学检查。②发育迟缓筛查。

六、注意缺陷多动障碍

【病因】包括：①遗传；②大脑内神经化学递质失衡；③神经解剖和神经生理：磁共振成像时发现患儿额叶发育异常，双侧尾状核头端不对称；④环境因素；⑤家庭和心理社会因素。

【辅助检查】包括：①脑电图；②脑诱发电位；③智能测试：注意缺陷多动障碍的儿童智能水平大多正常；④影像学检查：脑CT和核磁共振检查时可有一些轻微异常的改变，如大脑右前叶较正常儿童略小、右侧较左侧小等。

第15单元　免疫缺陷病和结缔组织病患儿的护理

一、小儿免疫特点

1. 非特异性免疫

（1）屏障防御机制作用差，随年龄增长而逐步发育健全。

（2）细胞吞噬系统：血中具有吞噬功能的细胞主要是单核/巨噬细胞和中性粒细胞。新生儿的各种吞噬细胞功能可呈暂时性低下。

（3）补体系统：生后3～6个月接近成年人水平。

2. 特异性免疫　为后天获得性免疫，反应不健全。

二、风湿热

【病因及发病机制】风湿热是A组乙型溶血性链球菌感染后的自身免疫反应。

三、儿童类风湿病

【病因】病因不清，一般认为与感染、自身免疫、遗传因素有关。

【辅助检查】

1. 血液检查　活动期可有轻度中度贫血，多数患儿的白细胞数增高，其中以中性粒细胞增高为主；血沉加快、C反应蛋白、黏蛋白大多增高。

2. 免疫检测　IgG、IgM、IgA均有增高。

3.X线检查　早期X线显示关节附近软组织肿胀；晚期可见关节面骨破坏，以手腕关节多见。

四、过敏性紫癜

【病因及发病机制】病因不清，目前认为与某种致敏因素引起的自身免疫反应有关。

【辅助检查】

1. 白细胞正常或增加，中性粒细胞和嗜酸性粒细胞可增高，一般无贫血。血小板计数正常或升高，出凝血时间正常。血块退缩试验正常，部分患儿毛细血管脆性试验阳性，血清IgA升高。

2. 尿常规：可有红细胞、蛋白、管型，重症有肉眼血尿。

3. 大便隐血试验阳性。

五、皮肤黏膜淋巴综合征

【病因】病因不明，可能多种病原感染有关，但均未能证实。

【辅助检查】

1. 血液检查　轻度贫血，外周白细胞计数升高，血沉增快，C– 反应蛋白、免疫球蛋白增高，为炎症活动指标。

2. 影像学检查　胸部 X 线可见肺纹理增多，模糊或片状阴影，心影可扩大。

3. 心血管系统检查　心脏受损患儿可见心电图和超声心动图改变。

试题精选

1. 关于过敏性紫癜患儿的实验室检查，正确的是

A. 血小板计数减少　　B. 出血和凝血时间延长　　C. 骨髓检查异常

D. 血块退缩试验阳性　　E. 毛细血管脆性试验阳性

答案：E。

2. 下列辅助检查中过敏性紫癜应出现

A. 嗜酸性粒细胞增多　　B. 血块退缩时间延长　　C. 血小板计数减少

D. 出血和凝血时间延长　　E. 骨髓检查异常

答案：A。

第 16 单元　遗传性疾病患儿的护理

一、概论

1. 遗传的物质基础　遗传是指子代与亲代之间在形态结构、生理和生化等功能特点方面的相似。每种生物都有一定数目、形态稳定的染色体作为遗传信息的载体。基因是遗传的基本功能单位，是 DNA 双螺旋链上的一段负载一定遗传信息，并在特定条件下表达，产生特定生理功能的 DNA 片段。当 DNA 分子中的碱基顺序发生变异导致组成蛋白质的氨基酸发生改变，就有可能出现遗传性疾病。

2. 遗传性疾病的分类　根据遗传物质的结构和功能改变的不同，可将遗传性疾病分为以下 5 类。

（1）染色体病：指染色体数目或结构异常，造成许多基因物质的丢失而引起的疾病已经明确的染色体畸变综合征有 100 多种。

（2）单基因遗传病：是由一对主基因突变造成的疾病，疾病种类极多，可进一步分为常染色体显性、常染色体隐性、X– 连锁显性和隐性遗传病、Y 连锁显性遗传。

（3）多基因遗传病：多对基因的累积效应总和，加上环境因素影响所致的遗传病。

（4）线粒体病：细胞浆内线粒体 DNA 突变，为一组较为独特的遗传病。

（5）基因组印记：基因根据来源亲代的不同而有不同的表达，活性随亲源而改变，两条染色体如皆来自父源则有不同的表现形式。

3. 遗传性疾病的预防　遗传病多数无法治疗，做好三级预防是关键。

（1）一级预防：遗传咨询，防止遗传病的发生。

（2）二级预防：产前诊断，减少遗传病患儿出生。

（3）三级预防：新生儿筛查，遗传病出生后的治疗。

二、苯丙酮尿症

【病因及发病机制】根据缺乏酶不同分为典型和非典型两种。

1. 典型病例占绝大多数，因患儿肝脏缺乏苯丙氨酸羟化酶活性，不能将苯丙氨酸转化为酪氨酸，导致其在血、脑脊液、各组织中浓度极高，代谢产生大量苯丙酮酸、苯乙酸、苯乳酸和对羟基苯乙酸，因而导致脑损伤；由于酪氨酸生成减少，导致黑色素合成不足，患儿皮肤苍白、毛发发黄。

2. 非典型患儿缺乏四氢生物蝶呤，使苯丙氨酸不能氧化成酪氨酸，造成多巴胺等神经递质缺乏导致神经系统的功能损害。

【辅助检查】

1. 新生儿疾病筛查　新生儿哺乳3d后，针刺足跟采集外周血，滴于专用采血滤纸上，晾干后即寄送至筛查实验室，进行苯丙氨酸浓度测定。如Phe浓度大于切割值，进一步检查和确诊。

2. 尿三氯化铁试验　若尿中苯丙氨酸浓度高，则出现绿色（阳性），特异性欠佳；2，4-二硝基苯肼试验（DNPH）则为黄色沉淀（阳性）。

3. 尿蝶呤图谱分析　主要用于PKU的鉴别诊断。

4. 基因诊断　可用DNA分析方法进行基因突变检测和诊断和产前诊断。

试题精选

患儿，男，1岁。以“呕吐、喂养困难1个月，湿疹”入院，护理体检：体温39℃，血压80/55mmHg，脉搏124次/分，皮肤干燥、苍白，头发呈棕色，有鼠尿味，生长发育滞后，不能独自站立。为进一步确诊患儿所患疾病首选的检查是

A. 血常规检查　　B. 尿三氯化铁实验　　C. 脑电图

D. 染色体核型分析　　E. 血清苯丙氨酸浓度测定

答案：**E**。

第17单元　常见传染病患儿的护理

一、概述

1. 传染过程　传染过程简称传染，是指病原体侵入人体后人体与病原体相互作用、斗争的过程。是否引起疾病取决于病原体的致病力和机体免疫力，从而产生以下5种不同结局：①病原体已清除；②隐形感染；③潜伏性感染；④病原携带状态；⑤显性感染。

2. 传染病的基本特征　①病原体；②传染性（主要特征）；③免疫性；④流行性、季节

性、地方性。

3. 传染病流行的三个环节

（1）传染源：患者、隐形感染者或病毒携带者、受感染的动物。

（2）传播途径：空气飞沫、水、食物、接触、虫媒、血液、土壤及母婴传播。

（3）易感人群：易感者在特定人群的比例。

4. 影响流行过程的因素　包括自然因素和社会因素。

5. 传染病的临床特点　分为：潜伏期、前驱期、症状明显区和恢复期。

6. 传染病的预防

（1）管理传染源：对传染源病患者管理做到“五早”即：早发现、早诊断、早报告、早隔离、早治疗。

根据《传染病防治法规定》，传染病分为 3 类。①甲类传染病：鼠疫、霍乱 2 种。城镇要求 2h 上报，农村不超过 6h。②乙类传染病：传染性非典型肺炎、艾滋病、人感染高致病性禽流感等 26 种。城镇要求 12h 内上报，农村不超过 24h。③丙类传染病：流行性感冒、流行性腮腺炎、手足口病等 11 种。

对乙类传染病中传染性非典型肺炎，炭疽中的肺炭疽和人感染高致病性禽流感，甲型 H_1N_1 流感采取甲类传染病的预防、控制措施。

（2）接触者管理：对接触者采取的防疫措施称检疫。检疫期限是从最后接触之日计算，相当于该病的最长潜伏期。

（3）切断传染途径：经呼吸道传播的有麻疹、水痘、腮腺炎等；经虫媒传播的有流行性乙脑炎；经肠胃传播的有细菌性痢疾、骨髓灰质炎、肝炎等。消化道传染病采取“三管二灭”（管理水源、饮食、粪，灭苍蝇、蟑螂）；呼吸道传染病采取房间保持通风，必要时进行空气消毒。

7. 小儿传染病的护理管理

（1）建立预检分诊制度：传染病门诊与普通门诊分开。患儿预诊后按不同病种分别在指定的诊室进行诊治，诊治完毕后由指定出口离院或入院。

（2）严格执行消毒隔离制度：采用物理或化学消毒方法清除或杀灭体表及其周围环境中的病原体。

（3）疫情报告：护理工作人员是传染病的法定报告人之一。发现传染病后应按国家规定的时间向防疫部门报告。

（4）密切观察病情：观察病情变化，做出正确护理诊断，采取有效护理措施，做好各种抢救工作。

（5）卫生宣教：护理人员应针对各类传染病的流行特点向患儿家属进行卫生知识的宣教，提高其传染病预防知识水平，以便积极配合医护人员的治疗和护理。

二、麻疹

【病因及发病机制】麻疹病毒通过鼻咽部进入人体，在呼吸道上皮细胞和局部淋巴组织中繁殖并侵入血液，形成第一次病毒血症。此后病毒被单核巨噬细胞系统吞噬并大量繁殖后再次侵入血流，形成第二次病毒血症。

【流行病学】麻疹患者是唯一的传染源主要通过呼吸、咳嗽、喷嚏等经**呼吸道传播**。密切接触者可经污染病毒的手传播。出疹前后的5d均有传染性，有并发症的患儿可延长至出疹后10d。本病普遍易感，病后获持久免疫，四季均可发病，以冬、春季多见。

【辅助检查】

1. 血常规　白细胞总数减少，淋巴细胞相对增多。

2. 涂片检查　于出疹前2d至出疹后1d，取患者鼻、咽分泌物或尿沉渣涂片，瑞氏染色后直接镜检，可见多核巨细胞或包涵体细胞，阳性率较高。

3. 血清学检查　多采用酶联免疫吸附试验（EIISA法）进行麻疹病毒特异性IgM抗体检测，出疹早期即为阳性。

三、水痘

【病因及发病机制】病毒经上呼吸道或眼结合膜侵入人体，在局部黏膜和淋巴组织繁殖2～3d后进入血液，形成第一次病毒血症。若患儿免疫能力不能清除病毒，则病毒可到达单核－巨噬细胞系统内再次增殖后人血，引起第二次病毒血症，导致各器官病变。主要损害在皮肤和黏膜，偶及内脏。分批出现的皮疹与间隙性病毒血症有关。皮疹出现1～4d后，产生特异性细胞免疫和抗体，病毒血症消失，症状也可缓解。

【流行病学】水痘患者为唯一传染源，上呼吸道鼻咽分泌物及疱疹液中均含有病毒，可通过空气飞沫和接触患者疱疹浆液感染。出疹前1～2d至结痂为均有传染性。人群普遍易感，2～6岁儿童多见，四季均可发病，以冬、春季居多。

四、猩红热

【病因及发病机制】A组乙型溶血性链球菌从呼吸道侵入人体，引起咽峡及扁桃体炎，血源播散后形成典型猩红热皮疹。恢复期脱皮、杨梅舌，重型患儿全身淋巴结、肝、脾等网状内皮组织增生，心肌发生中毒性退行性变。

【流行病学】患者和带菌者是主要传染源，经由空气飞沫传播，也可经由皮肤伤口或产道感染。人群普遍易感，但发病多见于5～15岁小儿，冬、春季多见。

【辅助检查】血白细胞总数增高，以中性粒细胞为主。咽拭子或其他病灶分泌物培养可有溶血性链球菌生长。用免疫荧光法检查咽拭子涂片可进行快速诊断。

五、百日咳

【病因及发病机制】百日咳是由百日咳嗜血杆菌引起的急性呼吸道传染病，百日咳杆菌侵入呼吸道后，局部繁殖病产生多种毒素，引起广泛炎症，引起连续、剧烈的痉挛性咳嗽；痉挛停止时吸入大量气体快速通过痉挛的声门发出高调鸡鸣样吼声。百日咳杆菌日光暴晒1h即死亡，对一般消毒试剂敏感。

【流行病学】百日咳患儿、隐性感染者及带菌者为传染源，潜伏期末到病后2～3周传染性最强。百日咳经呼吸道飞沫传播，5岁以下小儿易感性最高，小儿预防注射10年后百日咳感染率与未接种者无区别。冬、春季多见，病后可获得持久免疫力。

【辅助检查】白细胞数可达（20～40）×10^9/L，淋巴细胞占60%～80%。血清学检测IgM有利于早期确诊。可用鼻咽拭子进行细菌培养。

六、流行性腮腺炎

【病因及发病机制】由腮腺炎病毒引起的急性呼吸道传染病，具有自限性，人为该病毒唯一宿主。此病毒仅一个血清型，室温 2 ～ 3d 可失去传染性，加热 55 ～ 60℃ 20min 就失去活性，紫外线照射可迅速灭活。

【流行病学】传染源为腮腺炎患者和隐性感染者，腮腺肿大前 6d 至发病后 5d 或更长的时间均有传染性。

主要为呼吸道飞沫传播，也可直接接触经唾液污染的食具和玩具传播。本病好发于 5 ～ 15 岁学龄儿童，四季均可发病，冬、春季多见。

【辅助检查】发病早期血清和尿淀粉酶有轻至中度增高，2 周左右恢复正常。血肪酶增高有助于胰腺炎的诊断。血清中腮腺炎病毒特异性 IgM 抗体阳性提示近期有感染。发病早期取患儿唾液、尿液、脑脊液或血液标本中分离出病毒，有助于诊断。

七、中毒性细菌痢疾

【病因及发病机制】病原菌为痢疾杆菌，属肠杆菌的志贺菌属。我国以福氏志贺菌感染多见。

志贺菌进入人体后，产生大量内毒素经肠壁吸收入血，引起发热、毒血症及微循环障碍。神经毒素引起抽搐，血中血管活性物质增加使全身小血管痉挛引发急性循环衰竭等。

【流行病学】痢疾患者及带菌者是主要传染源，通过消化道传播，2 ～ 7 岁体格健壮的儿童易感。夏、秋季多见。

【辅助检查】血白细胞总数和中性粒细胞增高，黏液脓血便。**粪便中培养出痢疾杆菌为确诊依据**。标本选取黏液脓血部分及时送检。

试题精选

1. 医护人员为控制传染病的流行，需完成的预防接种率是

A. 20% 以上　B. 40% 以上　C. 60% 以上
D. 70% 以上　E. 80% 以上

答案：E。

2. 城市发生霍乱，规定上报疫情的时间是

A. 2h 内　B. 6h 内　C. 12h 内
D. 24h 内　E. 72h 内

答案：A。

3. 麻疹的传播途径为

A. 飞沫经呼吸道传播　B. 虫媒传播　C. 粪 – 口传播
D. 与破损皮肤或黏膜接触传播　E. 输血传播

答案：A。

4. 麻疹的主要传播途径是

A. 血液传播　B. 呼吸道传播　C. 消化道传播

D. 皮肤接触传播　　E. 间接传播

答案：B。

5. 患儿，男，4岁，患水痘且无并发症，隔离期应至出疹后

A. 3d　　B. 4d　　C. 5d

D. 6d　　E. 7d

答案：E。

6. 下列中毒性细菌性痢疾流行病学特征的描述不正确的是

A. 传染源为痢疾患者及带菌者

B. 经消化道传播

C. 人群普遍易感，以儿童居多

D. 发病高峰季节为夏秋季节

E. 病后产生的免疫力短暂且不稳定

答案：C。

（7—8题共用题干）

患儿，女，1岁。因高热1d，抽搐2次来诊。患儿发热前1d曾吃冰冻西瓜，大便1次，为黏液样便。查体：体温40.2℃，心率160次/分，面色苍白，四肢厥冷，脉搏细速，皮肤花纹，呼吸急促，双肺呼吸音清，心音低钝，腹软，四肢肌张力低。

7. 该患儿出现休克症状的发病机制是

A. 病原菌释放内毒素　　B. 病原菌释放外毒素

C. 病原菌的细胞毒性　　D. 病原菌的神经毒性

E. 病原菌的肠毒性

答案：A。

8. 为进一步确诊，首选的检查是

A. 血常规　　B. 粪便常规　　C. 尿常规

D. 粪便培养　　E. 脑脊液检查

答案：B。

第18单元　结核病患儿的护理

一、概述

【病因及发病机制】人型结核杆菌为主要病原体，以原发型肺结核最常见。结核性脑膜炎是死亡主要原因。结核杆菌的抵抗力较强，对湿热敏感，65℃仅30min或干热100℃ 20min灭活。

小儿初次接触结核杆菌后是否发展为结核病，通过致敏的T细胞介导的迟发性变态反

应，在发生的同时会产生一定免疫力，将结核菌杀灭或局限病灶。因此免疫力强可不发病。

【流行病学】开放性肺结核患者为主要传染源，主要传播途径为呼吸道传播，少数通过消化道传播。新生儿易感。

【诊断检查】

1. 结核菌素试验　结核感染 4 ～ 8 周后即呈阳性反应。试验方法如下。

常用的结核菌素试验为皮内注射 0.1ml（5 个结核菌素单位）于左前臂掌侧面中下 1/3 交界处，使之形成直径为 6 ～ 10mm 的皮丘，48 ～ 72h 观察结果，记录硬结直径，以毫米为单位先测横泾，再测纵径，取平均值判断反应强度。若患儿患疱疹性结膜炎、结节性红斑或一过性多发性结核过敏性关节炎等，宜用 1 个结核菌素单位的 PPD 试验，以防局部的过度反应及可能的病灶反应。

2. 临床意义　阳性反应见于：①接种卡介苗后。② 3 岁以下，尤其是 1 岁内小儿未接种过卡介苗者，提示有结核感染灶；③无明显临床症状年长儿仅呈一般阳性反应者，表示曾经感染过结核杆菌；④强阳性和极强阳性反应者，表示体内有活动性结核感染灶；⑤由阴性反应转为阳性反应或反应强度由原来＜10mm 增至＞10mm，且增幅＞6mm，表示有新近感染。

阴性反应见于：①未受结核感染过；②结核变态反应前期（初次感染 4 ～ 8 周内）；③假阴性反应，机体免疫功能受抑制或低下所致；④技术误差或结核菌素失效所致。

从痰、胃液、脑脊液、浆膜腔液中找到结核杆菌是重要的确诊手段。

【预防】

1. 控制传染源。结核菌涂片阳性病人是小儿结核病的主要传染源，早期发现、合理治疗结核菌涂片阳性病人，是预防传播的重要措施。

2. 卡介苗接种。是预防小儿结核病的有效措施。

3. 预防性化疗。

二、原发性肺结核

【发病机制及病理改变】结核杆菌通过呼吸入肺，常在右侧肺部形成原发灶。基本病变为渗出、增殖、坏死。结核性炎症的主要特征是上皮样细胞结节及朗格汉斯细胞。典型的原发复合征呈“双极”病变，即一端为原发病灶，一端为肿大的肺门淋巴结。原发型肺结核的病理转归可为吸收好转、进展或恶化，其中以吸收好转最常见。

【辅助检查】结核菌素试验呈强阳性或由阴性转为阳性者需做进一步检查。

胸部 X 线检查局部炎性淋巴结相对较大而肺部的初染灶相对较小是原发型肺结核的特征。典型哑铃双极影已少见。

三、急性粟粒型肺结核

【病因及发病机制】本病是原发综合征的结果，原发灶或胸腔内淋巴结干酪坏死病变破坏血管，致大量结核杆菌进入肺动脉引起，进入肺静脉经血行、淋巴播散全身。

【辅助检查】胸部 X 线在诊断中起决定作用，起病 2 ～ 3 周可见大小、密度一致，分布均匀粟粒状阴影。重症患儿结核菌素试验呈假阴性。痰液和胃液中可查到结核菌，粟粒疹和眼底检查见结核结节有诊断意义。

四、结核性脑膜炎

【病因及发病机制】结脑是小儿肺结核中最严重的一种，婴幼儿多见。因其中枢神经系统发育不成熟、血 – 脑脊液屏障功能不完善、免疫功能低下致结核菌经血行入侵。

【辅助检查】

1. 脑脊液检查　对本病的诊断极为重要，脑脊液压力增高，外观无色透明或呈毛玻璃样，蛛网膜下腔阻塞时，可呈黄色，静置 12 ～ 24h 后，脑脊液中可有蜘蛛网状薄膜形成，取之涂片，可检出结核杆菌。白细胞数多为（50 ～ 500）$\times 10^6$/L，分类以淋巴细胞为主，糖和氯化物均降低为结脑的**典型改变**。蛋白量增高，一般多为 1.0 ～ 3.0g/L。

2. X 线检查　85% 结脑患儿的胸片有结核病改变，其中 90% 为活动性病变。胸片证明有血行播散性结核病对确诊结脑很有意义。

3. 结核菌抗原检测　最敏感、快速诊断结脑的辅助方法。

4. 结核菌素试验　约 50% 患儿可呈阴性反应。

试题精选

1. 患儿，女，4 岁。患结节性红斑需要做结核菌素试验，其 PPD 液的浓度宜为

A. 1U　　B. 2U　　C. 3U
D. 4U　　E. 5U

答案：A。

2. 患儿，女，4 岁。脑脊液压力增高，外观透明。白细胞数（50 ～ 500）$\times 10^6$/L，蛋白定量增加，糖和氯化物同时降低，该患儿诊断为

A. 结核性脑膜炎　　B. 化脓性脑膜炎
C. 吉兰 – 巴雷综合征　　D. 肠道病毒脑膜炎
E. 流行性脑脊髓膜炎

答案：A。

3. 患儿，女，3 岁。于 3 周前无明显诱因间断性发热，夜间易出汗，间中咳嗽，偶有腹痛，出生后未接种卡介苗。体检：体温 37.9℃，营养差，呼吸快，结膜充血有疱疹，颈淋巴结肿大，双下肢有数个结节性红斑，胸部 X 线片示“哑铃状”阴影。此时该最应建议患儿做的检查是

A. 血沉检查　　B. 痰培养　　C. 胸部 X 线
D. 脑脊液培养　　E. 结核菌素试验

答案：E。

（4—6 题共用题干）

患儿，女，5 岁。2 周内出现剧烈头痛、喷射性呕吐、惊厥。其母患空洞性肺结核。查体：表情淡漠，反应差，体温 38.7℃，脉搏 98 次 / 分，颈部抵抗感，肺无异常，腹软。

4. 需询问病史为

A. 家族史　　B. 接种史　　C. 既往史

D. 传染病接触史　　E. 外伤史

答案：B。

5. 患儿首选明确诊断的检查是

A. 血常规　　B.X 线胸片　　C. 脑电图

D. 脑脊液检查　　E. 结核菌素试验

答案：D。

6. 该患儿脑脊液外观呈黄色毛玻璃样，静置 24h 后，取脑脊液中蜘蛛网状薄膜涂片做抗酸染色，色镜检阳性。该患儿诊断是

A. 念珠菌脑炎　　B. 隐球菌脑炎　　C. 病毒性脑膜炎

D. 急性化脓性脑膜炎　　E. 结核性脑膜炎

答案：E。

第 19 单元　寄生虫病患儿的护理

一、蛔虫病

【病因及流行病学】蛔虫病为发病率最高小儿寄生虫病，是蛔虫寄生于人体导致。蛔虫病患者是主要的传染源，粪口途径传播，感染率农村高于城市，儿童高于成年人。

【辅助检查】粪便中有蛔虫卵、血象检查、X 线检查等。

二、蛲虫病

【病因及流行病学】蛲虫的成虫呈细小乳白色线头状，主要寄生于盲肠、结肠及回肠下段。夜间移行至肛门皱褶处排卵，6h 即可发育成为感染性虫卵，虫卵在室内可存活 3 周。蛲虫患者是唯一传染源，肛门－手－口为患儿自身重复感染途径。

【辅助检查】夜间患儿熟睡后可于肛门处发现成虫或镜检发现虫卵。血象嗜酸性粒细胞增多。

第 20 单元　急性中毒和常见急症患儿的护理

一、急性中毒

【病因】小儿中毒主要原因是年幼无知、缺乏生活经验，不能辨识毒物而误食，家长疏忽及药物管理不善等。一般幼儿时期常为误服药物中毒；学龄前期主要为有毒物质中毒。

二、小儿惊厥

【病因及发病机制】

1. 感染性病因　①颅内感染：如由细菌、病毒、寄生虫、真菌引起的脑膜炎或脑炎；②颅外感染：热性惊厥（是儿科最常见的急性惊厥）、感染中毒性脑病。

2. 非感染性病因　①颅内疾病：颅脑损伤与出血、先天发育畸形、颅内占位性病变；②颅外疾病：缺氧缺血性脑病、代谢性疾病。

三、急性颅内压增高

【病因及发病机制】颅内感染、占位性病变，颅外感染，缺血缺氧性脑病，脑脊液循环异常等均可引起。

四、急性呼吸衰竭

【病因及发病机制】

1. 中枢性呼衰　常见于颅内感染、出血、脑损伤等，呼吸器官可正常，多因呼吸驱动障碍引发。

2. 周围性呼衰　常见于急性喉炎、肺炎等，呼吸器官或呼吸肌的病变引起。

两者均会导致机体缺氧、二氧化碳潴留和呼吸性酸中毒，进而引起脑水肿、心肌收缩无力等。

【辅助检查】血气分析测定判断呼吸衰竭的类型及酸碱平衡紊乱程度。早期或轻型（Ⅰ型，即低氧血症），$PaO_2 \leqslant 50mmHg$，$PaCO_2$ 正常；晚期或重症（Ⅱ型，即低氧血症并高碳酸血症），$PaO_2 \leqslant 50mmHg$，$PaCO_2 \geqslant 50mmHg$。

五、充血性心力衰竭

【病因及发病机制】

1. 心血管疾病　1 岁以内小儿心力衰竭发病率最高，最常见病因为先心病，也可见于病毒性心肌炎、川崎病。儿童时期则以风湿性心脏病和急性肾炎所致的心衰最为多见。

2. 非心血管疾病　因心脏负荷过重引起的继发性心肌收缩力下降引发。如支气管哮喘、甲状腺功能亢进症、婴儿期严重电解质紊乱、急性肾炎、维生素 B_1 缺乏、脓毒败血症等。

3. 常见诱因　主要是急性感染、输血或输液过量、过速、体力活动过度等。

六、急性肾衰竭

【病因及发病机制】

1. 肾前性　血容量减少，导致肾血流下降、肾小球滤过率降低。如脱水、大量失血、烧伤等。肾实质无器质性病变。

2. 肾性　儿科最常见的肾衰原因，包括肾小球、肾小管、肾间质等肾实质损害。

3. 肾后性　各种原因引起的泌尿路梗阻引起，多可逆。

七、感染性休克

【病因及发病机制】多种病原微生物感染均可引起感染性休克，以革兰染色阴性球菌最多见。小儿疾病中以中毒性痢疾、重症脑炎、流脑等多见。

细菌及其内毒素侵入人体，刺激机体细胞产生多种促感染和抗感染介质，产生全身炎症反应综合征；机体的神经内分泌和体液因子的调节紊乱，造成周围血管痉挛、扩张、麻痹，导致有效循环血量减少。

八、心跳呼吸骤停

【病因】引起小儿心跳呼吸骤停的原因甚多，如新生儿窒息、气管异物、喉痉挛、严重肺炎及呼吸衰竭、各种意外损伤等。其危险因素如下。

1. 心血管系统状态不稳定 如难治性心衰、反复发作的心律失常和低血压。

2. 急速进展的肺部疾病 如喉炎、严重的哮喘、肺透明膜病等。

3. 外科术后早期。

4. 人工气道患儿气管插管脱开或堵塞。

5. 神经系统疾病急剧恶化。

6. 触发高危因素患儿心跳呼吸骤停的临床操作包括气道吸引、不适当的胸部物理治疗、呼吸支持的撤离等。

【病理生理】

1. 缺氧　缺氧导致心肌劳损、收缩力减弱，严重时心率减慢、心排血量降低，血压下降，心律失常和代谢性酸中毒，从而抑制心肌收缩力，可使心脏出现室颤而致心脏停搏。心跳呼吸停止 4 ～ 6min 可导致脑细胞死亡。

2. CO_2 潴留　一旦心跳呼吸骤停，体内即出现 CO_2 潴留，CO_2 浓度增高可抑制窦房结的传导，导致心动过缓和心律失常，并直接抑制心肌收缩力。CO_2 潴留可引起脑血管扩张，导致脑水肿。

试题精选

1. 常见小儿急性中毒原因包括

A. 误服药物药物　　B. 毒物经呼吸道进入体内　　C. 误食有毒食物

D. 脂溶性毒物容易被皮肤黏膜吸收　　E. 以上都是

答案：E。

2. 婴幼儿急性呼吸衰竭时主要的病理变化是

A. 呼吸性酸中毒　　B. 代谢性酸中毒

C. 缺氧和二氧化碳潴留　　D. 颅内高压

E. 右心力衰竭

答案：C。

3. 婴幼儿充血性心力衰竭最常见的诱因是

A. 情绪激动　　B. 进食过饱　　C. 支气管肺炎

D. 水钠潴留　　E. 缺铁性贫血

答案：C。

4. 急性呼吸衰竭的主要诊断方式是

A. 肺活量检测　　B. 红细胞沉降率测定　　C. 肺 CT

D. 血气分析　　E. 凝血机制检查

答案：D。

5. 急性肾衰竭患儿少尿期死亡的首要原因是

A. 高血钙　　B. 高血钠　　C. 高血钾

D. 低血钾　　E. 低血氯

答案：C。

护理学（中级）基础知识模拟试卷

模拟试卷一

一、以下每一道考题下面有A、B、C、D、E五个备选答案。请从中选择一个最佳答案，并在答题卡上将相应题号的相应字母所属的方框涂黑。

1. 成年人男性体液量约占体重的
   A. 40%
   B. 70%
   C. 20%
   D. 60%
   E. 55%

2. 计算出入量平衡均不需要考虑无形失水的情况，应除外
   A. 发热及气管切开
   B. 烧伤及肾衰竭
   C. 烧伤及肠炎
   D. 气管切开及肾衰竭
   E. 心力衰竭

3. 在普查和诊断肺癌时，下列检查最简单、易行的是
   A. CT
   B. X线胸片摄片检查
   C. 痰细胞学检查
   D. 肺穿刺活检
   E. 胸腔积液检查

4. 5岁小儿生长发育正常，其身高应为
   A. 70cm
   B. 80cm
   C. 100cm
   D. 105cm
   E. 125cm

5. 小儿易发生体液平衡紊乱的最主要原因是
   A. 体液调节功能不完善
   B. 神经系统发育不完善
   C. 间质液比例较高
   D. 体液占体重大
   E. 肾浓缩、稀释功能差

6. 固定子宫颈于正常位置的韧带是
   A. 骶结节韧带
   B. 主韧带
   C. 阔韧带
   D. 宫骶韧带
   E. 圆韧带

7. 等渗性脱水常发生于
   A. 胃肠液急性丧失
   B. 频繁呕吐
   C. 上消化道梗阻
   D. 长期胃肠减压
   E. 昏迷

8. 关于输卵管，描述正确的是
   A. 有周期性的组织学变化
   B. 有纤毛但不摆动
   C. 由黏膜、肌层和外膜构成
   D. 与子宫相连的部位是峡部
   E. 其黏膜不受性激素的影响

9. 患者，男性，71岁。有吸烟史43年，患者主诉右胸痛，咳痰，痰中带有血丝，X

线胸片显示右肺门增大。为诊断疾病，下列最佳的检查应是

A. 肺功能检查
B. 肺部 CT
C. 纤维支气管镜检查
D. 痰找结核菌
E. 支气管造影

10. 对肺癌的普查和诊断最简单的检查是

A. X 线检查
B. CT
C. 痰细胞学检查
D. 核磁共振
E. 肺穿刺检查

11. 母乳喂养有利于预防佝偻病的发生，是因为母乳中

A. 含有 IgG
B. 含有 SIgA
C. 含有双歧因子
D. 乳铁蛋白含量多
E. 钙、磷比例合适

12. 绞窄性肠梗阻最易引起的休克类型是

A. 创伤性休克
B. 感染性休克
C. 失血性休克
D. 低血容量性休克
E. 过敏性休克

13. 急性肾衰竭少尿期或无尿期引起患者死亡的最常见原因是

A. 低钠血症
B. 高磷血症
C. 氮质血症
D. 高钾血症
E. 高钙血症

14. 关于手术中的无菌原则，下列正确的是

A. 手术人员穿好无菌手术衣及戴好无菌手套后，双手应肘部外展并靠近身体
B. 手术中如果发现无菌手套发生破损，应立即给予碘伏消毒后方可使用，否则不可再用
C. 凡与皮肤接触的器械，用无菌溶液冲洗后可继续使用
D. 手术人员需调换位置时，应采取面对面形式调换
E. 手术人员前臂或肘部若受污染应立即更换手术衣或加套无菌袖套

15. Ⅱ型呼吸衰竭患者不可能出现的症状是

A. 浅静脉充盈
B. 血压升高
C. 皮肤干燥
D. 搏动性头痛
E. 精神神经症状

16. 引起急性肾小球肾炎最常见的致病菌，下面正确的是

A. 支原体
B. 金黄色葡萄球菌
C. 病毒
D. 寄生虫
E. 链球菌

17. 早期检查肾小球滤过功能受损的项目是

A. 血肌酐测定
B. 血尿素氮测定
C. 内生肌酐清除率测定
D. 尿 B_2 微球蛋白测定
E. 尿比重测定

18. 关于雌激素的生理功能，以下叙述错误的是

A. 使乳腺管增生
B. 使子宫内膜增生变厚
C. 使子宫肌层发育、增厚，收缩力增加
D. 使宫颈口关闭，黏液减少变稠，拉丝度减弱
E. 使阴道上皮增生，角化变厚，糖原储存增加

19. 排卵后开始增多的激素是
A. 孕激素
B. 雌激素
C. 雄激素
D. 前列腺素
E. 促卵泡素

20. 小儿维生素D缺乏性手足搐搦症的病因是
A. 血清氯降低
B. 血钠降低
C. 血清 Ca^{2+} 降低
D. 血磷降低
E. 血镁降低

21. 内脏痛的主要特点是
A. 锐痛
B. 常不伴有恶心、呕吐症状
C. 定位不精确
D. 持续时间短
E. 对牵拉不敏感

22. 下列关于应激状态下机体代谢变化的叙述，正确的是
A. 血糖降低
B. 脂肪分解减弱
C. 蛋白质分解增加
D. 肝糖原分解减少
E. 肝糖原合成增加

23. 关于过敏性紫癜患儿的实验室检查，正确的是
A. 血小板计数减少
B. 出血和凝血时间延长
C. 骨髓检查异常
D. 血块退缩试验阳性
E. 毛细血管脆性试验阳性

24. 连续几日以上不能正常进食的患者应给予营养支持治疗
A. 14d
B. 5d
C. 7d
D. 2d
E. 10d

25. 婴幼患上呼吸道感染后，易致中耳炎的原因是
A. 耳咽管较窄、长，呈水平位
B. 耳咽管易充血、水肿
C. 咽鼓管较宽、短，呈水平位
D. 咽鼓管较窄、短，呈水平位
E. 小儿免疫力低下

26. 急性感染病程时间范围为
A. 3 ～ 4d
B. 7d
C. 3 周
D. 1 个月
E. 2 个月以上

27. 破伤风发病的主要因素是
A. 患者消瘦体质
B. 患者免疫功能低下
C. 感染破伤风杆菌
D. 缺氧环境存在
E. 合并需氧菌感染

28. 妊娠足月正常的羊水量为
A.400 ～ 500ml
B.700 ～ 800ml
C.900 ～ 1000ml
D.1000 ～ 1300ml
E.1001 ～ 1500ml

29. 醛固酮生理作用的是
A. 维持有效血容量
B. 增加胃酸分泌
C. 促进脂肪分解
D. 降低心肌收缩力、改善微循环
E. 使血糖升高

30. 中度贫血时，血红蛋白的指标是
A. Hb＜100g/L
B. Hb＜90g/L
C. Hb＜80g/L
D. Hb＜60g/L
E. Hb＜50g/L

31. 大面积烧伤 48h 内最重要的全身改变是
A. 创伤性休克
B. 低血容量性休克
C. 过敏性休克
D. 全身性感染
E. 急性心力衰竭

32. 患者，女性，38 岁。接受其孪生姐妹捐赠行肾移植手术，此类手术属于
A. 同种异体移植
B. 异种异体移植
C. 组织移植
D. 输注移植
E. 同质移植

33. 在我国平原地区，成年人贫血的诊断标准是
A. 男 Hb＜150g/L，女 Hb＜130g/L
B. 男 Hb＜140g/L，女 Hb＜130g/L
C. 男 Hb＜130g/L，女 Hb＜110g/L
D. 男 Hb＜120g/L，女 Hb＜110g/L
E. 男 Hb＜120g/L，女 Hb＜100g/L

34. 喉返神经起始于
A. 面神经
B. 迷走神经
C. 滑车神经
D. 三叉神经
E. 交感神经

35. 患儿腹泻，粪便镜检可见大量脂肪球，该腹泻是
A. 细菌性腹泻
B. 食饵性腹泻
C. 渗出性腹泻
D. 病毒性腹泻
E. 分泌性腹泻

36. 引起成年人缺铁性贫血最常见的原因是
A. 铁摄入不足
B. 需铁量增加
C. 铁吸收不良
D. 慢性失血
E. 偏食

37. 缺铁性贫血的患者外周血涂片的典型特征是
A. 血红蛋白下降
B. 红细胞体积小、中心淡染区扩大
C. 红细胞与血红蛋白减少不成比例
D. 小细胞低色素性改变
E. 总铁结合力升高

38. 基础代谢率（%）的计算公式为
A.（脉率＋脉压）－111
B.（脉率－脉压）＋111
C.（脉压－脉率）＋111
D.（脉压－脉率）－111
E.（脉率＋脉压）＋111

39. 室性心动过速患者的心电图特征性表现为
A. QRS 波增宽，时限超过 0.20s
B. 继发性 ST-T 改变，电轴右偏
C. 心室率多在 120 ～ 200 次 / 分
D. QRS 波呈左束支阻滞图形附其 V_1 呈单相或双相波
E. 房室分离，室性融合波或夺获波

40. V_1 ～ V_3 导联出现缺血表现提示
A. 前间壁心肌梗死
B. 广泛前壁心肌梗死
C. 高侧壁心肌梗死
D. 下壁心肌梗死
E. 后壁心肌梗死

41. 正常妊娠晚期羊水中不包括
A. 毛发
B. 清蛋白
C. 上皮细胞
D. 胎粪
E. 毳毛

42. 确诊胃癌最有效的方法是
A. 腹部B超检查
B. 大便隐血试验阳性
C. 尿液分析
D. 纤维胃镜检查
E. 甲胎蛋白

43. 肛裂好发生于膝胸位时的
A. 12点处
B. 6点处
C. 9点处
D. 3点处
E. 3点和9点处

44. 齿状线以下肛管的解剖生理特点是
A. 单层立方上皮
B. 痛觉敏感
C. 直肠上、下动脉提供血供
D. 由自主神经支配
E. 无痛觉

45. 病毒性心肌炎的发病机制是
A. 局限性或弥漫性炎症
B. 限制型的炎症
C. 过敏性或免疫反应的炎症
D. 受损或血栓形成
E. 变薄、减轻

46. 病毒性心肌炎最主要的病原体是
A. 柯萨奇病毒B
B. 副流感病毒
C. 疱疹病毒
D. 呼吸道合胞病毒
E. 立克次体

47. 城市发生霍乱，规定上报疫情的时间是
A. 2h内
B. 6h内
C. 12h内
D. 24h内
E. 72h内

48. 当门静脉压力增高时，最先出现的病理变化是
A. 门静脉主干先天性畸形
B. 肝段下腔静脉闭塞
C. 肝静脉血栓
D. 肝硬化
E. 脾静脉血流量过大

49. 流行性乙型脑炎最主要的传染源是
A. 猪
B. 鸡鸭
C. 鼠
D. 蚊子
E. 患者

50. 流行性乙型脑炎的主要传播媒介是
A. 老鼠
B. 牛
C. 家猪
D. 蚊子
E. 鸟类

51. 原发性肝癌最有价值的定性诊断方法是
A. 血清甲胎蛋白测定
B. 肝功能检查
C. 肝动脉造影
D. 肝穿刺针吸细胞学检查
E. CT检查

52. Murphy征阳性多见于
A. 急性胆囊炎
B. 慢性胆囊炎
C. 十二指肠溃疡穿孔
D. 胆石症

E. 胆道蛔虫病

53. 妊娠晚期，孕妇心率每分钟可加快

A. 5～8次
B. 10～15次
C. 15～25次
D. 20～25次
E. 20～30次

54. 胆固醇结石好发的部位是

A. 胆囊
B. 胆囊管
C. 左肝管
D. 右肝管
E. 肝总管

55. AIDS的传播途径主要是

A. 血液传播
B. 垂直传播
C. 性传播
D. 接触传播
E. 虫媒传播

56. 下列关于脑膜炎双球菌的特性，错误的是

A. 本菌属专性需氧菌
B. 该菌仅存于人体
C. 在体外不易自溶
D. 本菌对外抵抗力弱
E. 对常用抗生素敏感

57. 流行性脑脊髓膜炎传播的主要途径是

A. 呼吸道传播
B. 消化道传播
C. 医源性传播
D. 密切接触传播
E. 生物媒介传播

58. 早孕反应不包括

A. 恶心
B. 食欲减退
C. 停经
D. 腹泻
E. 喜食酸物或偏食

59. 急性出血坏死型胰腺炎发生严重休克的原因是

A. 炎性细胞浸润
B. 大量腺泡水肿
C. 急性肾衰竭
D. 毒素吸收和血容量减少
E. 急性心力衰竭

60. 颅内压增高患者的主要临床表现是

A. 头痛、头晕、肢体运动与感觉障碍
B. 头痛、呕吐、意识障碍
C. 头痛、头晕、复视
D. 头痛、呕吐、视盘水肿
E. 昏迷、呕吐、四肢强直

61. 女性内生殖器官不包括

A. 卵巢
B. 阴蒂
C. 子宫
D. 输卵管
E. 阴道

62. 毒物在机体中排泄的主要途径是

A. 肾
B. 消化道
C. 唾液腺
D. 皮肤
E. 乳腺

63. 成年人颅内压增高是指颅内压持续高于

A. 4.0kPa
B. 3.5kPa
C. 3.0kPa
D. 2.0kPa
E. 1.0kPa

64. 胸部损伤中会引起纵膈摆动的是

A. 大量气胸

B. 少量气胸
C. 开放性气胸
D. 胸壁损伤
E. 心包积液

65. 80% 的婴儿动脉导管解剖性闭合的时间是生后
A. 3 ～ 4 个月
B. 6 个月左右
C. 12 个月
D. 1.5 岁
E. 2.5 岁

66. 为及时处理硫酸镁药物中毒，护士应备好的解毒药是
A. 硫酸亚铁
B. 葡萄糖酸钙
C. 肾上腺素
D. 氯化钠
E. 高浓度葡萄糖

67. 胆碱酯酶活性检测用于诊断
A. 苯中毒
B. 洋地黄中毒
C. 阿托品类中毒
D. 有机磷杀虫药中毒
E. 一氧化硫中毒

68. 调节能量代谢，促进糖、蛋白质、脂肪代谢，促进生长发育的激素是
A. 生长激素
B. 甲状腺素
C. 皮质醇
D. 胰岛素
E. 氨基酸

69. 患者，女性，32 岁。G1P0，停经 60d，阴道不规则出血 7d，时有阵发性腹痛。妇科检查：宫颈着色，宫体如妊娠 4 个月大小，附件未扪及肿块。确诊首选的辅助检查是
A. 宫颈黏液检查
B. 妊娠试验
C. B 超检查
D. 黄体试验
E. 基础体温的测定

70. 正常发育小儿，体重 9kg，身长 75cm，身长中点在脐以上，头围 45cm，乳牙 6 颗，其可能的年龄为
A. 7 个月
B. 9 个月
C. 12 个月
D. 10 个月
E. 14 个月

71. 肺癌最常见的转移途径是
A. 沿支气管壁浸润
B. 侵入转移
C. 淋巴转移
D. 血行转移
E. 胸壁种植

72. 属于内分泌功能兴奋性试验的是
A. 胰岛素低血糖试验
B. 葡萄糖耐量试验
C. 地塞米松试验
D. 阿托品试验
E. T_3 抑制试验

73. 呆小症是因为缺乏
A. 生成激素
B. 醛固酮
C. 糖皮质激素
D. 甲状腺素
E. 氨基酸

74. 风湿性疾病指的是
A. 累及关节及周围软组织的一大类疾病
B. 变态反应性疾病
C. 只累及关节的一类疾病
D. 感染性疾病
E. 免疫学异常的一组疾病

75. 肾病综合征最重要的病理生理改变是
A. 蛋白尿
B. 低蛋白血症
C. 高胆固醇血症
D. 水肿
E. 少尿

76. 对胎心音的描述，不正确的是
A. 正常胎心音 120 ～ 160 次 / 分
B. 右骶前位在脐上两侧听取
C. 横位在脐周围听取
D. 头先露在母腹上两侧听取
E. 妊娠 6 个月前，在正中线处听到

77. 患儿，女，4 岁。脑脊液压力增高，外观透明。白细胞数（50 ～ 500）$\times 10^6$/L，蛋白定量增加，糖和氯化物同时降低。该患儿诊断为
A. 结核性脑膜炎
B. 化脓性脑膜炎
C. 吉兰－巴雷综合征
D. 肠道病毒脑膜炎
E. 流行性脑脊髓膜炎

78. 患者，男性，42 岁。因急性脑出血入院 1d，连续睡眠 16h，期间大声呼之能醒，可进行简单模糊的对话，随后很快再次入睡，此时患者处于
A. 浅昏迷状态
B. 昏睡状态
C. 嗜睡状态
D. 谵妄
E. 意识模糊

79. 患者处于沉睡状态，强呼或强刺激后方能唤醒，醒后回答问题含糊，反应与判断多不正确，停止刺激后很快入睡，属于意识障碍中的
A. 嗜睡
B. 昏睡
C. 谵妄
D. 意识模糊
E. 浅昏迷

80. 急性血源性骨髓炎最常见的致病菌是
A. 溶血性金黄色葡萄球菌
B. 铜绿假单胞菌
C. 产气荚膜杆菌
D. 变形杆菌
E. 大肠埃希菌

81. 妊娠 24 周末，宫底的位置在
A. 脐上 1 横指
B. 脐耻之间
C. 脐下 1 横指
D. 脐上 3 横指
E. 脐与剑之间

82. 发音含糊不清，音调、语速异常，但用词正确的语言障碍属于
A. 传导性障碍
B. 运动性障碍
C. 感觉性障碍
D. 构音性障碍
E. 命名性障碍

83. 下列是消化道中最膨大的部位的是
A. 大肠
B. 胃
C. 胰腺
D. 十二指肠
E. 肝

84. 分娩过程中，子宫腔内压力在第二产程期间最高可达
A. 30 ～ 40mmHg
B. 25 ～ 30mmHg
C. 40 ～ 60mmHg
D. 80 ～ 100mmHg
E. 100 ～ 120mmHg

85. 肝门静脉压力增高时，最早出现的病理变化是

A. 痔核形成
B. 充血性脾大
C. 腹水
D. 腹壁静脉怒张
E. 食管下段静脉曲张

86. 下列选项中，引起原发性肝癌最常见的病因是

A. 乙型肝炎病毒、丙型肝炎病毒感染
B. 饮用水污染
C. 黄曲霉毒素感染
D. 食物中致癌物质
E. 肝硬化

87. 分娩的主要产力是

A. 腹肌收缩力
B. 膈肌收缩力
C. 提肛肌收缩力
D. 子宫收缩力
E. 腹肌收缩力＋提肛肌收缩力

88. 急性胰腺炎患者血清淀粉酶开始升高的时间是起病后

A. 3 ～ 4h
B. 1 ～ 2h
C. 即刻升高
D. 12 ～ 24h
E. 6 ～ 12h

89. 下列符合急性胰腺炎的病因的是

A. 病毒感染
B. 变态反应炎症
C. 自身免疫异常
D. 化学性炎症
E. 细菌感染

90. 临床定义妊娠达 42 周或以上分娩者为

A. 滞产
B. 过期产
C. 难产
D. 早产
E. 足月产

91. 决定法洛四联症患儿病情轻重的病变是

A. 室间隔缺损
B. 动脉导管未闭
C. 右心室肥厚
D. 肺动脉狭窄
E. 房间隔缺损

二、以下提供若干个案例，每个案例下设若干个考题。请根据各考题题干所提供的信息，在每题下面的 A、B、C、D、E 五个备选答案中选择一个最佳答案，并在答题卡上将相应题号的相应字母所属的方框涂黑。

（92—93 题共用题干）

患儿，女，1 岁。因高热 1d，抽搐 2 次来诊。患儿发热前一天曾吃冰冻西瓜，大便 1 次，为黏液样便。查体：体温 40.2℃，心率 160 次 / 分，面色苍白，四肢厥冷，脉搏细速，皮肤花纹，呼吸急促，双肺呼吸音清，心音低钝，腹软，四肢肌张力低。

92. 该患儿出现休克症状的发病机制是

A. 病原菌释放内毒素
B. 病原菌释放外毒素
C. 病原菌的细胞毒性
D. 病原菌的神经毒性
E. 病原菌的肠毒性

93. 为进一步确诊，首选的检查是

A. 血常规
B. 粪常规
C. 尿常规
D. 粪培养
E. 脑脊液检查

（94—96 **题共用题干**）

患者，女性，36岁。车祸后出现意识丧失，10min后清醒并自述头痛，1h后出现剧烈呕吐，随后昏迷，并伴有右侧瞳孔进行性散大。

94. 该患者进一步确诊的首选方法是
A. 观察意识及瞳孔情况
B. CT检查
C. MRI检查
D. 观察生命体征变化
E. 腰椎穿刺

95. 根据患者病情，应首先考虑的诊断是
A. 硬脑膜外血肿
B. 硬脑膜下血肿
C. 脑挫裂伤
D. 脑出血
E. 脑室内血肿

96. 祛除病因的有效方法是
A. 脱水治疗
B. 吸氧
C. 低温治疗
D. 腰椎穿刺
E. 手术治疗

（97—100 **题共用题干**）

患者，女性，60岁。头痛6个月反复发作，多见于清晨，近期加重，并抽搐5次，经检查诊断为颅内占位性病变，择期行开颅手术。

97. 颅内压增高的典型表现为
A. 头痛、头晕、抽搐
B. 头痛、呕吐、猝倒
C. 头痛、抽搐、意识障碍
D. 头痛、呕吐、视盘水肿
E. 头痛、抽搐、库欣反应

98. 术前患者出现便秘时，护理措施应除外
A. 使用缓泻药
B. 使用开塞露
C. 使用液状石蜡
D. 用肥皂水灌肠
E. 鼓励患者多食蔬菜水果

99. 此患者开颅术后24h内最危急的并发症是
A. 出血
B. 脑脊液漏
C. 中枢性高热
D. 颅内积液
E. 尿崩症

100. 若患者出现脑脊液鼻漏，正确的护理方法是
A. 头低位
B. 嘱患者擤鼻涕
C. 用抗生素药水滴鼻
D. 避免用力咳嗽、打喷嚏
E. 生理盐水冲洗鼻腔

模拟试卷二

一、以下每一道考题下面有A、B、C、D、E五个备选答案，请从中选择一个最佳答案，并在答题卡上将相应题号的相应字母所属的方框涂黑。

1. 下列选项中，不是低渗性脱水特点的是
   A. 失钠＞失水
   B. 失水＞失钠
   C. 失水＞失钾
   D. 失钾＞失水
   E. 失钾＞失钠

2. 高钾血症的常见原因中，下列错误的是
   A. 静脉补钾过量过快
   B. 急性肾衰竭
   C. 输入大量库存血
   D. 持续胃肠减压
   E. 酸中毒

3. 根据小儿年龄段的划分，婴儿期是指
   A. 生后0～28d
   B. 生后1～12个月
   C. 生后1个月至2岁
   D. 生后3～4岁
   E. 生后1～5岁

4. 关于子宫的解剖生理特点，下列错误的是
   A. 子宫约重50g
   B. 子宫位于盆腔中央
   C. 子宫腔呈上宽下窄的三角形
   D. 子宫峡部在非孕期约1cm
   E. 子宫底与子宫颈之间的狭窄部分为子宫峡部

5. 导致Ⅱ型呼吸衰竭最基本的发病因素是
   A. 肺泡通气不足
   B. 部分肺泡血流不足
   C. 肺内动－静脉解剖分流量增加
   D. 呼吸中枢兴奋性下降
   E. 呼吸道感染

6. Ⅱ型呼吸衰竭定义为
   A. $PaO_2$50mmHg，$PaCO_2$50mmHg
   B. $PaO_2$60mmHg，$PaCO_2$45mmHg
   C. $PaO_2$80mmHg，$PaCO_2$60mmHg
   D. $PaO_2$80mmHg，$PaCO_2$65mmHg
   E. $PaO_2$80mmHg，$PaCO_2$50mmHg

7. 对高血压形成起主要作用的血管紧张素的前体来源于
   A. 肾
   B. 肾上腺皮质
   C. 外周血管
   D. 肝
   E. 脑垂体

8. 休克DIC期的主要病理改变是
   A. 微血栓形成
   B. 凝血酶量减少
   C. 血小板计数增高
   D. 不易形成血栓
   E. 皮肤黏膜正常

9. 患者自控静脉镇痛的常用药物是
   A. 阿司匹林
   B. 麻醉性镇痛药
   C. 吲哚美辛
   D. 苯妥英钠
   E. 多塞平

10. 接种活疫苗、菌苗时，应选择的皮肤消毒液是
   A. 安尔碘
   B. 0.2% 碘酊
   C. 75% 乙醇
   D. 2% 过氧化氢
   E. 0.5% 碘酊

11. 关于革兰阳性球菌感染，正确的是
A. 多见于泌尿道感染
B. 脓液有粪臭味
C. 易血液传播
D. 出现“三低”现象
E. 较早发生感染性休克

12. 心脏的瓣膜中，最易在风湿性心脏病中受到损害的是
A. 二尖瓣
B. 三尖瓣
C. 主动脉瓣
D. 肺动脉瓣
E. 联合瓣膜

13. 下列不是冠状动脉粥样硬化性心脏病的危险因素是
A. 血脂异常
B. 高血压
C. 缺乏体力活动
D. 女性绝经期前
E. 绝经期女性

14. 与慢性肾衰竭临床表现有关的原因是
A. 血糖过多
B. 代谢产物潴留
C. 血锌过少
D. C 反应蛋白过多
E. 血清淀粉酶过多

15. 对于母乳乳汁的营养成分，描述正确的是
A. 维生素 K 含量多
B. 含花生四烯酸较多
C. 钙、磷比例合理，吸收率高
D. 含酪蛋白较多
E. 乙型乳糖含量较低

16. 破伤风的主要致病因素是
A. 感染破伤风杆菌
B. 破伤风杆菌在体内迅速繁殖
C. 破伤风杆菌的菌体蛋白作用
D. 破伤风杆菌产生的外毒素作用
E. 机体免疫力低下

17. 大面积烧伤早期发生的休克多为
A. 神经源性休克
B. 心源性休克
C. 低血容量性休克
D. 感染性休克
E. 过敏性休克

18. 能早期发现患者肺淤血的检查项目是
A. 中心静脉压测定
B. 肺部 CT 检查
C. 超声心动图检查
D. 冠状动脉造影检查
E. 肺小动脉楔压测定

19. 引起成年人缺铁性贫血的最常见的原因是
A. 铁摄入不足
B. 需铁量增加
C. 铁吸收不良
D. 慢性失血
E. 偏食

20. 缺铁性贫血的患者外周血涂片的典型特征是
A. 血红蛋白下降
B. 红细胞体积小、中心淡染区扩大
C. 红细胞与血红蛋白减少不成比例
D. 小细胞低色素性改变
E. 总铁结合力升高

21. 一般孕妇自觉有胎动的时间是在妊娠
A. 8～14 周
B. 12～16 周
C. 16～17 周
D. 18～20 周
E. 21～25 周

22. B 超可辨别胎儿性别是在妊娠

A. 5 周
B. 7 周
C. 9 周
D. 11 周
E. 12 周

23. 胎儿在子宫内的姿势，除外
A. 脊柱略前弯
B. 下颏部贴近胸壁
C. 脊柱伸直
D. 四肢屈曲交叉弯曲于胸腹部前方
E. 两臂抱拢胸前

24. 临床上鉴别颈部肿物是否与甲状腺有关的特有体征是
A. 肿物质地柔软
B. 有压痛感
C. 有压迫感
D. 随吞咽移动
E. 肿块较大

25. 最容易引起绞窄性肠梗阻的是
A. 肠管血供障碍
B. 胆石性肠梗阻
C. 肠扭转
D. 寄生虫性肠梗阻
E. 肠内容通过受阻

26. 孕妇，30 岁，月经规律，末次月经是 1992 年 3 月 25 日，护士推算其预产期是
A. 1992 年 12 月 28 日
B. 1993 年 1 月 21 日
C. 1992 年 12 月 12 日
D. 1993 年 1 月 2 日
E. 1993 年 2 月 17 日

27. 患者，女性，25 岁。头晕、乏力半年，加重伴齿龈渗血 7d 入院。化验：血红蛋白 5.5g/L，白细胞 3.0×10^9/L，血小板 20×10^9/L，骨髓穿刺结果确诊为慢性再生障碍性贫血。该患者骨髓活检的典型病理改变表现为
A. 淋巴细胞及非造血细胞增多
B. 骨髓增生低下，可见局灶性增生
C. 骨髓大部分被脂肪组织所代替
D. 粒细胞、红细胞均明显减少
E. 常无巨核细胞

28. 引起肾病性水肿的主要发生机制是
A. 肾小球滤过率下降
B. 醛固酮增多
C. 抗利尿激素分泌减少
D. 血浆胶体渗透压降低
E. 毛细血管通透性增加

29. 挤压综合征引起肾功能损害的最主要原因是
A. 肾前性损伤
B. 肾实质性损伤
C. 肾后性损伤
D. 肾血管损伤
E. 机械性损伤

30. 正常肝门静脉压力范围是
A. 0.6 ～ 1.27kPa（6.13 ～ 13cmH_2O）
B. 1 ～ 2.5kPa（10.2 ～ 25.5cmH_2O）
C. 1.27 ～ 2.35kPa（13 ～ 24cmH_2O）
D. 1.27 ～ 3kPa（13 ～ 30.64cmH_2O）
E. 0.6 ～ 2.35kPa（6.13 ～ 24cmH_2O）

31. 胆道疾病的首选检查方法是
A. ERCP
B. B 超
C. MRCP
D. 胆道镜
E. 胆道造影

32. 学龄前期儿童的每日正常尿量为
A. ＜500ml
B. 400 ～ 600ml
C. 600 ～ 800ml
D. 800 ～ 1400ml

E. ＜1500ml

33. 孕妇，35岁。G3P2，妊娠38^{+2}周，自诉有规律宫缩。急诊医生检查：宫颈口开大4cm，宫缩3min 1次，每次持续40s，胎心140次/分，枕先露，骨盆正常。此时最佳的处理方法是

A. 急诊室留观
B. 监测胎心
C. 观察生命体征
D. 吸氧
E. 急送产房准备接生

34. 关于急性肾小球肾炎的病因和发病机制，正确的是

A. 高峰年龄2～6岁，女性多见
B. 常有链球菌感染前驱史
C. 水肿为可凹性
D. 肉眼血尿持续时间较长
E. 预后较差

35. 流行性出血热的传染源主要是

A. 患者和带菌者
B. 猫
C. 鼠
D. 蚊虫
E. 猪

36. 导致伤寒不断传播或流行的主要传染源是

A. 伤寒患者
B. 伤寒潜伏期带菌者
C. 伤寒缓解期患者
D. 伤寒初期患者
E. 伤寒慢性带菌者

37. 下列关于急性坏死性胰腺炎的病因，正确的是

A. 与创伤无关
B. 特异性感染性疾病也可诱发
C. 可能与急性阑尾炎有关
D. 可能与低脂血症有关
E. 可能与低钙血症有关

38. 患者，女性，38岁。上腹部闭合性损伤5h入院。查体：面色苍白，四肢厥冷，血压73/47mmHg，脉搏137次/分，B超提示腹腔积液。该患者初步诊断是

A. 胆道破裂
B. 膀胱破裂
C. 肝、脾破裂
D. 空肠破裂
E. 胰腺破裂

39. 颅内压增高引起的头痛特点是

A. 跳扯样头痛
B. 剧烈头痛
C. 持续性钝痛
D. 夜间、清晨加重
E. 电击样短时剧痛

40. 泌尿道感染是儿童泌尿系统常见疾病之一，其最主要的感染途径是

A. 垂直感染
B. 上行感染
C. 下行感染
D. 淋巴感染
E. 直接蔓延

41. 先兆临产中预示分娩最可靠的是

A. 见红
B. 腹痛
C. 不规律宫缩
D. 临产发动
E. 胎儿下降感

42. 判断有机磷中毒程度的有效指标是

A. 尿液中有机磷测定
B. 胃内容物的气味
C. 血液中乙酰胆碱含量
D. 全血胆碱酯酶活力
E. 血液中有机磷测定

43. 葡萄糖耐量试验为
A. 测定代谢紊乱
B. 激素水平测定
C. 兴奋试验
D. 抑制试验
E. 同位素检查

44. 肛查了解胎头下降程度的骨性标志为
A. 骶骨
B. 骶岬
C. 坐骨棘
D. 坐骨结节
E. 坐骨切迹

45. 成年人颅内压的正常范围是
A. 50 ～ 100mmH_2O
B. 70 ～ 200mmH_2O
C. 100 ～ 250mmH_2O
D. 200 ～ 300mmH_2O
E. 250 ～ 350mmH_2O

46. 患者，女性，35 岁。骑车摔伤后头部先着地，伤后昏迷 2h，曾呕吐数次，入院时测血压 160/90mmHg，脉搏 70 次 / 分，呼吸 16 次 / 分，考虑“脑挫伤”。入院后，给予该患者降低颅内压、脱水治疗。首选的药物是
A. 20% 甘露醇
B. 呋塞米
C. 甘油果糖
D. 25% 葡萄糖
E. 地塞米松

47. 甲状腺摄 ^{131}I 率试验为
A. 测定代谢紊乱
B. 激素水平测定
C. 兴奋试验
D. 抑制试验
E. 同位素检查

48. 患者，女性，34 岁。经检查诊断为甲状腺功能减退，其诊断最敏感的指标是
A. TT_3 ↓
B. TRH ↓
C. TSH ↑
D. TT_4 ↓
E. T_3、T_4 ↓

49. 患儿，男，1 个月。因发热 3d、呕吐 3 次入院。患儿面色苍白，精神萎靡，脑膜刺激征阳性。初步诊断为化脓性脑膜炎。导致发病的主要病原菌是
A. 大肠埃希菌
B. 变形杆菌
C. 铜绿假单胞菌
D. 金黄色葡萄球菌
E. 脑膜炎双球菌

50. 产后子宫颈恢复至孕前状态需
A. 15d
B. 3 周
C. 5 周
D. 4 周
E. 10 周

51. 产后 72h 内，回心血量增加
A. 1% ～ 10%
B. 5% ～ 15%
C. 10% ～ 20%
D. 15% ～ 25%
E. 20% ～ 30%

52. 可以作为停药的重要指标是
A. 测定 FT_4
B. 测定 TSH
C. 测定 TSAb
D. 测定甲状腺自身抗体
E. T_3 抑制试验

53. 皮质醇增多症，血游皮质醇升高的特点是
A. 早晨低于正常，晚上高于正常
B. 早晨高于正常，晚上不显著低于早晨

C. 早晨高于正常，晚上低于正常
D. 早晨低于正常，晚上不显著低于早晨
E. 早晨低于正常，晚上高于正常

54. 目前系统性红斑狼疮最具价值的筛选试验为
A. 抗核抗体检测
B. 抗磷脂抗体
C. 狼疮带试验
D. 肾活组织病理检查
E. 毛细血管镜检查

55. 颅底骨折最主要的诊断依据是
A. 颅底CT检查
B. 头颅X线检查寻找骨折线
C. 脑神经损伤
D. 脑脊液耳漏、鼻漏
E. 皮下瘀斑

56. 关于颅前窝骨折患者的护理，应除外
A. 患者取半坐卧位
B. 用抗生素溶液冲洗鼻腔
C. 每日清洁消毒外耳道、鼻腔或口腔
D. 禁忌做腰椎穿刺
E. 避免患者用力屏气排便

57. 硬膜外血肿临床表现的主要症状是
A. 逆行性遗忘
B. 昏迷逐渐变浅至清醒
C. 短暂昏迷后清醒
D. 有中间清醒期
E. 伤后立即昏迷

58. 下列属于急性感染性神经根神经炎的主要临床特征的是
A. 非对称性僵硬性肢体瘫痪
B. 急性对称性非弛缓性肢体瘫痪
C. 急性对称性弛缓性肢体瘫痪
D. 慢性对称性非弛缓性肢体瘫痪
E. 慢性非对称性弛缓性肢体瘫痪

59. 产后胎盘附着部子宫内膜全部修复时间约需
A. 2周
B. 3周
C. 4周
D. 5周
E. 6周

60. 化脓性关节炎应用抗生素的时间为
A. 体温正常后即停止使用
B. 体温正常后继续用药7d
C. 体温正常后继续用药2周
D. 体温正常后继续用药1个月
E. 2个月后停药

61. 一侧面部和肢体瘫痪为
A. 单瘫
B. 偏瘫
C. 周围性瘫痪
D. 截瘫
E. 硬瘫

62. 某患者的右下侧肢体能在床面移动，但不能抬起。此肢体肌力属于
A. 1级
B. 2级
C. 4级
D. 5级
E. 6级

63. 食管长度为
A. 25cm
B. 26cm
C. 18cm
D. 35cm
E. 40cm

64. 原发性脑干损伤早期的瞳孔变化特点是
A. 双侧瞳孔散大，固定
B. 一侧瞳孔散大，间接对光反射消失
C. 一侧瞳孔进行性散大

D. 双侧瞳孔短暂缩小，进行性散大
E. 双侧瞳孔大小多变，不等圆

65. 患者，女性，45岁。胸部被高空坠落的铁棍击伤，主诉呼吸困难、胸闷、胸痛，体检发现胸壁有一约4cm开放性伤口，伤口处可闻及嗞嗞声响。最可能的诊断是
A. 血胸
B. 胸壁损伤
C. 开放性气胸
D. 肺挫伤
E. 软组织损伤

66. 血胸最简便、可靠的诊断依据是
A. 超声心动图
B. 肺功能检查
C. 胸部X线检查示肺萎陷
D. 胸腔穿刺抽出不凝血
E. 实验室检查

67. 特发性血小板减少性紫癜（ITP）属于
A. 传染性疾病
B. 结缔组织病
C. 免疫性疾病
D. 遗传代谢性疾病
E. 内分泌性疾病

68. 前置胎盘附着的位置是
A. 子宫体右侧壁
B. 子宫体左后壁
C. 子宫颈内口
D. 子宫体左前壁
E. 子宫底部

69. 一位患者患有慢性胃炎多年，目前认为该疾病的发生与以下细菌有关的是
A. 大肠埃希菌
B. 铜绿假单胞菌
C. 金黄色葡萄球菌
D. 幽门螺杆菌
E. 军团菌

70. 下列引起急性胃炎发病的因素中，不正确的是
A. 肝衰竭
B. 胃黏膜营养因子缺乏
C. 休克
D. 手术应激
E. 细菌毒素或微生物感染

71. 导致先天性心脏病的主要因素是
A. 宫内缺氧
B. 遗传因素
C. 母亲患高钙血症
D. 母亲吸食毒品
E. 孕期母亲有服药史

72. 慢性非萎缩性胃炎的最主要病因及其最易好发的部位分别是
A. 自身免疫因素，胃体
B. 幽门螺杆菌感染，胃窦
C. 幽门螺杆菌感染，胃体
D. 服用非甾体抗炎药，胃窦
E. 服用非甾体抗炎药，胃体

73. 最易引起脓胸、脓气胸、肺脓肿的致病菌是
A. 结核分枝杆菌
B. 金黄色葡萄球菌
C. 真菌
D. 厌氧菌
E. 支原体

74. 预防支气管扩张继发感染的关键措施是
A. 加强体育锻炼，增强机体抵抗力
B. 注意保暖和口腔卫生
C. 坚持有效深呼吸
D. 加强呼吸道痰液引流
E. 避免烟雾、灰尘及不良情绪的刺激

75. 引起小儿毛细支气管炎的主要病毒是
A. 腺病毒
B. 流感病毒

C. 鼻病毒
D. 合胞病毒
E. 柯萨奇病毒

76. 以下为胎膜早破常见的原因是
A. 妊娠合并肝炎
B. 胎位异常
C. 前置胎盘
D. 胎盘早剥
E. 胎先露衔接不良

77. 肝性脑病的诱发因素不包括
A. 高蛋白饮食
B. 麻醉药
C. 低蛋白饮食
D. 上消化道出血
E. 大量排钾利尿

78. 肺癌的病理类型中，最常见的是
A. 鳞癌
B. 类癌
C. 涎腺癌
D. 腺癌
E. 未分类癌

79. 食管癌普查中常用的筛选检查是
A. 增强 CT
B. 癌胚抗原检测
C. 胸部 X 线
D. 钡剂透视
E. 脱落细胞拉网检查

80. 肝性脑病的发生机制至今尚未完全明确，下列被学者研究最多的理论是
A. 氨中毒学说
B. 色氨酸学说
C. 神经递质异常传递学说
D. γ- 氨基丁酸 / 苯二氮草（GABA/BZ）复合体学说
E. 假性神经递质学说

81. 急性肾衰竭患儿少尿期死亡的首要原因是
A. 高血钙
B. 高血钠
C. 高血钾
D. 低血钾
E. 低血氯

82. 婴幼儿充血性心力衰竭最常见的诱因是
A. 情绪激动
B. 进食过饱
C. 支气管肺炎
D. 水钠潴留
E. 缺铁性贫血

83. 患者，女性，55 岁，肝硬化 5 年，反复呕血、黑粪病史。3d 前排柏油样便后出现日间嗜睡，晚间躁动，来院就诊。经化验血氨 164μmol/L，氨导致中枢神经系统功能紊乱，最可能的机制是干扰大脑
A. 循环状况
B. 离子代谢
C. 中枢活动
D. 水盐代谢
E. 能量代谢

84. 引起急性胰腺炎的病因有很多，下列错误的是
A. 胆道感染
B. 暴饮暴食
C. 胆道蛔虫
D. 胰管结石
E. 粗纤维食物

85. 患者，女性，54 岁。因车祸致右腰部外伤，1h 后入院。神志清，血压 16.65/10.66kPa（125/80mmHg），CT 示左肾粉碎伤。拟予手术切除左肾。此时应着重注意观察
A. 血尿变化
B. 尿量变化

C. 循环血量的变化
D. 对侧肾功能
E. 意识的变化

86. 引起反常呼吸的胸部损伤是
A. 血气胸
B. 单根肋骨单处骨折
C. 单根肋骨单处骨折
D. 多根肋骨多处骨折
E. 肋间神经损伤

87. 妊娠合并轻度贫血的诊断标准是
A. 血红蛋白＜120g/L
B. 血红蛋白＜110g/L
C. 血红蛋白＜100g/L
D. 血红蛋白＜80g/L
E. 血红蛋白＜70g/L

88. 产后 2h 内产后出血的发生率占
A. 40%
B. 50%
C. 60%
D. 65%
E. 80%

二、以下提供若干个案例，每个案例下设若干个考题。请根据各考题题干所提供的信息，在每题下面的 A、B、C、D、E 五个备选答案中选择一个最佳答案，并在答题卡上将相应题号的相应字母所属的方框涂黑。

（89—92 题共用题干）

患者，男性，52 岁。近 3 个月来经常出现头痛、呕吐，并进行性加重。近期癫痫发作 4 次，经检查诊断为颅内占位性病变、颅内压增高，行开颅手术。

89. 颅内压增高的典型表现为
A. 头痛、头晕、呕吐
B. 头痛、呕吐、抽搐
C. 头痛、抽搐、意识障碍
D. 头痛、呕吐、视盘水肿
E. 头痛、抽搐、复视

90. 术前患者出现便秘，不正确的护理方法是
A. 使用开塞露
B. 鼓励患者多吃蔬菜和水果
C. 使用缓泻药
D. 用肥皂水灌肠
E. 鼓励患者进高纤维素饮食

91. 此患者开颅术后 24h 内最危险的并发症是
A. 出血
B. 癫痫
C. 中枢性高热
D. 颅内压增高
E. 脑脊液漏

92. 若患者出现脑脊液鼻漏，正确的护理方法是
A. 嘱患者擤鼻涕
B. 用无菌干棉球填塞鼻孔，及时更换
C. 冲洗鼻腔
D. 避免用力咳嗽、打喷嚏
E. 用抗生素药水滴鼻

（93—95 题共用题干）

患儿，女，5 岁。2 周内出现剧烈头痛、喷射性呕吐、惊厥。其母患空洞性肺结核。查体：表情淡漠，反应差，体温 38.7℃，脉搏 98 次 / 分，颈部抵抗感，肺无异常，腹软。

93. 需询问的病史为
A. 家族史
B. 接种史
C. 既往史
D. 传染病接触史
E. 外伤史

94. 患儿首选明确诊断的检查是

A. 血常规
B. X线胸片
C. 脑电图
D. 脑脊液检查
E. 结核菌素试验

95. 该患儿脑脊液外观呈黄色毛玻璃样，静置24h后，取脑脊液中蜘蛛网状薄膜涂片做抗酸染色，镜检阳性。该患儿诊断是
A. 念珠菌脑炎
B. 隐球菌脑炎
C. 病毒性脑膜炎
D. 急性化脓性脑膜炎
E. 结核性脑膜炎

（96—100**题共用题干**）

患者，男性，28岁。不慎从2m多高处坠落，当即昏迷，20min后清醒，主诉头痛、恶心，呕吐2次；右侧耳后乳突区皮下出现淤血，并有淡血性液从外耳道流出；双侧瞳孔等大，对光反射存在，右下肢制动。

96. 根据患者的目前情况，初步判断为
A. 脑震荡
B. 颅前窝骨折
C. 颅中窝骨折
D. 颅后窝骨折
E. 颅内血肿

97. 目前该患者应采取的体位是
A. 头低位
B. 平卧位
C. 坐位
D. 右侧卧位
E. 左侧卧位

98. 目前该患者的护理措施，应除外
A. 患者取半坐卧位
B. 严禁经鼻腔留置胃管
C. 右外耳道口放置干棉球，记录24h浸湿棉球数
D. 定期用生理盐水冲洗右侧外耳道
E. 嘱患者勿用力排便、咳嗽或打喷嚏等

99. 2h后该患者头痛、剧烈呕吐，继而昏迷，右侧瞳孔散大，对光反射消失，左侧肢体瘫痪进行性加重。首先考虑并发了
A. 硬膜外血肿和脑疝
B. 硬膜下血肿和脑疝
C. 脑血肿和脑疝
D. 脑挫裂伤和脑疝
E. 脑干损伤

100. 针对上述症状，首先采取的救治措施是
A. 吸氧和保持呼吸道通畅
B. 腰椎穿刺，降低颅内压
C. 密切观察病情变化
D. 应用激素治疗
E. 脱水治疗和手术减压

模拟试卷三

一、以下每一道考题下面有A、B、C、D、E五个备选答案。请从中选择一个最佳答案，并在答题卡上将相应题号的相应字母所属的方框涂黑。

1. 关于高钾血症的常见原因中，下列错误的是
   A. 静脉补钾过量、过快
   B. 急性肾衰竭
   C. 输入大量库存血
   D. 持续胃肠减压
   E. 酸中毒

2. 对调节酸碱平衡有重要作用的器官是
   A. 肺、心脏
   B. 肺、肾
   C. 肝、脾
   D. 肾、脾
   E. 心、脑

3. 脊髓灰质炎疫苗复种的时间是
   A. 1.5 岁
   B. 2.5 岁
   C. 3.5 岁
   D. 4 岁
   E. 6 岁

4. 妊娠期总血容量最高比未孕时增加
   A. 15% ～ 25%
   B. 25% ～ 35%
   C. 35% ～ 45%
   D. 40% ～ 50%
   E. 50% ～ 65%

5. 导致Ⅱ型呼吸衰竭最基本的发病因素是
   A. 肺泡通气不足
   B. 弥散功能障碍
   C. 部分肺泡血流不足
   D. 呼吸中枢兴奋性下降
   E. 肺血管动－静脉分流量增加

6. 诊断泌尿系感染最有意义的辅助检查是
   A. 尿常规
   B. 尿亚硝酸盐还原试验阳性
   C. 尿培养和菌落计数
   D. 腹部 X 线片
   E. 泌尿系彩超

7. 对急性肾小球肾炎最具诊断意义的辅助检查是
   A. 肾小球滤过率下降
   B. 血清 C3 及总补体测定初期下降
   C. 血清抗链球菌溶血素“O”滴度增高
   D. 尿素氮正常或略高
   E. 血肌酐升高

8. 我国慢性肾衰竭最常见的原因是
   A. 慢性肾小球肾炎
   B. 糖尿病肾病
   C. 系统性红斑狼疮
   D. 良性肾小动脉硬化症
   E. 慢性肾盂肾炎

9. 感染时，机体最重要的防御机制是
   A. 血管活性物质作用
   B. 激活补体
   C. 吞噬作用
   D. 趋化因子作用
   E. 抗体作用

10. 怀疑脓毒症应尽早采集血液标本，对已经使用抗菌药物而又不能停药者，下列做法错误的是
   A. 在下次用抗生素前采血
   B. 在输注抗生素的静脉处紧急采取血标本，立即送检
   C. 不能从静脉导管中取血
   D. 不能从动脉导管中取血

E. 采血后立即送检，如不能立即送检可置室温，而不能置冰箱

11. 下列关于母乳喂养的优点中描述正确的是

A. 清蛋白和球蛋白多，酪蛋白少，易于吸收

B. 含饱和脂肪酸与牛乳大致相同，有利于消化吸收

C. 含有大量 IgG 及 IgM，增加免疫力

D. 含酪蛋白较多，易于吸收

E. 含有多种免疫成分，尤以成熟乳为高

12. 患者，女性，24岁。已婚，月经规律，停经42d。近感食欲缺乏、恶心。该患者最可能的情况是

A. 病毒性肝炎

B. 妊娠

C. 胃肠道型感冒

D. 异位妊娠

E. 闭经

13. 引起成年人缺铁性贫血的最常见的原因是

A. 铁摄入不足

B. 需铁量增加

C. 铁吸收不良

D. 慢性失血

E. 偏食

14. 缺铁性贫血的患者外周血涂片的典型特征是

A. 血红蛋白下降

B. 红细胞体积小、中心淡染区扩大

C. 红细胞与血红蛋白减少不成比例

D. 小细胞低色素性改变

E. 总铁结合力升高

15. 患者，女性，25岁。头晕、乏力半年，加重伴齿龈渗血7d入院。化验：血红蛋白5.5g/L，白细胞 $3.0\times10^9/L$，血小板 $20\times10^9/L$，骨髓穿刺结果确诊为慢性再生障碍性贫血。该患者骨髓活检的典型病理改变表现为

A. 淋巴细胞及非造血细胞增多

B. 骨髓增生低下，可见局灶性增生

C. 骨髓大部分被脂肪组织所代替

D. 粒细胞、红细胞均明显减少

E. 常无巨核细胞

16. 急性白血病的成年人患者最多发的类型为

A. 急性粒细胞白血病

B. 急性淋巴细胞白血病

C. 急性巨核细胞白血病

D. 急性单核细胞白血病

E. 急性非淋巴细胞白血病

17. 恶性肿瘤最具特征的变化是

A. 溃疡出血

B. 边界不清

C. 转移

D. 感染

E. 全身症状

18. 门静脉高压症形成之后，可发生下列病理变化

A. 脾大、腹水、黑粪

B. 腹水、呕血、脾大

C. 黄疸、脾大、腹水

D. 腹水、脾大、食管静脉曲张

E. 腹水、呕血、食管静脉曲张

19. 肝脓肿最常见的并发症为

A. MODS

B. 急性胆囊炎

C. 急性心包积液

D. 膈下脓肿

E. 急性脑膜炎

20. 根据儿童语言发育的规律，开始能发“爸爸”“妈妈”等复音的年龄是

A. 4～5个月

B. 6～7个月

C. 7 ～ 8 个月
D. 8 ～ 10 个月
E. 10 ～ 12 个月

21. 患儿，女，3 岁。于 3 周前无明显诱因间断性发热，夜间易出汗，间中咳嗽，偶有腹痛，出生后未接种卡介苗。查体：体温 37.9℃，营养差，呼吸快，结膜充血有疱疹，颈淋巴结肿大，双下肢有数个结节性红斑，胸部 X 线片示“哑铃状”阴影。此时最应建议患儿做的检查是
A. 红细胞沉降率检查
B. 痰培养
C. 胸部 X 线
D. 脑脊液培养
E. 结核菌素试验

22. 变异型心绞痛发作时的心电图改变是
A. ST 段变化不明显
B. 高而尖的 QRS 波
C. 无病理性 Q 波
D. ST 段抬高
E. T 波低平

23. 一位心脏疾病患者，听诊其心尖部有全收缩期杂音Ⅲ / Ⅳ级，向左腋下传导，则患者应首先考虑的是
A. 半月瓣关闭不全
B. 房间隔缺损
C. 二尖瓣关闭不全
D. 二尖瓣狭窄
E. 主动脉瓣关闭不全

24. 高度二尖瓣狭窄会引发急性肺水肿伴休克症状，其病因是
A. 心室收缩功能增强
B. 回流至左心室的血量明显减少
C. 严重缺氧，毛细血管床扩大引起相对血容量不足
D. 明显肺动脉高压，左心室排血受阻
E. 心室收缩功能明显减退

25. 临床上降低颅内压常用 20% 甘露醇，正确的使用方法是
A. 快速静脉注射
B. 缓慢静脉滴注，防止高渗溶液产生静脉炎
C. 2h 内静脉滴注完 250ml
D. 15 ～ 30min 静脉滴注完 250ml
E. 输液速度控制在 30 ～ 50 滴 / 分

26. 颅内压的调节主要通过
A. 脑血管的自动调节
B. 颅内容物体积的增加
C. 自主神经系统调节
D. 脑组织向低压区部分移位
E. 颅腔内脑脊液量的增减

27. 婴幼儿急性呼吸衰竭时主要的病理变化是
A. 呼吸性酸中毒
B. 代谢性酸中毒
C. 缺氧和二氧化碳潴留
D. 颅内高压
E. 右心衰竭

28. 关于胎先露与指示点的对应关系，不正确的是
A. 面先露——颏
B. 肩先露——肩胛骨
C. 臀先露——臀部
D. 前囟先露——前囟
E. 单足先露——单足

29. 正式临产的主要表现是
A. 腹痛
B. 宫颈口扩张
C. 胎头下降
D. 有规律的子宫收缩
E. 见红

30. 如果患者从鼻腔流出脑脊液，那么初步

判断这位颅脑损伤的患者的骨折部位应在
A. 颅前窝
B. 颅后窝
C. 颞骨
D. 颅中窝
E. 蝶骨

31. 使颅内压急剧增高的疾病是
A. 结核性脑膜炎
B. 硬膜下血肿
C. 巨大脑膜瘤
D. 外伤性硬脑膜外血肿
E. 脑挫裂伤

32. 急性硬脑膜外血肿导致小脑幕切迹疝时，瞳孔最典型的变化是
A. 患侧瞳孔忽大忽小
B. 患侧瞳孔先缩小再逐渐散大
C. 患侧侧瞳孔忽大忽小
D. 患侧瞳孔散大
E. 双侧瞳孔散大

33. 慢性风湿性心脏瓣膜病常见致死原因为
A. 脑梗死
B. 心力衰竭
C. 心房颤动
D. 休克
E. 肺栓塞

34. 反映乙型病毒性肝炎传染性强度的检测最直接、最特异的指标是
A. 表面抗原
B. 抗 -HBs 抗体
C. e 抗原
D. 核心抗原
E. HBV DNA

35. 流行性脑脊髓膜炎的特点是
A. 白细胞总数轻度增高
B. 血小板显著升高
C. 脑脊液外观为淡黄色
D. 脑脊液呈化脓性改变
E. 特异性 IgM 抗体阳性

36. 急性白血病患儿死亡的最主要原因是
A. 颅内出血
B. 肝、脾淋巴结肿大
C. 严重贫血
D. 消化道出血
E. 持续高热合并感染

37. 划分上、下呼吸道的解剖部位是
A. 喉
B. 肺泡
C. 毛细支气管
D. 环状软骨
E. 支气管

38. 临产后导致子宫颈口扩张的原因是
A. 子宫收缩力
B. 子宫缩复向上牵拉
C. 胎先露部的压迫
D. 子宫下段的蜕变发育不良
E. 子宫颈炎症

39. 脑疝发生时不能做的治疗是
A. 腰椎穿刺
B. 吸氧
C. 脱水
D. 手术治疗
E. CT 检查

40. 判断颅内压增高患者脑疝形成的根据是
A. 昏迷
B. 剧烈头痛
C. 肌张力增高
D. 呼吸不规则
E. 一侧瞳孔散大，对光反射消失

41. 外伤导致连枷胸的原因是
A. 胸部皮肤损伤
B. 胸椎损伤

C. 胸壁损伤
D. 单根多处肋骨骨折
E. 多根多处肋骨骨折

42. 关于传染病的基本特征，正确的是
A. 传染源、传播途径、传播媒介、易感人群
B. 季节性、传染性、地方性、流行性
C. 病原体、流行性、传染性、免疫性
D. 传染性、暴发性、季节性、可预防性
E. 特发人群、传染性、免疫性、周期性

43. 可用于重型肝炎临床诊断及预后判断的指标是
A. 丙氨酸氨基转氨酶明显增高
B. 凝血酶原活动度明显下降
C. 胆固醇明显下降
D. 血糖明显下降
E. 胆碱酯酶活性降低

44. 急性一氧化碳中毒最先受累的器官为
A. 心脏
B. 肺
C. 脑组织
D. 肾
E. 肝

45. 疱疹性咽峡炎的常见病原体是
A. 柯萨奇 A 组病毒
B. 流感病毒
C. 腺病毒
D. 单纯疱疹病毒
E. 埃可病毒

46. 初产妇胎头衔接多在
A. 预产期前 1 ～ 2 周
B. 预产期前 3 ～ 4 周
C. 预产期前 5 ～ 6 周
D. 分娩开始后
E. 宫口开大 1cm

47. 正常胎心率是每分钟
A. 80 ～ 100 次
B. 100 ～ 120 次
C. 120 ～ 160 次
D. 150 ～ 190 次
E. 190 ～ 200 次

48. 心脏损伤造成心脏压塞后的体征有
A. 脉压大、血压高
B. 颈静脉怒张、脉压小、动脉压低
C. 静脉压低、血压高
D. 静脉压增高、脉搏强
E. 静脉压增高、血压高

49. 肺癌病理分型中预后最差的是
A. 大细胞癌
B. 腺癌
C. 鳞癌
D. 小细胞癌
E. 鳞癌与小细胞癌并存

50. 肺癌普查和诊断的必要检查是
A. 病理检查
B. CT 检查
C. 痰细胞学检查
D. 胸腔穿刺
E. 超声心动图

51. 辅助检查 X 线胸片提示右肺门增大，未明确诊断，需要做的检查是
A. 超声心动图
B. 心电图
C. 纤维支气管镜检查
D. 化验室检查
E. 胸部透视

52. 关于 Graves 病的病因及发病机制，错误的是
A. 为特异性自身免疫疾病
B. 垂体－甲状腺轴功能异常是病因之一
C. 受环境因素的影响

D. 有显著的遗传倾向，与 HLA 类型有关
E. 精神创伤等应激因素是常见的病因

53. 甲状腺功能亢进症的主要原因是甲状腺肿的鉴别指标是
A. 辐射过多
B. 对链球菌变态反应
C. 直标病毒感染
D. 直标细菌感染
E. 自身免疫性

54. 可鉴别甲状腺功能亢进症与单纯性甲状腺肿的检查是
A. T_3 抑制试验
B. 甲状腺摄 ^{131}I 率
C. 促甲状腺素测定
D. 甲状腺自身抗体测定
E. 血清甲状腺素测定

55. 开始形成原始心脏的时间，是在胚胎
A. 第 2 周
B. 第 3 周末
C. 第 5～6 周
D. 第 8 周
E. 第 10 周

56. 3 岁儿童的正常血压值约是
A. 55/33mmHg
B. 60/30mmHg
C. 85/54mmHg
D. 110/80mmHg
E. 120/90mmHg

57. 导致输卵管妊娠最常见的原因是
A. 输卵管过长
B. 输卵管手术后粘连
C. 输卵管功能障碍
D. 输卵管慢性炎症
E. 输卵管发育不良

58. 类风湿关节炎最有诊断价值的 X 线摄片部位是
A. 颈椎关节
B. 肩关节
C. 腕关节
D. 骶髂关节
E. 踝关节

59. 关于遗传在糖尿病发病中的作用，正确的是
A. 糖尿病是由遗传决定的疾病
B. 1 型糖尿病比 2 型糖尿病具有更强的遗传基础
C. 2 型糖尿病是多基因遗传疾病
D. 糖尿病发病主要由免疫与环境因素介导，与遗传关系不大
E. 糖尿病发病与遗传无关

60. 关于病毒性肝炎对妊娠的影响，错误的是
A. 孕早期可加重妊娠反应
B. 孕中期增加糖尿病的发生率
C. 分娩期易发生产后出血
D. 围生儿患病率及死亡率高
E. 孕晚期使妊娠高血压疾病发生率增加

61. 关于体外循环的原理，正确的是
A. 将人体的静脉血经管道引出，经氧合后输入动脉系统
B. 将人体的动脉血经管道引出经氧合后输入静脉系统
C. 同时将人体的动、静脉血经管道引出，经氧合后输入动脉系统
D. 将人体的动脉血经管道输入体外循环机进行氧合
E. 同时将人体的动、静脉血经管道引出经氧合后输入体外循环机

62. 法洛四联症的病理生理改变取决于
A. 房间隔缺损程度
B. 主动脉狭窄程度
C. 肺静脉狭窄程度

D. 肺动脉狭窄程度
E. 瓣膜缺损程度

63. 最常见的小儿先天性心脏病是
A. 右心室肥厚
B. 房间隔缺损
C. 室间隔缺损
D. 主动脉骑跨
E. 大动脉错位

64. 磺脲类口服降血糖药物的主要作用机制是
A. 减少葡萄糖在肠道的吸收
B. 刺激胰岛素的分泌
C. 增加葡萄糖的酵解
D. 促进肝糖原的合成
E. 抑制肌糖原的分解

65. 脑出血最常见的病因是
A. 脑动脉粥样硬化
B. 颅内动脉瘤
C. 血液病
D. 脑动脉炎
E. 高血压

66. 目前我国产妇最常见的死亡原因是
A. 子宫破裂
B. 产后出血
C. 羊水栓塞
D. 产褥感染
E. 妊娠合并心脏病

67. 婴幼儿少尿，是指 24h 尿量
A. ＜400ml
B. ＜300ml
C. ＜200ml
D. ＜100ml
E. ＜50 ～ 100ml

68. 排尿次数增多但每次尿量减少称为
A. 尿痛
B. 尿频
C. 尿急
D. 充盈性尿失禁
E. 少尿

69. 当腹压突然增加时尿液不自主流出，称为
A. 完全性尿失禁
B. 压力性尿失禁
C. 假性尿失禁
D. 急迫性尿失禁
E. 膀胱刺激症状

70. 肾损伤最常见的症状是
A. 疼痛
B. 休克
C. 肾周围组织肿胀
D. 高热、寒战
E. 腰部肿块

71. 脑出血最好发的部位在
A. 丘脑
B. 脑室
C. 颅内压力情况
D. 脑干及颅后窝病变
E. 脑室的形态与位置

72. 当患者肝硬化晚期时，其血清中常出现
A. 白蛋白增加，球蛋白不变
B. 白蛋白 / 球蛋白比值增大
C. 白蛋白减少，球蛋白增加
D. 白蛋白增加，球蛋白增加
E. 白蛋白减少，球蛋白不变

73. 化脓性脑膜炎患儿的脑脊液外观特点是
A. 清亮
B. 黄色
C. 呈脓性浑浊
D. 呈血性浑浊
E. 静置 24h 有网状薄膜形成

74. 下列治疗儿童急性白血病的项目中，最

主要的是

A. 化学治疗
B. 造血干细胞移植
C. 免疫治疗
D. 防治感染、营养支持
E. 成分输血

75. 肾损伤后提示应紧急手术的症状是
A. 血尿
B. 严重休克不能纠正
C. 疼痛难以忍受
D. 合并肋骨骨折
E. 尿频、尿急、尿痛

76. 尿道损伤术后，为预防尿道狭窄，应采取的主要措施是
A. 应用抗生素
B. 留置导尿管1个月
C. 多饮水、勤排尿
D. 后期应定期做尿道扩张
E. 局部理疗

77. 肝硬化最重要的形态学标志是
A. 肝细胞增生
B. 肝内血管扭曲
C. 假小叶形成
D. 肝细胞纤维化
E. 肝小叶结构

78. 肝硬化失代偿期腹水的性质为
A. 脓性液
B. 漏出液
C. 黏液
D. 渗出液
E. 血性液

79. 麻疹的主要传播途径是
A. 血液传播
B. 呼吸道传播
C. 消化道传播
D. 皮肤接触传播
E. 间接传播

80. 金黄色葡萄球菌肺炎的典型X线表现是
A. 肺门阴影增浓
B. 均一的片状影
C. 小脓肿、肺大疱
D. 多为单侧肺下叶浸润
E. 两肺可见小点片状、斑片状阴影

81. 产后出血最主要的原因是
A. 胎盘剥离不全
B. 软产道裂伤
C. 重症肝炎
D. 子宫收缩乏力
E. 凝血功能障碍

82. 不属于产褥感染原因的是
A. 胎膜残留
B. 产程延长
C. 注射缩宫素
D. 产妇阴道或肠道的细菌
E. 妊娠晚期性交及盆浴带入的细菌

83. 患者，女性，34岁。发现左肾多发结石，左肾盂结石直径2.2cm，当发生肾绞痛时，护士可准备的药物是
A. 哌替啶＋山莨菪碱
B. 布桂嗪（强痛定）
C. 布洛芬
D. 吗啡
E. 曲马多

84. 患者，男性，15岁。发现左大腿下端肿物1年余，无压痛，未影响行走及工作，X线片示左股骨内侧外生性肿物，与骨皮质相连。考虑诊断为
A. 骨肉瘤
B. 骨巨细胞瘤
C. 膝关节结核
D. 痈
E. 骨软骨瘤

85. 患者，女性，35岁。乙肝性肝硬化5年，患者1年来出现月经过多，贫血严重。其主要原因是

A. 血小板丢失过多
B. 血小板功能不良
C. 毒素作用
D. 凝血因子合成障碍
E. 血友病

86. 对原发性肝癌患者最经济、常用的定位诊断是

A. 胆血管造影
B. B超
C. 放射线检查
D. 肝穿刺
E. AFP

87. 侵蚀性葡萄胎多发生于葡萄胎清除术后

A. 12个月内
B. 3个月内
C. 6个月内
D. 10个月内
E. 5个月内

88. 不孕症是指婚后，有正常性生活，未采用避孕措施而未能怀孕至少达

A. 半年
B. 1年
C. 2年
D. 3年
E. 4年

89. 宫内节育器的避孕原理是

A. 促进输卵管的蠕动
B. 阻止受精卵的着床
C. 使宫颈黏液变得稀薄
D. 刺激引起细菌性炎症
E. 子宫内膜缺血，局部纤溶活性减弱

90. 颅底骨折患者发生脑脊液耳漏时，正确的护理措施是

A. 患者取头低足高位，头偏向患侧
B. 用消毒棉球堵塞耳道
C. 卧床休息，头偏向健侧
D. 头颅X线检查寻找骨折线
E. 清洁外耳道，保持外耳道通畅

91. 脑震荡患者的意识改变特点是

A. 伤后立即出现意识丧失
B. 伤后出现短暂昏迷
C. 伤后有头痛，但意识清醒
D. 伤后出现昏迷，但持续几小时后能清醒
E. 伤后意识障碍时轻时重，随后出现进行性加重

92. 原发性脑挫裂伤的治疗措施不包括

A. 使用止血药
B. 使用糖皮质激素治疗
C. 定时复查CT
D. 定时检查血气
E. 手术清除血肿

93. 确诊蛛网膜下腔出血病因的最有价值的检查方法是

A. 头颅CT
B. 头颅MRI
C. 脑电图
D. 脑血管造影
E. 彩色经颅多普勒

二、以下提供若干个案例，每个案例下设若干个考题。请根据各考题题干所提供的信息，在每题下面的A、B、C、D、E五个备选答案中选择一个最佳答案，并在答题卡上将相应题号的相应字母所属的方框涂黑。

（94—95 **题共用题干**）

患者，女性，28岁。骑车摔倒后出现意识障碍，15min后清醒，清醒后不能回忆受伤当时的情况，主诉头痛、恶心，呕吐。

检查：神经系统检查无阳性体征，CT检查无异常发现。

94. 该患者初步诊断是
A. 脑震荡
B. 硬脑膜外血肿
C. 脑水肿
D. 脑挫伤
E. 颅内出血

95. 对该患者的处理原则是
A. 使用脱水药
B. 卧床休息1～2周
C. 使用利尿药
D. 使用激素治疗
E. 吸氧

（96—100题共用题干）

患者，女性，68岁。与人争吵后出现剧烈头痛、言语不清，随即出现意识障碍，左侧肢体瘫痪，大、小便失禁。诊断急性脑出血破入脑室，急诊行侧脑室体外引流术。

96. 诊断脑出血最主要的依据是
A. 意识障碍
B. 头痛、呕吐
C. 高血压病史
D. CT结果
E. 左侧肢体瘫痪

97. 脑室引流管放置的时间，最长为
A. 7d
B. 6d
C. 3d
D. 4d
E. 5d

98. 脑室体外引流患者每日引流量最多为
A. 200ml
B. 600ml
C. 300ml
D. 400ml
E. 500ml

99. 脑室引流管引流不畅时，不该使用的处理方法是
A. 更换引流管
B. 使用生理盐水冲洗
C. 使用无菌注射器抽吸
D. 轻轻旋转引流管
E. 对照CT将引流管缓慢向外抽出至有脑脊液流出

100. 关于脑室外引流患者的护理措施，应除外
A. 保持引流通畅
B. 观察并记录脑脊液的颜色、量及性状
C. 引流管开口低于侧脑室平面15cm
D. 控制引流速度和量
E. 更换引流袋要遵守无菌操作原则

模拟试卷答案

模拟试卷一

1. D。 2. E。 3. C。 4. D。 5. C。 6. B。 7. A。 8. A。 9. C。 10. C。
11. E。 12. B。 13. D。 14. E。 15. C。 16. E。 17. C。 18. D。 19. A。 20. C。
21. C。 22. C。 23. E。 24. C。 25. C。 26. C。 27. D。 28. E。 29. A。 30. B。
31. B。 32. E。 33. D。 34. B。 35. B。 36. D。 37. D。 38. A。 39. E。 40. A。
41. D。 42. D。 43. A。 44. B。 45. A。 46. A。 47. A。 48. D。 49. A。 50. D。
51. A。 52. A。 53. B。 54. A。 55. C。 56. C。 57. A。 58. D。 59. D。 60. D。
61. B。 62. A。 63. D。 64. C。 65. A。 66. B。 67. D。 68. B。 69. C。 70. C。
71. C。 72. A。 73. D。 74. A。 75. A。 76. D。 77. A 78. C。 79. B。 80. A。
81. A。 82. D。 83. B。 84. E。 85. B。 86. A。 87. D。 88. E。 89. D。 90. B。
91. D。 92. A。 93. B。 94. B。 95. A。 96. E。 97. D。 98. D。 99. A。 100. D。

模拟试卷二

1. A。 2. D。 3. B。 4. E。 5. A。 6. A。 7. A。 8. A。 9. B。 10. C。
11. C。 12. C。 13. D。 14. B。 15. C。 16. D。 17. C。 18. E。 19. D。 20. D。
21. D。 22. E。 23. C。 24. D。 25. C。 26. D。 27. B。 28. D。 29. B。 30. C。
31. B。 32. C。 33. E。 34. B。 35. C。 36. E。 37. D。 38. C。 39. D。 40. B。
41. A。 42. D。 43. A。 44. C。 45. B。 46. A。 47. E。 48. C。 49. A. 50. D。
51. D。 52. D。 53. B。 54. A。 55. D。 56. B。 57. D。 58. C。 59. E。 60. C。
61. B。 62. B。 63. A。 64. E。 65. C。 66. D。 67. C。 68. C。 69. D。 70. B。
71. B。 72. B。 73. B。 74. D。 75. D。 76. E。 77. C。 78. A。 79. E。 80. A。
81. C。 82. C。 83. E。 84. E。 85. D。 86. D。 87. B。 88. E。 89. D。 90. D。
91. A。 92. D。 93. B。 94. D。 95. E。 96. C。 97. D。 98. D。 99. A。 100. E。

模拟试卷三

1. D。 2. B。 3. D。 4. C。 5. A。 6. C。 7. B。 8. A。 9. C。 10. B。
11. A。 12. B。 13. D。 14. D。 15. B。 16. A。 17. C。 18. D。 19. D。 20. C。
21. E。 22. D。 23. D。 24. B。 25. D。 26. E。 27. C。 28. B。 29. D。 30. A。
31. D。 32. B。 33. E。 34. E。 35. D。 36. A。 37. D。 38. E。 39. A。 40. E。
41. E。 42. C。 43. B。 44. C. 45. A。 46. A。 47. C。 48. B。 49. D。 50. C。
51. C。 52. B。 53. E。 54. A。 55. A。 56. C。 57. D。 58. C。 59. C。 60. B。
61. A。 62. D。 63. C。 64. B。 65. E。 66. B。 67. C。 68. B。 69. B。 70. A。
71. A。 72. C。 73. C。 74. A。 75. B。 76. D。 77. C。 78. B。 79. B。 80. C。
81. D。 82. C。 83. A。 84. E。 85. D。 86. B。 87. C。 88. C。 89. B。 90. E。
91. B。 92. E。 93. D。 94. A。 95. B。 96. D。 97. D。 98. E。 99. B。 100. C。